高血压分级诊疗实践

余振球　编著

科学出版社

北　京

内 容 简 介

本书的内容是由作者在贵州医疗帮扶、推进高血压分级诊疗的实践中总结而来，既介绍和分析了高血压及其相关疾病病因、检查项目、诊断、用药原则等方面的理论知识，又注重与实践相结合，归纳和分析了教学查房和工作指导中的实际病例，科学阐明如何灵活运用理论知识给予患者个体化、全方位的有效诊疗，为广大临床医务人员和医学研究者提供了临床诊疗的新思路和方法。

本书既可作为各地、各级政府或卫生健康管理部门开展、实施分级诊疗工作的参考书，也可作为医学研究者、临床医务人员、医学院校师生的工具书，还可作为对高血压、心血管疾病等慢病感兴趣读者的防治手册。

图书在版编目（CIP）数据

高血压分级诊疗实践 / 余振球编著. —北京：科学出版社，2021.5
ISBN 978-7-03-068706-7

Ⅰ. ①高… Ⅱ. ①余… Ⅲ. ①高血压–诊疗 Ⅳ.①R544.1

中国版本图书馆 CIP 数据核字（2021）第 079801 号

责任编辑：马晓伟 孙 青 / 责任校对：张小霞
责任印制：肖 兴 / 封面设计：吴朝洪

科 学 出 版 社 出版
北京东黄城根北街 16 号
邮政编码：100717
http://www.sciencep.com
天津文林印务有限公司 印刷
科学出版社发行 各地新华书店经销
*
2021 年 5 月第 一 版 开本：720×1000 1/16
2021 年 5 月第一次印刷 印张：24
字数：474 000
定价：**128.00 元**
（如有印装质量问题，我社负责调换）

《高血压分级诊疗实践》编写人员

编　　著　余振球

参编人员　（以章节编写为序）

冯慧珍	刘念婷	覃　怡	龙青青
吴冬菊	杨家亮	陈　云	王晓鲜
陈高妃	田茂婷	缪思斯	李治菁
刘承志	刘　凌	宋春颖	万志敏
何洪爱	周　雪	段小容	钟婧捷
韩　肖			

序　言

　　高血压是我国心血管疾病最主要的危险因素之一，严重威胁着居民的生命健康，对人民群众的生活质量也产生巨大的影响。控制高血压可遏制心血管疾病的发生发展，改善患者生活质量。目前，我国高血压患者约 3 亿，高血压的知晓率、治疗率、控制率与以往相比虽有所提高，但仍然有较大的提升空间。

　　2015 年 9 月 11 日发布的《国务院办公厅关于推进分级诊疗制度建设的指导意见》对分级诊疗制度建设与慢病防治工作提出了明确的目标任务，对参与高血压分级诊疗的各级医疗机构，包括省级医院、地市级医院、县级医院、乡镇与社区医疗机构提出了要求，那就是如何全面提升分级诊疗服务能力，如何在基层首诊、双向转诊、急慢分治、上下联动的分级诊疗模式下做好医疗工作。医务人员也要努力提升医疗素质，在推进分级诊疗过程中发挥积极有效的作用。

　　2016 年，为全面提升贵州省医疗卫生技术水平，贵州省政府发起组织了医疗卫生专家援黔团，对贵州开展帮扶。时任首都医科大学附属北京安贞医院高血压科主任余振球教授，主动报名，参加医疗援黔帮扶。他向贵州省委、省政府主要领导提出的在贵州建立省级高血压诊疗机构的建议得到了高度重视和支持。2017 年 7 月 8 日贵州省高血压诊疗中心成立，为配合其工作建立了贵州医科大学附属医院高血压科。自此，贵州高血压防治事业开启了新篇章，贵州高血压等慢病诊疗工作迈上了新台阶。贵州省高血压分级诊疗的实施，为解决贵州百姓"看病难""看病贵"问题、满足"在家门口就能看好病"的需求等方面作出了重要贡献。

　　三年多来，余振球教授不辞辛劳，一心扑在贵州医疗帮扶工作中，与各地卫健部门、医院领导和专家沟通联系人才培养、高血压防治网络建设事宜，指导学生做好医疗工作。余振球教授走遍了贵州 88 个县，尤其是贫困县，多次实地指导工作。作为医疗工作者，余振球教授深知基层医疗工作对百姓健康的重要性，一直把乡镇作为基层医疗的重要组成部分，他把帮扶基层医疗水平提升作为自己应担的社会责任。在贵州时，他利用一切机会，深入大山对乡镇医疗机构进行帮扶。在余振球教授的不懈努力下，贵州高血压学学科建设发展壮大，建立了高血压四级防治网络体系，培养了一批批各层次的高血压防治人才。

余振球教授结合多年帮扶基层医疗的经验和调研资料，在贵州医疗帮扶中开展学科建设、人才培养、网络体系搭建、临床诊疗，研究总结出适合我国高血压分级诊疗实践的具体措施和方法，完成了《高血压分级诊疗实践》一书。该书不仅详细阐述了人才培养的新思路、方法和模式，如开创了"短期主任培训班""短期进修学习班""乡镇与社区高血压防治骨干短期学习班"，这些学习班因地制宜、因材施教，为分级诊疗的顺利有效实施提供了必要的人才储备，还对各级医疗机构的各级医务人员以各种途径和形式开展培训与指导的具体过程进行了记录，留下了宝贵的档案资料。该书全面阐述了在省、地市（州）、县、乡镇与社区建立各种高血压专业机构，建立健全省级高血压防治网络体系等内容，对其他省辖区如何开展分级诊疗，尤其是分级诊疗体系、平台建设等，具有实际的参考价值。书中还论述了推进高血压分级诊疗工作的重要举措，指出了医疗机构加强诊疗规范与质量管理的重要性，并提出了具体的建议与措施。这些内容对开展高血压分级诊疗有实际的指导和帮助，可操作性强。

《高血压分级诊疗实践》真实总结了余振球教授及其团队在贵州实施高血压分级诊疗实践的做法，特别是省、地市（州）、县、乡镇与社区四级高血压防治网络的建立过程及高血压人才培养的方式、方法，详细、具体，在防治高血压、落实分级诊疗方面有积极的指导意义，我对该书的出版表示祝贺，愿这本书的出版为我国高血压分级诊疗实践、高血压防治能发挥积极的作用，为健康中国建设作出贡献。

原卫生部副部长
中国农村卫生协会原会长
朱庆生
2020 年 11 月 2 日

前　言

　　分级诊疗是根据疾病的轻、重、缓、急和诊疗的难易程度在各级医疗机构对患者进行连续诊疗的过程。2015 年 9 月 11 日发布的《国务院办公厅关于推进分级诊疗制度建设的指导意见》，对分级诊疗制度建设提出了明确的目标任务，其根本就是全面提升分级诊疗服务能力，逐步健全保障机制，基本构建富有效率的医疗服务体系，逐步形成基层首诊、双向转诊、急慢分治、上下联动的分级诊疗模式。分级诊疗制度在于促进医疗资源合理配置，让病患合理分流，提高医疗机构特别是基层医疗机构的整体效能。落实和有效实施分级诊疗制度是解决当前"看病难"问题的关键，关系着医疗卫生事业的长远健康发展，对提高人民健康水平、保障和改善民生具有重要意义。

　　贵州省委、省政府对落实贵州居民的健康工作非常重视，2016 年 5 月，贵州省政府发起组织医疗卫生专家援黔团，特邀中国工程院、中国科学院院士为首席专家，聚集一批关心、支持贵州医疗卫生事业的专家团队开展帮扶活动，全面提升贵州省医疗卫生技术水平。2016 年 8 月 25 日，我还在担任首都医科大学附属北京安贞医院高血压科行政主任时，主动报名参加了医疗卫生援黔专家团，并向贵州省委、省政府主要领导提出在贵州建立省级高血压诊疗机构的建议，该建议得到赞同和重视。我深感责任重大，给自己及今后的医疗帮扶定下明确目标：帮助贵州建设和发展高血压学学科，以学科建设为抓手，有计划、有步骤地为贵州各地各级医疗机构搭建高血压防治平台；以人才培养为关键，激活高血压防治平台活力，提升基层高血压诊疗水平和服务效能；以高血压防治平台为支撑，使人才培养有实践的基地，高血压分级诊疗工作有基本的实施条件。在实现目标的同时，我希望通过对贵州医疗帮扶，从根本上满足贵州高血压、心血管疾病等慢病患者在家门口看病、看好病的需求；急危重症患者能在县级和地市（州）级医院得到及时有效的救治；病情复杂的患者不出省也能得到先进合理的诊疗。通过做好高血压、心血管疾病等慢病防治工作，促进贵州百姓健康，防止因病致贫、因病返贫的发生，打赢脱贫攻坚战。

遵照贵州省委、省政府主要领导的指示和要求，2017年7月8日成立了贵州省高血压诊疗中心（简称省中心），为配合其工作建立了贵州医科大学附属医院（简称贵医附院）高血压科，由此开启了贵州高血压防治事业的新篇章。

"岁月不居，时节如流"，三年多来，省中心始终发挥着保障人民健康、为社会服务的基石作用。回顾过往，在贵州省委、省政府主要领导的高度重视和关心下，在贵州省卫健委的领导与支持下，在贵医附院领导、各地市（州）及各县卫生健康管理部门的帮助与配合下，在各级医疗机构及广大医务工作者的共同努力下，省中心不忘初心，开拓进取，一步一个脚印，各项工作都在扎实推进。贵州省高血压学学科建设、发展起来，四级高血压防治网络和体系在建成中不断完善，高血压防治人才队伍不断壮大。这些不仅促进了贵州高血压分级诊疗工作的推进，还促使贵州医疗服务体系的不断完善。

高血压分级诊疗是各级医疗机构的医生对不同原因、不同水平、不同危险程度的高血压患者进行连续诊疗的过程。高血压分级诊疗工作的实施，离不开大高血压学学科建设、高血压诊疗人才培养，以及专业高血压诊疗机构与防治网络和体系的建立及完善，四者相互促进、相辅相成，可以说，学科建设、人才、专业机构与防治网络体系决定着分级诊疗工作的实施和实施的效果。2012～2015年我国18岁及以上居民高血压患病率已达27.9%，全国高血压患者约3亿。高血压患者的诊疗必须由有一定水平的专科医生甚至专家来完成，也就需要各级医疗机构储备一定数量的具有一定专业知识和临床经验的医务人员，从而依据病情将患者分流到各级医疗机构就诊。分级诊疗就是把这些分工制度化、标准化：大多数高血压患者要到基层首诊并随诊观察；单纯轻中度高血压患者留在基层继续诊治与随诊管理；重症、病情复杂患者在上级医院确诊且达到一定治疗效果后，可以转回县及以下基层医疗机构继续诊治，并进行随诊管理，在观察病情变化的过程中，若出现病情加重要能识别和现场处理。基层首诊的分级诊疗模式使基层医生也会面临复杂、重症的高血压患者，这对基层医疗机构和二级、三级医院医生诊疗水平提出了要求。因而，实施分级诊疗必须首先着手进行人才培养。在高血压分级诊疗体系中，正确认识与制订分级诊疗规则、标准依赖于高血压学学科建设和发展。可以说，做好大高血压学学科建设才能推进高血压分级诊疗工作。

"宝剑锋从磨砺出，梅花香自苦寒来"，三年多来，我走遍了贵州 9 个地市（州）、88 个县（区、市、特区）和部分乡镇（社区），以贵州高血压学学科建设为推进贵州医疗卫生事业进步的抓手，始终将医疗卫生援黔与高血压防治网络和体系建设结合起来，将贵州高血压防治人才培养与高血压等慢病分级诊疗工作紧密联系，将医疗扶贫与黔乡百姓卫生与健康融为一体。

从贵州的实践和探索中我得出经验，要做好高血压分级诊疗，必须具备的基本要素就是要有基本的高血压防治网络和体系，而高血压防治网络和体系要求基层具有基本完善的医疗体系；各级医疗机构要有真正能看病、看好病的能力，要有统一协调管理的分级诊疗机制；在一个地域（如一个省或一个地区）要有高水平的高血压学学科理论素养和实践经验丰富的学科带头人，做好顶层设计，才能够真正解决各种重症复杂患者的诊疗难题。实践出真知，我在贵州开展和推进高血压分级诊疗的理论依据与实践经验初步形成，希望通过总结与推广贵州省高血压分级诊疗行之有效的经验、模式和方法，为我国其他各地高血压分级诊疗工作抛砖引玉，并带动其他医学各科分级诊疗工作的有效开展和推进，这也是我撰写本书的初衷。

本书的具体内容包括：学科建设与高血压分级诊疗；各类型、各种模式的人才培养；高血压防治网络和体系；推进分级诊疗的新思路、新做法；高血压分级诊疗中相关疾病的诊疗规范与质量管理等。本书的内容是在贵州推进高血压分级诊疗的亲身实践中得来，既全面介绍如何开展高血压学学科建设、高血压防治人才培养、四级高血压防治网络和体系建设、高血压分级诊疗工作实施等，又为广大临床医务人员和医学研究者提供了高血压及其相关领域临床诊疗的新思路、新方法。本书既可作为各地、各级政府或卫健部门开展分级诊疗工作的参考书，也可作为医学研究者、临床医务人员、医学院校师生、患者的工具书。

本书的编撰与出版正值我国决战脱贫攻坚、决胜全面建成小康社会的收官之年，是完成《国务院办公厅关于推进分级诊疗制度建设的指导意见》

提出的目标任务验收之年，是《中华人民共和国基本医疗卫生与健康促进法》开始实施之年。希望本书的出版对于建立健全医疗卫生服务体系，构建中国特色基本医疗卫生制度，有效推进分级诊疗工作，全方位全周期保障人民健康，推进健康中国建设起到一定的积极作用。

本书是对医疗援黔、健康扶贫的一份汇报和答卷。在此，感谢贵州省委、省政府主要领导对高血压、心血管疾病等慢病防治工作的高度重视。感谢贵州省卫健委领导对我们工作的大力支持和帮助。感谢贵州各地市（州）、县卫健局领导和各级医疗机构的领导及医务人员的重视与支持，在我们开展工作时给予的帮助与配合。感谢贵州医科大学及其附属医院领导对我们工作的支持和关心，为我们开展工作提供充分的条件和各种保障。感谢省中心、贵医附院高血压科全体医护人员的辛勤努力，保证了各项医疗任务和人才培养的顺利完成。感谢我的助手龙青青、缪思斯、李治菁、吴冬菊和陈云，正是她们和我一起到各地市（州）、县及部分乡镇（社区），才保证了各地人才培养、工作指导等医疗帮扶得以顺利完成。还要感谢我的学生及到省中心接受培训的各地骨干，是她们协助整理、总结资料，并写出了自己的收获体会。

我国分级诊疗工作开展的时间还不长，涉及学科建设、人才培养、防治网络搭建、分级诊疗实施、质量管理等，其工作范围、学科领域广泛，可供参考的资料未能得见。再者，作为临床医生，我也是"摸着石头过河"，组织和实施覆盖一个省的高血压分级诊疗的实际工作经验有限，书中欠妥之处在所难免，望读者批评指正。

贵州省高血压诊疗中心主任

贵州医科大学附属医院高血压科主任

中国农村卫生协会副会长

中国农村卫生协会高血压专业分会会长

首都医科大学附属北京安贞医院高血压科创建者

余振球

2020 年 10 月 29 日

目　录

第一篇　总　论

第二篇　人才培养

第三篇　高血压防治网络和体系

第四篇　分级诊疗推进

第五篇　诊疗规范与质量管理

第一篇

总　　论

第一章　学科建设与高血压分级诊疗

有效地控制高血压和心血管疾病的危险因素，是保护患者心脑肾、遏制心血管疾病发生、发展的重要途径。研究高血压防治理论，制定并推广适合我国高血压防治的原则和方法，可为各级医疗机构、医院各科、家庭等提供积极有效的防治措施，使广大高血压患者接受先进、合理、有效的治疗。因此，需要由专家提供精准的思想和理论指引，准确把握和引领我国高血压防治的方向，指导高血压防治工作实践，才能有效提高我国高血压的控制率，真正促进高血压患者的健康，提高全人群健康水平。

我国分级诊疗制度建设以全面提升分级诊疗服务能力，逐步健全保障机制，基本构建富有效率的医疗服务体系，逐步形成基层首诊、双向转诊、急慢分治、上下联动的分级诊疗模式为目标任务。高血压学的知识体系和实践运用对分级诊疗的实施具有天然的优势，直接关系着高血压防治的方向、理念、人才结构、网络体系构建、医学教育等各方面，而这些方面是高血压分级诊疗工作有效实施的基础和助推剂，高血压学学科建设对于分级诊疗工作的有效实施和推进起着决定性的引领和基础性作用。

一、以学科建设为抓手，塑造高血压诊疗理念

高血压防治工作的萌芽、发展和推进，以及高血压学学科理论的形成、完善和体系化，经历了漫长而曲折的岁月。①从开始注意血压（1773 年）到能方便地测量血压（1896 年），历经 123 年。②从发现高血压有危害（1827 年）到确定高血压病（1933 年），历经 106 年。③从提出高血压对心脑肾的损害（1856 年）到确定高血压是心血管疾病的危险因素（20 世纪 50 年代），历经近百年。④从抗高血压治疗改善症状（20 世纪初）到控制血压预防心血管疾病（20 世纪 70 年代），历经 70 余年。⑤从综合防治高血压（20 世纪 50 年代初）到确立高血压是一个独立的学科（1993 年），历经近 40 年。⑥从确立高血压学是一个独立的学科（1993 年）到高血压学已经发展成为一个大学科即大高血压学（2016 年），仅用了 23 年。

早期，认识和防治高血压历经百余年，这是由于人们对高血压的认识不清或者其他诸如经济、环境等条件的限制阻碍了高血压的基础理论研究、实践诊疗工作的开展。

以预防心血管疾病为目的的降压治疗研究开展以来，涉及高血压各领域的研究成果层出不穷，诊断治疗与预防方案不断推出，但高血压控制现状仍不容乐观。高血压导致的脑卒中、冠心病、心力衰竭、肾衰竭等疾病发病率仍在增长，严重影响我国人民健康。我们要把高血压人才培养、人才队伍建设与建立高血压防治网络和体系列为学科建设的重点内容，列为专业高血压诊疗机构的重点任务。努力塑造新的正确的高血压诊疗理念，才能真正使高血压患者的血压得到控制，心脑肾得到保护。

（一）高血压学科建设的先导作用

1993 年，笔者提出了高血压学的概念：高血压一方面是不同原因和疾病所引起的临床表现，另一方面又是导致心脑肾等重要靶器官损害的原因。高血压相关疾病的诊断、治疗及研究涉及医学各个领域，形成一门独立的学科，即高血压学（hypertensionology）。此概念科学地揭示了高血压患者病种多且复杂的特点。学科形成后，对推动高血压的诊断、治疗与预防工作起到了引领和促进作用。

高血压学经过 23 年的理论和实践检验不断发展，其知识体系和内涵的丰富性不断增强。2016 年，为了满足现实和未来的需要，笔者又提出了大高血压学理论。大高血压学不是孤立、片面地看待高血压，而是既要及时筛查与确定导致血压升高的继发性高血压原发疾病与原发性高血压的危险因素，又要发现与确定高血压患者存在的各种靶器官损害和心血管疾病，更要重视上述各种疾病与高血压的内在联系，强调从更全面、更系统的角度看待高血压及其涉及的疾病。在具体的诊疗过程中，大高血压学根据高血压相关疾病种类多且复杂的事实，得出结论：医学各学科应从协同和关联的角度发现与诊疗高血压患者已存在的各种疾病，对高血压患者的诊治要系统、全面；高血压能够导致心血管疾病的发生发展等，对高血压既要"治"更要"防"，在防治中要对患者的病情做出预见，给予及时、有效、科学又符合个体差异的健康宣教和前瞻性处理措施；高血压涉及的群体范围广泛，分布于各地的各个乡镇与社区，各级医疗机构及家庭要积极主动地开展高血压防治工作，各地各级医疗机构的医生要承担高血压患者的防治任务。

目前我国高血压控制率较低，要提高我国高血压控制率，特别是治疗患者的控制率，最根本的是专业水平的医生。高血压患者需要高水平的医生诊治，但医疗机构的诊疗水平和技术设备水平参差不齐，这一矛盾直接影响了我国高血压控制率，影响了广大居民的身体健康。因而，以大高血压学学科理念为指引，提高各级医疗机构医务人员对高血压、心血管疾病等慢病的诊疗水平，是解决"供需"矛盾的重要措施。要使各级医疗机构的医务人员有效应对高血压患者的诊治，就需要不同层级的医疗机构具备相应大高血压学学科理论和高血压诊疗水平的医疗人才，人才是大高血压学学科建设的基础。在具体实践过程中，以高血压学学科建设为先导，人才培养与分级诊疗可同步进行，边培养人才边实施分级诊疗，这样既能明确人才培养的方向，也能在实践中补齐人才短板和缺口，有效实施分级诊疗。

医学是一门实践性很强的学科。高血压人才培养需要有专门的高血压诊疗机构来提供教学实践所需的场所。根据分级诊疗的特点，不同原因、不同水平和不同危险程度的高血压患者要在不同层级的医疗机构进行诊治。因此，一个健全、完整的高血压防治网络和体系是高血压分级诊疗工作实施的重要条件。研究制定高血压人才培养和防治网络建设的方法、方案，特别是如何组织实施人才培养和防治网络建设，是今后高血压防治工作的重点，也是大高血压学要研究的新内容。

（二）先进的大高血压学学科理念指引方向

当前世界各国、各种族人群高血压患病率都较高，患者数量庞大，特别是高血压导致心脏疾病、脑血管病、肾脏病患者数量越来越大，引起了医学各领域专家、学者的广泛重视。在研究高血压诊断、治疗与预防等问题时，各个国家和地区、各个学术组织和团体都在制定相关高血压防治指南和共识。这些指南和共识涉及具体的疾病和具体的人群，更新速度比较快，数量很大，但分歧也较大，造成从事具体高血压诊疗工作的广大医务人员对这些指南和共识难以理解，取舍不定，其实际应用很有限。

大高血压学学科理念不仅仅是对现实的涉及高血压等问题的思考，而且面向未来。通过研究发现，指南和共识存在的共同问题：高血压的诊断标准，高血压分级与危险程度判断，高血压治疗的起点及控制目标、治疗方案制定等没有统一的标准，而且对高血压患者如何进行病因诊断、如何发现与诊断各种心血管疾病、如何从高血压患者中筛查出相关疾病的内容较少。大高血压学对这些问题进行了科学研究和总结，不仅具有很强的临床实践指导作用，而且为高血压涉及的新领域的研究指引方向。

（三）具备先进的大高血压学学科理念才能解决实际问题

大高血压学经过实践检验不断发展，从实践中来，又回到实践中，作为一门系统性、全面性、前瞻性的学科，在实际应用中应以如下三个方面为临床实操的根本，为患者制定符合个体情况的诊疗方案，切实解决患者的实际问题。具体到实际的诊疗中，即在对待每一位高血压患者时，都必须查清楚高血压的原因（原发疾病与高血压危险因素）、患者心血管疾病危险因素、靶器官损害与心血管疾病等。不论患者首先以何种疾病就诊于哪个学科，临床各科都要以系统、全面、前瞻思维来诊治。

研究高血压的医务人员、专家和学科带头人要以系统性、全面性、前瞻性思维来制定高血压防治策略，把当前各种高血压防治指南与共识等纳入大高血压学知识体系中，形成普适性的标准和规范。以大高血压学学科理念来看待它们，就能对当前争议较多的部分问题给予明确的解答，便于在实践中灵活运用。总结下来，以高血压学科为理论基础，这些指南和共识在以下几个方面统一思想、统一标准后就易于掌握和有效应用。

1. 高血压诊断标准

笔者一直强调，要用发展的观点来对待和理解高血压的诊断标准。例如，有的指南将高血压标准降低到 130/80mmHg（1mmHg=0.133kPa），这种观点停留在血压值这个"数值"上，而忽略了个体的血压值是动态变化的。研究已经证实，绝大多数人的血压值从 110/70mmHg 开始，每有增加，都会对人体产生不同的影响。从医学社会学的角度来看，单纯以 130/80mmHg 这个血压值作为高血压的诊断标准，一方面会造成高血压患病人数的激增，按此标准，我国将有 6 亿高血压患者，诊断和治疗会给患者带来沉重的经济负担，一些不必要的检查也会伤害患者的身体；另一方面，不利于个体重视自身血压，根据血压变化情况采取相应的处理措施，这不仅影响求医行为、施医行为、遵医行为，而且影响医患关系、医际关系、患际关系等。大高血压学是以动态的、变化的、发展的观点看待高血压。比如，有些人基础血压是 90/60mmHg，如果血压上升到 120/80mmHg，虽然没有达到指南所定的高血压的诊断标准，甚至还处于理想血压水平，但相较于自身血压已明显升高。如果对这类人群进行生活方式干预后，个别人血压仍然升高，就不必等血压升高到 130/80mmHg，而是按发展中的高血压进行诊疗，既合理利用医疗资源，节约社会和经济成本，也对患者有较大益处。

另外，应让人们尽量记住每次测量的血压值，并让医务人员了解血压变化趋势。用动态血压监测，了解患者夜间、清晨和工作、活动中的血压变化规律及日常活动、工作对血压的影响。

2. 高血压的分级和患者危险度分层

一般来说，根据血压值，把高血压分为 1 级、2 级和 3 级，在没有其他危险因素和靶器官损害条件下，患者的危险程度分别为低危、中危和高危。随着血压的上升，血压对人体的危害增加，说明血压水平与其对人体的危害呈正相关。如果把高血压简单地定为 1 级和 2 级，看似简单，实则会降低对高血压重要性的认知，也难以准确判断高血压患者的危险程度，不利于科学的诊断，也不利于合理、有效的治疗方案的制定。

对高血压患者的危险程度进行分层，不仅要考虑血压的水平，还要考虑合并的心血管疾病其他危险因素、糖尿病、靶器官损害等。

3. 高血压治疗目标

医务工作者把大高血压学学科理念作为为患者实施诊疗的总原则，在查明患者血压情况、心血管疾病危险因素和所患心血管疾病后，按照患者已存在的具体疾病进行治疗，而不要受目标血压的干扰，更不能使目标血压成为心血管疾病治疗的桎梏。对于单纯高血压患者，早治疗可扼制高血压导致的心血管疾病的发生；有心血管疾病的高血压患者，积极治疗可预防心血管疾病再次发作；有靶器官损害的高血压患者，积极治疗可预防心血管疾病发生与发展。需要注意的是，治疗方案不能仅按目标血压来制定，还要按照心血管疾病的用药原则确定。同样要注意的是，对处于各个时期的高血压进行治疗意义非常重大，这些都已被相关循证医学证据所证实。因此，在对疾病进行早诊断、早治疗时，必须根据个体患者的具体情况来处理。

4. 降压药物的选择

有的指南和共识强调对降压药物"身份"定位，即一线用药、首选用药、常用药物。这些提法既片面又不科学，忽视了疾病具体情况和患者个体差异。大高血压学无论在理论上还是临床诊疗应用过程中，都明确了控制血压就是预防心血管疾病发生、发展这一原则。对于有心血管疾病和其他心血管疾病危险因素的患者，大高血压学强调降压的同时必须关照到这些疾病本身和患者的具体情况，既治疗疾病，又预防心血管疾病危险因素的危害，最大限度保护患者的心脑肾。

二、以学科建设为统领，打造高血压防治人才队伍

大高血压学把人才培养、人才队伍建设作为学科建设和发展的重要内容之一。做好高血压防治工作，必须要有思想素质过硬、能准确把握高血压防治方向、技术水平高的人才队伍，发展大高血压学、攻关高血压诊疗课题、落实诊疗实践。全方位、多角度、多层次培养高血压防治人才，必须以大高血压学理论为指导，以学科建设为统领，学科建设与人才队伍相互促进，共同发展。

（一）把握高血压防治的方向

高血压的诊断、治疗涉及的医学领域很广，实践证明把高血压作为心内科的

一种疾病进行诊断、治疗、研究与预防，高血压的诊疗效果并不理想。过往经验和实践证明，临床医学各专科分散地对高血压进行诊疗不能解决患者更多的实际问题。笔者按照大高血压学理念对高血压涉及的各种疾病进行系统、全面、综合诊疗，使患者获得了理想的治疗效果。大高血压学学科理论及应用的效果证实，做好高血压学学科建设，培养高血压防治人才队伍，不仅能使高血压患者获得精准、系统和综合的诊疗效果，而且能使高血压分级诊疗得以顺利推进。

我国高血压患者各地域、各年龄群、各工种都有分布，高血压本身及其涉及疾病的急、慢、复杂等情况需要不同的处理方式和处理手段。笔者及同道一直在努力把药理学、基础医学、流行病学、临床诊疗知识及技术纳入大高血压学学科体系中，使这些医学学科与大高血压学有机结合起来，最大程度地保证患者的生命安全和健康。事实证明，大高血压学学科建设不仅能够推动医学各科相互促进，协调发展，医疗资源合理共享，而且能够促进高血压学高层次人才培养，带动医学各科创新知识和发展技术，也能从根本上保证医疗人才获得科学、全面的知识结构。

（二）高血压防治人才素质

只有准确把握高血压防治的方向，才能实现提高我国高血压控制率，加快实现全民健康的目标，而具备基本学科素质的高血压防治人才是实现这一切的重要保障。

1. 树立科学、严谨、规范的高血压诊疗理念

在临床工作中，医务人员要查明患者患高血压的原因，并对因治疗，从而更好地控制高血压并使其达标；确定、预防和控制患者并存的其他心血管疾病危险因素；要查明患者已存在的靶器官损害和各种心血管疾病，并采取相应的处理措施，以保护患者的心脑肾。

从患者角度来看，高血压一经确诊，几乎都要长期服药，而如果诊疗不准确，会对患者的心脑肾产生无法估量的危害。应从思想上高度重视高血压的危害和高血压防治工作的复杂性，不能把高血压当作简单问题来对待，更不能认为给患者服用降压药就是完成诊疗工作。

2. 以控制患者的血压为工作核心

我国已有45.8%的高血压患者在接受治疗，如果他们的血压得到控制，我国的高血压控制率就有可能在40%以上。目前我国各地区为城乡居民测量血压提供了各种便利条件，经过多年的健康教育，近90%的知晓高血压的患者能够主动接受治疗，因此提高各级医疗机构医务人员高血压诊疗水平是当前的主要任务。

在对各级医疗机构高血压防治人才培养的基础上，应充分发挥分级诊疗制度

的作用，使高血压患者自愿到基层首诊，重症复杂患者到县级医院接受诊疗，疑难或特殊患者等到三甲医院专业高血压诊疗机构诊治。

各级医疗机构的医务人员只有在临床工作中不断总结经验、提高综合素养和医疗技术水平，才能使高血压患者的血压得到有效控制。

（三）全方位、多角度、多层次培养高血压防治人才

"功以才成，业由才广"，高血压防治事业的发展离不开思想素质高、医疗技术水平高、职业素养高的专业"三高"高血压人才的努力。

大高血压学学科的建设和发展与学科带头人的努力分不开。学科带头人在加强高血压学学科建设过程中，要重视人才储备；在人才队伍建设中，要注重人才梯队建设，既要有解决高血压防治普遍性问题的人才，也要有能够攻关高血压相关领域课题的高层次人才；人才梯队建设中的人才，要具备能真正解决患者实际问题的技能。

在高血压人才梯队建设中，要根据各地高血压患者群、患者个体的特点，结合高血压专业医疗机构医务人员的意愿和特点，选派人员进修学习。应根据高血压及其相关领域的特点和临床诊疗需要，建立和发展高血压睡眠学组、高血压风湿学组、高血压神经学组、高血压肾脏学组、动态血压研究组等亚专业学组，既为百姓看病、解决实际问题打下坚实的基础，也为高血压学学科建设奠定基础。高血压专业学组的建立和发展，是笔者在建设和发展高血压学学科过程中的有益探索，且经过临床实践的检验，具有严谨的科学性和现实的可操作性。

此外，高血压学学科建设中高层次人才培养、先进的设备设施、高水平的高血压实验室必不可少。先进的设备设施、高水平的高血压实验室可为高血压诊疗人才培养、科研开展、临床诊疗提供强大的平台和技术支撑。有条件的地方，可因地制宜地加强这方面的建设。

基层医务工作者要发挥高血压防治骨干的作用，过硬的医疗技术水平是关键，而人才是推进高血压防治事业的重中之重。例如，笔者在贵州医疗援黔帮扶中，开展了全方位、多角度、多层次的基层高血压防治人才培养：既在贵州省高血压诊疗中心开办了学习班，也到各地授课、教学查房；根据地域范围不同，举办了各种培训班，如以地市（州）为单位组织召开的高血压分级诊疗培训班，以县为单位开展的县域内包括县级医院、乡镇与社区医疗机构医务人员参加的高血压诊疗规范培训班；也有以骨干为重点的各类培训班，如短期主任培训班，高血压诊疗骨干短期进修学习班、乡镇与社区高血压防治骨干短期培训班等。

高血压人才培养中，采用何种教学方式关系着学员的学习效果。例如，笔者采用沉浸式教学方法，使学员在真实的诊疗环境中学习并掌握科学、规范的高血

压诊疗思路，以及病史收集、病例分析、诊疗方案制定、患者管理方法等。教学内容和形式既有针对性，又具有普适性。教学过程注重理论知识与临床实践相结合，除了高血压理论知识学习外，还有门诊带教、查房带教、病历书写、病例讨论等，让学员在学中做，做中学，增长和巩固知识并灵活运用到临床实践中。

根据当前我国脑血管病和心脏疾病发病急、致死率较高的特点，要把这方面防治人才的培养，列为高血压人才培养的重点内容之一，列为高血压防治工作的重要组成部分。

人才队伍建设涉及的培养面广，既要为大中型医院培养高血压人才，也要将基层和偏远地区特别是深度贫困县作为重点帮扶对象，最大限度地为各医疗机构培养诊疗人才。

三、以学科建设为根本，构建高血压防治网络和体系

高血压防治工作的有效开展和实施，需要大批高血压防治人才。高血压防治人才培养与高血压防治网络建设是高血压防治工作的必要环节，两者可同步进行。如何做好人才培养与防治网络建设，是要解决的现实问题。由于各地的经济和医学发展水平存在差异，在全国统一建设高血压防治网络和体系难度较大；在局部地区如县级地区建立防治网络和体系，又很难有高水平的专家、学者引领。可以以建设省级高血压诊疗中心为起点，开创、组织人才培养、防治网络建设，探索经验。取得成效后，其他各地可以此经验来实施，逐步推广到全国。

（一）四级防治网络和体系的建设

健全的基本医疗卫生服务体系是落实分级诊疗必备基础。建设高血压防治网络和体系，要以大高血压学学科建设为根本的学科支撑和方向引领。健全的高血压防治网络和体系，是高血压及其相关疾病实现基层首诊、双向转诊、急慢分治、上下联动的分级诊疗过程的必要支撑，也可为高血压防治工作提供专业的诊疗、教学、人才培养、科研平台。高血压防治网络和体系的建立和健全，能推动区域内基本医疗卫生体系的建立和健全，促进大高血压学学科和其他各学科的建设和发展，推动医疗事业的进步。

高血压防治网络和体系的建设，涉及各级高血压诊疗（防治）中心的地点设置和挂靠单位所在地的选取。根据这些年笔者帮助、指导四级高血压防治网络和体系建设的经验，可以采取的办法是：把某区域内医疗资源最丰富、医疗技术水平最高、医疗设备设施最健全的地区确定为某一级高血压诊疗中心所在地，如省级高血压诊疗中心设在省会城市。各级诊疗（防治）中心的主任由各地临床型学

科带头人担任，其所在单位作为各级高血压诊疗（防治）中心的挂靠单位；有条件的地方，可以成立单独的高血压诊疗（防治）中心。

省级高血压诊疗中心是全省（自治区、直辖市）大高血压学学科建设、高血压等慢病诊疗工作推进的领军团队，是全省在高血压等慢病诊疗、科研、教育等方面开展交流与合作的中心，省级高血压诊疗中心应努力提高区域内高血压等慢病诊疗规范、诊疗技术水平，对高血压等慢病难点进行科研攻关，带动区域内医疗事业进步，及时与其他区域交流、分享有益于百姓健康的新技术、新经验等；积极为地市（州）级、县级高血压诊疗中心和乡镇与社区高血压防治中心的建立提出合理化建议，进行科学指导和帮助；为全区域内各级医疗机构有重点、分层次地培养高血压防治人才；为全省（自治区、直辖市）高血压学学科建设提供智力支持，带动大高血压学科研工作；带动和加强全省（自治区、直辖市）高血压诊疗人才塑造科学、合理、规范、符合百姓利益和需求的诊疗理念；解决全省（自治区、直辖市）高血压诊疗临床和科研难题；发挥全省（自治区、直辖市）高血压分级诊疗渠道作用；监督和检查其他各级高血压诊疗（防治）中心的工作等。

地市（州）级高血压诊疗中心是一个地市（州）域内高血压诊疗水平最高的单位，担负着地市（州）高血压学学科建设、诊疗工作推进、本级高血压诊疗中心及其所辖地区人才培养、落实分级诊疗等职责。

县级高血压诊疗中心是一个县域内高血压诊疗水平最高的单位，担负着县级高血压学学科建设、诊疗工作推进、本级高血压诊疗中心及其所辖地区人才培养、落实分级诊疗等职责。作为高血压防治的主力，县级高血压诊疗中心要从加强高血压学学科建设、狠抓基层尤其是边远地区人才培养，充分把基层医务人员特别是高血压防治骨干的作用发挥出来。

乡镇与社区医疗机构是我国基本医疗卫生服务体系的组成部分，是直接为基层群众提供基本医疗服务的主体力量，笔者很早就把其作为不可或缺的重要组成部分纳入到高血压防治网络和体系中。乡镇与社区高血压防治中心要将人才培养、提高诊疗技术和水平、落实双向转诊作为工作的重心。

各级高血压诊疗（防治）中心不必等上一级建成后再建立，也不能一蹴而就，有条件的地方，可因地制宜地先行建立。在高血压诊疗（防治）中心建立及其健全过程中，需要注意的问题包括：每一级的高血压诊疗（防治）中心按照行政区划的级次，原则上有且仅有一个，卫健部门在审批时要有专业精神和前瞻思维，把好审批关，以避免机构重置带来的诊疗规范和标准不一、分级诊疗双向转诊无法落实等问题；每一级的高血压诊疗（防治）中心主任或负责人，要有真心做好高血压诊疗、为百姓健康谋福利的基本职业素养，最好是从事高血压诊疗工作的临床型学科带头人；人才培养与其建立可同步；基本设备设施建议不必重新购置，有条件的地方量力而行，可充分利用所在单位已有的设备设施，疾病所需的必要设备如动态血压记录仪、动态心电图记录仪等成本较低的设备仪器，要尽早列入所在单位设备购置清单中，高血压及其相关疾病急症、抢救设备设施必备。

就全国范围而言，高血压四级防治网络和体系符合疾病的诊疗过程及百姓的诊疗需求。分级诊疗是疾病连续诊疗的过程，疾病的复杂性和医学的复杂性，决定了疾病在不同阶段或不同程度时，可能会在一个地域范围内即某一个省（自治区、直辖市）内完成分级诊疗，有的可能需要在全国范围内分级诊疗，这也决定了全国范围内要有健全的分级诊疗体系和机制。高血压四级防治网络和体系的提法，就是针对现实医疗需求和未来医学发展面临的难题，在经过总结和前瞻性思考后提出的，是推进我国高血压分级诊疗的必要机制。

（二）专家职责，引领方向

高血压防治网络和体系包括省级高血压诊疗中心或高血压研究所或三甲医院高血压专科，地市（州）级高血压诊疗中心，县级高血压诊疗中心和地市（州）、县级医院高血压科，乡镇（社区）高血压防治中心等。

省级高血压诊疗中心担负着全省高血压防治网络和体系的组织、领导职责，是专门从事高血压诊断、治疗、研究、预防和教学的机构，是各地高血压分级诊疗的技术力量和引领者。各级高血压诊疗中心在省级高血压诊疗中心的支持和指导下，开展高血压分级诊疗工作，其职责包括如下几个。

（1）引领学术方向，确定诊疗方针。要针对有关高血压诊疗的学术难点、热点问题组织讨论；还要及时总结和推广高血压防治的最新进展、方法和临床经验，从学术理论和临床实践上发挥关键作用。

（2）组织高血压分级诊疗工作。各级高血压诊疗中心作为各地高血压医疗技术的领头单位，是该地区高血压患者诊疗的重点医疗机构。省级高血压诊疗中心应引导它们积极组织高血压分级诊疗工作，让其在各地区卫健部门的领导和督促下，承担高血压分级诊疗的组织管理职能。

（3）完成重症复杂患者的诊疗。各级高血压诊疗中心接收县级医院等基层医疗机构转诊过来的重症、复杂高血压患者，并对这些患者进行专业的诊断与治疗。待患者病情诊断明确、血压得到控制后，再转回到患者所在地的原医疗机构继续诊治。同时，向患者介绍为其制定的随诊与观察计划，并记录在案。

各级高血压诊疗中心还有为下级医疗机构的高血压诊疗工作提供支持的责任和帮助有需要的医疗机构培训高血压防治人才的义务。

高血压领域的专家要努力探索与研究高血压诊疗的新技术、新方法，以提高我国整体的诊疗水平，特别是在继发性高血压筛查和心脑肾保护方面要发挥关键的作用，探索、研究各种少见继发性高血压的诊断手段和方法，制定与推广各种少见继发性高血压的诊断方案。随着诊断水平的提高，某些少见继发性高血压会成为较常见疾病。

（4）促进医院各科协同诊疗高血压。与高血压相关的疾病种类很多，医学各学科应从协同和关联的角度发现高血压患者已存在的各种疾病。人体作为生命的有机整体，各系统器官密切联系、互相影响。疾病的发生发展不单单是某一器官发生病理性改变，而是发生一系列病理生理改变，首先以某一器官损害为突出表现，高血压本身及其涉及的疾病更是如此。大高血压学这一概念揭示了高血压与其他疾病之间的本质关系，也为临床高血压诊疗指明了方向。

医院各科是协同防治高血压的新力量。高血压的诊断、治疗与预防工作需要各学科协同、共同实施，从而更好地为患者服务。

各级高血压诊疗中心要与所在医院各科（如心脏内科、神经内科、肾脏内科、内分泌科、泌尿外科等）专家保持密切联系，如对于涉及心血管疾病、内分泌代谢疾病或肾脏病的高血压患者，可将其转送至医院的相应专科进行进一步的专科诊治。

医院各科在诊疗本科疾病时，要考虑这些疾病的发生是否与高血压有关，以便在诊疗过程中，既能制定最佳的诊疗方案，也能及时调整诊疗方案，采取最佳治疗措施，保护患者的利益。

（三）为大众健康谋福利

高血压防治网络和体系建设的目标就是为高血压患者织密诊断、治疗、抢救、转诊、康复、保健、预防的"网"。各级高血压诊疗（防治）中心要协同各级、各类医疗机构推进高血压防治事业发展，在不断完善省级（自治区、直辖市）高血压防治网络和体系的基础上，持续加强基层高血压防治人才队伍建设，顺畅高效、绿色的高血压转诊渠道，全面推进省（自治区、直辖市）级高血压分级诊疗工作。

四级高血压防治网络和体系要充分发挥其作用，推动各级医疗机构的人才培养，努力提高各级医疗机构医务人员规范诊疗的意识和技能，使患者得到及时、合理、先进的诊疗，逐步增强百姓健康意识，顺畅高血压分级诊疗渠道，为实现高血压等慢病患者"在家门口看病、看好病"不断努力。各级高血压诊疗（防治）中心及相关医务工作者要齐心协力，克服困难，扎实工作，不断提高诊疗技术水平，带动所属辖区医疗机构及其他学科医务工作者提高高血压学科素养，真正为当地百姓筑起预防高血压、诊疗高血压、管理高血压的"钢铁长城"。

（余振球）

第二篇

人才培养

第二章 人才培养的新思路、新方法及新模式

高血压是心血管疾病的主要危险因素，控制高血压就能预防心血管疾病的发生发展，使人们的心脑肾得到保护，广大百姓的身体健康就有保障。要使我国广大高血压患者的血压得到有效控制，就必须造就和培养一支支人才队伍。一方面动员、指导、帮助城乡居民坚持健康生活方式，这是预防高血压发生的根本，也是治疗的保障；另一方面，对已发生高血压的患者，要有及时、有效、专业水平的诊断、治疗，预防心血管疾病和心血管急性事件的发生。人才队伍建设必须依靠行之有效的人才培养，使各级医疗机构的医务人员有一定专业水平的知识，还要有良好的综合素养。人才培养成为解决我国高血压、心血管疾病等慢病诊疗的根本途径，是推进高血压分级诊疗的有效措施，是提高我国居民健康的有力保障。本章从多途径、多角度对贵州各级医疗机构培养全方位、综合性的人才，提高他们的医疗技术水平，同时培养他们的组织管理能力，使他们树立为家乡百姓服务的理念的做法与经验进行总结，供读者参考、借鉴。

一、多层次、系统性培训与人才队伍建设

在培养高血压防治人才时，多层次培训就是为各级、各类医疗机构不同职级的高血压、心血管疾病等慢病诊疗骨干进行培训。培训时，要根据其知识结构、工作职责、目的要求，综合制定培训计划，包括培训内容、培训方式和学习时长等。每位接受培训的学员回原单位后，要能在推进高血压分级诊疗的不同岗位上完成相应任务，履行相应职责。系统性培训不仅包括参加多层次培训的人员和培训内容，也包括针对各级医疗机构医务人员的普适性培训，特别是基层医疗机构从事慢病诊疗、基本公共卫生服务、家庭医生签约服务的医务人员的培训。

多层次、系统性培训把各科医务人员纳入高血压防治队伍中，培训有重点、分层次、覆盖面广、知识性强、注重解决实际问题，可用于建设高血压防治人才梯队，壮大高血压防治人才队伍。

（一）培养各层次骨干人才

早在贵州省高血压诊疗中心（简称省中心）成立之前，笔者就已制定了各地各级医疗机构高血压防治人才培训计划，之后贵州省既开展了多层次的培训活动，又系统地把培训覆盖到各地市（州）级和县（区、市、特区）级医院，并深入乡镇与社区医疗机构，以打通慢病防治的最后环节，为贵州省建立起稳固的高血压、心血管疾病等慢病防治人才队伍。

1. 短期进修学习班是培养大中型医院骨干的"摇篮"

县级医院是高血压防治的主力，必须要有经过专门培养的骨干来抓高血压诊疗工作，抓高血压学学科建设，抓县域内高血压防治人才培养和工作的开展。省中心一成立，笔者就提议为各县级医院培养高血压防治骨干，并举办了"贵州省高血压诊疗中心短期进修学习班"。目标是力争在 3 年内使每个县级医院至少有 1 名高血压防治骨干，以完成高血压诊疗及相关工作。短期进修学习班的每批学员进修学习 3 个月，教学内容包括理论授课、教学查房、分管床位、轮转门诊和各检查室参观学习等。目前，已经有 13 批次 179 名骨干医生参加了省中心短期进修学习班的学习。省中心注重进修学习班的教学质量，学员们能够积极努力学习，他们回原单位后真正担当起骨干作用，得到了医院领导和广大患者的认可。贵州省级专科医院内科骨干、各地市（州）级医院高血压防治骨干纷纷报名参加这种类型的学习班，最终培养的骨干覆盖了贵州省级、各地市（州）级和县级医院，甚至部分专科医院、乡镇与社区医疗机构。

2. 主任培养是提高高血压诊疗水平的重要措施

医院临床科室主任是一个科室医疗、教学、科研等方面的带头人和把关人，科室主任的思想素质、学科观念、诊疗技术水平等直接关系着患者的诊疗质量与安全，还关系着科室的学科水平和医院的发展。负责高血压、心血管疾病等慢病诊疗工作的主任必须思想素质过硬，具备大高血压学学科理念，能力较强。主任要做好高血压诊疗工作，更需要不断学习，不断提高职业素养，只有接受高血压学专业的规范培训，才能带动本科室良性发展，更好地带领和指导本地区医务人员开展高血压诊疗工作。为增强科室主任的高血压诊疗能力和技术水平，更好地发挥其带头作用，2018 年 7 月开始，笔者适时开办了短期主任培训班。8 批次 201 名来自贵州省各地市（州）和各县级医院以及部分专科医院的主任（骨干），到省中心参加了为期 3 天的手把手、面对面、理论与临床实践相结合的培训学习。

3. 乡镇与社区高血压防治骨干短期培训班是守护患者健康的"前哨"

在国家和政府大量投入下，乡镇与社区医疗机构的基本设备设施配备齐全而先进，远程医疗系统不仅遍及县级医院，也普及到乡镇与社区医疗机构，各级远程医疗系统都能互通互联。现代化的医疗硬件体系建立起来后，如何提高医疗软实力，有效利用硬件资源，医疗人才是关键。基层医务人员直接面对患者，是首次接诊的医务人员，还在确定患者疾病、查明病因、给出诊断结果方面起到重要作用。他们的诊疗水平直接关系着患者疾病的明确诊断与诊疗方案制定，也决定着百姓"在家门口看好病"的需求是否能满足。提高他们诊疗水平的关键还是培养人才，人才培养通常采取的是逐级推进的方式，即从省中心到地市（州）级高血压诊疗中心、县级高血压诊疗中心（简称县级中心），再到乡镇与社区医疗机构依次推进。这个模式，不仅耗时太长，也很难较好地实现。如何解决百姓看病需求紧迫和高血压诊疗工作不能延误的难题，快速而有效地为乡镇与社区医疗机构培养高血压防治骨干？笔者及时开办了"乡镇与社区高血压防治骨干短期培训班"，学员们直接到省中心参加为期1周的短期培训学习。学员回去后，一边开展工作，一边适时参加省中心举办的远程培训和县级中心的培训，接受工作指导，从而打通了高血压、心血管疾病等慢病防治的最后环节。

　　为了既能带领每批乡镇与社区高血压防治骨干短期培训班的学员学习，保证高效率的培养人才，达到最佳培训效果，又不耽误下沉到各级医疗机构进行的帮扶指导，笔者根据工作安排，带着这些学员到不同地区的不同医疗机构，边走边教学，从而使他们既能学到理论知识，也能在各地教学查房中学到急诊抢救和临床诊疗知识、技能。这种类型的学习班被学员们亲切地称为"游学班"。

　　由于教学质量高、教学效果好，各地乡镇与社区医疗机构都纷纷要求参加培训。目前，已有33批次732名乡镇与社区医疗机构骨干医生参加了"游学班"。2019年开班到现在，已为黔东南苗族侗族自治州（黔东南州）、六盘水市、毕节市和9个深度贫困县所有乡镇与社区医疗机构各培养了1名高血压防治骨干。为了给每个乡镇与社区医疗机构培养高血压防治人才，使高血压人才遍及贵州全省，笔者积极动员、指导各县级中心，组织所属辖区的乡镇与社区医疗机构高血压防治骨干到本县级中心挂靠医院进修学习，并制定了"县级高血压诊疗中心主办乡镇与社区高血压防治中心骨干短期培训学习班实施建议"，对教学质量进行规范。

（二）系统培训医疗机构慢病防治医务人员

　　2017年8月19日至20日，在笔者的建议和策划下，"贵州省高血压分级诊疗学习班"在贵阳市举办，并邀请贵州省从事高血压防治的专家教授授课，各县级医院业务院长、内科主任参与。之后每年都举办了全省范围的高血压分级诊疗培训班。培训班及时分享了笔者和相关专家学者在全省推进高血压分级诊疗的经验，有针对性地安排授课内容，使学员们既获得先进的高血压防治知识，又便于在实际诊疗工作中应用。

以地市（州）为单位，组织召开的高血压分级诊疗培训班已在贵州全省覆盖，由笔者与各地市（州）本地的专家进行授课，对各县级医院业务院长、内科主任及乡镇与社区医疗机构从事高血压防治的骨干进行培训。

此外，贵州全省开展了以县为单位的针对县级医院各内科医生、乡镇与社区医疗机构全体医务人员的高血压诊疗规范培训。笔者制定总的培训方案，确定培训内容，带领省中心团队到各县对基层医务工作者进行理论授课、教学查房、门诊教学等培训。每次授课培训要求医院各科医务人员都要参加。授课时，笔者采取提问等互动方式，结合实际案例，最大程度保证学员听懂。

高血压患者不仅就诊于高血压科、心内科、神经内科或肾内科等科室，还可因合并其他疾病就诊于医院其他科室。通过培训，要使医院各科室的医务人员均树立高血压规范诊疗的理念，树立评估高血压患者心血管疾病的意识。

二、多角度、多途径培训与诊疗水平提高

医学教育理论复杂、实践性很强，涉及自然科学、人文科学的大量复杂知识，仅限于听一堂理论课、参加一个学习班、看一部学术著作、参加一个临床试验等，根本达不到教学目的。医学合格人才要从多角度进行培养，如通过理论教学，让学员掌握临床理论知识，在临床实践中学会诊治患者；诊疗实践中，必须结合具体情况才能得出适合每位患者的个性化诊疗结论。学习者只有在实践教学中才能消化、吸收，特别是学会运用医学理论知识。因此，医学教育既需要理论授课，让学员获得基本理论知识；也离不开实践教学，包括病房分管患者、门诊看病等，使学习者在实践中加深理论知识的运用，并发现理论知识的不足或欠缺，通过理论知识的再学习、再运用，不断提高诊疗技术水平。

（一）教学查房与理论授课贯穿人才培养始终

省中心把人才培养作为工作重心，在贵州各地开展了各种规模和各种类型的高血压分级诊疗培训班，进行理论授课，以及在省级医院、地市（州）级医院、县级医院、乡镇与社区医疗机构、民营医院、厂矿医院等各级医疗机构开展教学查房活动，了解诊疗情况，指导诊疗工作，真正达到精准帮扶的效果。教学查房是把理论教学和实践教学有机结合的有效方式。

1. 教学查房

学员们应用已掌握和了解的知识对患者进行诊疗，为了保证诊疗的安全性与效果，必须要有专家（包括主任、上级医生）查房，履行三级查房制度，接受专家的检验与指导。具体来说，在教学查房中，学员先汇报病历，专家再进行点评、

病史核对、各种资料的汇总分析，同时按照相关专科著作、规范、指南或共识的标准进行诊断与治疗分析，给出具体诊断与治疗方案。通过查房来检查学员学习的实际情况，发现不足甚至错误，及时给予指导并让其修正。在查房中，结合实际案例，也能为学员们正确解读最新进展，理清诊疗思路，树立正确的学科理念。因此，教学查房成为笔者医疗援黔帮扶中培养各级医疗机构人才的重要措施，是各类人才培养的必备课。各类教学查房归纳为表 2-2-1。

表 2-2-1 教学查房类型

（1）根据医疗机构级别分类	（3）根据查房时间段分类	肾内科
省级医院	早交班	神经内科
地市（州）级医院	夜间	呼吸内科
县级医院	常规工作期间	内分泌科
专科医院	随机	妇产科
民营医院	（4）根据查房地点分类	儿科
乡镇与社区医疗机构	授课现场	综合内科
（2）根据培训班分类	住院病房	（6）根据患者病情
短期主任培训班	远程会诊/培训	急重症病例
短期进修学习班	（5）根据科室分类	疑难病例
乡镇与社区高血压防治骨干	高血压科	典型病例
短期培训班	心内科	常规病例

笔者每次下沉基层进行高血压诊疗规范培训，都会抓紧一切时间进行教学查房。首先听病历汇报，进行点评；再核实病史，指导病历书写；然后分析症状、体征、检查结果，提出指导性诊疗意见。笔者认为一定要按规范诊疗，查清患者高血压原因，发现存在的心血管疾病危险因素，明确靶器官损害和心血管疾病。在教学查房中，笔者还会注意随时随地了解当地医疗机构在高血压、心血管疾病等慢病诊疗工作中存在的问题与不足，给予及时的纠正和指导。到目前为止，笔者已到各级医疗机构进行教学查房 300 余次，查房覆盖了贵州省各地市（州）、各县级医院、部分专科医院和乡镇与社区医疗机构。

2. 理论授课

理论授课是各种培训班、各类型人才培养的重要环节，通过理论授课让学员们重视疾病的基础知识、流行病学资料，熟悉患者常见的临床表现与相应实验室检查知识，明确当前常见病、多发病诊断依据，治疗原则、方法和方案，初步了解专家的诊疗经验和诊疗步骤，为临床诊疗工作找到合理的理论和方法。

理论教学中，要根据学员情况确定授课内容，采取合适的授课方式，既要讲解学员普遍需要的知识，又要照顾到具体学员的知识结构，使理论教学达到易懂、易掌握、易运用的目的。

　　为了适应临床诊疗的需要，理论授课内容必须涵盖高血压诊疗内容与流程，要重点讲解高血压患者常规检查，降压药物应用，继发性高血压诊断思路，各类常见心血管疾病发现与处理、高血压急症处理方法等。

　　除了理论授课、教学查房外，还应根据实地医疗资源情况，采用远程医疗系统进行理论教学、现场查房，通过互联网等多种途径进行网络培训、在线教学。高血压诊断、治疗与预防的新成果、新指南要经过实践检验，要有专家适合本地区的及时、科学、正确的解读；一个区域内的高血压人才培养与医学教育需要因地制宜、长期坚持等，这些都决定了某一种固定的医学教育或人才培养模式或方式、方法根本不能满足不同的需求。多角度地考虑各类型、各层次高血压人才培养的迫切需求，采用多种途径的高血压人才培养方式，能最大限度地解决人才培养中个性化知识需求等问题，达到最佳的人才培养效果。

（二）开创人才培养新模式

1. 快捷、面广的远程培训

　　冬季是高血压、心血管疾病患者易出现血压波动、心血管疾病发作的时期。2020 年疫情防控期间，广大居民居家隔离，不便于外出，县级及以上医院医务人员更多地承担了新冠肺炎患者的筛查与救治，以及急危重症患者的救治工作，病情相对平稳的高血压、心血管疾病等慢病患者的诊疗工作自然更多地落在乡镇与社区诊疗机构医务人员身上。居民在家门口看病、看好病的需求不断增长。贵州很多乡镇与社区医疗机构的医务人员接受过高血压诊疗规范培训，有一定的基础。为了更好、更快地提升他们的诊疗知识和技能水平，保证高血压、心血管疾病等慢病患者的安全，2020 年 3 月 17 日至 19 日，笔者利用贵州的远程医疗系统对乡镇与社区高血压防治骨干进行了远程培训。2020 年 4 月至 12 月，又连续 5 次带领团队开展了高血压诊疗远程培训，每次远程培训均有来自贵州省基层医疗机构的逾万名医务人员参加。

2. 现场查房与远程培训结合

　　为全面提升贵州各乡镇与社区医疗机构的高血压诊疗水平，笔者到各乡镇卫生院与社区卫生服务中心进行理论授课、教学查房，那些多次开展教学查房等培训活动的乡镇卫生院的高血压规范诊疗水平明显提高。事实是，很多参加了"游学班"的学员回到原单位后，绝大多数都能积极开展工作，并把在省中心学习的知识传授给本单位的其他医务人员。但是，如果贵州省 1700 多家乡镇与社区医疗机构的高血压防治骨干都以这种实地带教的方式接受培训，效率就很低。此时，贵州省完善的远程医疗系统又发挥了重要作用。2020 年 6 月 21 日，笔者在岑巩县大有镇卫生院进行理论授课、教学查房，岑巩县其他各乡镇与社区医疗机构的医务人员则参加远程视频教学培训，形成了教学查房与理论授课相结合、现场培训与远程教学相结合的教学新模式，教学过程有问有答，气氛活跃，学员们既学习了理论知识，又观摩了临床诊疗技术。后期乡镇与社区高血压诊疗远程培训班都采取了这种模式，取得了很好的效果。

正是这些多层次、多角度、多种多样的培训活动，使贵州各地市（州）、县级乃至乡镇与社区高血压诊疗水平得到提高。

三、全方位、综合性培训与医疗事业进步

全方位培训使高血压防治人才既掌握了高血压、心血管疾病等慢病的诊疗方法与技术，还具备了运用大高血压学学科理念防治与管理患者的各种疾病，对患者进行健康管理的能力，从而保证各级医疗机构各级医生对患者诊疗的一致性。由于高血压患者疾病复杂程度不同，轻重不一，需要到诊疗技术水平和医疗条件不同的医疗机构诊治，这就构成了分级诊疗的依据。分级诊疗虽然在各级医疗机构进行，但诊疗标准和治疗效果应该是一致的，治疗原则、方案与用药也应该是一致的。

高血压防治人才的综合性培养，除了培养学员的上述业务知识和素养外，还要培养其组织管理能力、工作开展技能等，使其成为促进和推动慢病防治进步、守护人民健康的综合型人才。

（一）为解决困难开展的培训

一个医疗机构的发展与进步，取决于两个方面，一是先进的设备设施，二是人才队伍建设。很多医疗机构工作难以开展或技术难以提高，归根到底是人才问题。帮助各级医疗机构解决人才短缺问题是开展工作的重要措施。

1. 加强深度贫困县的人才培养

"因病致贫、因病返贫"是影响贫困人口脱贫的重要因素。早在 2017 年，笔者就到威宁县、榕江县进行理论授课、教学查房，2018 年又到沿河县、锦屏县、紫云县等深度贫困县开展现场培训活动。

2019 年是脱贫攻坚战的关键一年，人才培养是助力脱贫攻坚的重要环节。至2019 年 12 月 1 日，笔者已到贵州省 16 个深度贫困县开展了高血压规范诊疗培训，进行理论授课、教学查房等，又分别深入部分县如紫云县、威宁县、榕江县等，进行三四次培训和帮扶。

2020 年 3 月 10 日至 15 日，笔者主动与贵州 9 个深度贫困县的高血压诊疗中心挂靠医院联系，对在院的高血压、心血管疾病患者进行了远程会诊，同时开展了教学查房，既了解了疫情防控期间诊疗工作开展的情况，又在发现高血压诊疗中的不足时，及时给予帮助和指导。笔者在远程会诊中还了解到，一些深度贫困县的诊疗能力有欠缺，诊疗工作开展还有一定的困难，之后笔者奔赴这些深度贫困县，到各县级中心挂靠医院与乡镇卫生院进行教学查房、理论培训等。截至 2020 年 6 月 30 日，9 个深度贫困县又实现了新一轮全覆盖的现场培训，有些深度贫困县如榕江县，先后进行了 5 次现场培训。

笔者在对黔西南布依族苗族自治州（黔西南州）望谟县、毕节市赫章县远程会诊后，又分别对这两个县进行了两次现场培训。为了解决这些县高血压防治人才短缺和居民迫切的高血压诊疗需求，笔者优先安排了这两个县的乡镇与社区医疗机构骨干到省中心参加乡镇与社区高血压防治骨干短期培训班。学员们毕业后帮助当地乡镇与社区医疗机构的诊疗工作开展起来。到 2020 年 9 月 13 日，深度贫困县的乡镇与社区医疗机构均已培养了 1 名骨干。

2. 为解决诊疗难题开展的专题培训

基层医疗机构的医务人员在高血压诊疗中还存在一些技术难题，为解决这些难题，针对性地组织开展了一些专题培训。

肾动脉 B 超检查能评价高血压患者肾动脉情况，既能排查高血压原因，又能评估高血压导致的靶器官损害和心血管疾病，还可以指导用药，对于高血压患者的规范诊疗有重要意义，是高血压患者的常规检查。笔者到贵州省各地开展培训、指导工作时发现，一些县级医院 B 超医生不会看肾动脉 B 超，或没有把握能看好肾动脉 B 超。2020 年 7 月 6 日，来自黔东南州各县（市）的 18 名 B 超医生到贵医附院超声中心学习肾动脉 B 超检查。

心电图检查操作简单，价格便宜，能提供重要甚至不可替代的信息，并帮助医务人员及时发现与诊断心脏疾病，是高血压患者的常规检查之一。心电图检查虽然操作简单，但结果的判读却是一些基层医务人员的难题。为进一步提高基层高血压、心血管疾病等慢性病防治水平，确保基层高血压患者得到规范诊疗，黔东南州卫健局联系省中心，提出为基层医务人员进行远程培训，讲解心电图的相关知识。2020 年 9 月 22 日，笔者利用远程医疗系统为黔东南州乡镇与社区医疗机构的医务人员讲解了"基层医疗机构心电图的判读"。

（二）加强医务人员综合素质的培养

做好高血压、心血管疾病等慢病防治工作，解决贵州高血压患者"看病难""看病贵"问题，是医疗卫生援黔工作的主要内容，是防止"因病致贫、因病返贫"，打赢脱贫攻坚战的重要组成部分，是实现贵州百姓健康的关键环节。

做好高血压、心血管疾病等慢病防治工作是贵州省各级医疗机构的各级医务人员的共同任务。广大医务人员不仅要接受高血压、心血管疾病等慢病诊疗规范的系统培训，还要有扎实的综合素养，热爱高血压、心血管疾病等慢病防治事业，不断钻研业务知识，提升自己的临床诊疗能力。笔者在抓高血压防治人才培养和人才队伍建设时，特别注重对各级医务人员综合素质的培养。

1. 树立正确的帮扶观念

为了促进医疗服务水平提升和医疗卫生事业发展，贵州一直在全省范围内开展上级医院对下级医疗机构的对口帮扶工作。2016 年，在全国范围内，以中国科学院、中国工程院两院院士为首席专家，聚集了一批关心、支持贵州医疗卫生事业的专家到贵州开展医疗帮扶活动。各级医疗机构成为被帮扶者，省级、地市（州）级和县级医院对于下级医疗机构又是帮扶者。

帮扶者和被帮扶者要以解决看病问题、惠及百姓为共同目标，还要处理好角色转换的关系，这样帮扶才能落地、达到预期效果，真正让患者获益。这对帮扶者和被帮扶者都提出了要求：帮扶者要有高水平的专业素质和解决问题的能力，并且肯在帮扶工作上花精力，同时还要具备一定的管理素质，拥有有效的管理能力和解决问题的方法，才能让管理有序，各项工作有效推进；被帮扶者要勇于承担自己应尽的责任，要虚心、认真学习，相互积极配合完成任务。

为更好地做好高血压防治工作，改善患者的生活质量和长期预后，医务人员必须树立高血压是一门独立学科的理念，努力提升自身的专业知识，利用各种方式做好宣传教育，引起城乡居民对高血压防治工作的重视。

2. 主任的职责首先是看病

科室主任作为医务工作者，首先要履行的职责是给患者诊治疾病，这是推进高血压、心血管疾病等慢病防治工作的有力措施。

业务院长、科室主任是做好高血压、心血管疾病等慢病防治工作的带头人，在抓学科建设，从事科室行政管理的同时，要保证有足够时间去看病、查房等。

科室主任出门诊，开展病房查房，指导患者诊疗，要做到对病房患者心中有数，遇到重症复杂患者要组织开展讨论，带头落实医疗制度。除此以外，科室主任要不断提升医学素养，认真学习新知识、新理论，关注新进展，能够结合本地实际应用于临床实践；努力帮助下级医疗机构和（或）下级医生解决诊疗问题、培养人才；努力做好传帮带，不仅要关心与培养本科室医务人员，还要重视并组织开展对所属地区下级医疗机构的帮扶工作；不仅要进行理论知识教学，提高诊疗技术水平，还要帮助他们转变诊疗理念。总之，科室主任要通过诊疗发现问题、培养人才、提升水平，真正起到带头作用。

3. 重视医务人员的信心培养

我国高血压控制率低，治疗的高血压患者中，只有 1/3 血压得到控制。笔者认为，医务人员特别是大中型医院的高血压防治骨干要把这个责任担当起来。

笔者在对乡镇与社区医疗机构进行指导时发现，一些乡镇与社区医疗机构的医疗工作之所以没有很好地开展起来，与这些机构人才短缺密切相关。笔者开办的乡镇与社区高血压防治骨干短期培训班就是为了解决人才短缺问题。在给乡镇与社区医疗机构培养人才时，既要传授专业高血压防治知识，还要对高血压这一复杂问题进行层层解析。教学时，采取互动的方式，在实践中及时给予肯定，逐步培养学员能治病、能看好病的信心。

4. 重视青年人才的培养

青年医疗人才是人才梯队建设中的重要组成部分，对他们的培养是整个人才队伍建设的重要组成部分。要充分调动青年人热爱家乡、愿意为家乡服务的积极性；把他们培养成高血压、心血管疾病等慢病防治合格人才；让他们挑重担，给予与其能力相匹配的职责。发挥青年医疗人才骨干作用，是各级医疗机构发展的根本，也是患者在家乡看好病的重要保证。把本地青年医疗人才培养起来，就能给本地留下一支支稳固的高血压防治专业人才队伍，解决当前及今后本地高血压防治中遇到的问题，切实为家乡居民健康谋福利。

三年多来，通过狠抓人才培养，创新人才培养思路、方法和模式，省中心培养了一批批品学兼优的骨干人才，在各地区高血压防治工作中做出了成绩，发挥着作用，得到当地卫健部门的重视和百姓的认可。面对突发医疗情况时，参加过培训的学员展现出良好的医学素养，在做好疫情防控的同时也能把重症复杂的高血压患者处理好。

（余振球）

第三章　大中型医院骨干短期进修学习班

贵州省高血压诊疗中心（简称省中心）筹备过程中，笔者就制定了中短期工作计划，其中一项就是要为贵州打造高血压防治人才队伍。省中心成立后，高血压短期进修学习班开班，在全省范围内选拔优秀业务骨干参加 3 个月短期进修学习班学习。培训学习后，学员们要达到一定的高血压专科诊疗水平，能够组织开展区域内高血压诊疗和预防工作。要达到这些要求，必须建立严格的培训管理制度与实施办法。本章对这些内容进行详细叙述，突出了理论与实践相结合的教学方法、过程及效果，介绍了学习后回到原单位开展诊疗工作的典型案例，具有很强的实操性。

一、短期进修学习班实施纲要

抓好高血压、心血管疾病等慢病防治的关键是人才，县级医院是高血压防治的主力。支持和帮助贵州各县级医院提高高血压诊疗水平是把高血压防治工作做到实处的重要环节，所以培养一支具有较高理论水平和诊疗水平的专业人才队伍是当务之急。省中心成立后，为各县人民医院、县中医医院培养高血压诊疗骨干列为其主要计划。这些骨干培养出来后，能协助抓好本科室高血压学学科建设，在高血压患者常规诊疗工作与高血压管理中发挥积极作用；在本地区重症复杂高血压患者诊疗中贡献力量；在县卫健部门的支持与帮助下，积极带动乡镇与社区医疗机构抓好高血压防治工作。为了保证对这些骨干的培养达到预期效果，特制定《贵州省高血压诊疗中心短期进修学习班实施纲要》，具体内容如下。

（一）培养对象

省中心创办为期 3 个月的短期进修学习班，连续不间断招收学员学习，不仅为贵州省 88 个县的县医院、县中医医院培养骨干，而且为各地市（州）人民医院、中医医院、各专科医院、各民营医院及部分乡镇与社区二级医院或中心卫生院培养骨干人才。

骨干结业后要愿意并有能力从事与开展本县域内或本单位高血压诊断、治疗、预防与教学工作，各医院（或卫生院）要为其开展工作创造必要的条件。

（二）培训目标

（1）思想品德要求。高水平人才是完成高血压等慢病诊疗工作、推进分级诊疗的关键。培养的骨干是带着责任学习，学成回单位后要带头做好本地区高血压分级诊疗工作；具备全心全意为患者服务的思想，切实为患者解决医疗问题。

（2）技术水平要求。能够掌握大高血压学涉及的各种疾病诊断与处理的总原则及思路；熟悉高血压患者的常用诊断方法、治疗措施并能应用到常规诊疗工作中；掌握各种类型原发性高血压的诊疗；独立完成常见继发性高血压的鉴别诊断；能够独立完成常见继发性高血压原发疾病的诊断与处理方法；了解高血压急症的发现、诊断与处理原则，熟悉高血压急症现场处理方法；掌握早期心血管疾病的概念及防治方法；能够从高血压患者中及时发现已存在的心血管疾病，掌握各种心血管疾病治疗的标准；能独立处理顽固性高血压、波动大高血压、妊娠期高血压、高血压急重症等；会做健康教育。

（3）工作要求。严格按要求书写门诊病历；及时完成住院患者常规处理工作，书写住院病历和准确记录病程并分析；按时参加值班，观察患者病情变化，协助进行规范处理；积极参加早上大交班，并汇报病历。

（三）培训内容与安排

1. 培训内容

（1）授课教学。按照大高血压学学科概念，要查清高血压患者的病因、合并的心血管疾病危险因素及靶器官损害和心血管疾病，同时要对高血压患者所涉及的各种疾病进行合理有效的治疗，使患者血压得到控制，心脑肾得到保护。大高血压学涉及的理论知识多而复杂，要求学员必须掌握基本的理论知识，内容包括：高血压诊断与治疗规范、如何发现继发性高血压、24h 动态血压监测、心电图阅读和分析、内分泌检查及分析、高血压急症的处理、脑卒中的处理、高血压与肾脏病的处理、高血压心脏疾病的处理、妊娠期高血压的管理、抗高血压药物应用、糖尿病的诊断与处理、血脂异常的处理等。

（2）实践教学。进修学习首先要分管患者，在带教医生指导下尽量完成住院患者的诊断与治疗，及时完成各项医疗文件书写，使患者获得最佳治疗效果，要到门诊与教师一起完成病历书写及诊疗工作。还要到各个检查实验室参观学习，了解各项检查的适应证、禁忌证，熟悉常规检查结果的临床意义。跟随专家团队下沉学习，其间还要协助专家做好教学工作，记录整理教学活动中的经验及总结典型案例。

（3）教材。《中国高血压分级诊疗指南》、《中国高血压防治指南》（2018年修订版）及《县医院高血压诊疗规范》等。

2. 培训安排

由各选送单位严格把关，挑选工作认真且愿意和有能力从事高血压诊疗工作的骨干医生到短期进修学习班学习。学员到贵州医科大学附属医院临床教学部报到，接受岗前培训，到科室后接受入科培训。

学习期间学员跟随专家相对独立分管住院患者，掌握全病区高血压、心血管疾病等慢病患者的诊疗情况；安排到门诊学习和各检查室参观学习一周；学习能力强、基础知识相对扎实且身体健康者，跟随专家团队下沉工作与学习，提高实践能力。

（四）培训管理与考核

（1）对带教教师的管理。对教学工作认真负责，备课前了解学员学习情况，提高教学能力，以效果为导向，服从统一教学安排。

（2）考核内容及评分。3个月学习全勤10分，门诊病历合格通过5分，大病历书写合格通过5分，医疗工作流程掌握10分，患者满意度调查10分，理论考试50分，工作计划完成10分。

（3）考核结果的评判。综合总分在90分以上者为优秀学员，无名额限制，其他学员为合格学员；有医疗事故、差错、无故旷工者不能参加优秀评选。

（4）奖励办法。优秀学员要颁发证书并通知所在医院和卫健部门，建议重视和支持优秀学员的工作。

（余振球）

二、短期进修学习班学员学习实例

（一）多种学习模式，提升专业水平

2019年4月10日，笔者参加了省中心第八批短期进修学习班，上午到贵医附院继续教育科报到，下午参加岗前培训、入科培训，晚上开始查房。

各地各种短期进修学习班的模式都大同小异，但这次学习有所不同。查房时把患者请到会议室，各管床医师在一旁汇报病史，各项检查结果，诊断与治疗方案；然后进行提问和答疑解惑。查房结束后，学员上了第一节课"高血压分级诊疗的内容与流程"，教师以互动形式授课，细致地讲解每一个知识点，强调了高血压诊疗一致性在分级诊疗、规范诊疗中的重要性；要求除了重视血压升高本身的症状外，还需要重视继发性高血压各原发疾病的症状及靶器官损害和心血管疾病症状，并科学合理地分析，以及合理应用辅助检查等。

1. 分管患者，规范诊疗流程

带教老师负责介绍科室规章制度及收治患者的所有环节。要求学员在进修学习期间，要积极收治住院患者，要在具体诊治工作时发现问题、解决问题，掌握高血压诊疗的思路，评价和接受最新的治疗原则与方案等。

（1）病史询问有讲究。收治患者从问病史开始，查体、开医嘱（辅助检查、用药等）、写病历，请带教老师指导。在这个过程中，写好病历最关键的就是病史采集。

要细致地询问病史，不仅要明确血压升高后的变化趋势、具体数值，还要问清血压升高之前的血压水平；明确用药类型、剂量、频率及用药后血压情况，并且反复核实就诊过程。

病史询问从小学开始，然后是初中、高中、大学，或者逐年龄段询问，直到问出第一次测的血压情况，以及之后的血压情况，以此区分儿童性高血压、青年性高血压、老年性高血压，再进一步深挖病因。对于记不清过往血压的患者，可以问他记忆深刻事件发生时的血压情况，如参军体检、入职体检、孕检、分娩时等。

对于伴有头痛、头晕、胸闷、心悸等症状的患者，应该明确症状出现前所测血压的情况，发生症状时的血压情况以及当时是否进行降压处理，治疗后的血压情况，分析是否符合降压药物的六个法则。同时要询问继发性高血压的鉴别症状，如血压升高之前是否有发热、咽痛、感冒等炎症性疾病的表现，警惕炎症性高血压；询问患者平时活动耐量，如可爬至几楼、上楼时有无呼吸困难，有无夜间阵发性呼吸困难，有无头晕、头痛、恶心、呕吐、四肢活动障碍，有无夜尿增多等，警惕心脏疾病、脑血管病和肾脏病。

（2）体格检查要全面。按照要求，心肺腹部和神经系统都要检查，高血压患者还需分别进行双上肢血压、平卧位四肢血压、站立位血压测量。正常人和单纯轻中度原发性高血压患者双上肢间和双下肢间血压均相差 10～20mmHg，下肢血压比上肢血压高，相差 30～40mmHg。双上肢间或下肢间血压相差大于 20mmHg，下肢与上肢间血压相等甚至低于上肢血压时，一定要考虑病理情况，血压低的一侧肢体可能存在血管狭窄、闭塞或者近端主动脉缩窄、狭窄等情况，可能是大动脉炎、动脉硬化、先天性心血管畸形等所致。初诊患者选用同一肢体（常用上肢）在卧位、坐位、站立位 3 个不同体位测量血压，有助于发现直立性低血压。

（3）辅助检查必须完成。高血压患者常规 13 项检查：血常规、尿常规、血生化（肝功能、肾功能、血糖、血脂、电解质）、餐后2h血糖、肾素-血管紧张素-醛固酮系统（RASS）、甲状腺功能、心电图、超声心动图、四肢血压、动态血压、腹部B超、肾动脉B超、颈动脉B超。完成这些检查以筛查高血压原因，初步评估心血管疾病危险因素，查找靶器官损害与心血管疾病线索，还可以指导用药。指导用药方面，如心电图提示二度、三度房室传导阻滞，则不能使用β受体阻滞剂；肾动脉B超提示双侧肾动脉狭窄、电解质提示高钾时禁用血管紧张素转换酶抑制剂（angiotensin-converting enzyme inhibitor，ACEI）或血管紧张素Ⅱ受体阻滞剂（angiotensin receptor blocker，ARB）。

（4）控制血压。高血压规范诊疗是根据患者血压水平、血压特点、合并情况等进行个体化的诊疗。应用降压药物时一定要清楚用药前后的血压情况，对比评估降压药物的效果，并根据对降压药物的敏感性分析高血压原因。根据患者的依从性、降压方案及血压控制情况分析靶器官损害和心血管疾病情况。

在参加培训前，笔者在处理一些血压升高不明显的患者时多建议其采用非药物治疗，没有症状的高血压患者，也以监测血压为主。培训后笔者才知道，原来对于血压升高，尤其是脉压大、心血管疾病危险因素多、有靶器官损害和心血管疾病、代谢综合征和糖尿病的患者，需要立即给予药物治疗。对于可采用非药物治疗的患者，首先要改善生活方式，如戒烟限酒、低盐低脂饮食、适量运动，如果数周内血压不能达标，须加用降压药物治疗。

2. 门诊教学，学会管理患者

每个学员都有一周时间在高血压科门诊接受门诊教学。在门诊，处理初诊患者的流程同住院患者，需要写门诊病历、查体、开检查单、测血压、制定治疗方案等；对复诊患者进行血压监测和健康管理，行24h动态血压监测后根据血压情况调整药物；对高血压患者进行健康宣教。针对伴有靶器官损害的患者，有些需要行"常规13项检查"以外的项目或定期检测某些指标，如伴有心脏疾病的患者长期使用β受体阻滞剂，需要定期复查心电图；长期使用ACEI/ARB类药物者，需定期复查肾功能，同时计算eGFR；长期使用利尿剂的患者，需定期复查电解质。个体化的治疗，异常指标长期监测，建立高血压患者慢病档案，更有益于患者的健康管理。

在门诊学习期间，学员还能到超声室了解血管超声检查，学习动态血压监测仪的安装和结果分析等。

3. 理论授课，强化基础知识

在进修学习期间，省中心的各位专家及老师结合自己的专业，进行了如下高血压相关知识的讲解。

（1）抗高血压药物的应用：授课老师从心脏动力、外周阻力、血容量三个影响血压的因素，以及常用的五大类降压药物（利尿剂、钙拮抗剂、ACEI、ARB、 β 受体阻滞剂）的降压机制、使用原则及规范等方面进行讲解，强调了各类降压药的适应证、禁忌证及注意事项。

（2）高血压急症与亚急症：授课老师从高血压急症与亚急症的定义、发生机制、表现形式、病情评估、处理原则等方面进行讲解，遵循迅速平稳降低血压、合理选择降压药物的原则。高血压急症患者的血压控制并非越快越好，也并非越低越好，要有节奏、有目标地降低血压。高血压急症治疗初期不宜使用强有力的利尿类降压药，除非有心力衰竭或明显的容量负荷过重；经静脉降压治疗后血压达到目标值，且靶器官功能平稳后，应考虑逐渐过渡到口服用药。

（3）继发性高血压的诊断思路：授课老师对临床常见继发性高血压相关疾病，如肾脏病和肾血管疾病、原发性醛固酮增多症、库欣综合征、嗜铬细胞瘤、甲状腺疾病、主动脉缩窄、大动脉炎、睡眠呼吸暂停低通气综合征和妊娠期高血压等疾病，对各原发疾病发病机制、血压波动特点、临床表现、对降压药物的反应，以及继发性高血压诊断思路、诊断流程、处理原则等进行了讲解。

（4）血脂异常：通过介绍血脂组成、来源、病因及血脂的分类、分型，心血管疾病危险因素等，进一步解读了《中国成人血脂异常防治指南》《中国 2 型糖尿病防治指南》，并对调脂药物的选择进行讲解。

（5）高尿酸血症：是嘌呤代谢障碍引起的代谢性疾病，临床上分为原发性和继发性两大类，前者多由先天性嘌呤代谢异常所致，常与肥胖、糖脂代谢紊乱、高血压、动脉粥样硬化及冠心病等聚集发生，后者则与某些系统性疾病有关或由药物引起。培训时授课老师还对高尿酸血症与痛风及其治疗进行了讲解。

（6）常规心电图的阅读与分析：授课老师结合图片对心电图的 P 波、PR 间期、QRS 波群、J 点、ST 段、T 波、QT 间期进行详细讲解，展示了心肌梗死心电图的演变、分期、定位及病变血管，加强了学员的理解。

（7）高血压患者的常见内分泌检查：除了高血压患者的常规 13 项检查外，有些患者还需进行特殊检查以明确继发性高血压，如儿茶酚胺类物质（CA）、皮质醇检查等。带教老师对这些检查的适应证、临床意义、检测方法、正常值范围都做了详细讲解。

（8）肾性高血压诊断与治疗：慢性肾脏病是全球范围内普遍存在的疾病，正日益成为全世界的公共卫生问题。授课老师从慢性肾脏病定义、高血压与肾脏病及心血管疾病的关系、引起高血压的常见肾实质性疾病、肾血管性高血压的病因、肾性高血压发病机制、肾性高血压的诊断、高血压肾损害与肾性高血压的鉴别，以及治疗方法、药物选择等方面做了详尽的讲解。高血压是肾脏损害的重要因素，同时肾功能损害也会显著增加患者心血管疾病风险，积极降压可有效延缓肾衰竭、降低心血管疾病风险，多种降压药物联合应用是优化的治疗策略。

诸如此类的授课内容使学员重新认识到高血压并非是单一、独立存在的疾病，其还与糖尿病、冠心病、结缔组织病、肾脏病等诸多疾病相关。理论授课丰富了学员的知识，开拓了学员的思路，结合所管理的患者，学员将知识掌握得更牢固。

（二）特殊学习方式，培养骨干人才

有的学员多次跟随专家团队下沉工作与学习，听专家讲座，学到了许多书本上学不到的知识，同时对一些概念性的基础理论有了更透彻的理解。如在普定县中医医院授课期间，专家通过提问发现学员对原发性醛固酮增多症的知识点理解不够透彻，理论基础还很薄弱，当场对相关知识进行了详细的讲解。

在跟随专家团队下沉工作与学习中还能见到许多疑难重症患者，专家通过对病情的分析、讲解，加深了学员对疾病诊疗的认识，对其今后的临床工作有重要的指导意义。笔者有幸跟随下沉学习，到安顺市西秀区人民医院心内科进行教学查房时，遇到一位82岁的女性患者，因"劳力性胸闷、气促1年余，加重1周"入院，患者活动耐量明显下降，生活自理困难，诊断为"冠心病、心力衰竭、心房纤颤"，外伤后出现腹水、下肢水肿，病情进展迅速且难以控制，考虑下腔静脉阻塞综合征可能。考虑到患者病情危重，涉及多系统疾病，余振球立即请西秀区人民医院医务科组织肾内科、消化内科、透析室、超声中心主任对该患者进行讨论，并邀请安顺市人民医院肾内科专家参加会诊，同时因不排除下腔静脉阻塞综合征，余振球立即电话请教首都医科大学附属北京安贞医院血管外科专家，建议进一步完善下腔静脉、门静脉及双下肢动静脉血管超声检查。

在充分了解患者的患病经过，分析相关检查指标的动态变化，多学科专家会诊后诊断如下。

（1）瓣膜性心脏病：三尖瓣重度反流、二尖瓣中度反流、主动脉瓣轻度反流，心脏扩大，心功能IV级。

（2）肾衰竭CKD 4期。

（3）腹水待查：①心功能不全？②肾衰竭？③低蛋白血症？

治疗上：给予利尿、改善肾血流治疗，扩张血管的同时补充血容量。血容量补足后，如血肌酐逐渐下降，则加用ARB降低外周阻力，减少反流压差，同时抑制心肌重构，改善心血管疾病患者预后。小剂量应用β受体阻滞剂，降低心肌氧耗，改善预后。查房结束离院时还交代管床医师动态观察该患者病情，随时汇报。

（冯慧珍）

三、短期进修学习班学员工作实例

　　笔者参加了第五批省中心短期进修学习班，还参与了省中心的基层高血压巡讲培训。学习结束后笔者协助科室主任开展高血压诊疗工作，并带领凯里市乡镇（社区）医疗机构的医务人员来省中心学习。

（一）学好本领，只为方便患者就医

　　2018 年 7 月 13 日，来自遵义市、安顺市各县级医院的 13 名学员到省中心报到，成为第五批短期进修学习班学员，接受系统、规范的高血压专科诊疗知识和技能培训。笔者作为黔东南州地区的插班生，提前插队学习。

　　收治病患是培训的主要内容，学员要按带教老师的工作排班收治患者，通过对患者入院到出院的系统管理，学习高血压的规范诊疗。在这个过程中学员需要完成常规处理工作，并书写病历、脱稿汇报病历、记录病程等，通过这一系列学习，学员们的高血压诊治水平都有了质的飞跃。

　　在门诊学习问诊、评估患者是否需要住院、调整治疗方案及随访管理等，使学员对高血压的诊治有了更系统的认识。同时，省中心的各位老师会进行理论授课培训，每周两三次，内容丰富。通过理论与实践相互结合、穿插，使得学员对相关知识的理解更透彻，记忆更深刻。

　　早交班时汇报患者情况，带教老师每天带教查房，专家每周一两次教学查房。

　　在这里大家都有所收获，认识到原发性高血压和继发性高血压可同时存在。原发性高血压患者在积极治疗的情况下，如出现血压突然升高、控制不佳，需警惕是否合并继发性高血压，如合并肾血管狭窄可导致血压突然升高。主动脉瓣关闭不全患者的心脏在舒张期反流量增加，心脏的负荷会增加，而影响反流量的因素包括瓣口关闭不全的面积、反流的时间及反流的压力。高血压患者由于血压高、外周阻力大，会加大主动脉瓣反流量，血压控制后，主动脉瓣反流量减少，心脏负荷也就随之降低。认识了糖尿病与高血压的关系如下。①并列关系：不健康的生活方式会导致患者同时发生这两种疾病。②因果关系：长期患糖尿病可导致肾损害和（或）外周血管疾病从而会导致血压升高。③表现关系：某些内分泌疾病会出现血压和血糖同时升高。④没有关系。明确它们之间的关系，有利于进一步的诊断和处理。

　　笔者在学习期间，曾接诊一位中年男性患者，其为慢性肾脏病 CKD 5 期，长期透析，联用 3 种降压药物后血压仍波动在 170～180/100～110mmHg。余振球在查房时，针对该患者给我们上了精彩一课，使我们对维持性血透患者的血压升高机制有了进一步的理解：①细胞外液体容量扩增；②RAAS激活；③促红细胞生成素应用；④体内可交换钠增多；⑤甲状旁腺功能亢进；⑥肾内降压物质减少及交感神经的兴奋等。那么降压治疗就应该针对血压升高的机制进行。这类患者尽可能选择经肝脏代谢药物，以及分子蛋白结合率高、不易被透析清除的药物。对于血压仍难以控制者，正确评估其干体重，必要时改变透析方式。经过指导，该患者在调整治疗后，结合透析，血压基本维持在正常范围内稳定后出院。

（二）积极工作，促进家乡居民健康

2018年8月22日，为提升黔东南州基层医疗机构的高血压诊疗水平，州卫健局向各县（市）卫健局、黔东南州人民医院、黔东南州中医医院、贵州医科大学第二附属医院印发《2018年黔东南州高血压诊疗中心基层巡讲工作方案》，决定2018年8月至9月开展为期1个月的高血压基层巡讲。为保障本次活动顺利完成，专家到县（市）讲课和带教，各县级医院、乡镇与社区医疗机构医务人员积极参与，培训内容包括理论授课、病房教学查房、门诊病历书写与座谈讨论。在基层培训中发现贵州省有的地区在用药方面存在不足，很多有适应证的患者没有得到规范用药。例如，因为β受体阻滞剂对糖脂代谢有影响，能掩盖低血糖症状，有的地区对β受体阻滞剂的使用有顾虑。事实上，β受体阻滞剂对冠心病、心力衰竭、心律失常等心脏疾病患者疗效确切，可以抑制心室重塑及降低远期死亡率，降压也稳定、安全，大部分患者均能耐受。排除禁忌证后，尤其是中青年高血压、舒张期高血压，高血压合并快速心律失常、冠心病、慢性心力衰竭、主动脉内膜血肿、肥厚性心肌病患者，均强调β受体阻滞剂的使用。

2019年6月，在省中心、州高血压诊疗中心专家的指导及市卫健局支持与帮助下，凯里市第一人民医院成立了高血压门诊，2019年9月成立了凯里市高血压诊疗中心，积极开展门诊患者的高血压筛查及继发性高血压筛查，组织街道、社区义诊和知识讲座，不定期下乡等。

2019年11月，笔者受凯里市高血压诊疗中心委托，带领凯里市各乡镇（社区）高血压防治骨干共19人参加了省中心举办的"第四批乡镇与社区高血压防治骨干短期培训班"。

短期培训班让各乡镇与社区高血压防治骨干在短时间内最大程度地获得工作中需要的高血压相关知识，也是地区高血压防治人员相互联系的纽带。在相互交流的过程中，建立了凯里市以区域为单位的各乡镇与社区高血压防治人员的交流平台。

目前，短期培训班已举办了 33 批次，黔东南州各县（市）所有乡镇与社区高血压防治骨干在省中心的指导下已率先全部完成培训，凯里市各乡镇与社区已全面成立基层高血压防治中心，开展高血压的筛查、随访、干预、教育宣传、转诊服务等工作。

（刘念婷）

第四章　短期主任培训班

全面推进高血压分级诊疗，必须抓好人才培养，对主任的培养既是提高科室高血压诊疗水平的重要环节，又是指导所属辖区开展高血压防治工作的基础。贵州省高血压诊疗中心（简称省中心）推出了多种形式的人才培养方式，其中短期主任培训班的目的是提高各级医院学科带头人的高血压诊疗能力，让主任们明确并能承担起培养医疗人才队伍的责任，带动并形成一支医疗技术更加精湛、专业的人才队伍，从而做好高血压防治工作，满足当地高血压、心血管疾病等慢病患者的需求，切实惠及每位城乡居民。

一、主任学习的意义与作用

科室主任首先是医生，然后才是主任，只有不断提高自身专业水平，才能不断带动本科室甚至本地区医生提升诊疗水平。主任通过学习，既要努力成为所在地区的专家，又要带动同事们一起进步，从而让患者在当地得到规范的诊疗，保障当地百姓的健康。

（一）主任培养的重要性

1. 推动学科建设，提高诊疗能力

县级医院高血压患者的特点是重症者多、复杂者多、不配合者多，这就要求县级医院的医生要向上级医院的高血压诊疗专家看齐，要具备规范的高血压诊疗理念和较高的诊疗水平。对科室主任进行培养，让其发挥应有的带头作用，是推动当地高血压学学科建设、提高诊疗能力的重要措施。

分级诊疗最关键的是患者愿意到基层医疗机构就诊，基层医疗机构的业务水平提升了，患者自然不会舍近求远地到大医院。基层医疗机构要通过努力提升自身业务水平，改变患者对基层医疗机构的看法。

随着人民生活水平的不断提高，各种慢病的患病率呈上升趋势。流行病学调查显示，高血压、糖尿病等患者越来越年轻化，其导致的靶器官损害和心血管疾病严重威胁着人民的健康。要保护百姓健康，其中一个关键因素是要培养更多的高血压人才，防治高血压等慢病。因此，主任要肩负起冲锋在前、化解难题、带动团队前行的责任。提高诊疗能力，推动学科建设，就是让专业的人做专业的事。

2. 树立责任担当，造福城乡百姓

要提高高血压的诊治水平，做好一级预防，筛查出易感人群，及早地宣教、干预，从源头控制。有的主任虽然加入了某些高血压临床研究，但如果在实际诊疗工作中还只是测一下血压就开降压药，不对高血压患者进行系统检查评估，就不能真正解决患者的实际诊疗问题。通过短期主任培训班的学习，主任们能认识到只有在临床实践中认真对高血压患者进行规范化、系统化诊治，才能查清楚患者患高血压的原因，分析出其存在的靶器官损害，给予患者明确的诊断和有效的诊疗方案。

在省中心的指导下，按照高血压分级诊疗的要求，把标准化、规范化的高血压诊疗方案灌输到基层，做好疑难疾病的筛查和诊疗，努力提高诊疗技术，把做好高血压防治工作的责任担当起来，让当地百姓获益。

对于继发性高血压要理清诊断思路，找出患者"不应该"出现的症状、体征、检查检验结果和变化，分析每一项"异常"的原因，推测最可能的疾病。例如，某患者血钾正常，低肾素、高醛固酮，卡托普利试验提示醛固酮下降幅度小于30%，完善肾上腺 CT 检查未见增生和结节样病变，服用钙拮抗剂及 β 受体阻滞剂后血压控制良好。以上特点不符合原发性醛固酮增多症（简称原醛症）中血压不易控制、低血钾、肾上腺有病灶的典型表现。学员没参加短期主任培训班前，由于经验欠缺，不能确定该患者是否为原醛症。学习后才知道低血钾、肾上腺病变不是原醛症确诊的必要依据，卡托普利试验才是确诊试验。虽然该患者没有发现肾上腺的腺瘤或增生性病变，不需要手术治疗，但明确诊断对今后血压控制不佳时如何选择药物提供了方向。

（二）短期主任培训班的作用

医学人才的培养周期长，医疗水平相对欠发达地区派地市（州）级、县级医院科室主任到大医院培养，需要一定时间，各省的高血压专业诊疗机构承担相关科室主任培养势在必行。

2018 年 9 月 6 日至 8 日，笔者作为心内科主任前往六盘水市水钢医院参加省中心举办的第五批短期主任培训班。通过学习，笔者深深感受到作为一个高血压科主任，要看好高血压，需要全面、系统的知识。之后笔者又积极参加省中心举办的各种培训班，并逐渐认识到规范高血压诊疗工作的重要意义。在单位，紧抓科内讲课和教学查房，让科室医生认识高血压 13 项检查的必要性，把高血压的病因筛查、靶器官损害评估与心血管疾病的发现、处理落实在患者的诊疗方案中。

（覃　怡）

二、首批短期主任培训班培训纪实

科室主任作为科室的管理者，既要具备较高的诊疗技术水平，也要能带领科室、带动医院组织开展高血压规范诊疗工作。省中心根据科室主任的行政、业务特点和具体情况，有计划地对科室主任进行高血压专科精细化和标准化的高效率培训，以便由上而下地带动医务人员开展高血压诊疗工作。省中心为"短期主任培训班"制定了学习目标、学习内容和严格的学习纪律。例如，来学习的主任要参加不少于 4 次的理论授课，以扎实高血压防治理论知识；要参加 2 次以上的教学查房，分别汇报 1～2 例病例；至少参加 1 次门诊工作，完成 1 份门诊病历的书写，提高高血压规范诊疗技能；学习如何总结病例，并提高科研论文撰写能力；学习如何传授高血压知识，掌握演讲培训的技能；积极参加集体讨论，互相交流学习心得和工作经验。培训班旨在帮助主任们掌握高血压诊断思路、治疗方法，有能力在本地区开展高血压培训。

2018 年 7 月 5 日，来自贵州省安顺市、贵阳市和四川省成都市的 17 位科室主任来到贵州医科大学附属医院高血压科，参加省中心举办的首批短期主任培训班。当天下午，刚报到的主任们已经开始了解病历，有的主任还跑到病床旁查看患者。这是给每位主任布置的任务，第一天查房的时候要汇报病历，包括详细的就诊经过、既往血压测量记录、用药史和血压控制情况、辅助检查结果及分析、诊断与处理。通过在汇报病历时发现问题、当场教学和解决问题的方式，带领主任们进行严谨的专科教学查房。

7 月 6 日早上 8 点，主任们参与交班，在交班中分析新住院患者病情，完成疑难病例的讨论。

交班结束后来到门诊接诊高血压患者，主任们先进行病史询问、书写专科病历。完成后由余振球核对病史，逐字修改病历，通过这样手把手的教学方式，快、准、精地提高主任们的问诊技巧、专科知识、诊疗水平。

7 月 5 日至 7 日，省中心针对"高血压分级诊疗内容与流程"、"原发性醛固酮增多症分级诊疗"、"妊娠期高血压疾病的管理"和"发展中高血压"等内容进行理论培训。

7 月 7 日上午，省中心首批短期主任学习班座谈会召开，17 位主任参加座谈会，就学习心得、高血压防治水平的提高和高血压分级诊疗工作展开了认真的讨论。

　　这次短期主任培训班，总共开展了 20 位住院患者的精细教学查房、20 位门诊患者的规范化带教接诊、4 次理论讲座和 1 次座谈会等活动，让大家在最短的时间收获了开展高血压诊疗工作的必备基本知识，提高了责任意识。大家纷纷下定决心，要把所学知识技能用来带动当地高血压防治工作的开展，加强学科建设，不断提高诊疗水平。

（龙青青）

第五章 乡镇与社区高血压防治骨干"游学班"

培养一批较高水平的高血压、心血管疾病等慢病防治人才队伍，能满足百姓"在家门口看好病"的需求，具有实际意义。人才培养不是一次理论授课、一次学术讲座就能实现，必须要理论与实践教学结合。

一、"游学班"的形成与发展

（一）"游学班"的来源

六枝特区高血压诊疗中心（简称六枝中心）成立后，就立即承担起辖区内乡镇与社区高血压防治人才培养任务。贵州省高血压诊疗中心（简称省中心）对其一直给予支持，派团队和六盘水市第二人民医院各内科慢病专家、骨干医生一起，定期到乡镇与社区医疗机构为医务人员进行理论授课、教学查房、门诊教学等。六枝中心高血压防治工作积极有成效，说明由县级高血压诊疗中心（简称县级中心）来抓人才培养，推动高血压、心血管疾病等慢病分级诊疗工作，是行之有效的。

乡镇与社区医疗机构一般配有基本的设备设施，充分利用资源，大力培养人才，就能促进诊疗水平的提升。由省中心培训过的县级医院骨干医生为乡镇与社区医疗机构培养人才，或县级医院开办学习班，像六枝特区一样由县级中心来抓人才培养。由于县级中心挂靠的县级医院同样存在人才缺乏、骨干医生自身诊疗水平有限的情况，且对基层医疗机构帮扶任务重等多种因素，由县级中心来抓人才培养这种模式推广还需要一段时间。为了短时间之内为乡镇与社区医疗机构培养学后就能投入高血压诊疗的人才，并保证人才培养的效果，余振球决定由省中心开办为期1周的培训班，且亲自带教。

参加省中心首批"乡镇与社区高血压防治骨干短期培训班"的来自安顺市西秀区的9名学员，报到后的第一站是贵州省毕节市大方县人民医院，并参加教学查房，开启了7天的学习，"游学班"由此得名。

（二）"游学班"发展壮大

余振球专家团队到各级医疗机构进行理论授课、教学查房和工作指导时，为使"游学班"学员学到更多知识，让他们一起跟随下沉实地学习。

1. 地市（州）整体培训

"游学班"紧锣密鼓开办的同时，不少地市（州）卫健部门也积极行动起来，以地市（州）为单位向省中心申请乡镇与社区骨干医生培训机会。

（1）黔东南州，乡乡有骨干。"游学班"学员在理论培训、教学查房时表现出强大的求知欲，积极回答问题、努力吸收知识，仅学习 2 天就表现出较强的学习能力与专业水平。

在麻江县杏山镇卫生院教学查房时跟随学习的"游学班"学员通过当天上午的理论培训，已能从病史、辅助检查、诊断、治疗等方面及时、准确回答专家的提问。

黔东南州卫健局、麻江县卫健局的领导也参加了教学查房，看到了学员之间的差距和"游学班"的效果，当即表示黔东南州所有乡镇与社区医疗机构的骨干也都要参加培训。之后，208 个乡镇与社区医疗机构都选派了至少 1 名骨干医生参加了"游学班"。

（2）地市（州）积极行动。安顺市、六盘水市、毕节市、黔西南布依族苗族自治州（简称黔西南州）纷纷向省中心提出申请，对全市（州）乡镇与社区骨干医生进行培训，希望以"游学班"这样高效、迅速的培训模式，尽快培养一支高血压、心血管疾病等慢病防治人才队伍，提高全市（州）高血压、心血管疾病等慢病防治水平。例如，大方县共 60 名乡镇与社区医疗机构骨干医生到省中心参加"游学班"，学成回去后投入到高血压、心血管疾病等慢病防治工作中。

2. "游学班"全覆盖贵州省国家级深度贫困县

在各单位都在给予扶贫帮助的同时，省中心对深度贫困县进行高血压、心血管疾病等慢病防治人才培养，医疗帮扶这些深度贫困县以提升其基层看病水平等。

在多次到贫困县的乡镇卫生院实地调研后发现，多地都采取了一系列办法来解决基层百姓的看病问题，但效果不理想。乡镇与社区医疗机构亟须挖掘医疗潜力，解决的办法就是要培养人才，当时认为最快、最有效的培养方式就是选派乡镇与社区医疗机构的骨干医生到省中心参加"游学班"学习。

3. 各级医生加入，队伍不断壮大

（1）培训班也收县级医院医生。有的县级医院无法选送骨干医生到省中心参加短期进修学习班，省中心对其予以特殊照顾，针对性培养相关人员1～2周。他们回到原单位后，能把本科室高血压专科诊疗工作开展起来，把本地区乡镇与社区高血压防治工作抓起来。

各县培养乡镇与社区高血压防治骨干的同时，选派县级高血压诊疗中心骨干医生带队学习。学习期间建立省与县、县与乡的高血压防治网络纽带关系，不断提升高血压诊疗水平，共同守护当地老百姓的健康。

（2）为百姓健康求学。有的学员通过各种途径了解到省中心"游学班"的培养模式，希望能尽快学到真本事并带回当地，于是主动联系省中心并插班学习。如贵阳市修文县六广镇中心卫生院副院长杨文、黔南布依族苗族自治州（简称黔南州）都匀市广惠街道卫生服务中心主任王之识，主动报名参加省中心"游学班"培训。

（3）奖励学习机会。在各地医疗机构开展人才培养、工作指导时，不少学员被当场收为学生，奖励到省中心培训的机会。如六盘水市水城县玉舍镇卫生院的村医邓江喜，主动赶到卫生院参加教学查房，刚好查到自己村里的患者，补充病史详细认真，于是村医首次被招收进"游学班"。

望谟县急需基层高血压、心血管疾病等慢病防治人才。打易镇卫生院的黄超朋、乐旺镇的黄仕皓、蔗香镇的卢先娥在教学查房时踊跃回答问题，得到参加"游学班"的奖励。他们多次跟随专家下沉实地学习，参加教学查房、听取理论授课等。

（4）必须提升诊疗水平。有的学员在教学查房、指导工作时不那么积极，被"惩罚"到省中心培训，提升诊疗水平等。

（5）主任提升。身为科室主任，因很多因素不能脱产进修与学习，要短时间内学习高血压诊疗规范，可以通过"游学班"的形式，更快速、高效地提升自己的综合水平。如六盘水市第二人民医院心血管科专家陇文菊，为更好地开展六枝特区高血压、心血管疾病等慢病防治网络和体系建设及质量管理，提升自身综合水平，为乡镇与社区医务人员自主学习起带头作用，主动参加"游学班"。

4. 为解决问题而来

为了促进医疗卫生事业发展，提高各级医疗机构诊疗水平，满足老百姓就医需求，大家都在探索医疗发展的途径，如成立医联体、医共体、医疗集团等，强化行业管理，最大化整合、利用医疗资源，充分发挥看病职能。大多数地区都收到了很好的效果，使老百姓得到实惠。但是，如果医疗机构在工作中受到各种条件制约，如上下级医疗机构联通不紧密、人才培养不及时等，下级医疗机构的看病能力就难以提高，百姓健康保障将受到严重影响。

为解决这些问题，必须提高乡镇卫生院的诊疗水平，而人才培养成为关键和核心问题。如果等医联体的上级单位来培养人才短期内无法实现，建议动员、组织这类医联体等所属乡镇卫生院院长或骨干医生尽快到省中心参加"游学班"学习。

二、带教学习齐努力，"游学班"培训见成效

（一）省中心精心筹办，认真带教

从制订培训计划到落实，省中心专家团队积极参与、筹办，带教老师们认真教学、兢兢业业。实践教学分为省中心学习和下沉各县学习两种形式，省中心学习更系统，能看得到患者诊疗的结果；下沉各县学习更接地气，能与同级单位互相学习。

1. 理论培训

每批学员在省中心学习期间都要上理论课，内容包括高血压诊疗规范，对继发性高血压、靶器官损害和心血管疾病的诊断与处理，以及高血压患者有关检查等知识。

了解情况，临时调整。由于每批"游学班"学员理论基础存在差异，带教老师上课前都会了解一些基础情况，并临时对授课重点做出相应的调整，保证大部分学员听懂、理解、能运用。对一些基础比较好的学员，也侧重于技术提升等理论教学。

2. 实践培训

只讲理论的培训，无益于"游学班"学员回去后开展临床工作，而理论加实践的教学能更高效地培养医学人才。实践教学侧重于教学查房、门诊教学。教学地点可在省中心本部，也可随机选在县、乡的医疗机构。

（1）省中心本部。省中心本部的教学包括教学查房和门诊教学两部分。

教学查房。为让学员多听多学，在病情允许的情况下，把患者请到示教室进行查房，让每位学员都能听得见、看得见，又不打扰别的患者休息。每次查房都要求省中心短期进修学习班学员汇报病历，省中心骨干医生做出点评，然后再进行查房，把时间利用最大化。"游学班"学员对次日要查房的新患者进行询问，并在教学查房时提出疑问，补充自己询问的病史等。对于教学意义较大的病例，会在早交班、理论授课时予以提出，并多次进行查房、讨论，结合理论知识进行讲解等。

门诊教学。每批"游学班"学员至少参加 2 次门诊教学。门诊带教老师在每日接待大量就诊患者的同时，对学员进行门诊教学，指导学员询问病史、书写门诊病历，修改、讲解病历。对初诊患者进行病史采集，对复诊患者补充病史，即便是只要求开降压药的患者，也要进行问诊，了解治疗效果等。带教老师做好与患者的沟通，确保每位学员都能得到实践机会。

（2）下沉实地学习。为了让学员们能更好地将理论知识运用到实践中，学习

同级单位好的经验，总结经验教训，除了在省中心教学查房，在各县理论授课、教学查房、指导工作时，"游学班"学员也跟随专家团队下沉学习。

3. 座谈会

每一批"游学班"都要召开座谈会，介绍过去看病的经验；分享这次学习收获、心得体会；交流今后开展工作的计划，如为乡镇卫生院和社区卫生服务中心的其他医务人员进行培训，利用所学指导、培训村医和卫生服务站医生；反映工作中存在的困难。

不少学员表示要更好地为百姓服务，提高患者生活质量，做好基层健康"守门人"。一些带队到省中心学习的县卫健局工作人员表示，县、乡、村三级高血压防治网络已经建立，防治网络的健全和良好运转是今后工作的重点。

（二）"游学班"学员积极刻苦，努力学习

省中心开办"游学班"也是对深度贫困县的医疗帮扶之一。很多学员表示学习机会难得，但自身基础薄弱。省中心老师针对具体情况，给予耐心讲解、细心说明。学员们积极努力、刻苦学习，争取掌握更多"干货"，守护当地老百姓健康。

1. 克服困难

7 天时间，每天开展教学查房，近 20 节理论课，2 次门诊教学，不固定下沉实地学习，"游学班"学员们不断分析病史、补充新知识。

有的学员表示不看病很多年了，很多知识捡起来很困难；也有学员表示因从事公共卫生管理工作，学习疾病诊断处理很吃力；甚至有护理专业的学员来学习，理论授课、教学查房等培训听不懂。通过学员努力学习，老师耐心认真带教，学员对高血压等慢性病诊疗观念发生了改变，明确了各自的职责。

贵阳市南明区第一批 7 名骨干医生到省中心参加了"游学班"，要安排第二、第三批"游学班"时，发生了新冠肺炎疫情。南明区与省中心地理位置比较近，学员白天开展复工复产和疫情防控工作，晚上到省中心学习。

2. 担当责任

学员们通过学习，对高血压诊疗有了全新的认识，也感到责任重大，纷纷下定决心努力学习，多掌握技能，为当地百姓健康出力。

赫章县的学员在省中心培训期间，偶遇当地因患高血压未规范治疗，最终需要肾透析治疗的患者。针对这样"因病致贫、因病返贫"的实际例子，学员们纷纷表示责任重大。很多学员在省中心培训期间，都见到了很多"大心脏"患者，有学员回忆过去接诊的被诊断为"扩张型心肌病、风湿性心脏病"等的患者，结合余振球讲解的高血压、冠心病所致"大心脏"，表示回去后一定重新询问患者病史，重新分析病情，严格按规范诊疗，希望帮助更多患者改善生活质量。

三、"游学班"培训见成效，百姓健康有保障

要建立健全基本医疗卫生服务体系，就要求乡镇与社区医疗机构能真正"开诊看病、看好病"，按高血压分级诊疗履行好各自的职责。希望通过培训，"游学班"学员回到单位后能积极开展高血压、心血管疾病等慢病防治工作，按规范看病、书写病历、随诊，带教本单位未参加培训的同事，对所属地区村卫生室或社区卫生服务站的医生进行培训、指导等。

（一）深度贫困县

医疗帮扶落到实处，百姓健康就有保障。专家团队对 2019 年还未摘帽的 9 个深度贫困县进行实地工作指导。

1. 培养的人才发挥了作用

赫章县野马川镇中心卫生院培养的 9 名"游学班"学员，学习回去后积极开展高血压规范诊疗。规范诊疗方面，该卫生院已经能收治高血压患者住院治疗，并完善相关检查，临床医生基本可独立完成心电图检查等。高血压、心血管疾病、糖尿病等急症抢救药物备齐。

对于仍然存在的不足，专家强调院长、主任一定要看病，要及时对下级医生进行指导，培训回来的学员要为科室其他人员进行相关知识培训。另外与赫章县高血压诊疗中心联系，针对乡镇不能完成的高血压 13 项常规检查，动员要上下联动完善起来，同时要善于挖掘人才、培养人才、留住人才。

2. 积极带头推进工作

望谟县打易镇卫生院之前很少收治住院患者，"游学班"学员培训回去后病房开始收治患者。2020 年 6 月，余振球来到望谟县打易镇卫生院进行教学查房、指导工作，共查房 7 位患者，并带着学员们分析病情，对诊断治疗提出修正，之后进行理论授课，讲解高血压规范诊疗的内容与流程，使学员们将理论与实践结合起来。

3. 让百姓自愿在家乡看病

来自从江县洛香镇卫生院的石飞贤医生参加"游学班"时，谈到当地高血压患者都到县人民医院诊疗，卫生院只有来开药的患者。专家指出，对每一位来就诊的患者，即使只是来开药，也应按正规程序和严谨思路进行诊治，提升诊疗水平能力，才能让老百姓自愿来乡镇卫生院就医。时隔 4 个月当专家再次来到从江县停洞镇中心卫生院、下江镇中心卫生院进行教学查房、工作指导时，看到卫生院已开始收治住院患者。

4. 学习真本事帮助家乡百姓

榕江县栽麻镇卫生院的栗用娟参加"游学班"期间刻苦努力，并大胆提出对辖区内的村医进行培训的计划，得到专家的大力支持。他来到栗用娟所在的卫生院进行实地指导工作、教学查房，并通过远程医疗系统向榕江县所有乡镇与社区医疗机构进行培训。

在紫云县人民医院心内科教学查房时，有 2 位患者考虑为原发性醛固酮增多症（简称原醛症），专家随即为跟随学习的学员们讲解原醛症诊疗规范，加深了学员对原醛症的认识。在紫云县板当镇卫生院教学查房、工作指导时，"游学班"学员汇报病历，进修班学员进行点评。学员们能将学到的知识运用到临床中，努力推进高血压、心血管疾病等慢病防治工作。

（二）落实强基层

要让患者自愿到乡镇与社区医疗机构就医，乡镇与社区医疗机构要加强自身建设，不断提升诊疗水平，提升基层卫生服务能力。

1. 学成回去当"专家"

参加"游学班"培训的杏山镇卫生院王兴红回到单位后积极开展工作，指导卫生院其他医生提升业务，为卫生院医疗质量把关，组织医务人员积极学习，增强诊疗水平。

黔南州都匀市广惠街道王之识总结了学习后当地社区卫生服务中心建设、高血压患者管理情况等，并汇报病历，将学到的知识传播给该卫生服务中心的医务人员，对工作中遇到的难点、疑点及时归纳、分析和解决。

2. 为老百姓解决问题

大方县"游学班"学员学习结束后不仅迅速开展工作，还致力于在中心卫生院发展肾动脉、颈动脉 B 超等高血压常规检查，让老百姓就近就医、检查。2020年新冠肺炎疫情期间，大方县在做好疫情防控工作的同时，对乡镇老百姓普查高血压、心血管疾病等慢病，筛查高血压患者，按规范诊疗高血压患者。

当专家第二次到大方县达溪镇中心卫生院教学查房、工作指导时发现，大方县多家中心卫生院已培养肾动脉 B 超医生，购置肾动脉彩超仪器，积极开展高血压常规检查，减轻患者就医困难，减少就医经费等。

在纳雍县赛乐镇卫生院教学查房时，在提到高血压患者必须完善常规 13 项检查后，该卫生院院长表示要派人学习超声，尽快开展更多业务服务百姓。

（三）推进分级诊疗

基层首诊、双向转诊落到实处，有助于高血压等慢病分级诊疗的推进，为提高人民健康水平助力，而这一切的前提是提高乡镇与社区医疗机构高血压等慢病诊疗水平，只有这样老百姓才会自愿在基层诊疗。

保基本、强基层、促健康及各级医疗机构建设、开展工作，需要专家指导，更需要基层医生不断提升自己的专业技能。高血压、心血管疾病等慢病防治工作需要这些具有较高专业水平的基层医务人员积极参与。

（吴冬菊）

四、首期"游学班"培训纪实

2019 年 8 月 22 日，来自安顺市西秀区的 9 名骨干医生赶到大方县，参加省中心首批乡镇与社区高血压防治骨干短期培训，跟随余振球学习高血压防治知识，开始为期 1 周的"游学班"学习。

选定首批参加培训的业务骨干，组织召开"西秀区高血压防治骨干短期培训班开班仪式"。开班仪式上，对参加学习的业务骨干提出要求：每位医生要结合自己的工作岗位，认真跟专家学习高血压诊疗知识与技术，多学多问；要做到学有所得，学以致用；要把所学到的高血压诊疗方法和防治知识传递给乡、村两级医务人员，要推动乡、村两级高血压诊疗水平和管理水平；切实推动西秀区高血压防控水平，保护全区群众的切身利益。

（一）整装出发，游学开始

8 月 22 日晚，余振球来到大方县人民医院参加教学查房。教学查房结束后，他提出未来一周的学习安排与要求：学员一起到黔西南州多个县和六盘水市进行学习，之后回到省中心再学习。

8 月 23 日上午，"大方县高血压诊疗中心"授牌，同时进行高血压防治规范培训。大方县疾病预防与控制中心慢病科科长罗彬，对专家的各种提问反应迅速。他曾长期在乡镇卫生院工作，对基层医疗现状十分了解，希望能跟随"游学班"学习，回去指导和规范大方县高血压防治工作。由此，"游学班"新添成员一名。

之后几天，"游学班"10 名成员参加学术活动，听课，并参加教学查房。省中心安排了高血压相关知识的讲座与门诊教学，内容丰富。

（二）实地了解，发现问题

"游学"过程中发现，不同级别的医院、相同级别的不同医院的诊疗水平存在较大差异。

地市（州）级医院的医生们对患者的病史询问、检查和诊疗较为规范。但查房中余振球发现有些病情看似简单的患者，地市（州）级医院医生们忽略了其病情和"隐患"，或一些看似复杂的患者，经过抽丝剥茧后，才知道实际病情并不复杂。

在乡镇与社区医疗机构，重症复杂高血压、心血管疾病患者并不少见，人才匮乏现象较为严重。

（三）座谈讨论，效果显著

学习期间，学员们态度认真，对于不理解的知识点和工作中遇到的问题积极向老师请教，对高血压诊疗知识有了全新的认识，大家的学习态度得到了老师的认可。8月28日，学员们参加座谈会，就学习体会和今后工作开展进行交流讨论。

大家表示，通过学习，明确了如何问诊，了解到高血压用药的六大法则，如何合理使用降压药，有效控制患者的血压；明白在今后的工作中，需要认真组织培训，规范降压药物的使用。

基层要有效处理轻中度高血压，对于3级高血压、顽固性高血压、可疑的继发性高血压、高血压急症等，在简单识别的基础上，做好现场处理后应立即向上级医院转诊。各级医疗机构的高血压诊疗水平相差较大，基层医疗机构缺医少药，患者不太相信基层医生的诊疗水平。疾控中心作为高血压防治管理的技术指导单位，需协助和组织好高血压防治培训工作，努力推动高血压规范用药、合理用药，协助卫健局推进高血压分级诊疗工作。

经过这次"游学"，学员们深刻理解了最好的培训就是理论与实践相结合，表示回单位后，要认真组织培训，倡导大高血压学学科理念，改变以往填鸭式的培训方式，提升高血压诊疗能力和管理水平，协助高血压诊疗中心做好培训和指导，推进高血压用药规范，减缓和减少高血压对心脑肾等靶器官的损害，提高高血压患者生活质量。

（杨家亮）

五、乡镇与社区高血压防治骨干短期培训班实施建议

（一）省中心举办的乡镇与社区高血压防治骨干短期培训班实施建议

高血压防治需要各级医疗机构参与，乡镇与社区医疗机构是高血压防治的骨干。为了充分发挥他们的骨干作用，把高血压等慢病防治落到实处，培养一支具有较高理论和诊疗水平的专业高血压防治人才队伍已迫在眉睫。省中心作为省高血压防治工作的专业机构，在为基层培养大批高血压防治人才的基础上，开创全新的人才培养模式，制定了"乡镇与社区高血压防治骨干短期培训班实施建议"，具体内容如下所述。

1. 培养对象

培养对象包括三类，按以下顺序优先培训：第一类，从事高血压、心血管疾病等慢病防治的乡镇卫生院（简称卫生院）或社区卫生服务中心（简称中心）的负责人；第二类，从事高血压、心血管疾病等慢病防治的卫生院或中心的科室负责人；第三类，从事高血压、心血管疾病等慢病防治的骨干医生。

从事高血压、心血管疾病等慢病防治的卫生院或中心的院长（主任）或业务院长（业务主任）列为主要培养对象。

培养对象要求获得执业医师资格证，从事临床医疗工作。每家卫生院或中心培养1~2名。

2. 培养效果与要求

（1）培养对象结业时要达到以下效果。掌握高血压的诊断流程，熟悉高血压常规检查与结果分析方法，熟悉高血压的处理方法，了解顽固性高血压的诊治思路，了解波动大高血压的诊治思路，掌握急诊高血压的现场处理原则，能寻找继发性高血压原发疾病的线索，能从高血压患者中发现心血管疾病，熟悉高血压转诊方法与实施。

培养对象结业后要在本单位查房，检查指导本单位高血压、心血管疾病等慢病防治工作。对急危重症患者要把好安全关，就地抢救，同时联系急救中心及时送往上级医院诊治。

对复杂患者要组织卫生院或中心医生进行病情讨论，这样做既对患者的诊治有实际意义，又对医务人员诊疗水平的提高有促进作用。

（2）要求开展以下工作。①规范看病。在本单位按规范看病、书写医疗文书、随诊。②做好传帮带。既要带动本单位未参加培训的同道，又要带动所属地区村卫生室或社区卫生服务站的医生开展工作。③开展预防工作。做好防病宣教，对重症复杂高血压患者要讲清为什么会得病，会有什么后果，今后应该怎么做。

3. 培训内容与安排

理论授课：按《乡村与社区高血压防治规范》进行。案例教学：以高血压科诊治的典型病例进行案例教学。门诊教学：每期 2 次门诊教学。每位学员每次看 1～2 位门诊患者并完成门诊病历书写。教学查房：每期教学查房 3 次。每位学员每次分管 1 位患者，学员对所分管患者从头采集病史，阅读分析检查结果，汇报病历，提出诊断与治疗意见。所有学员一起参加教学查房，所以每人每次可学习 10 例以上病例。培训安排见表 2-5-1。

表 2-5-1　乡镇与社区高血压防治骨干短期培训课程表

学习日	上午	下午
第一天	1. 高血压患者诊断流程与内容 2. 高血压患者治疗内容与实施 3. 如何书写病历	1. 学习住院患者管理 2. 教学查房
第二天	1. 继发性高血压诊断思路 2. 检验结果分析 3. 案例教学	1. 教学查房 2. 书写与修改住院病历
第三天	1. 正常心电图阅读 2. 高血压患者中发现心血管疾病 3. 案例教学	1. 教学查房 2. 书写与修改住院病历
第四天	1. 检验结果分析 2. 抗高血压药物的应用 3. 案例教学	门诊教学
第五天	1. 高血压急症的发现与处理 2. 脑卒中的处理 3. 糖尿病的处理	门诊教学
第六天	1. 冠心病的诊断与处理 2. 心力衰竭的诊断与处理 3. 妊娠期高血压的处理	1. 防治工作讨论 2. 学习体会交流
第七天	1. 睡眠呼吸暂停综合征的处理 2. 如何正确选择调脂药物 3. 高尿酸血症的处理	1. 如何写好文章 2. 做好医患沟通

4. 培训管理

为做好乡镇与社区高血压防治骨干培训学习的教学工作，完成规定的教学内容，达到预期的培训效果，需要大家积极支持与大力配合。

省中心组织、安排、落实培训教学工作。待教学模式成熟后，由各地市（州）高血压诊疗中心承办本地区乡镇与社区高血压防治骨干的培训。有条件的县级中心承办本县乡镇与社区高血压防治骨干的培训，由省中心指导与把关。

县级卫健局做好组织安排工作。学员在参加学习期间要按时出勤、尊重老师、保护患者，认真完成教学内容。

（二）县中心举办的乡镇与社区高血压防治骨干短期培训（进修）班实施建议

乡镇与社区医疗机构必须要开展诊疗工作，主动担起高血压、心血管疾病等慢病防治的任务。为了发挥高血压防治的骨干作用，把高血压、心血管疾病等慢病防治任务做到实处，培训一支具有一定理论知识和专业水平的人才队伍已经十分必要。

省中心到部分卫生院和中心开展教学查房、指导工作中发现，参加过省中心"乡镇与社区高血压防治骨干短期培训班"的业务骨干，就能在本医疗机构很好地开展高血压诊疗工作。

目前，贵州省 1700 多个乡镇与社区都建立了高血压防治中心。这些乡镇与社区高血压防治中心的所有业务骨干都到省中心参加为期一周的短期培训班，短期内无法全部完成，而高血压防治工作不能等，广大高血压、心血管疾病等患者的有效诊疗不能耽误。因此，各县级中心要担当起主办乡镇与社区高血压防治骨干短期培训学习班的任务。县级中心挂靠医院对乡镇与社区医疗机构的业务指导等工作，是必须要落实的。省中心制定《县级高血压诊疗中心主办乡镇与社区高血压防治骨干短期培训（进修）班实施建议》，具体内容如下。

1. 培养对象

培养对象包括：乡镇卫生院（中心）从事内科诊疗工作的院长（业务院长）或主任（业务主任），内科负责人，公卫负责人，家庭签约负责人；从事高血压、心血管疾病等慢病诊疗工作的内科骨干医生；从事高血压、心血管疾病等慢病防治工作的公卫管理的骨干医生；从事高血压、心血管疾病等慢病防治工作的家庭签约骨干医生。

卫生院从事内科诊疗工作的院长（业务院长），中心从事内科诊疗工作的主任（业务主任），内科、公卫、家庭签约负责人列为主要培养对象。

培养对象要求获得执业医师资格证，从事临床医疗、预防、保健工作。每家卫生院与中心选送 2～4 人。

2. 培养效果与要求

（1）效果。①掌握高血压患者的诊断内容与流程。②熟悉高血压患者的常规检查与结果分析。③熟悉常见高血压的处理方法。④掌握高血压急症患者的现场处理原则。⑤会寻找继发性高血压原发疾病的线索。⑥了解顽固性高血压患者的诊治思路。⑦了解波动大高血压患者的诊治思路。⑧熟悉高血压等慢病转诊方法。⑨会在高血压患者中发现心血管疾病。⑩掌握常见心血管疾病（冠心病、心力衰竭、瓣膜性心脏病、肾衰竭、脑卒中等）基层处理原则和方法。⑪掌握糖尿病、血脂异常等的诊断处理。

培养对象结业后要在本医疗机构查房，检查指导本单位高血压等慢病防治工作；要把好急危重症患者安全关，就地抢救，同时联系急救中心及时送往上级医院诊治；对复杂患者要组织全卫生院（中心）的全体医生进行病情讨论，这既对患者的诊治有实际意义，又对医务人员诊疗水平的提高有促进作用。

（2）开展工作。每位学员培训结束回到本医疗单位后要积极开展以下工作。①规范看病。在本医疗机构按诊疗规范看病、书写医疗文书、随诊。②做好传帮带。既要带动本医疗机构未参加培训的同事，又要带动所属地区村卫生室或社区卫生服务站的医生开展工作。③开展预防工作，做好防病宣教。

3. 培训内容

（1）理论授课。省中心统一用远程医疗平台，按《乡村与社区高血压防治指南》《中国高血压防治指南》进行理论授课。内容覆盖高血压规范诊疗，降压药物的应用，高血压急症与亚急症处理，冠心病、心力衰竭、瓣膜性心脏病、脑卒中、肾衰竭等的诊断与处理等。

（2）面对面带教。由县级中心主任及主任助理完成。各县级中心主任均参加了省中心短期主任培训班，或在省中心到各地举办高血压分级诊疗培训时，组织了培训并参加了讲课。主任助理都是参加过省中心3个月的短期进修学习班的学员。

（3）门诊教学。每位学员每次门诊都要看2位或以上患者，并完成门诊病历书写。有带教老师对同期参加门诊教学的学员所书写的病历进行讲解，可增加学员病历学习数量。

（4）案例教学。以各科室诊治的典型病例进行案例教学，组织全科室医生及参加培训的学员进行学习，促进各级医疗机构的医务人员诊疗水平的提高。

（5）病房教学。每位学员所跟随的老师管理的患者，学员都要管。学员对患者从头采集病史，阅读分析检查结果，提出诊断与治疗意见。教学查房时由学员汇报病历。每批所有学员都要一起参加教学查房，所有的查房病例都是学习案例。

4. 培训安排

各乡镇卫生院要提前交接和安排好参加培训人员的手头工作，确保参加培训人员全程参与培训学习。要完成不少于一个月的脱产学习。在高血压科、心血管内科、神经内科、肾脏内科各科轮转学习一两周。

如果县级中心没有独立的高血压科，学习第一、第二周都在心血管内科轮转。

每周安排2次门诊，每次门诊每个学员负责2位患者接诊及门诊病历书写。每周安排2次教学查房。门诊教学及教学查房都需要各科室主任带教。

5. 培训管理

（1）明确职责。县级中心主任积极负责，主任助理抓落实，县级中心挂靠医院的各科室（高血压科、心血管内科、神经内科、肾脏内科、内分泌科、呼吸内科）主任及骨干医生积极参加与支持培训工作。医院科教科或医务科负责人，要督促检查，抓好考核。

（2）重视实践教学，特别是门诊教学不可少。学员要上门诊、写病历，进行病房查房，并跟随带教老师认真管理患者。教学查房时要认真汇报病历，回答老师的提问，完成带教老师安排的各项教学和诊疗任务。

（3）加强领导。①各乡镇卫生院和社区卫生服务中心要重视高血压防治培训工作，积极选派政治素质高、业务能力强、工作认真负责的医生参加培训，提升基层医疗卫生机构高血压防治的业务水平和服务能力。②参加培训人员培训期间要遵守国家法律法规和培训医疗机构的规章制度，遵守医务人员从业规范。培训期间要认真学习，做到学以致用。

（4）加强指导。①每批学员 10～15 人。②各县级中心先做好规划，和省中心取得联系，全省统一开班，省中心通过远程医疗平台，统一进行理论讲课。③各县级卫健局做好组织安排工作。学员在参加学习期间要按时出勤、尊重老师、保护患者，认真完成教学内容。

（余振球）

第六章　人人听得懂、用得上的理论教学

　　理论授课是目前各级医务人员毕业后继续教育的主要方法，也是高血压、心血管疾病等慢病防治人才队伍建设不可或缺的内容，适合各级医疗机构和各级医务人员。

　　广大基层医务人员要接受专业知识培训及理论授课，但由于有的医务人员对知识理解困难，导致吸收和应用更困难。单纯的、传统的、模式化的理论教学难以达到预期效果。为此，帮扶专家一直在探索、总结理论教学内容、方法及形式，希望能达到一定效果。

一、新颖、讲实效的理论授课

　　在贵州省高血压诊疗中心（简称省中心）学习的学员既有业务院长、主任、骨干医生，也有刚毕业的年轻医生；既有二级、三级医院的医生，也有乡镇卫生院或社区卫生服务中心的医生；既有研究生、本科生，也有大专生、中专生。学员的基础不一，承担的工作不一，对于基层医生、刚毕业的年轻医生、学历不高者，要在短时间内能听懂、理解、记住和应用理论授课的内容是很困难的。所以除要求讲课水平高外，还要方法、技巧得当；授课内容既要有理论知识，还要有相关的实践内容。为此，专家精心准备，耐心带教，采用生动的临床实例，以提问的方式让学员当场理解、记住课堂内容。学员们之前在工作中遇到的问题，在课堂上也找到了答案。

（一）传授学科知识，明确医生职责

　　首先，介绍了大高血压学学科的概念：人体作为生命的有机整体，各系统器官联系密切、互相影响。疾病的发生发展不单单是某一器官发生病理性改变，而是一系列病理生理改变首先以某一器官损害为突出表现，高血压本身及其涉及的疾病更是如此。与高血压相关的疾病种类很多，医学各学科应从协同和关联的角度发现与诊疗高血压患者已存在的各种疾病，高血压涉及的群体范围广泛，各级医疗机构及家庭要积极主动地开展高血压防治工作，因此，高血压学已形成一个

特色鲜明的大学科，即大高血压学。

高血压涉及多个系统，高血压患者的诊疗是复杂的，只有规范诊疗才能看好高血压患者的血压。

高血压分级诊疗是各级医疗机构的医生对不同原因、不同水平、不同危险程度的高血压患者进行连续诊疗的过程。专家在讲解分级诊疗的概念时，会穿插与学员互动。这种方式不仅让学员们集中精神学习，也让其更深刻地明白了自身的职责所在，理解了高血压分级诊疗的意义。

为了让学员们更深刻、更清晰地认识到自身的职责，专家针对家庭和不同级别医疗机构在高血压防治工作中的作用进行明确的规定（表 2-6-1）。

表 2-6-1　家庭和各医疗机构在高血压防治工作中的作用

工作内容	家庭	乡村与社区	县医院	医院各科	高血压科
血压监测	+++	+++			
发现高血压	+++	+++	+	+	+
动员患者就医	+++	++	+	+	+
明确高血压原因	+	+	+++	+	+++
发现其他因素	++	++	+++	+	+++
发现心血管疾病	++	++	+++	+	+++
控制血压	+++	++	+++	+	+++
动员随诊	+++	++	+		+
疾病管理	+++	++	+		+
宣传防治知识	++	+++	+++	+	+++
落实健康生活	+++	++	+		+
发现急症患者	+++	++	+	+	+
送急症患者就诊	+++	+++	++	+	+
抢救急症患者	+	++	+++	+	++

注：+++最经常的工作，也是主要承担的责任；++较经常的工作，应承担的责任；+要参与的工作。

教学案例：专家介绍高血压的流行病学知识点"目前高血压的知晓率 51.6%，治疗率 45.8%，控制率 16.8%"时，会向学员提问：从这几个数据，大家可以思考到什么？

学员们回答：这个数据说明知晓了高血压相关知识的患者，基本都治疗了。

专家：对，正说明高血压宣教的重要性。知道高血压者中 90% 接受了治疗，那如果你们县给每个居民都测量血压，知晓率就可达到 90% 以上，治疗率就可达到 80% 以上。在治疗的高血压患者中仅 1/3 的人血压得到控制。那么，大家思考一下造成治疗的高血压患者控制率低的根本责任在于谁？

学员们答案不统一，有的说在于医务工作者，有的说在于患者自身，更多的说在于医务工作者与患者两者。专家：治疗的患者血压控制不好的责任全部都在我们医生。

专家说道：高血压这么复杂，只听一个学术报告、参加一个临床试验等是不可能解决问题的。必须选派优秀医生到高血压科实地学习，为骨干创造学习条件（门诊、病房、设备），由专家指导，持续学习和总结，才能培养出合格的骨干医生。还要求骨干带动其他医生。

（二）讲清难点，理解问题

虽然通过授课为学员们树立了理念、明确了责任，但毕竟高血压是一个学科，涉及的病种多，要在短短 2 个小时之内把高血压分级诊疗的内容与流程讲明白，让大家记住，也不是一件容易的事。专家从难点入手，带动大家轻松快乐地学习。

1. 肾素-血管紧张素-醛固酮系统（RAAS）

RAAS 是学员们学习中的一个重点，也是基层医务工作者理解的难点之一。需单独把这个问题提出来向学员们讲解。

教学案例： 专家：肾素使血液中由肝脏生成的血管紧张素原先水解为血管紧张素 I（Ang I），Ang I 在肺部血管紧张素转换酶（ACE）作用下，被水解成血管紧张素 II（Ang II）。

Ang II 具有收缩血管，刺激肾上腺皮质球状带分泌醛固酮，维持交感神经系统兴奋的作用。一说完，就让学员快速复述一遍。

专家提问：醛固酮有什么作用？

学员们回答：保钠、保水，排钾。

专家说：如果醛固酮分泌增多，那么机体钠就多了、血容量也就多了，血压也就升高了。肾素-血管紧张素-醛固酮是一个系统，其中肾素是关键；Ang II 作用最多，即具有收缩血管，刺激肾上腺皮质球状带分泌醛固酮，维持交感神经系统的兴奋的作用；醛固酮是效应。

随后，专家提问：大家知道肾素的分泌受什么调节吗？

学员们回答不上来。

专家讲道：肾素分泌受肾脏入球小动脉压力与钠离子浓度的影响。肾脏入球小动脉压力降低，钠离子浓度升高，使肾素分泌增多。如肾动脉狭窄，使到肾脏血流变少，肾素分泌就多了，进而醛固酮分泌就多了，这称为继发性醛固酮增多。为了加深印象，余振球又向大家提问：主动脉缩窄患者血压高的机制是什么？

有的学员回答道：主动脉缩窄，到肾脏的血流减少，肾素分泌增多，醛固酮分泌增多。同肾动脉狭窄是一样的道理。

专家：非常正确，原发性醛固酮增多症（简称原醛症）就不那么复杂了。

肾上腺皮质腺瘤或增生病变使醛固酮分泌增多，导致水、钠潴留及血容量增多；钠离子增多、血容量增多，使血压升高及抑制肾素分泌，进而使肾素水平降低。原醛症患者的症状特点为头痛、夜尿增多、乏力，这些都是由于醛固酮分泌增多引起血容量增多而产生的症状。不管是肾动脉狭窄还是原醛症，其共同点都是醛固酮增多，但两者也存在不同点，即原醛症患者的肾素降低，继发性醛固酮增多患者的肾素增高。

RAAS 的形成机制与作用讲明白了，我们下面要学习的内容就不难理解了。

第一，确定高血压的诊断方向。原发性高血压患者可能出现肾素水平正常、升高或降低。继发性高血压患者肾素水平低要考虑原醛症，肾素水平高要考虑肾动脉狭窄。所以，对每一位高血压患者都要查肾素、血管紧张素、醛固酮，且对于不同水平的肾素，其鉴别诊断也不相同。所以，肾素、血管紧张素、醛固酮检查列为高血压患者的常规检查。

第二，卡托普利抑制试验原理。卡托普利是血管紧张素转换酶抑制剂类药物，服用后 Ang Ⅰ 变成 Ang Ⅱ 受到抑制，进而醛固酮的分泌就会减少。原发性高血压患者服用卡托普利后醛固酮分泌受到抑制大于 30%。但原醛症患者醛固酮的来源有两部分，肾上腺病变和 RAAS。服用卡托普利后，RAAS 来源的醛固酮受到抑制，肾上腺病变分泌的醛固酮能受到抑制吗？

原醛症患者的肾上腺病变分泌的醛固酮不能受到抑制，所以原醛症患者卡托普利抑制试验，醛固酮抑制小于 30%。

第三，降压药物的作用机制。ACEI 类药物的作用为抑制血管紧张素转换酶的作用，使 Ang Ⅰ 转变为 Ang Ⅱ 减少，从而使血管收缩作用减弱，醛固酮分泌减少，交感神经系统兴奋性减弱，从而使血压下降。

2. 动力、容量及阻力

在讲到高血压患者的降压药物治疗前，要先为大家详细地讲解血压形成机制：心脏收缩推动着血液到全身各部，外周小动脉的收缩使血液流动产生一个阻力，这样血液在心脏收缩力及外周小动脉阻力的作用下，对血管壁产生一个压力，即血压。这个压力高了，即……这时学员们说道：高血压。这个压力低了，……这时学员们说道：低血压。

现在我们懂了血压的形成机制，那么接下来讲的高血压发生的机制就很好懂了，如果懂了高血压发生的机制，那降压药物的作用机制就更好懂了。

血压形成的机制主要与心脏收缩力、血容量、外周阻力三个因素有关。心脏的收缩是一下一下的，当心脏收缩时有血压，这个很好理解；但在心脏舒张期时，不往血管内排血了，但血压并没有降到 0，这是为什么呢？

这是因为大动脉的弹性回缩力继续推动血液前进形成的，所以大动脉弹性回缩力也是血压形成的动力。血浓于水，也就是说血液本身有黏稠度，这也形成一种阻力。那也就是说影响血压形成的因素由三个变为五个：血容量、心脏收缩力、大动脉弹性回缩力、外周阻力、血液黏滞度。归纳总结为：容量（血容量）、动力（心脏收缩力、大动脉弹性回缩力）、阻力（外周阻力、血液黏滞度）三个方面。血压的形成机制大家听懂了，那也就能懂高血压的形成机制。高血压也就是血容量大、外周阻力大和动力强引起的。降压药物的治疗也是针对这三个方面。

降压药物主要有六类，这些降压药物就是通过干预血容量、外周阻力、心脏动力三个方面来起作用的（表2-6-2）。β受体阻滞剂主要通过影响心脏动力控制血压，故其有减慢心率的不良作用。钙拮抗剂（CCB）是通过抑制钙离子进入血管平滑肌细胞，使血管平滑肌收缩力减弱进而使血管扩张，同时可使肾脏入球小动脉扩张，使肾小球滤过的血容量增多，尿液的生成增多，故CCB对盐敏感性高血压、老年性高血压效果好，但其能引起反射性交感神经系统兴奋性增强而产生心率增快、面部潮红、头痛等症状。

表 2-6-2　降压药物的种类及作用机制

	心脏动力	血容量	外周阻力
利尿剂		+++	+
β受体阻滞剂	+++		
钙拮抗剂	+	+	+++
α受体阻滞剂			+++
ACEI	+	++	+++
ARB	+	++	+++

注：+代表作用机制的主要性，+越多代表对应机制越主要。

CCB、β受体阻滞剂联用可同时作用于高血压发生的不同机制，CCB反射性地引起心率增快的不良反应可被β受体阻滞剂对心脏的抑制作用所减弱；β受体阻滞剂对外周血管的不良反应又被CCB的扩血管作用所抵消。钙拮抗剂适用于老年性高血压，β受体阻滞剂适用于心率快、舒张压高的青年性高血压，两药联用，适用于各种人群。

（三）确定诊疗内容，规范看病流程

授课中强调高血压诊断内容的一致性，包括：确定高血压，查找分析高血压原因，发现心血管疾病危险因素，评价心脑肾靶器官功能。要诊断好这些疾病，问清症状是决定诊疗方向和计划的依据。高血压患者症状多，主要表现为五大症状：高血压本身的症状，继发性高血压各原发疾病的症状，靶器官损害和心血管疾病的症状，心血管疾病危险因素簇的症状，其他疾病的症状。

教学案案：在讲解如何分析症状时突然提问：一个患者每晚夜尿 2～3 次，算不算夜尿增多？

"算""不算"，大家觉得肯定有人回答正确。

专家说：不对，这个算不算夜尿增多，是说不清楚的，如果这个患者白昼尿 7～8 次，那么就不算夜尿增多；如果这个患者白昼尿 3～4 次，那么就算夜尿增多。

每位高血压患者都应该进行高血压 13 项检查，为了让学员能记住这些内容，余振球将其归纳、总结成四个方面：化验方面、心脏方面、血压方面、超声方面。化验方面包括血常规、尿常规、大生化（肝功能、肾功能、血脂、血糖、电解质）、餐后 2h 血糖、甲状腺功能、肾素、血管紧张素、醛固酮检查。心脏方面包括心电图、心脏超声。血压方面包括四肢血压、24h 动态血压。超声方面包括颈部血管超声、肾脏血管超声、腹部超声。

这些检查对诊断、治疗都具有指导意义。比如说尿常规检查，看红细胞、蛋白两项检查结果，如果尿中以红细胞为主，要考虑肾脏病引起的高血压；如果以蛋白为主，要考虑高血压引起的肾损害。四肢血压检查，要对比看四肢血压是否对称，对判断大动脉炎是否有提示，看卧位、立位血压，排除直立性低血压等。

诊疗高血压患者时会分析原因，如继发性高血压病情复杂，余振球讲课时就给大家归纳总结：对于继发性高血压，就要注意患者患高血压之前有无感冒、发热；当时有无头痛、夜尿增多；对基础降压药物是否敏感；是否高血压时间不长，但心脑肾损害严重；在常规检查中，尿常规是否潜血、肾素水平是否低、血钾是否低、血肌酐是否明显升高等。如果上述提及的症状、检查阳性，就要怀疑继发性高血压。这样的方式使学员们很容易就记住了继发性高血压的常见症状及辅助检查的一些有效指标。

强调高血压患者要询问心脑肾损害与心血管疾病，并给大家作示范：心脏疾病不能直接问患者"你有心脏病吗？"，可以通过询问患者能上几层楼、睡觉用几个枕头、睡觉时会不会憋气憋醒等发现。肾脏损害则是通过询问患者夜尿几次、尿中有无泡沫、是否有颜面水肿等。脑血管疾病则是询问患者胳膊腿活动情况怎么样、对不对称、有无力气等。余振球向学员们介绍了问诊的技巧和方法。

授课过程中，专家还会为我们扩展知识。例如，在处理高血压患者时，我们要会鉴别患者胸闷症状是高血压本身引起的症状，是高血压心力衰竭的症状，还是冠状动脉硬化性心脏病（冠心病）。这时，专家会为大家讲解冠心病的相关知识，如冠状动脉狭窄 100% 时是心肌梗死；狭窄 70% 以上的有劳力性的心绞痛；狭窄在 50%～70%，运动时可以诱发出缺血证据，也要考虑冠心病稳定性心绞痛；狭窄 50% 以下无症状，也无缺血的证据，为冠状动脉粥样硬化。

冠心病患者临床上有的有症状，有的没症状，有的学员反映在原来的工作中只知其然，而不知其所以然，经过余振球浅显易懂的讲解，大家把握了冠心病的重点知识。

此外，在讲解降压药物作用机制时，也会扩展讲解降压药物六个法则，如第一条是降压幅度与治疗前血压水平密切相关。在听讲课之前，大家对于一些冠心病、心脏瓣膜病晚期心力衰竭患者，伴血压不高者，就不敢使用 ACEI 和 ARB 类药物。但听完课后，明白降压药物的降压幅度和治疗前血压有关，也就是说降压药物使用之前如果血压不高，降的幅度就小，血压高则降的幅度就大，以后在处理心力衰竭患者时我们就会密切监测血压来使用相应药物。通过这种由浅入深的方式，大家收获了很多知识。

（陈　云　王晓鲜）

二、兼具普适性与个性化的理论教学

2019 年 8 月 12 日，笔者有幸参加了贵州省卫生健康委员会在安顺市人民医院举办的"贵州省高血压防治工作培训会"。培训会使我们对高血压规范诊疗的内容与流程有所了解，如对继发性高血压的诊治有了新的认识。

为了学习更多的知识，更好地为家乡的老百姓服务，笔者申请到省中心参加了 1 周的"游学班"学习。"游学班"由余振球带教，笔者先后跟随他到 4 个县进行实地教学、理论授课、教学查房，还指导完成会议记录与典型案例的总结，其中一篇文章发表在《中国乡村医药》杂志上。

在跟随专家团队学习的过程中，笔者首先认识到高血压患者的病史询问，不是简单地询问患者：高血压几年了，而是要从上学时问起，以后每 5 岁一个节点，30 岁、35 岁、40 岁、45 岁、50 岁……逐渐问询。对于男性则注意问当兵、参加工作时的血压，而女性则注意问妊娠时、分娩时的血压。高血压病史可以正着问，也可以倒着问。高血压起点或者血压变化拐点的确定对判断高血压发生原因有意义；高血压病程、血压水平及治疗效果等对了解是否合并靶器官损害和心血管疾病及其严重程度有重要意义。

既往接诊高血压患者时，笔者都是测量一下血压就给患者开药，也不注意询问其血压升高之前有没有发热、咽痛等炎症性继发性高血压表现，以及有无胸闷、气促、胸痛等心脏病合并症表现。在多次听关于"高血压分级诊疗的内容与流程"的理论授课后，知道了在明确患者是否合并心功能不全时，通俗易懂的询问就是上楼能上几层，夜间有无憋气憋醒。肾功能损害首先表现为肾脏浓缩功能的减退，夜尿的增多。

一位 30 岁男性患者 2 年来因"消化道出血"于某县人民医院查肌酐（1332.3μmol/L），接受规律透析治疗至今，也未到上级医院进行肾脏专科诊疗。余振球强调透析患者使用降压药物前后，均要注意监测血压；透析患者在选择降压药物时要注意考虑药物代谢问题。像这种不明原因透析患者，如果能完成肾脏穿刺，明确肾脏病理诊断，部分患者可以给予病因治疗，脱离透析。对于年轻肾功能不全患者，首先要明确病因，才能得到根本治疗，也才能减轻患者经济负担。

在这次学习期间，笔者跟随专家团队到多个县的医院或者乡镇与社区医疗机构学习。在某街道卫生服务中心学习时，专家查房一位新收患者，考虑"急性胃肠炎"。经过核实病史，再从患者症状前后的饮食、治疗等具体情况分析，考虑急性胃肠炎依据不充分；血象略高，淀粉酶、肌酶均正常，急腹症诊断依据也不充分。现场测血压 181/140mmHg，脉搏 96 次/分，推翻管床医生汇报的"今晨血压已经正常"的结论。从血压波动大原因分析，结合患者症状及辅助检查，考虑患者为心血管疾病发作，患者转至上级医院确诊腹主动脉夹层。这个实际病例，让笔者对高血压的规范诊疗又加深了理解。

在经过理论授课、教学查房等学习培训回到家乡后，笔者积极带领科室同事开展了高血压 13 项检查。对于高度怀疑原醛症的患者，开展了卡托普利抑制实验，对于阳性结果患者则进一步做肾上腺 CT 检查。这都是按照先定性再定位的规范诊疗来诊治患者的。

结合病史怀疑库欣综合征的患者，积极为患者完善皮质醇节律检测。对于高度怀疑嗜铬细胞瘤的患者，即便我们高血压科查不了儿茶酚胺及儿茶酚胺代谢产物，我们也会按照专家传授给我们的经验，通过了解患者过去服用 β 受体阻滞剂后的血压变化情况来获得一些线索——嗜铬细胞瘤患者使用 β 受体阻滞剂后，血压反而升高。

学习回来后我们对本单位高血压科医生按照高血压规范诊疗进行了相关培训，对乡村医生也做了 4 期培训，并到黑石、雪山、迤那、石门等乡镇卫生院讲课、义诊、查房。

（王晓鲜）

第七章 及时、覆盖面广的远程培训

高血压、心血管疾病患者中有 10%在大医院诊治，90%在县级或以下基层医疗机构诊治。因此，提高县级及以下医疗机构高血压、心血管疾病等慢病的诊疗水平是慢病防治的重要措施。

贵州省人口分布不均，人才培养因时间差异、地域局限和医务人员素质不一等因素，很难多次将所有县级、乡镇与社区医疗机构医务人员集中到一起学习，大医院的专家、学者也无法到每个医疗机构进行现场教学查房、授课。远程培训能跨越时间、空间、地域，达到救急、资源共享等效果，可以通过远程医疗系统向各级医疗机构讲授高血压相关知识和规范，把这种方式作为基层医疗机构人才培养的有效途径。

一、远程理论授课

远程培训成为人们学习新知识、相互交流的主要方式之一，它缩短了授课者和被培训者的距离，使面对面交流成为可能；实现了培训的自主化、个性化，大大节约了培训成本，可以说是最为方便的新型医学教育培训模式。为推进高血压分级诊疗工作，使用远程培训培养医疗人才，让基层医疗机构医生如身临其境般跟随专家、学者学习。

（一）远程培训的作用、内容、组织管理与效果

1. 远程培训的作用

（1）快速普及高血压防治知识。为尽快开展贵州省高血压、心血管疾病等慢病防治工作，贵州省高血压诊疗中心（简称省中心）在成立之初，就与远程医疗中心联系，开展对贵州省各级医疗机构的远程教学活动，讲授高血压防治知识，落实贵州省高血压、心血管疾病等慢病的防治工作。

（2）系统传授高血压诊疗知识。按照大高血压学学科理论，高血压患者的诊治要运用很多的知识，这就决定了高血压诊疗培训是系列课程而不是简单的一堂课。通过培训，要让学员认识到：疾病的发生发展不单单是某一器官发生病理性

改变，而是一系列病理生理改变首先在某一器官为突出表现。这说明了高血压的诊疗不只是简单地测量血压、吃降压药，而是按标准化、规范化诊疗内容在系统化、精准化的诊疗流程中进行的临床医学活动。因而，要系统地学习和掌握高血压所涉及的各种疾病知识。一般而言，高血压的诊断内容包括确定血压水平，查明高血压原因，查清患者所有的心血管疾病危险因素，明确患者已存在的靶器官损害和心血管疾病等。治疗内容包括合理有效的治疗，保护靶器官及健康教育等。要获得这些知识，不是一两次远程培训就能完成的，需要医务人员自觉长期学习，逐渐掌握高血压涉及的知识。

（3）便于及时普及新知识、推送亟需知识。高血压的诊断、治疗与预防研究不断进展，许多对患者有效的方案不断形成，要及时把这些新成果与方案传授给各级医疗机构的医务人员，让患者获得最先进、有效的治疗与保健。基层医务人员某方面知识薄弱，或本单位开展新项目有相应的需求时，远程培训可满足其需求。如针对基层人员心电图基础薄弱，阅读心电图有困难，在 2020 年 9 月 22 日的远程医疗中心培训会上，为黔东南州乡镇与社区医疗机构医务人员讲解了"基层医疗机构心电图的判读"。学员们学会判读心电图，今后在工作中能够及时发现与诊断心脏疾病。

（4）疫情防控等特定条件下的培训。疫情防控期间，专家团队多次组织远程培训，让基层医务人员在本单位的远程医疗中心就能学到高血压等的专业知识，疫情防控同时也能为高血压等慢病患者的健康保驾护航。

2. 远程培训的内容

远程培训的内容包括理论培训、实践教学、教学查房及远程会诊。

（1）理论培训。理论培训能提升学员专业基础知识，是最常见的远程培训内容。远程培训有助于提高受训者的理论水平，了解某些理论的最新发展动态，指导实践运用。

（2）实践教学与教学查房。在高血压远程培训时，把现场教学查房搬到了远程培训中，为各地市（州）和县级高血压诊疗中心指导所辖乡镇与社区医疗机构医务人员诊疗具体的高血压患者提供示教。在远程培训的教学查房环节，对实践过程中涉及的重要理论知识做重点讲述，让学员亲历整个查房过程，培养他们带着任务和探索的精神进行临床实践的意识，锻炼他们的诊疗能力，使远程实践教学与查房达到与现场教学相同的效果。

（3）远程会诊。会诊的目的是明确患者的诊断与下一步的治疗。借助远程医疗系统，对多个基层医疗机构进行了远程视频问诊、会诊及案例示范教学，使听课的基层医务人员通过参加远程会诊与教学结合的培训来提高诊疗水平，也使申请会诊的患者能得到高水平专家的诊疗。如 2019 年 4 月 26 日，对七星关区长春堡镇的 39 个村开展了远程视频问诊、会诊及案例示范教学。活动中，基层患者得到了与专家面对面交流、接受诊疗的机会，村级卫生人员在异地参加了同步视频理论与实践相结合的学习。

3. 远程培训组织管理

（1）充分准备。远程教学前要了解学员想学什么、基础怎样，从而做好相应备课。根据实际情况选定培训内容，对可能出现的问题和突发情况等做好预案。例如，要了解授课教师的远程教学准备情况，是否具备开课条件，是否进行了模拟授课，是否准备了直播预案，督促、检查、帮助、指导教师完成上述工作后，才能实施远程教学。

（2）演讲要求。①演讲的内容要明确，观点正确、鲜明。②演讲的语言要通俗易懂，生动流畅，声音清晰响亮，熟练表达所演讲的内容。③演讲叙述要短小精悍，逻辑严明。

远程教学要生动形象，采用问答互动的授课方式，增加授课的趣味性，最大限度地提高远程培训的效果。

（3）培训纪律要求。参加培训的人员应提前到场；相关人员检查远程学习设备是否能正常使用；保持会场安静；学员要认真学习、做好学习笔记，不清楚的地方及时提问、做好总结。

（4）远程培训的效果。远程培训能提高培训效率，让学员快速学到新知识，及时运用到临床。

（二）理论授课培训普及广

远程培训不受时间、空间、人数限制，具有及时、面广的效果，只要有远程医疗系统，所有的医务人员包括村医都能学习到先进的高血压防治知识。基层医务人员的高血压等疾病知识水平有限，为满足基层医生实际需求、老百姓看病需求，省中心对课程内容进行了认真安排，对授课教案进行了反复修改。

1. 理论授课培训讲方法、讲效果

2020年3月17日至19日，省中心承办了"2020年贵州省乡镇与社区高血压诊疗远程培训班"，目的是进一步提升广大基层医务人员高血压诊疗水平，促进贵州省各级医疗机构高血压诊疗工作规范化、同质化发展，确保贵州省广大高血压患者能及时得到科学合理的诊断与治疗。

培训授课根据学员的具体情况和实际诊疗需求做了具体的设置，以使大家学了就能掌握，掌握了就能运用。因而，第一天，讲解"高血压患者诊断的内容与流程（含基层继发性高血压的筛查原则）"和"高血压患者治疗的内容与流程（含合顽固性高血压和波动大高血压的处理）"，让大家对高血压有新的诊断思维和理解。第二天，讲解"心血管疾病的发现与处理"和"高血压患者的随访管理"，让大家知道对于测出血压高者要筛查心血管疾病，并纳入管理。第三天讲解"抗高血压药物的应用"。

教学方法上，利用解剖图形、心脏模型，让大家看到"心脏与大血管结构"。通过注射器抽出红色液体，连接输液管，让学员联想血液在一个密闭管道内流动的情况，生动地向大家展示了血压形成的机制等。

培训尤其强调加强临床技能的目的，要求各级医疗机构的各科室医务人员，在接诊患者或给老百姓体检时，都要测量血压，并告诉他们具体的血压值。对于高血压患者，要查明高血压的原因，筛查心血管疾病危险因素，评估心脑肾靶器官的损害和心血管疾病。

2. 理论培训要强调心脑肾的保护

2020 年 4 月 1 日至 3 日，省中心再次举办远程培训班，主要讲解常见心血管疾病方面的诊治知识。为了帮助乡镇与社区医疗机构提升诊疗水平，专家团队积极收集、整理有关资料，特别是各基层医疗机构诊治的实际案例，汇总整理成适用于乡镇与社区医疗机构的心血管疾病诊治的课件，主要内容包括"高血压患者冠心病的治疗"、"高血压患者瓣膜疾病的防治"、"高血压患者的心律管理"、"高血压患者心力衰竭的诊治"、"高血压患者脑血管的处理"和"高血压患者肾功能不全的诊断与治疗"等。

（1）乡镇与社区医疗机构诊疗冠心病。稳定型心绞痛、隐匿性冠心病及缺血型心肌病患者，要按照上级医院心血管内科专家确定的系列治疗方案来继续诊治；不稳定型心绞痛和心肌梗死患者，要第一时间诊断与处理；猝死的患者要立即识别，并进行现场抢救，同时与急救中心联系。培训对这些不同的情况分别进行详细讲解，如冠心病患者的胸痛需要注意部位、范围、性质、时间、诱因及缓解方式等。重点讲解乡镇与社区医疗机构都能完成的辅助检查。

（2）乡镇与社区医疗机构诊疗瓣膜性心脏病。确诊瓣膜性心脏病，行超声心动图检查是最敏感、可靠的方法，高血压患者规范诊疗都需行心脏彩超检查。而对于已经有明显心衰症状、听诊有明确瓣膜杂音的患者，乡镇与社区医疗机构的医务人员要学会急救处理，然后把患者转诊到上级医院规范诊疗。对于转回来的患者，要学会管理。瓣膜性心脏病分为瓣膜狭窄和关闭不全，余振球利用生活中的"开关大门"的比喻来讲解疾病复杂的病理生理，同时介绍了瓣膜性心脏病常用药物及适用情况。还提醒，如果没有心脏彩超结果，应让患者及时转诊至县级医院诊治。

（3）乡镇与社区医疗机构诊疗心力衰竭。心力衰竭是指心脏收缩功能和（或）舒张功能障碍。收缩功能障碍是不能将血液充分排出心脏，导致动脉系统血液灌注不足；舒张功能障碍是静脉血液回心减少导致静脉系统血液淤积。在反复咳嗽、咳痰、喘息的患者中，要警惕心力衰竭所致肺淤血而出现的呼吸道症状，须仔细问诊、筛查，并予以病因治疗。

（4）乡镇与社区医疗机构高血压与脑血管病的处理。脑血液循环调节及病理生理、脑的血液供应、脑血管病的病因和分类、一级二级预防等是诊疗脑血管病必须要掌握的基本知识。临床中，基层医务人员在对患者施行脑卒中一级预防时，推荐使用改良的弗明汉卒中量表评估卒中风险，仅在脑卒中风险足够高的人群（10年风险大于10%）推荐使用阿司匹林。需要加强学习和掌握急性缺血性脑卒中的诊断与治疗，特别是急性期的血压管理等知识。

（5）乡镇与社区医疗机构高血压患者肾功能不全的诊断与治疗。基层医务人员要了解和掌握泌尿系统的组成、肾脏的结构与生理作用、高血压肾损害的发病机制。认真分析尿液生成过程、量及外观，特别强调尿常规在诊断和治疗中的重要性。尿常规是乡镇与社区医疗机构都能开展的检查，简单易操作，对患者的诊疗有重要意义。鉴别是真性血尿还是假性血尿，是肾小球性还是非肾小球性血尿等，对患者肾功能情况具有明确的断定作用，能够指导治疗措施的应用。

3. 理论培训满足基层需要

"2020年贵州省第三期乡镇与社区高血压诊疗远程培训班"于2020年5月20日至22日举办。为满足基层现实需要，讲授了"高血压患者的心电图阅读与分析""高血压患者头痛的处理""高血压急症与亚急症的诊断与治疗""高血压患者的常见内分泌检查"等内容。

（1）很多基层医生反映心电图阅读是难点。培训时，从基础的心电图导联记录、心电图记录纸的组成、心率的计算、各波段振幅的测量、各波段时间的测量等知识点讲起，再从波形、振幅、时间等方面各个击破，反复讲解正常心电图的波形、正常范围值等，并列举数个案例，分析异常心电图的判读。重点讲解 ST段改变、T波改变、异常 Q波等可判断心肌缺血的波形，举例讲解了左心室肥厚劳损、心肌缺血、心肌梗死等心电图的判读。

（2）头痛在高血压患者中很常见。针对此情况，向学员讲解高血压与头痛的关系、高血压合并头痛的临床类型、头痛的诊断思路、头痛的疾病分类等。特别强调别被某些头痛的名称误导诊断，如紧张型头痛不是一定要紧张才会出现，也不是一侧头痛就是偏头痛。头痛的治疗包括：止痛阶梯治疗，避免盲目用药；伴随症状的处理，增强止痛信心；预防用药，减少发作，改善生活质量。

（3）高血压急症患者得到及时正确处理，可在短时间内使病情缓解，避免病情进展、发生严重后果，降低死亡率。高血压急症患者在乡镇与社区医疗机构常见，需要这些机构的医务人员及时发现、识别，做好正确的现场处理，并联系上级医院转诊。

4. 远程培训解决实际问题

2020年6月30日"2020年贵州省高血压分级诊疗远程培训班"举办。这是第 4 次万人培训。培训班总结了 2019 年贵州省高血压防治工作情况，主要包括进一步规范高血压诊疗内容与流程、强化基层医疗卫生服务能力、高血压诊疗中心发挥的重要作用，以及逐步实现高血压专业化、精准化管理等方面的成绩。

2019 年省中心以县为单位开展的基层医疗机构培训达到全省覆盖；开办了乡镇与社区高血压防治骨干短期培训班；多次到乡镇与社区医疗机构教学查房、理论授课。2020 年贵州省高血压防治工作不断向前推进。人才培养方面：①乡镇与社区高血压防治骨干短期培训班常规开展；②县级高血压诊疗中心主办乡镇与社区高血压防治骨干短期进修学习；③各乡镇与社区医疗机构全体医务人员参加高血压诊疗规范远程培训等。诊疗管理方面：①要求乡镇卫生院与社区卫生服务中心要开设常规门诊；②县级高血压诊疗中心建设逐步完善；③要求高血压诊疗中心专科水平与管理能力逐步提高。

5. 远程培训常态化

基层临床医生的心电图判读、冠心病诊断能力比较欠缺，在高血压患者降压药物使用方面也存在不足，特别是药理知识欠缺。根据基层医疗机构诊疗水平及医务人员提出的要求，远程培训从不同侧面对心电图的判读、降压药物的使用等进行了详细讲解。

省中心以远程培训这种新型培训模式，将理论知识与临床实践相结合，现场查房与远程培训相结合，对贵州省乡镇与社区医疗机构的医务人员高血压诊疗知识进行常态化培训。

远程培训由理论授课逐渐发展为理论培训与现场交流、理论培训与现场教学查房相结合等形式。授课内容也由教师单方面备课转变为学员主动要求提升不同方面的知识，授课内容更加“接地气”，能“救急”。对教学查房中发现的急重症患者诊疗情况进行整理总结，归纳经验教训，分享给各级医疗机构医务人员，从而更好地提高其对高血压患者的诊疗水平以及对患者的宣教水平。

二、现场查房与远程培训结合

高水平的理论培训结合教学查房，能让基层医务人员理解、掌握、运用学到的知识，通过远程医疗系统可展现高效率的教学查房过程。

2020 年 6 月 21 日，专家在岑巩县大有镇卫生院远程医疗中心对大有镇卫生院高血压患者进行现场教学查房，并通过远程医疗系统对该县其他乡镇（社区）医疗机构开展远程教学。这种教学查房与理论授课相结合，现场培训与远程视频教学相结合的新模式，不仅让现场医务人员印象深刻，也让接受远程培训的医务人员受益颇多。

（一）高血压病程要明确，诊断内容要完整

岑巩县大有镇卫生院现场查房及理论授课远程视频教学，清晰地向大家展现了高血压发生发展的过程及诊疗高血压的思路。

案例 1：男，55 岁，因"发现血压升高 6 年，加重头昏 2 天"入院，既往有"2型糖尿病"病史 5 年，有多饮、视物模糊、全身瘙痒表现。平日规律口服"阿卡波糖 50mg，每日 3 次"，定期监测血糖。有 30 余年吸烟史，平均 20 支/天，有 30余年饮酒史，平均 400～450g/d。初步诊断：①原发性高血压 3 级，很高危组；②2 型糖尿病伴糖尿病视网膜病变伴自主神经功能紊乱；③双肾结石并输尿管积水。

治疗：①硝苯地平缓释片、马来酸依那普利片控制血压；②阿卡波糖控制血糖；③丹参活血化淤。

听了病历汇报后，专家对这位患者进行面对面教学查房。该患者 18～20 岁时测血压 130/70mmHg；30～49 岁未测血压；46～47 岁头昏，以早上 7 点起床后为主，之前无发热、感冒、夜尿 0 次；50 岁测血压偏高，数值不详。间断服用降压药 3 年，服药前血压波动在 160～170/90～100mmHg，服用某种降压药（具体药物不详）后血压降到 130～140/60～70mmHg。现在夜尿 1～2 次，饮水后夜尿 5～6 次，昼尿 5～6 次，饮水后 1～2 小时/次。无肢软乏力，有活动时胸闷，无胸痛。5～6 年前开始夜间用 2 个枕头，活动耐量较前降低，无夜间阵发性呼吸困难。有吸烟饮酒史，口味一般。

患者 46～47 岁开始出现头昏，表现为早上起床后头昏，这是高血压所致头昏，高血压病史由 6 年变成 9 年。患者服用某种降压药物收缩压降了 30mmHg，若是服用普利类药物所致要怀疑肾动脉狭窄。患者高血压前 6 年未治疗，后 3 年未规律服药，要考虑心脑肾等重要靶器官受到损害：肌酐 120μmol/L，eGFR 56.29ml/（min·1.73m^2），为慢性肾功能不全 CKD3 期。患者高血压、糖尿病、吸烟，结合活动时胸闷，5～6年前开始夜间用 2 个枕头，活动耐量较前减低；心电图 V_1～V_3R 波偏低，应该行冠脉造影，否则也要按冠心病治疗。阿司匹林、ACEI 类药物要用，根据其血钾、肾功能情况，ACEI 建议换成 ARB 类药物，β 受体阻滞剂、他汀类药物也要用。

案例 2：女，70 岁，因"头昏、眼花 11 年余，左侧肢体偏瘫 2 年余"入院。近 1 个多月来反复出现下肢肌肉痉挛，夜间明显。否认有烟酒史。其父有"高血压病"病史。

初步诊断：①高血压 3 级；②脑梗死后遗症；③低钙血症。

治疗：①马来酸依那普利片、硝苯地平缓释片降压；②丹参注射液改善血液循环；③患者血小板偏低，暂未予阿司匹林治疗。

患者当场纠正说"左侧肢体偏瘫 11 年了"。

听了病历汇报后，对这位患者既往血压情况进行核实。患者出生至 56 岁未测血压；57~58 岁因头昏测血压偏高；50 岁时有头昏，双下肢乏力，未测血压；50 岁之前无发热、感冒，昼尿 2~3 次，夜尿 4~5 次；57~60 岁时易感冒。目前夜尿 4~5 次，活动时胸闷。

患者第一次测血压就偏高，病程由 11 年变成 14 年，但是 50 岁就有头昏、乏力，高血压病程再次前移至 21 年。又因为发现血压高时就有夜尿增多、下肢发软乏力，要怀疑原发性醛固酮增多症；现在夜尿 4~5 次，eGFR 57ml/（min·1.73 m²），提示存在肾功能损害；活动时胸闷，心电图异常，结合心脏超声检查，考虑高血压并心脏损害；血钾偏低，近期无纳差、腹泻，未使用利尿剂，要考虑疾病本身所致低钾如甲亢、肾动脉狭窄、原发性醛固酮增多症等，需要查肾素-血管紧张素-醛固酮。

通过比较两位患者的疾病发展过程与心脑肾损害情况，提示继发性高血压对靶器官损害更加严重，所以高血压患者均需要完善常规 13 项检查，找出高血压原因，发现心血管危险因素，评估靶器官损害和心血管疾病，达到控制血压、保护靶器官的目的。

（二）结合临床现象讲理论

通过远程医疗系统，学员们掌握了询问病史的一些技巧。例如，不能诱导性地问"你头昏多长时间了""你怎么不好""多长时间了""这种不好可以详细描述一下吗"，这样提问得到的回答很可能不一样。也不能直接问"夜尿增多多少年"，而是"夜尿几次，昼尿几次，这种情况多少年了"，如果患者不知道其具体血压值，可以问他当时医生说了什么。

问诊要求医生不仅要有扎实的高血压知识，还要了解高血压诊断标准的历史。1978~1999 年高血压的诊断标准是 ≥160/95mmHg，1978 年以前高血压的诊断标准更高，1999 年以后的高血压诊断标准是 ≥140/90mmHg。在乡镇，要提高医生问诊和分析的能力与水平，要学会分析症状和问题，如夜尿增多、头痛出现的时间不同，意义也不同。对基层医务人员的培训要结合病例讲解，不断增强大家的诊疗能力和水平。

培训班毕业的学员都是乡镇与社区医疗机构的骨干医生，要把乡、村两级的高血压患者都管理好。学员最终不仅要会看病，还要会培训，带好本单位的医生和村医，做好学科建设。

专家团队利用覆盖贵州省的远程医疗系统，对全省乡镇与社区医疗机构的医务人员进行高血压、心血管疾病等慢病防治知识培训。基层医务人员不外出就能面对面和专家交流，提高了自身的高血压防治水平，成为慢病防治的中坚力量。

（陈高妃）

第八章 理论与实践有机结合的教学查房

教学查房以实际病例为教学内容，将理论知识与临床技能结合，是培养医务人员诊疗思维能力的重要形式，也是学员扩展理论知识、提升临床技能水平的有效手段。

高血压患者的教学查房内容必须包括以下两个方面：要分析高血压患者涉及的疾病；要全面合理地处理高血压患者。对于高血压患者要从发病经过、临床表现和各种辅助检查进行分析，从而得出正确的诊断；根据诊断决定治疗方案，明确治疗方案涉及的原则、新进展，以及具体药物作用机制、不良反应及其处理方法。教学查房的流程有明确的规定，首先由临床医生进行病例汇报，查房专家对其汇报的内容进行点评；查房时要核实患者的病史，分析诊断及鉴别诊断，指导治疗及注意事项；还要结合案例讲一些知识点，特别是新进展和查房专家的经验。

本章以专家在贵州省高血压诊疗中心（简称省中心）及贵州各级医疗机构开展的各类形式教学查房为例，介绍适合各级医疗机构人才培养的教学查房。

一、教学查房类型

各类型的教学查房是为推进高血压分级诊疗工作而开展的，既是实践教学与理论培训紧密结合的重要手段，也是对各医疗机构诊疗水平、工作情况的调研，以便及时发现问题并予以指导、帮助解决，或者根据之前发现的问题，对各级医疗机构进行整改结果的检验。教学查房的实施是以保证患者安全为前提，规范诊疗以解决患者的实际问题；各类型教学查房各有特点，能够更多、更快地针对不同学员、不同条件，因地制宜地开展，实实在在帮助各医疗机构解决更多的诊疗问题；同时培养更多的医疗人才。本章对不同类型教学查房的意义和做法进行简要介绍，供大家参考。

（一）各级医疗机构教学查房

省中心以地域推进高血压分级诊疗人才培养，专家到各级医疗机构进行教学查房，了解各级医疗机构诊疗、管理等工作情况；发现一些存在的问题，从专业角度提出整改建议；帮助各级医疗机构提升诊疗水平、提高医疗质量。

（1）省级医院教学查房。省级医院包括省人民医院、省中医医院、医科大学附属医院、中医药大学附属医院及省卫健委直属三级专科医院等。在这些医院进行的教学查房，重点介绍大高血压学学科理念和专家学者的诊疗经验，重点是帮助这些医院的医生更好地带动贵州省各级医疗机构的诊疗工作。

在院医务人员（包括本科室医生、护士，本院规培学员、进修班学员、"游学班"学员）都要参加教学查房，由管床医生（包括本科室住院医生、规培医生、进修医生）进行病例汇报；主治医生进行点评、补充；最后由专家进行点评、分析，给出诊断与治疗意见，对病例涉及的知识点予以讲解等。

（2）地市（州）级医院教学查房。地市（州）级医院是各地市（州）辖区内的龙头单位，包括贵州省 9 个地市（州）人民医院、中医医院及地市（州）卫健局直管的三级专科医院等。在这些医院进行的教学查房，旨在帮助其提高重症复杂高血压患者的诊疗水平；提升这些医院在该辖区内高血压诊疗方面的领头羊作用。通过教学查房发现其不足并帮助解决一些难题、疑惑，并鼓励各地市（州）级医院积极创建高血压科、高血压病房、高血压门诊，共同推进高血压分级诊疗工作。

（3）县（市、区、特区）级医院教学查房。县（市、区、特区）级医院是防治高血压的主力，包括贵州省 88 个县人民医院、县中医医院，县域内企业医院、民营医院。为提高其诊疗技术水平、急重症患者的诊疗水平，以及急危重症患者的抢救水平，专家在这些医院进行了多次教学查房，查房中以急重症病例为主。

在县级医院进行的教学查房，主要目的是了解他们的诊疗水平、医疗质量、团队合作等情况；帮助培养高血压诊疗骨干医生；指导建立高血压专科、病房、门诊，组建团队发展学科。以县级医院带动乡镇与社区医疗机构提升高血压防治水平，为县域内老百姓谋取更多福利，共同提高县域内高血压规范诊疗水平。

（4）乡镇与社区医疗机构教学查房。县级高血压诊疗中心（简称县级中心）以县为单位，以点带面进行乡镇与社区医疗机构的高血压规范诊疗培训，落实基层首诊。但实际情况是，以县级医院推动乡镇与社区高血压规范诊疗人才培养方案实行起来比较慢。要保基本、强基层，要更快建立健全基本医疗卫生服务体系，余振球提出由省中心培养乡镇与社区高血压防治骨干，并到乡镇卫生院和社区卫生服务中心进行教学查房，检查临床诊疗情况，帮助提升诊疗水平；鼓励各乡镇与社区医疗机构要重视抓好高血压、心血管疾病等慢病防治工作，为辖区老百姓健康多做贡献。

（二）在各种培训班开展的教学查房

省中心为帮助全省各级医疗机构培养高血压诊疗人才，开办了各种培训班或学习班，各个培训班紧抓教学查房，只为更快速、高效地培养一批一批留得住、用得上的高血压防治人才。

（1）省中心短期主任培训班教学查房，即为省中心短期主任培训班（简称主任班）学员进行的教学查房。贵州省二级、三级医院从事高血压相关诊疗工作的主任、骨干医生，参加了主任班学习，为期3天。专家给主任班的学员们进行了高强度教学查房、理论讲解、病历书写指导等，既提升了学员们的诊疗能力，以及教学查房的方式、技巧，还要求主任们通过教学查房把先进、科学、规范的诊疗知识传播给科室医务人员。

（2）省中心短期进修学习班教学查房。贵州省各地市（州）级、县级医院，少数乡镇与社区医疗机构都有骨干医生到省中心参加短期进修学习班，为期3个月。学员们跟随带教老师，自己管床，教学查房时汇报病例，提出自己的诊疗意见，听取专家点评，并记录病情分析、诊断与治疗意见。

学员跟随专家到贵州省各地各级医疗机构参加实地教学，并对教学查房的案例资料进行收集、整理。

（3）省中心乡镇与社区高血压防治骨干短期培训班教学查房。贵州省各乡镇与社区医疗机构都要选派优秀的骨干医生参加"游学班"学习，为期1周。学员们参加理论培训、教学查房、门诊教学等，自己询问病史并书写病历。针对学员的基础，专家教学查房时着重结合理论知识讲解临床基本技术。

针对"游学班"学员的教学查房在省中心和各级医疗机构进行。各级医疗机构高血压诊疗规范必须一致。学员学习各级医疗机构在高血压、心血管疾病等诊疗过程中好的经验，并由专家在教学查房中对其诊疗不足之处进行分析与指正。

（三）不同时间段进行的教学查房

每天不同时间段都会进行教学查房，查房内容与流程都具有一致性。

（1）早交班教学查房。早交班要就前一日的值班情况进行交班，可了解科室平时的工作，以及科室医疗质量管理制度等情况。科室主任对交班点评并对实际情况进行了解；对科室患者情况、交班制度、科室管理等提出不足之处；通过早交班教学查房了解值班医生对患者病情掌握情况、病例熟悉程度、实际诊疗情况等。

专家经常"突击"参加各科室早交班，对交班的新入院患者、急重症患者进行教学查房；对于同时收治多名急重症患者时，科室内部是否有合理的医疗资源调整制度，是否及时执行和执行情况等，由专家进行点评，指出其不足，并积极帮助科室加强学科建设。

（2）夜间教学查房。在夜间进行教学查房有以下原因：①第一时间查看急重症患者，夜间教学查房时间充裕，对急重症患者可以及时给予详细诊疗，保障医疗安全；②夜间教学查房指导治疗后，经过一晚上的处理观察，次日就能看到患者症状变化的情况、检查结果或复查的情况等；③参加人员多，可最大化发挥实践培养人才的作用；④增强学习效果，先教学查房，增强临床医生对高血压诊疗规范临床实践的印象，次日进行理论授课时就可以结合实际案例进行讲解，增强学员对理论知识的理解、记忆。

　　案例：某县人民医院心内科有一位老年重症患者，患冠心病不稳定型心绞痛，在该医院进行支架植入术治疗和抗凝治疗；观察期间无异常，但患者回到病房后出现一侧肢体功能障碍，立即给予紧急头颅 CT 检查，未见到出血灶，考虑脑梗死。专家赶到该医院对这位患者进行了夜间查房。

　　经过核实病史、分析病历资料，分析认为该患者有老年瓣膜性心脏病，且累及多个瓣膜，平时可能就有栓子。此次治疗冠心病时使用了抗凝药物，一些不稳定的栓子会脱落，经血流运行阻塞血管腔，便发生了脑梗死。因为患者高龄，又使用了抗凝药物，若溶栓，脑出血风险很大，所以目前保守治疗方案是非常合理的。最终该患者得到及时正确的治疗，病情很快稳定，恢复出院。

　　专家从患者发病中的病理生理变化过程出发，结合药理知识对临床中存在的困惑进行解释。

　　（3）常规教学查房。各医疗机构根据自身需要，按常规安排进行教学查房，查房患者包括普通新入院患者、急重症患者、疑难危重患者等。专家对这些患者进行常规教学查房，针对各单位诊疗中面临的问题，如高血压患者规范诊疗、急重症患者急救处理、疑难病例分析与查因等，通过教学查房帮助医疗机构提升诊疗水平。

　　（4）随机教学查房，即在常规教学查房之外所进行的教学查房。在各级医疗机构教学查房时，未准备查房的患者提出邀请，或者完成准备的教学查房后，专家提出查看该科室急重症患者，甚至教学查房时突发的抢救病例，均在随机教学查房之列。随机查房更能看出该医疗机构平时的工作状态，对急重症患者的急救处理、抢救措施，以及非高血压相关疾病患者的诊疗经过，并从中发现问题以帮助解决。

（四）不同地点的教学查房

　　由于教学查房的多样性，需要进行不同地点、不同场合的教学查房。不同地点的教学查房包括在理论授课现场、住院部、门诊等进行的教学查房，以及远程会诊、远程培训所进行的教学查房。

　　（1）授课现场教学查房。在理论授课现场进行的教学查房，患者都是经过筛选的，一是要保障患者安全，病情重、不稳定的患者，或精神状态欠佳、表达能力欠佳等的患者，都不建议到授课现场进行教学查房。理论授课现场教学查房还分授课前、授课中与授课后。

先查房后上课，使学员对高血压诊疗规范有一个临床实践的印象，再进行理论授课时就可以结合实际案例进行讲解，增加学员对理论知识的理解、记忆。在讲课过程中，遇到难理解的知识点，进行教学查房，既更换方式继续教学，又能调动学员的积极性。先授课后查房，即先讲解理论知识，再进行教学查房时，应结合病例重点复习理论知识，帮助记忆、掌握，并运用到临床实践中去。

（2）住院病房教学查房。对于病情重、行动不便、精神状态欠佳、表达能力欠佳等的患者，均在住院病房予以教学查房，以便获得比较好的效果。①能及时执行专家指导的治疗方案，并很快见到诊疗的效果。②对于心血管疾病患者，在住院病房进行教学查房更方便对患者进行专科诊疗。③对病情描述不佳的患者，可以通过家属及管床医务人员的描述进行分析、判断。④对正在抢救的患者，可以及时给出救治方案并观察病情。⑤病房教学查房还分为办公室与床旁教学查房，对于一些病情复杂的，为避免增加患者的心理负担，尽可能不当着患者的面直接谈及病情和预后。

案例： 某县人民医院一位68岁男性患者，6年前测血压为200/? mmHg，18年前开始有晨起头痛的症状。估计高血压病程至少18年，且一直未治疗。再核实病史，患者11个月前出现活动时胸闷、胸痛，后逐渐加重。问及现在是否还痛，患者回答：刚刚从病房走过来就痛了。

专家立即停止询问，迅速安排2名男医生，将患者安全抬回病房，同时嘱咐患者安静休息，指导医务人员予以吸氧、含服硝酸甘油、复查心电图等。待患者病情稳定后，专家为学员讲解，认为该患者是典型的冠心病不稳定型心绞痛。待患者安顿好后，再带领学员们到病房为患者完善病史，并给予诊疗意见。

（3）远程会诊教学查房。各级医疗机构通过远程医疗平台，联系省中心进行远程会诊，专家按教学查房为患者进行诊疗。在教学查房后还有后续的跟踪指导，让患者的诊疗更全面。

案例： 某县级医院心内科远程会诊一位反复心悸的高血压患者，其10年前心电图检查提示心肌缺血，就诊于上级医院行冠状动脉造影检查排除冠心病。1年多前诊断为高血压、腔隙性脑梗死。5个月前出现劳力性胸痛，此次心悸伴头昏入院查出血糖、血脂升高。

专家教学查房，分析患者心血管疾病危险因素多（血压高、糖尿病、高血脂），根据患者典型症状考虑冠心病稳定型心绞痛。治疗上，要用好阿司匹林、

ACEI/ARB、β 受体阻滞剂、他汀类药物等。按冠心病 ABCDE 方案进行治疗，控制好血压、血脂、血糖、吸烟等心血管疾病危险因素，并嘱咐管床医生收集患者既往心电图、治疗后心电图，对比患者心率控制后 ST-T 改变较前好转，冠心病诊断明确。

（4）远程培训教学查房。各单位开展高血压诊疗培训时，通过远程设备将现场教学查房传到各远程客户端，对参加远程培训的学员进行理论加实践的培训。培训单位精心准备具有代表性的病例，通过问答互通、病史核实等环节，让学员看到高血压诊疗规范的实际实施过程，逐步分析病史，并进行诊断、治疗等，理论知识与临床实践相结合，现场查房与远程培训相结合。这种新型培训模式，对贵州省各级医疗机构的医务人员进行高血压诊疗知识培训非常有帮助，可广泛应用于今后的人才培养工作中。

（五）不同学科的教学查房

高血压科疾病涉及范围广泛，医院各科对高血压患者既要分工诊疗，又要强调专业高血压诊疗机构与各科之间的合作、配合，最主要的是两者对高血压患者的诊疗必须要一致。

（1）高血压科。为更好地提高高血压诊疗水平，在地市（州）、县级医院成立高血压科、高血压病房、高血压门诊，填补辖区内高血压患者专科诊疗的空白，让更多的高血压患者得到统一的规范诊疗。高血压科教学查房时，以专科要求严格进行指导；从高血压科主任的角度对该科室进行检查，发现诊疗工作、科室管理、制度执行等方面的问题，并积极提出改进的建议。和专科医生分享、交流贵州省高血压诊疗安全、有效的经验与方法，讨论高血压相关疾病诊疗的最新研究进展等。

（2）心血管内科。高血压是心血管疾病主要危险因素。在很多未建立高血压专科的医院，高血压患者主要收治在心血管内科。在各级医院心血管内科进行教学查房时，要查清楚患者高血压原因、心血管疾病危险因素、靶器官损害和心血管疾病。教学查房要注意鉴别高血压患者的心血管疾病，并进行及时处理，避免发生急性心血管事件；对一些已经出现心血管疾病的高血压患者，也要查找高血压原因，予以病因治疗，并延缓心血管疾病的发展，提高患者生活质量等。

案例：一位 82 岁女性患者，30 余年来反复心悸发作，8 年前发现血压升高，曾于多家三甲医院排除冠心病，长期住在某县级医院心血管内科。

经教学查房核实，该患者 50 年前体检测血压 120/60mmHg。30 年前出现晨起心悸症状，当时测血压 130/62mmHg。分析该患者青年时期脉压就比较大，根据饮食习惯、生活条件等情况推测患者脉压大为动脉弹性下降所致。心悸出现时间与血压高峰期吻合，与血压开始"爬坡"时间吻合，要高度怀疑发展中高血压所致心悸。

冠脉硬化、血液储备能力下降，当血压升高、心率增快时，心肌耗氧量增加，患者会出现心肌缺血的症状。核实患者动态心电图发现，患者自觉心悸时心率增快、ST 段压低。找到了心肌缺血的证据，诊断明确为冠心病劳力型心绞痛，及时加用 β 受体阻滞剂，治疗以后患者症状消失。

（3）肾内科。因高血压未控制好导致最终需行透析的患者比较多，于是增加肾内科教学查房，目的是：①帮助一些存在肾功能损害的患者查清楚原因，是高血压所致的肾功能损害，还是肾脏原发疾病导致的肾性高血压；②教学查房将肾小球滤过率作为常规指标来评估肾功能，而不是仅仅依据血肌酐；③对于一些急性肾衰竭患者，建议肾内科为患者进行专科检查，得出明确诊断，给予相应的治疗。

对于透析后血压控制不满意者，请专家进行教学查房。在对患者进行诊疗时，除了分析病情、给予诊断与治疗意见，还要结合肾衰竭、尿毒症透析患者选择的降压药物，进行药理知识的讲解。

（4）神经内科（或脑病科）。很多高血压患者会有头晕、头痛等症状，而这些患者因为忽略血压的测量，常被收治到神经内科。一些高血压患者以脑梗死、脑出血就诊时发现患有高血压，甚至有患者即使发生脑血管疾病，仍然未积极控制血压，导致多次脑血管疾病发作。为使这些患者得到高血压规范诊疗，增加了神经内科教学查房。

（5）呼吸内科。有的患者因未测量过血压，不知道患有高血压，有的知道患高血压却不好好治疗，甚至出现心血管疾病也不好好治疗；而一些心力衰竭患者因心功能下降，血压高不起来，而未被发现高血压，因左心衰出现肺淤血，表现为咳嗽、咳痰被收入呼吸内科，被诊断"慢性支气管炎""肺源性心脏病"等。

案例：某县级医院一位 54 岁女性患者，1 个月前出现上腹痛伴便秘，1 天前症状加重以"慢性肠炎"收入消化内科。后因呼吸衰竭转至呼吸内科，诊断为"慢性阻塞性肺疾病伴急性加重Ⅱ型呼吸衰竭，慢性肺源性心脏病（失代偿期），冠心病?心功能Ⅱ～Ⅲ级，慢性胃炎"，予以无创呼吸机间断辅助治疗、抗感染、祛痰、减轻气道高反应等对症支持治疗。

教学查房时患者正在用无创呼吸机治疗。经过病例分析，寻找既往就诊资料进行对比，确定患者心力衰竭为急性加重，病因暂不支持肺源性，更倾向于高血压、冠心病。目前治疗中仅扩血管药物未予使用。患者当时血压 98/68mmHg，在使用了一晚的"微量硝酸甘油组泵"后，次日血压 150/90mmHg。证实了患者其实是高血压患者，因既往不重视高血压防治而出现心力衰竭，血压"不高"而掩盖了病情。1 周后，患者已好转出院。

（6）内分泌科。内分泌性高血压患者的诊断流程为从病史、体征确定怀疑对象，按高血压患者常规检查确定筛查对象，再按内分泌疾病诊疗流程对患者进行定性诊断，再到定位诊断，最后才是定因诊断。高血压患者与糖尿病有四种关系：①并列关系，不健康生活方式导致血压、血糖同时升高；②因果关系，患糖尿病多年后出现肾功能损害和（或）外周血管病变导致血压升高；③表现关系，某些内分泌疾病可以表现为血压、血糖同时升高；④没有关系。

当地对一些伴有内分泌疾病的高血压患者的诊断、治疗存在一些不足，或对内分泌性高血压患者的检查方法不严格、适应证过宽等，增加内分泌科教学查房，帮助其改正错误理念，纠正诊疗思路，明确内分泌性高血压患者的诊疗规范。

（7）妇产科。在医院妇产科进行教学查房，阐明女性高血压发病机制，对保护妇女儿童健康有意义。妊娠期高血压患者血管内皮细胞受损等机制，导致全身小动脉痉挛出现高血压等表现。对于妊娠期高血压疾病患者要明确是慢性高血压伴妊娠、妊娠期高血压，还是两者兼有。在诊疗过程中，根据血压水平联合降压治疗，选用不影响胎儿发育的降压药物等。

某医院妇产科主任介绍说该地区孕产妇高血压患者逐年增多，成为工作中的一大难题，认为高血压分级诊疗的实施能给这些患者带来希望，并介绍了一例疑难重症患者，希望专家予以指导。专家对该患者进行了教学查房，并结合自己的临床经验，综合分析病史和病情，为患者提供了诊疗建议，使该院妇产科专家增添了信心，也让当地专家们看到了高血压分级诊疗带来的希望。

（8）内科综合病房。有的医院还未进行专科建设，高血压患者、心血管疾病患者都会收治在内科综合病房。为了解各医院诊疗水平、医疗质量，帮助高血压、心血管疾病等慢病患者得到规范诊疗，增加内科综合病房教学查房，发现不足、指导改进，对学科建设提出专业意见。

例如，在某县人民医院内科综合病房进行教学查房，对神经系统、内分泌系统、消化系统、泌尿系统、循环系统等多系统疾病患者，进行教学查房，保障患者安全的同时，指出存在的医疗质量、诊疗不足等问题，并提出改进意见等。

以上各种类型的教学查房效果都很好，有时会处理一些病情急、重、危和疑难的患者；有的教学查房带有指导工作的目的，通过教学查房对各医疗机构诊疗水平进行调研，更具有真实性；各级医疗机构各专科查房的范围广泛，对学员培养覆盖面广；查房形式具有多样性，在人才培养中发挥了重要作用。

（吴冬菊）

二、教学查房案例分析

（一）到地市（州）的各级医疗机构查房

地市（州）的各级医疗机构包括地市（州）级医院、县级医院、乡镇卫生院和社区卫生服务中心等，在这些不同级别医疗机构的查房各有侧重点。本章列举地市（州）各级医疗机构查房典型病例，对县级医院的病例按教学查房格式记录，限于篇幅，其他医疗机构的教学查房仅以摘要的形式记录。

1. 县级医院要对患者全程管理

县级医院在高血压、心血管疾病等慢病防治工作中起承上启下的作用，其不仅要承担重症复杂高血压患者的就地救治责任，而且要带动慢性脑血管病、心脏疾病与肾脏病、糖尿病等慢病的分级诊疗工作，真正在解决我国"看病难""看病贵"的问题上发挥重要作用。

（1）病历介绍。某县级医院肾内科一位 75 岁女性患者，因"腹胀 4 天"入院。管床医生汇报病历如下。

1）现病史：患者 4 天前无明显诱因出现腹胀，伴口干、口苦、胸骨后烧灼感，伴小便难解。无尿频、尿急、尿痛。无头昏、头痛，无发热、畏寒、咳嗽、咳痰，无胸闷、气促，无呕血、黏液脓血便。未予治疗。为进一步诊疗就诊，门诊以"慢性胃炎，肾功能不全"收治住院。患者患病以来精神、食欲、睡眠差，小便如上所诉，大便未解，近期体重无明显改变。

既往史、个人史、家族史：既往 7 年"慢性胃炎"病史，诊治过程不详。5 年"肾功能不全"病史，长期口服"肾衰宁、百令胶囊"治疗。1 年"高血压病"病史，口服降压药治疗。1 年前于"贵州省某三甲医院"行"腹主动脉瘤支架植入"。无"糖尿病"病史。无"肝炎""结核"等传染病史。17 年前因"子宫肌瘤"行"子宫全切术"。有输血史，无输血反应。无药物、食物过敏史。预防接种史不详。无吸烟饮酒史，无家族史。

2）入院查体：体温 36.8℃，脉搏 68 次/分，呼吸 20 次/分，血压 183/71mmHg。双肺呼吸音清，未闻及干湿性啰音。心浊音界不大，心率 68 次/分，心律齐，各瓣膜听诊区未闻及病理性杂音。腹软，无压痛及反跳痛，肝脾肋下未及。双下肢无水肿。病理征阴性。

3）辅助检查

A. 血常规：白细胞 4.25×10^9/L，血红蛋白 76g/L。

B. 血生化：血肌酐 255μmol/L，血钾 3.19μmol/L，甘油三酯 1.94μmol/L，总胆固醇 4.44mmol/L，高密度脂蛋白胆固醇 2.23mmol/L，低密度脂蛋白胆固醇

1.88mmol/L。肝功能、心肌酶、肌钙蛋白在正常范围之内。

C. B 型脑利尿肽（BNP）：1284ng/ml。

D. 心电图：窦性心律，心率 74 次/分，ST-T 段改变（V_1～V_4 导联 T 波倒置）。

4）目前诊断：①慢性胃炎；②肾功能不全；③高血压病；④腹主动脉瘤人工支架植入术后。

5）目前处理。降压：硝苯地平片 10mg，每天 3 次。护肾：肾衰宁、百令胶囊。

（2）教学查房

1）点评。专家听完病历汇报、查阅病历后，认为病历汇报的格式、内容与流程规范，主诉与第一诊断相符，并指出病历汇报和病历书写的不足之处。患者目前临床上最突出的 2 个问题——高血压和肾功能不全，未在现病史中描述清楚。患者肾功能不全 5 年，出现消化道症状要想到肾衰竭的表现。例如，未记录患者既往血压情况，未描述服用降压药物的种类，未询问服药前后的血压情况等。而肾功能不全的发展经过，肾功能不全的程度也均未体现。最关键的是没有对患者病史进行综合分析。

2）核对病史。核对病史后可知：患者上学、妊娠至 3 年前一直未测血压。3 年前就诊测血压 160/90mmHg，未予以降压药物治疗，后未监测血压。20 个月前患者因"腹痛"就诊于贵州省某三甲医院，测血压 181/82mmHg，予以"非洛地平缓释片 5mg，每天 2 次"口服，监测血压 $130^+/80^+$mmHg。住院期间调整降压药物为"苯磺酸氨氯地平 5mg，每天 1 次；替米沙坦 20mg，每天 1 次"口服，次日血压 112/60mmHg，2 天后血压 121/60mmHg。

患者 3 年前查血肌酐 118μmol/L，估算肾小球滤过率（eGFR）为 20.66ml/（min·1.73m²），未予特殊处理。20 个月前查血肌酐 179μmol/L，eGFR 13.22ml/（min·1.73m²）。同期行腹主动脉血管 CTA 发现腹主动脉瘤。之后行腹主动脉支架植入术。后多次行腹部增强 CT 检查，患者目前血肌酐 255μmol/L，eGFR 8.74ml/（min·1.73m²），属于慢性肾脏病（CKD）5 期。

根据询问到的病史和查阅到的就诊资料，将患者各时期血压、肾功能和血钾整理成表 2-8-1。

表 2-8-1　患者各时期血压、肾功能、电解质情况

时间	血压 （mmHg）	肌酐 （μmol/L）	eGFR [ml（min·1.73m²）]	血钾 （μmol/L）
2016-1-18	160/90	118	20.66	3.76
2018-3-9	181/82	179	13.22	3.8
2018-6-3	126/72	301	7.86	4.4
2018-6-8	—	239	9.9	4.59

续表

时间	血压 （mmHg）	肌酐 （μmol/L）	eGFR [ml(min ·1.73m²)]	血钾 （μmol/L）
2018-10-6	160/70	199	11.72	4.76
2019-8-29	130/60	321	6.94	
2019-8-31	—	307	7.26	
2019-11-2	183/71	255	8.74	

3）分析。患者高血压原因不明，现在要详细分析病史经过，完成相关检查才能查清楚原因。但针对病史中，予以"非洛地平缓释片"治疗时血压 130⁺/80⁺mmHg，而予以"苯磺酸氨氯地平+替米沙坦"2 天内血压 112～121/60mmHg，因氨氯地平需 3 天才能发挥降压作用，考虑患者对替米沙坦敏感。对 ACEI/ARB 类药物敏感，需考虑肾血管性高血压可能性大。强调完善肾血管超声检查，明确是否合并肾动脉狭窄。

患者 3 年前在县级医院首次测得血压高时，肾功能已为 CKD 4 期。高血压患者合并靶器官损害、心血管疾病时，需要立即予以药物治疗，且强调联合使用、足量使用降压药物，加强对靶器官的保护。但该患者当时并未予药物治疗，也未监测血压。医务人员并未对患者行足够的健康宣教，告知患者自身病情及相关危险性。病程中，患者也多次就诊于当地县级医院，但并未规范诊疗。

回顾患者病史，患者 20 个月前发现"腹主动脉瘤"，动脉瘤患者强调使用 β 受体阻滞剂，避免腹主动脉瘤扩大。而所能查到的患者病历资料中，未提示 β 受体阻滞剂的使用。患者当时肾功能不全，已为 CKD 5 期，却在之后做了多次腹部增强 CT 检查和血管 CTA 检查，这些检查是否合适且必要，也需要我们反思。

4）修正诊断。①慢性肾功能不全 CKD 5 期；②高血压原因待查；③腹主动脉瘤人工支架植入术后；④慢性胃炎。

5）治疗指导。患者肾衰竭 CKD 5 期，要告知家属做好透析准备。在降压方案上，需要联合使用降压药物，并强调 β 受体阻滞剂的使用。

2. 把住乡镇与社区医疗机构转诊安全关

乡镇与社区医疗机构在诊疗过程中，要把住患者转诊安全关。由于乡镇与社区医疗机构设备设施条件和医生诊疗技术水平、经验等不一，高血压、心血管疾病等慢病患者的诊疗工作难以有效完成。要针对患者的具体情况，将患者转到上级医院相应的专业科室进行诊治。经过上级医院诊疗后，诊断明确，病情得到控制，给患者制定了长期随诊计划，或再转回到原乡镇与社区医疗机构继续诊治。

（1）上级医院诊断明确后转回至下级医疗机构。一些重症复杂的慢病患者要在上级医疗机构诊断明确，制定诊疗计划，病情稳定后方可转回下级医疗机构继续诊疗。

1）病历介绍。某乡镇中心卫生院一位 70 岁男性患者，因"腹痛 2 年"入院。患者 2 年前出现腹痛，为上腹部疼痛，至当地卫生院就诊，诊断为"胰腺炎、胆囊炎"，予以对症治疗 1 个月后好转。此后腹痛每年出现 2 次，于上级医院治疗，诊断为"胰腺炎、胆囊炎"，症状约 1 个月后好转。近日再次出现腹痛，1 天前症状再发，就诊于某上级医院，诊治经过不详，当天至本院。

2）教学查房。①高血压病程确定及高血压原因分析：核对病史后，患者高血压病程至少 15 年，患者无继发性高血压相关症状，考虑原发性高血压可能性大。②靶器官损害和心血管疾病：患者去年可下地干活，半年前开始走路半小时感双下肢乏力，上 1 层楼感气促，无胸痛，无夜间阵发性呼吸困难。患者此次入院查血肌酐为 101μmol/L，估算 eGFR 为 57ml/（min·1.73m^2），已达 CKD 3 期。故结合病史和辅助检查，考虑患者已存在：冠心病劳力型心绞痛，心功能Ⅲ级；慢性肾脏病 CKD 3 期。③腹痛情况：患者 2 年来反复腹痛，原因不明：如确诊为"胰腺炎、胆囊炎"，患者多次就诊，接诊医生未告知患者注意饮食，未查明"胰腺炎、胆囊炎"反复发作的原因；如非"胰腺炎、胆囊炎"，那患者反复腹痛的原因为何，也未查明。9 个月前开始患者不食肥肉，诉吃肥肉后血压升高。

根据双向转诊的要求，患者在上级医院诊断明确，病情稳定或处于恢复期时向下转诊。该患者冠心病未查清，未制定治疗方案，由上级医院直接转至乡镇卫生院，不符合转诊要求。

从腹痛来看，原因未明，症状未控制，也不应转到乡镇卫生院诊治。故建议患者立即转至上级医院进一步明确病情，制定治疗方案，待病情稳定后再转回乡镇卫生院接受长期管理。

（2）下级医院诊断不明者及时转诊上级医院。乡镇与社区医疗机构作为最基层的医疗机构，要落实首诊负责制和转诊审核责任制，逐步建立基层首诊、双向转诊、急慢分治、上下联动的机制，并与基本医疗卫生制度相衔接。所以要求基层医务人员在诊疗过程中，要将诊断不明、诊疗有困难的患者转诊到上级医院诊疗。

1）病历介绍。某乡镇中心卫生院一位 70 岁男性患者，也是因"腹痛"入院。管床医师汇报病史：2 年前患者测血压 170/100mmHg，开始服用降压药物，具体不详，未规律监测血压。现服用硝苯地平缓释片 20mg，每日 1 次。1 年多前发生"脑出血"，遗留右侧肢体无力，平素卧床。2 个多月前有"胃出血"病史，具体情况不详。2 周多前出现腹痛。入院测血压 206/116mmHg。

2）教学查房。经核对病史可知，患者高血压病程至少 10 年。针对患者腹痛原因分析，需考虑以下几个方面：腹部肿瘤；消化性溃疡；肠系膜动脉栓塞。患者目前所做检查无法明确病情，应立即转诊至县级或以上医院诊治。

患者此次入院血肌酐 219μmol/L，计算 eGFR 19.1ml/（min·1.73m²），已达 CKD 4 期。患者脑、肾已有严重并发症，虽无胸痛、胸闷症状，但脑、肾功能受损严重，胸片示心影增大，推测已存在心功能不全。患者病情严重，应立即转至县级医院或三甲医院诊治。

3. 三级医院承担复杂患者诊治

由于基础设备设施条件有限、医务人员诊疗水平不足，部分病情复杂且病情危重的患者，基层医疗机构不能对其进行规范、合理诊疗，需及时转诊至三级医院诊治。以下介绍余振球在某地市（州）级医院心内科对 3 位住院患者的查房。

（1）肿瘤患者，有胸闷胸痛

1）病历介绍。一位 87 岁女性患者，因"血压升高 2 个月，气促 2 周"入院。患者 2 个月前体检，测血压高，具体值不详，间断口服"罗布麻、硝苯地平片、丹参片"治疗，具体剂量等不详，未监测血压。2 周前无明显诱因出现劳力性气促，未诊疗。1 周前受凉感冒后出现阵发性咳嗽，咳少许白色黏液痰，感气促加重，活动时感胸闷、气促，伴双下肢水肿，经休息后有所缓解。门诊测血压 200/60mmHg。入院诊断为：原发性高血压 3 级，很高危组；气促原因：高血压性心脏病？心功能 I 级；心律失常：高度房室传导阻滞；急性支气管炎。入院后行心电图提示高度房室传导阻滞、ST-T 改变。

2）教学查房。按高血压规范诊疗流程核对病历后，推测患者高血压已有 30 年，相应地出现肾功能损害。

针对胸部症状原因分析：患者 2 周前走路时出现气促、胸闷，2 周前活动耐量尚可，排除心力衰竭。此外，虽心电图提示高度房室传导阻滞，病变在右冠状动脉的冠心病患者易出现此心律失常，但鉴于患者 2 周之前活动不受限制，暂排除冠心病。

患者 2 周前感冒后出现咳嗽、咳痰，查看患者胸片，发现右侧肺门处有一明显占位，当即考虑为肺部肿瘤。把照片发给贵医附院影像科专家阅读，同样考虑为肺部肿瘤。余振球立即让管床医生请呼吸专科会诊，解决胸部占位的诊疗问题。

（2）冠心病的首发临床症状

1）病历介绍。一位 72 岁男性患者，因"反复心悸 6 个多月，加重伴胸痛 1 周"入院。患者 6 个多月前无明显诱因出现心悸，就诊于某县级医院，当时测血压 165/? mmHg，心电图提示正常。出院后心情激动时感心悸症状加重，自行口服"氨氯地平、普萘洛尔"治疗，未规律监测血压，症状无好转。1 周前心悸再发，伴胸痛，呈隐痛，可忍受，持续约 1h 后缓解，口服"稳心颗粒、丹参滴丸"，症状稍缓解。既往史：2 年前体检测血压 160/95mmHg，未诊疗。口服"美托洛尔、氨氯地平"治疗，偶测血压 140～155/75～90mmHg。吸烟史 20 余年，10 支/天，已戒烟。患者大儿子血压高，具体不详。此次入院测血压：141/98mmHg，心率59 次/分。入院诊断：冠心病？不稳定心绞痛型，心功能Ⅰ级，原发性高血压 2 级，高危组。入院后处理：苯磺酸氨氯地平、美托洛尔片、卡托普利控制血压，血塞通改善循环，环磷腺苷葡胺营养心肌，硝酸甘油扩冠；阿司匹林肠溶片、氯吡格雷抗血小板聚集，阿托伐他汀钙调脂稳定斑块。

2）教学查房。按高血压规范诊疗核对病史后得知，患者患高血压至少 12 年，前期未规范诊疗，血压未控制，发生靶器官损害的可能性大。

针对胸部症状原因分析，患者 1 周前活动时出现胸痛，持续几分钟，休息后缓解，自行口服酒石酸美托洛尔片，30～60min 后胸痛不再发作，这符合心绞痛的特点。该患者使用 β 受体阻滞剂，降低心率和改善左心室舒张末期压力，心肌耗氧量减少，因此胸痛症状缓解，并且患者的胸痛时间为 1 周，故诊断为冠心病，初发型劳力性心绞痛。

冠心病药物治疗强调两个方面：一是改善心肌缺血，即抗心肌缺血药物的使用；二是改善预后，降低心肌梗死及死亡风险，即抗血小板药物、他汀类调脂药物、ACEI 或 ARB 的使用。这位患者目前药物治疗兼顾上述两个方面，可行冠状动脉造影检查决定下一步治疗方案。

（3）高血压急症的症状

1）病历介绍。一位 36 岁男性患者，因"突发胸闷 7 天"入院。患者 7 天前无明显诱因活动时胸闷，伴呼吸困难，休息 3～5min 缓解，于某县级医院就诊，测血压 200/100mmHg，未住院治疗。5 天后就诊于某三甲医院，测血压204/138mmHg，患者拒绝住院。之后为进一步诊疗来院就诊。患者有"痛风"病史 2 年多，吸烟 20 余年。患者父亲有"高血压、脑梗死"病史，姐姐、大伯有"高血压、脑出血"病史。入院时测血压 180/100mmHg。入院诊断：胸闷原因为高血压性心脏病？冠心病？慢性支气管炎？原发性高血压 3 级，很高危组；心律失常：窦性心动过速伴预激综合征；高尿酸血症。

2）教学查房。按高血压规范诊疗核对病史后可知，患者人生中首次测血压就高，为 200/100mmHg。此次入院查血肌酐为 124.8μmol/L，计算 eGFR 为 56ml/（min·1.73m^2），属 CKD 3 期，这样推算，患者血压升高的时间并不短。

针对胸部症状原因分析：患者以前提重物上 2 楼无胸部不适。1 周前抱孩子上 2 楼，便出现胸闷，之后再次重复上述活动，未再出现胸闷，从这一点可排除冠心病。追问病史，得知患者胸闷时测血压达 200/100mmHg，予硝苯地平和硝酸甘油控制血压至 140/90mmHg 后，再次重复 1 周前的活动，无胸闷，说明这是高血压急症引起的胸部症状，当血压未控制时活动中出现胸闷，血压控制后活动中未再发。

高血压急症应在短时间内控制病情，预防进行性或不可逆性靶器官损害，降低其死亡率。上述 3 位患者都是因为胸痛、胸闷和气促等原因住院，从教学查房中可知对于高血压患者出现胸部症状，主要从三个方面考虑：高血压本身引起，冠心病引起，心功能不全引起，但是也不能忽略肿瘤、肺部疾病等。

（二）省级三甲医院各科查房

与高血压相关的疾病种类很多，医学各学科应从协同和关联的角度发现与诊疗高血压患者已存在的各种疾病。本部分记录了贵州省三甲医院心内科、神经内科、儿科查房案例。

1. 高血压患者诊疗要全面

（1）病历介绍。某省级三甲医院心内科，一位 46 岁男性患者，因"发现血压升高 5 年，头晕 1 天"入院。

患者 5 年前体检测血压 140$^+$/95mmHg，未治疗，未监测血压。1 个多月前患者无明显诱因出现颜面部潮红、发热，自测血压 170$^+$/90$^+$mmHg。就诊于某医院，予以"培哚普利、特拉唑嗪、硝苯地平控释片"治疗，血压控制在 120$^+$/80$^+$mmHg。1 天前患者再次出现上述症状，伴头晕、心悸就诊，测血压 191/119mmHg，查头颅 CT 未见明显异常，予以硝酸甘油静脉滴注、硝苯地平缓释片口服等治疗后，患者上述症状缓解。患者有"糖尿病"病史。其母亲、大姐有"高血压"病史。入院查体：心率 99 次/分，血压 154/106mmHg。辅助检查：血常规、尿常规未见明显异常。生化：尿酸 455μmol/L，血肌酐 70μmol/L，eGFR 94.29ml/（min·1.73m^2），血钾 3.77mmol/L，甘油三酯 2.71mmol/L，总胆固醇 5.38mmol/L。肝功能未见明显异常。超敏肌钙蛋白未见明显异常。肾素（卧位）28.41pg/ml。皮质醇699.87nmol/L。心电图：窦性心动过速，电轴不偏。超声心动图：二尖瓣轻度反流，左心室收缩功能测值正常。肾血管超声未见明显异常。头颅 CT 未见异常。肾上腺 CT：双肾多发小囊肿，右侧肾上腺外侧支结节，腺瘤可能。入院诊断：高血压原因（原发性？继发性？），2 型糖尿病；混合型高脂血症；高尿酸血症。

（2）教学查房

1）高血压病程确定。按高血压患者诊疗流程进行病史询问和病情分析，患者发现高血压 5 年，之前从未测血压。

2）高血压鉴别诊断。患者发现血压高之前无发热、咽痛，考虑肾炎、大动脉炎等炎性疾病所致高血压可能性不大。平素也无头痛、头昏、心悸、乏力等内分泌性高血压表现。患者有吸烟、饮酒史，有高血压家族史，这是原发性高血压的危险因素。从临床表现上看，考虑原发性高血压可能性大。可以从不同降压药物的降压效果，发现相关继发性高血压原发疾病的线索，但由于患者同时服用三种药物，无法判断每一种降压药物的作用。

辅助检查肾上腺 CT 提示肾上腺结节，需评估有无功能。特别是要排除以下疾病。①原发性醛固酮增多症（简称原醛症）：这类疾病患者醛固酮分泌增加，抑制肾素分泌，肾素水平降低。该患者基础肾素水平不低，暂不考虑。②嗜铬细胞瘤、库欣综合征：目前该患者临床特点不符合，可以完善儿茶酚胺、皮质醇等相关检查进一步明确诊断。余振球指出肾上腺结节或腺瘤必须在明确有功能后才能考虑手术治疗。

最后，结合患者有吸烟、饮酒史，有高血压家族史，考虑原发性高血压可能性大。

3）靶器官损害及心血管疾病。患者目前无心脑肾功能受损的临床表现，但患者有吸烟、饮酒史，有高血压家族史，合并糖尿病，心血管疾病危险分层为很高危人群。

2. 高血压防治强调整体观念

（1）病历介绍。某省级三甲医院神经内科，一位 53 岁女性患者，因"口齿不清、右侧肢体无力 3 年多，全身水肿 1 个月"入院。

3 年多前患者无明显诱因出现口齿不清伴右侧肢体无力，伴口角歪斜、头晕，呈持续性，与体位及活动无明显关系，就诊于某县人民医院，诊断为"脑梗死"。予以相关对症治疗后好转出院。出院后反复头晕、头痛，伴吞咽困难、饮水呛咳、口齿不清、右侧肢体无力，多次行中医理疗无明显好转。1 个月前肢体无力、吞咽困难加重，伴全身水肿，伴心慌、胸闷、劳累、气促，夜间偶有憋醒。再次就诊该县人民医院，诊断为"脑梗死后遗症，全心衰"。予以相关治疗后水肿减轻，余症状无明显好转。患者既往患高血压 10 余年，最高血压达 220/? mmHg，现以"盐酸贝那普利、琥珀酸美托洛尔缓释片"降压，未规律监测血压，血压控制不详。入院查体：脉搏 75 次/分，血压 138/85mmHg，口角向右歪斜，伸舌稍右偏。双下肢轻度水肿。右上肢肌力 4 级，左上肢肌力 5 级，双下肢肌力 5-级，四肢肌张力正常。右侧肢体腱反射活跃，右侧肢体痛觉减弱。病理反射未引出。辅助检查：血钾 3.7mmol/L，血肌酐 64μmol/L，eGFR 106ml/（min·1.73m^2）。心电图窦性心律 HR 76 次/分，ST V$_4$～V$_6$ 水平型下移≥0.05mV。超声心动图提示：二尖瓣、主动脉瓣和三尖瓣均轻度反流，左心室舒张功能减低。入院诊断：脑梗死后遗症；慢性心力衰竭，全心衰，心功能Ⅲ级；原发性高血压 3 级（很高危组）。入院后处理：脑血管病二级预防；降压：贝那普利 10mg 每日 1 次，琥珀酸美托洛尔 23.75mg 每日 1 次；利尿：呋塞米、螺内酯。

（2）教学查房

1）高血压病程确定及高血压原因。按高血压规范诊疗核对病史后可知，患者高血压病程大于 10 年，从临床表现来看，无继发性高血压症状，考虑原发性高血压可能性大。

2）靶器官损害

A. 心脏：患者 3 年多前出现平路快走、上坡时胸闷、气促，4 年前的活动耐力描述不清。1 个多月前出现症状加重，伴夜间憋醒。高血压患者出现胸闷、气促，需从以下几个方面考虑。

高血压导致：血压升高，可导致胸闷、气促；血压控制，症状可消失。患者入院测血压 138/85mmHg，但胸闷、气促症状未好转，故排除血压高引起。

心力衰竭：心力衰竭是由于心脏结构和（或）功能损害出现射血和（或）泵血功能障碍，出现缺血和（或）淤血的一系列临床表现。患者心脏超声示各房室腔不大，左心室射血分数不低，不支持慢性心力衰竭。如血压显著升高可引起急性心力衰竭，心脏结构可无明显改变，但心脏后负荷异常增高，也多以肺水肿和心排血量减低为主要表现。

冠心病：患者有长期高血压病史，未规律服药治疗，脑血管已严重病变，冠状动脉发生粥样硬化也在情理之中。患者胸闷、气促需考虑心绞痛的可能，可予以冠心病二级预防。

B. 脑：既往已有"脑梗死"病史，病情变化，神经内科考虑再发脑梗死。

C. 肾脏：患者 eGFR 在正常范围内，检查结果不支持肾功能损害，但需考虑原醛症的可能，因原醛症患者肾小球处于高滤过状态，eGFR 水平可正常，所以患者 eGFR 在正常范围，但需完善肾素、醛固酮检查。

3）水肿原因分析。患者予以利尿治疗后水肿有所消退，追问病史，患者 1 年半以前开始出现水肿，严重时全身皮肤紧绷发亮。患者水肿原因要考虑以下几个方面：心源性水肿、肾源性水肿和内分泌疾病所致及营养不良性水肿。

患者出现水肿的原因尚不明确，建议请消化内科会诊，协助明确原因。目前利尿治疗效果可，继续使用，一边治疗一边明确原因。

3. 规范儿童高血压的诊疗

（1）病历介绍。某省级三甲医院儿科，一位 13 岁患儿，因"反复头痛、头晕半年"入院。

半年前患儿无明显诱因出现头痛、头晕，伴恶心、呕吐，无视物模糊、心悸、耳鸣等不适，可自行缓解。就诊于当地医院，诊断为"颌窦炎"，查体发现血压高，具体不详。口服不详药物至今。治疗后上述症状稍好转，血压无明显变化。至 4 天前患儿再次出现头痛、头晕，症状较前加重，性质同前，就诊于某省级三甲医院儿科，测血压为 200/130mmHg（左上肢）、200/140mmHg（右上肢）。入院测血压 172/124mmHg（左上肢）、180/128mmHg（右上肢）。入院诊断：高血压原因；鼻窦炎？入院后治疗：予以马来酸依那普利 10mg 每天 1 次，硝苯地平片 10mg 每天 3 次，由于血压未控制，停硝苯地平，改用苯磺酸氨氯地平 5mg 每天 1 次。

（2）教学查房。按高血压规范诊疗核对病史得知：患儿头痛症状有 3 年，且头痛发作规律与血压升高规律相符，推测高血压病史 3 年。患儿 3 岁时有发热史。

针对患儿头痛性质分析：患儿疼痛发作特点与上颌窦炎引起头痛特点不相符，故可除外上颌窦炎所致。患儿头痛规律与血压升高规律相符，且在发作时测血压高，由此可推测头痛、头昏症状为高血压所致。

针对高血压原因分析：患儿仅 13 岁，虽无继发性高血压相关症状，但要高度警惕继发性高血压。应按高血压的规范诊疗流程执行，要完善高血压 13 项检查，且患儿入院时血钾为正常低值，不能除外原醛症，更应完善肾素、醛固酮检查。根据患儿入院后服用降压药物后血压的变化，可知患儿对 ACEI 药物很敏感，不能除外肾动脉狭窄引起的高血压。虽此次肾血管 B 超未见动脉狭窄，但仍需动态关注，除外肾动脉狭窄。

患者目前虽无心脏损害相关症状，仍需完善胸片以备今后比较心脏大小有无变化。

（3）再次教学查房。按首次查房意见调整治疗方案及完善高血压 13 项检查，10 天后再次对该患儿进行查房。

1）辅助检查。患儿有关生化检验结果见表 2-8-2。

表 2-8-2　患儿生化检验结果

	2019-4-9	2019-4-16	2019-4-22
K（mmol/L）	3.76	4.14	4.22
Na（mmol/L）	141.67	138.42	139.9
Cr（mmol/L）	60.34	59	62
BUN（mmol/L）	2.75	4.7	4.3
ALT（U/L）	18.4	26.5	26.7
AST（U/L）	19.7	23.6	19.2
FT$_3$（pmol/L）	6.41	5.44	
FT$_4$（pmol/L）	17.07	18.73	
TSH（pg/ml）	5.9	5.34	
WBC（g/L）	6.54	12.75	7.77
甘油三酯（mmol/L）	3.13	2.38	
总胆固醇（mmol/L）	3.94	4.73	
HDL-C（mmol/L）	0.75	0.81	

注：K，钾；Na，钠；Cr，肌酐；BUN，尿素氮；ALT，丙氨酸氨基转移酶；AST，天门冬氨酸氨基转移酶；FT$_3$，游离三碘甲状腺原氨酸；FT$_4$，游离四碘甲状腺原氨酸；TSH，促甲状腺激素；WBC，白细胞；HDL-C，高密度脂蛋白胆固醇。

胸片未见异常。复查肾动脉 B 超：双肾动脉未见明显异常。

四肢血压：左上肢 141/112mmHg，右上肢 139/114mmHg，左下肢 139/114mmHg，右下肢 139/114 mmHg。

肾素、醛固酮检查（卧位）：肾素活性 21.88ng/（ml·h），醛固酮 319.8pg/ml，醛固酮/肾素 1.45。

24h 动态血压：服用依那普利片 5mg 1 次/天，硝苯地平片 10mg 3 次/天期间：24h 平均血压为 142/96mmHg。服用依那普利片 5mg 1 次/天，苯磺酸氨氯地平 5mg 1 次/天+限盐期间：24h 平均血压为 136/94mmHg。

2）分析。结合患儿病史和完善检查结果分析：根据患儿四肢血压结果，可除外主动脉缩窄、大动脉炎。肾素、醛固酮检查提示肾素高，可排除原醛症。结合患儿幼年有发热病史，且治疗上对 ACEI 敏感，目前还不能除外肾性高血压，但患儿肾血管 B 超检查结果不支持。

目前该患儿无明确继发性高血压依据，24h 动态血压复查结果体现出限盐后血压较前明显下降，故目前诊断考虑原发性高血压 3 级（高危组）。

（陈 云）

三、教学查房总结

通过学习和参加教学查房，使学员们原先错误的观念得到纠正，理论知识得到积累，临床基础得到夯实，业务水平得到提高。

（一）纠正观念，积累知识

要提升高血压规范诊疗水平，不断学习增加知识量，最关键的还是要纠正观念，提升自主学习能力。

（1）计算肾小球滤过率（eGFR）的重要性。既往我们诊疗患者，完善肾功能检查也仅仅看肌酐值是否正常，而不去计算肾小球滤过率，经过学习才明白，看似肌酐值正常的患者，eGFR 有可能并不正常，而许多药物都经肾脏排泄，在选用药物时 eGFR 有严格的界限，如 eGFR<45ml/（min·1.73m^2）时，糖尿病患者禁用二甲双胍；eGFR<60ml/（min·1.73m^2）时（CKD 3 期），慎用螺内酯；eGFR<30ml/（min·1.73m^2）时（CKD 4 期或以上），禁用螺内酯。

（2）痛风患者可以使用利尿剂。部分高血压合并痛风的患者，予以钙拮抗剂、β 受体阻滞剂、ACEI/ARB 等多种药物联用后血压控制仍不理想。有的医生认为高尿酸血症是使用利尿剂的禁忌，但忽略了常用利尿剂分为噻嗪类、袢利尿剂和保钾利尿剂三类。虽然噻嗪类是高尿酸血症患者的禁忌，但对于合并痛风的高血压患者我们可小剂量加用祥利尿剂，并定期复查肾功能，必要时可同时加用促进尿酸排泄的药物以抵消利尿剂可能产生的不良反应。

（3）心力衰竭终末期血压低可以使用降血压药。以前临床遇到心力衰竭终末期患者时，我们在治疗上会感到很矛盾，不敢使用降压药或扩血管药。但学习后理解了降压药降压幅度与降压前血压水平相关，如使用降压药前血压水平不高，那降压药则不会降低血压。所以即使血压低，也可以使用小剂量扩血管药物维持治疗心力衰竭，直至心力衰竭纠正，心脏恢复动力后血压恢复到原来水平。但需要注意的是，纠正心力衰竭达到效果后，不能突然减量或停药，还要进行巩固。

（二）夯实基础，提高水平

（1）明白机制，理解用药。高血压的发病机制是肾脏入球小动脉球旁细胞分泌肾素，肾素激活肝脏产生的血管紧张素原（AGT），产生血管紧张素Ⅰ（AngⅠ），AngⅠ经肺在血管紧张素转化酶（ACE）作用下生成血管紧张素Ⅱ（AngⅡ），而AngⅡ有三大作用：①收缩血管；②刺激肾上腺皮质球状带分泌醛固酮；③维持交感神经活性，从而使血压升高。临床上ACEI类降压药物我们用得很多，却不知道其降压的机制。

（2）深层次了解特殊人群的降压药物选择。既往临床上遇到肾衰竭的血液透析患者，血压波动比较大，我们在使用降压药的时候只是盲目选用，不知道这类患者选用药物的针对性。在纳雍县寨乐镇卫生院查完4位住院患者后，1位透析结束的患者透析前后血压波动较大，详细询问得知，患者目前口服硝苯地平控释片、厄贝沙坦降血压。一般若透析当日早上口服降压药，透析中血压可降至 $90^+/60$ mmHg，透析结束后傍晚复测血压可达 $140\sim150/70\sim80$ mmHg；若透析当日早晨停服降压药，当时测血压 $160^+/90^+$ mmHg，透析中血压可降至 $130\sim140/70^+$ mmHg。因害怕透析后出现低血压现象，患者在透析当日早晨停服降压药。

专家进行分析：老年患者血压大幅波动很容易诱发心血管疾病，想要控制好透析患者的血压，要认识到血液透析后血压主要会受三方面因素的影响：①降压药物在血液透析时被清出体外，血压升高；②血液透析后血容量降低，血压下降；③患者残存的肾单位在血容量下降后，引起肾素活性增高，激活肾素-血管紧张素-醛固酮系统，血压升高。透析患者降压药物选择上应选用与蛋白结合率高、表观分布容积大的药物，因为药物能否被血液透析清除主要取决于这两个因素。

钙拮抗剂（CCB）类：蛋白结合率均很高（氨氯地平95%，硝苯地平97%，非洛地平 99%），不能被血液透析清除，无需透析后追加给药，其中苯磺酸氨氯地平片是长效降压药物，分子结构大并带有正电荷基团，与带有负电荷的细胞膜结合更为紧密，不易于在血液透析中被清除出去，透析患者使用效果能保持相对稳定。

血管紧张素 II 受体阻滞剂：蛋白结合率均很高（厄贝沙坦 90%，缬沙坦 94%～97%，氯沙坦、替米沙坦、奥美沙坦及坎地沙坦高达 99%），不能被透析清除，无需透析后追加给药。而坎地沙坦酯片有 4 个结合位点，与细胞膜结合更为紧密，更不易被透析清除出去。所以，患者降压方案可换成苯磺酸氨氯地平片和坎地沙坦酯片联合降压。

（田茂婷）

第三篇

高血压防治网络和体系

第九章　省级高血压诊疗中心

省级高血压诊疗中心是带领全省（自治区、直辖市）高血压诊疗工作不断攀登高峰的领军团队，在推进全省高血压诊疗工作中，要努力抓好高血压学学科建设；倡议与协助卫健部门抓好高血压防治网络和体系建设，为国家建立、健全医疗卫生服务体系发挥积极作用；承担起各级医疗机构高血压防治人才培养的责任，研究制定高血压防治方案，推进全省高血压分级诊疗进程；提升重症复杂患者诊疗能力，对各级医疗机构转诊来的各类高血压、心血管疾病等慢病患者予以高水平的诊疗，使全省高血压防治工作不断向前。

我国高血压防治领域，贵州是第一个实现理想的分级诊疗模式的省级单位。贵州的经验都是在贵州省高血压诊疗中心（简称省中心）的带领下一步步取得的。实践证明，以大高血压学学科建设为抓手的全面高血压防治网络的形成，能最大限度地实现高血压分级诊疗，在有效控制患者的血压，保护患者心脑肾等靶器官方面，为百姓健康提供有力保障。贵州高血压领域工作的开展和取得的经验，能为国内高血压分级诊疗的实施提供可以借鉴的范本。本章主要对贵州搭建四级高血压防治网络和体系、培养各类型高血压防治人才、省中心自身建设、医疗帮扶等各方面的做法和经验进行了较为全面的总结。

一、搭建省市县乡四级高血压防治网络

2016 年 8 月 25 日，笔者向贵州省委、省政府主要领导提出在贵州省建立省级高血压专业诊疗机构的建议得到了赞同。大家一致认为医疗帮扶要以更快的速度在贵州省推进高血压防治工作，在更短时间内让贵州省百姓的高血压等慢病得到及时、合理的防治，心脑肾得到理想的保护。

2017 年 7 月 8 日省中心一成立，就立即通过各种途径动员广大医务人员，一方面狠抓各级医疗机构高血压防治人才的培养；一方面落实各级高血压专业诊疗机构的建设，逐渐成为各地技术和人才的支撑，并以此提高县级医院及乡镇与社区医疗机构的高血压、心血管疾病等慢病诊疗水平。

（一）高血压防治网络建设

建设高血压防治网络，实现省、市、县、乡四级联防联控，为百姓就近就地就医搭建平台，提高高血压、心血管疾病等慢病防治水平，可使贵州省高血压等慢病患者得到较好的基层首诊、安全的双向转诊，将贵州省高血压防治工作真正做到实处。

1. 地市（州）高血压诊疗中心全覆盖

各地市（州）高血压诊疗中心建设是促进贵州省高血压防治网络全面建成，大力推进贵州省高血压、心血管疾病等慢病防治的重要措施；既满足了贵州百姓"在家门口就能看好病"的需求，又能缓解其"看病难""看病贵"的问题，而且对贵州省高血压、心血管疾病等慢病防治有重要意义。各地市（州）高血压诊疗中心应发挥其对所属县级高血压人才培养、业务指导、诊疗质量管理与检查等工作的作用，为贵州培养较高水平的高血压、心血管疾病等慢病防治队伍创造条件，并协助省中心建立县级高血压诊疗中心。

2017 年 11 月 3 日，贵阳市高血压诊疗中心率先成立，挂靠在贵阳市第四人民医院，同时该院成立高血压科协助贵阳市高血压诊疗中心工作。随后，省中心又倡议、帮助指导其他各地市（州）建立高血压诊疗中心、高血压科。截至 2018 年 8 月 22 日，贵州省实现了 9 个地市（州）高血压诊疗中心、高血压科全覆盖（表 3-9-1）。同时，省中心给每个地市（州）安排了至少 1 名医生作为网格员，负责联络、沟通事宜。

表 3-9-1　贵州省各地市（州）高血压诊疗中心、高血压科

建立日期	高血压诊疗中心、高血压科	挂靠医院
2017-11-3	贵阳市高血压诊疗中心 贵阳市第四人民医院高血压科	贵阳市第四人民医院
2017-12-9	六盘水市高血压诊疗中心 六盘水市人民医院高血压科	六盘水市人民医院
2017-12-11	黔南州人民医院高血压科	
2019-8-30	黔南州高血压诊疗中心	黔南州人民医院
2018-1-2	遵义市高血压诊疗中心 遵义市第一人民医院高血压科	遵义市第一人民医院
2018-3-1	黔西南州高血压诊疗中心	黔西南州人民医院
2018-6-5	毕节市高血压诊疗中心	毕节市第一人民医院
2018-6-14	安顺市高血压诊疗中心	安顺市人民医院
2018-8-8	黔东南州高血压诊疗中心	黔东南州人民医院
2018-8-22	铜仁市高血压诊疗中心	铜仁市人民医院
2018-12-29	黔东南州中医院高血压科	黔东南州中医院

2. 县级高血压诊疗中心全覆盖

县级医疗机构是高血压防治的主力，是高血压分级诊疗的主战场。2017 年 9 月 11 日，仁怀市高血压诊疗中心在仁怀市人民医院挂牌。2017 年 11 月 3 日，六枝特区高血压诊疗中心在六盘水市第二人民医院挂牌，该院同时成立了高血压科协助六枝特区高血压诊疗中心工作。

两县的高血压诊疗中心为贵州省最早的县级高血压诊疗中心，在基层高血压防治工作中发挥了重要的作用，并开展了如下工作：制定详细的工作流程与相关规章制度；建立高血压病房，专门用于高血压患者的住院诊治；紧抓人才培养，提高诊疗水平；多次邀请笔者进行教学查房，指导工作。

笔者及时倡议、动员、帮助指导其他各县建立高血压诊疗中心，推进县级高血压防治工作的开展。表 3-9-2 为贵州省最早成立的 10 家县级高血压诊疗中心。

表 3-9-2　贵州省最早成立的 10 家县级高血压诊疗中心

建立日期	高血压诊疗中心（高血压科）	挂靠医院
2017-9-11	仁怀市高血压诊疗中心	仁怀市人民医院
2017-11-3	六枝特区高血压诊疗中心	六盘水市第二人民医院
	六盘水市第二人民医院高血压科	
2018-4-17	盘州市高血压诊疗中心	盘州市人民医院
2018-5-4	七星关区高血压诊疗中心	七星关区人民医院
	七星关区人民医院高血压科	
2018-7-13	兴义市高血压诊疗中心	兴义市人民医院
2018-9-21	普定县高血压诊疗中心	普定县中医院
2018-10-22	三穗县高血压诊疗中心	三穗县中医院
2019-2-22	安龙县高血压诊疗中心	安龙县人民医院
2019-3-2	贞丰县高血压诊疗中心	贞丰县人民医院
2019-3-8	金沙县高血压诊疗中心	金沙县人民医院

2019 年 4 月，在贵州省医疗管理工作电视电话会议上，省卫健委副主任安仕海提出"要在全省启动高血压诊疗中心建设工作，今年（2019 年）要在 66 个贫困县全部建设完成"。

依据创建各地市（州）和县级高血压诊疗中心（高血压科）的经验，以贵州省当时实际情况和这几年培养的人才作为储备基础，笔者提出了各县级高血压诊疗中心建设实施措施，即申请和审批可先行，确定挂靠医院和骨干后，再根据自身条件完善基础设备设施建设。在贵州省高血压诊疗中心团队、贵州省各地市（州）高血压诊疗中心主任和各地市（州）卫健局领导、部分县级医院领导、专家的积极联系和沟通下，2019 年 9 月 25 日贵州省 88 个县级高血压诊疗中心申请与审批工作结束，贵州省县级高血压诊疗中心实现全覆盖（表3-9-3）。

表 3-9-3 贵州省各地市（州）县级高血压诊疗中心全覆盖日期

全覆盖日期	县级高血压诊疗中心
2019-8-6	安顺市县级高血压诊疗中心全覆盖
2019-8-16	六盘水市县级高血压诊疗中心全覆盖
2019-9-4	黔南州县级高血压诊疗中心全覆盖
2019-9-11	毕节市县级高血压诊疗中心全覆盖
2019-9-16	黔西南州县级高血压诊疗中心全覆盖
2019-9-16	遵义市县级高血压诊疗中心全覆盖
2019-9-16	铜仁市县级高血压诊疗中心全覆盖
2019-9-18	黔东南州县级高血压诊疗中心全覆盖
2019-9-25	贵阳市县级高血压诊疗中心全覆盖

3. 乡镇（社区）高血压防治中心全覆盖

毕节市七星关区各乡镇与社区医疗机构选送了骨干医生至省中心参加短期进修学习班（简称进修班），为期3个月。大方县各乡镇与社区医疗机构均选送至少 1 名骨干医生到省中心参加乡镇与社区高血压防治骨干短期培训班（简称"游学班"），学习1周。黔东南州各县级高血压诊疗中心一成立，就立即开展各自辖区内乡镇与社区高血压防治骨干培养工作，骨干医生到县级高血压诊疗中心培训学习2～3个月，其间还要到省中心参加"游学班"，学习1周。

2019 年 11 月 18 日，六枝特区率先实现乡镇（社区）高血压防治中心全覆盖，并进行了乡镇与社区高血压防治骨干培养工作等。各地市（州）较早实现乡镇（社区）高血压防治中心全覆盖的 10 个县见表 3-9-4。

表 3-9-4 各地市（州）较早实现乡镇（社区）高血压防治中心全覆盖的 10 个县

全覆盖日期	县级
2019-11-18	六枝特区乡镇（社区）高血压防治中心全覆盖
2019-12-13	大方县乡镇（社区）高血压防治中心全覆盖
2019-12-27	七星关区乡镇（社区）高血压防治中心全覆盖
2019-12-29	黔西县乡镇（社区）高血压防治中心全覆盖
2019-12-29	福泉市乡镇（社区）高血压防治中心全覆盖
2019-12-30	南明区乡镇（社区）高血压防治中心全覆盖
2019-12-31	威宁县乡镇（社区）高血压防治中心全覆盖
2020-1-10	道真县乡镇（社区）高血压防治中心全覆盖
2020-1-11	湄潭县乡镇（社区）高血压防治中心全覆盖
2020-4-27	荔波县乡镇（社区）高血压防治中心全覆盖

截至 2020 年 5 月 20 日，贵州省乡镇（社区）高血压防治中心全覆盖（表 3-9-5），建成省、市、县、乡四级高血压防治网络和体系，积极培养高血压防治骨干，发挥看病职能，使百姓可就地就近就医。

表 3-9-5　贵州省各地市（州）乡镇（社区）高血压防治中心全覆盖日期

全覆盖日期	地市（州）级
2019-12-14	六盘水市乡镇（社区）高血压防治中心全覆盖
2019-12-15	安顺市乡镇（社区）高血压防治中心全覆盖
2020-1-13	贵阳市乡镇（社区）高血压防治中心全覆盖
2020-3-26	黔西南州乡镇（社区）高血压防治中心全覆盖
2020-4-22	铜仁市乡镇（社区）高血压防治中心全覆盖
2020-4-29	黔南州乡镇（社区）高血压防治中心全覆盖
2020-5-8	毕节市乡镇（社区）高血压防治中心全覆盖
2020-5-13	遵义市乡镇（社区）高血压防治中心全覆盖
2020-5-20	黔东南州乡镇（社区）高血压防治中心全覆盖

4. 贵州省高血压专科联盟全覆盖

省中心一成立，笔者倡议，其在培养贵州省高血压防治人才的基础上，依托各地市（州）、县级高血压诊疗中心和高血压专科，建立贵州省高血压专科联盟。通过高血压专科联盟建立绿色、互通互联、互帮互助、互惠互利的高血压诊疗平台，进一步提高贵州省高血压诊疗技术水平，切实解决贵州省百姓高血压诊疗中遇到的问题，从根本上促进贵州百姓的健康。

2018 年 3 月 30 日，贵州省 9 个地市（州）、88 个县级医院加入高血压专科联盟。贵州省高血压专科联盟成立后，及时对各医院的内科主任、骨干医生进行了短期培训，召开了高血压专科联盟代表座谈会。截至 2018 年 9 月 28 日，高血压专科联盟代表座谈会共举办了 32 次（表 3-9-6）。来自全省各联盟单位及部分乡村与社区医疗机构的医务人员参加了座谈会，就高血压诊疗工作中遇到的困难、积累的经验以及下一步工作实施计划进行了讨论。

表 3-9-6　2018 年高血压专科联盟部分代表座谈会情况

举办日期	地点	参加单位	人数
2018-4-20	贵州医科大学	全省 7 个地市（州）的部分专科联盟签约单位	18 人
2018-5-6	毕节市七星关区人民医院	毕节市高血压专科联盟签约单位	17 人
2018-5-25	沿河土家族自治县人民医院	铜仁市、县（区）医院和乡镇卫生院	31 人
2018-6-8	贵州医科大学	贵阳地区高血压专科联盟签约单位	19 人
2018-6-23	安顺市人民医院	安顺地区市、县（区）级医院	23 人

续表

举办日期	地点	参加单位	人数
2018-7-8	六盘水市第二人民医院	六盘水市各直属医疗机构代表	60 余人
2018-7-16	黔东南州人民医院	黔东南州高血压专科联盟签约单位	20 人
2018-7-7	贵医附院高血压科	首批短期主任学习班的学员们（贵阳、安顺为主）	17 人
2018-7-27	贵医附院高血压科	第二批短期主任学习班的学员们（黔西南州）	11 人
2018-8-9	贵医附院高血压科	第三批短期主任学习班的学员们（黔东南州为主）	29 人
2018-8-30	贵医附院高血压科	第四批短期主任学习班的学员们（遵义为主）	18 人
2018-9-6	贵医附院高血压科	第五批短期主任学习班的学员们（六盘水）	40 人
2018-9-20	贵医附院高血压科	第六批短期主任学习班的学员们（黔南州为主）	27 人
2018-11-1	贵医附院高血压科	第七批短期主任学习班的学员们（铜仁为主）	37 人
2018-11-17	贵医附院高血压科	第八批短期主任学习班的学员们（毕节为主）	22 人
2018-8-26	兴义市人民医院	兴义市人民医院和全市乡村与社区医疗机构	20 余人
2018-8-23	黔东南州 16 个县（市）人民医院	黔东南州各县（市）级医院和各县（市）的乡村与社区医疗机构	400 余人

省中心积极开展贵州省高血压专科联盟工作，培养各联盟机构选送到省中心进修学习的骨干医生；运用远程医疗平台进行远程培养、会诊、授课等。省中心为各联盟医院的疑难、急危重症、复杂高血压患者的转诊畅通了渠道，2018 年 4 月至 2020 年 10 月，已转诊患者 226 人。

（二）重视各医疗机构人才培养

省中心成立后，加紧开展贵州省各级医疗机构各类医务人员的培养，"能看病""看好病"是基本医疗卫生服务体系建立健全的标志，是百姓健康的保障。笔者建议省中心采取多种方式、开拓多种途径为各类医疗机构培养各种层次的医疗人才，着力解决百姓就近就地就医的需求。

1. 多途径培养人才

2017 年 7 月 17 日，贵州省基层医疗机构高血压诊疗远程培训班在贵州医科大学附属医院（简称贵医附院）远程医疗中心举办，从此，贵州高血压、心血管疾病等慢病防治人才培养开展起来。人才培养一定要将理论和实践结合起来，笔者因地制宜地开拓了多种形式的培训方式，包括理论授课+教学查房的现场培训、远程理论培训、现场查房+远程培训等。

2017~2020 年，省级高血压培训班共举办了 15 次（表 3-9-7），覆盖贵州省二级、三级医院和各乡镇与社区医疗机构，培训内容涉及高血压、心血管疾病等慢病诊疗知识。特别是在 2020 年疫情防控常态化情况下，省中心通过远程医疗平台对各级医疗机构的医务人员进行高血压诊疗培训。

表 3-9-7　省级高血压诊疗培训班

开班日期	培训班	覆盖
2017-7-17	贵州省基层医疗机构高血压诊疗远程培训班	贵州省基层医疗机构
2017-7-28	贵州省基层医疗机构高血压诊疗远程培训班	贵州省基层医疗机构
2017-8-7	贵州省基层医疗机构高血压诊疗远程培训班	贵州省基层医疗机构
2017-8-18	贵州省基层医疗机构高血压诊疗远程培训班	贵州省基层医疗机构
2017-9-1	贵州省基层医疗机构高血压诊疗远程培训班	贵州省基层医疗机构
2017-8-19	2017 年贵州省高血压分级诊疗学习班	由贵医附院远程中心向贵州省各地市（州）、各县的 1000 余名医务人员远程直播，二级、三级医院 400 余人参加现场培训
2018-3-30	2018 年贵州省高血压分级诊疗学习班	贵州省 168 家二级、三级医院 320 余人
2019-1-27	2019 年贵州省高血压分级诊疗培训班	贵州省二级、三级医院 516 余人
2019-8-12	2019 年贵州省高血压防治工作培训班	贵州省二级、三级医院 340 余人
2020-3-17	2020 年首次贵州省乡镇与社区高血压诊疗远程培训班	贵州省乡镇与社区医疗机构
2020-4-1	2020 年第二次贵州省乡镇与社区高血压诊疗远程培训班	贵州省乡镇与社区医疗机构
2020-5-20	2020 年第三次贵州省乡镇与社区高血压诊疗远程培训班	贵州省乡镇与社区医疗机构
2020-6-30	2020 年贵州省高血压分级诊疗远程培训班	贵州省各级医疗机构
2020-10-18	2020 年第五次贵州省乡镇与社区高血压诊疗远程培训班	贵州省乡镇与社区医疗机构
2020-12-9	2020 年贵州省高血压专科联盟远程培训班	贵州省各级医疗机构

疫情防控常态化下，乡镇百姓到二级、三级医疗机构就医存在诸多困难与风险，省中心加强对乡镇与社区医疗机构医务人员的培养，并多次采用现场+远程的培养模式。以市为单位开展培训 6 次，县级 9 次，乡镇 1 次，详见表 3-9-8。

表 3-9-8　地市（州）、县级远程高血压诊疗培训班

	开班日期	培训班	地点
地市（州）级	2020-4-22	铜仁市高血压诊疗培训班	沿河县卫健局远程中心
	2020-4-29	黔南州高血压诊疗培训班	黔南州卫健局远程中心
	2020-8-6	六盘水市高血压规范诊疗培训班	六盘水市人民医院远程中心
	2020-9-22	黔东南州乡镇与社区医疗机构远程培训	黎平县人民医院远程中心
	2020-10-22	毕节市高血压诊疗培训	七星关区人民医院会议室
	2020-9-22	黔东南州乡镇（社区）医疗机构医务人员远程培训	贵医附院远程医疗中心

续表

	开班日期	培训班	地点
县级	2020-6-21	岑巩县高血压诊疗培训	岑巩县大有镇卫生院远程中心
	2020-6-22	施秉县高血压诊疗培训	施秉县城关镇中心卫生院远程中心
	2020-6-22	黄平县高血压诊疗培训	黄平县旧州镇中心卫生院远程中心
	2020-6-23	丹寨县高血压诊疗培训	丹寨县人民医院远程中心
	2020-6-23	台江县高血压诊疗培训	台江县卫健局远程中心
	2020-6-24	雷山县高血压诊疗培训	雷山县人民医院远程中心
	2020-7-28	榕江县高血压诊疗培训	榕江县栽麻镇卫生院远程中心
	2020-7-29	从江县高血压诊疗培训	从江县停洞镇卫生院远程中心
	2020-8-4	桐梓县高血压诊疗培训	桐梓县人民医院远程中心
乡镇	2019-4-26	七星关区长春堡镇39个村高血压诊疗远程培训	七星关区长春堡镇卫生院远程中心

2020年7月6日至10日，黔东南州肾动脉B超培训班中，18名来自黔东南州二级、三级医院的B超医生，在贵医附院超声中心培训学习。

截至2020年12月，贵州省各地市（州）、县举办高血压分级诊疗培训班共213次，现场培训27 502余人次，覆盖各地市（州）各级医疗机构医务人员；开展省中心以外的教学查房共300次，查房住院病例数634例，开展门诊教学病例108例；开展各种形式和内容的座谈会100次，覆盖各级医疗机构医务人员2578人次（座谈会详情见表3-9-6），详见表3-9-9。

表3-9-9 2017～2020年贵州省各种培训情况

年份	授课次数	培训人次	查房次数	查房病例数	门诊带教病例数	座谈会次数	座谈会人数
2017	12	2 638	12	20	5	1	11
2018	32	3 250	22	58	4	25	1 235
2019	117	18 960	139	248	34	26	406
2020	52	2 654	127	308	65	48	926
总计	213	27 502	300	634	108	100	2 578

笔者指导学员撰写文章，其中670余篇教学查房及科普类文章在"余振球与大高血压学"微信公众号发布；20余篇专业学术文章在《中国乡村医药》发表。

2. 培养各层次人才

为真正提高各地区高血压诊疗水平，推进高血压分级诊疗工作的开展，省中心开展为期3个月的高血压防治骨干短期进修学习班，覆盖全省二级、三级综合医院、专科医院、民营医疗及部分乡镇与社区医疗机构，截至2020年12月，共计培养13批179名骨干，详见表3-9-10。

表 3-9-10　高血压防治骨干短期进修学习班情况

班次	开班日期	人数
第一批	2017-7	11
第二批	2017-10	11
第三批	2018-1	18
第四批	2018-4	14
第五批	2018-7	13
第六批	2018-10	10
第七批	2019-1	10
第八批	2019-4	12
第九批	2019-7	16
第十批	2019-10	15
第十一批	2020-1	13
第十二批	2020-6	19
第十三批	2020-9	17

　　科室主任是科室发展的负责人，只有把各类二级、三级医院内科主任培养好高血压规范诊疗工作才能实现。截至 2018 年 11 月 18 日，共计 8 批 201 名来自各级医院的主任、骨干医生参加了省中心短期主任培训班（主任班）学习，详见表3-9-11。

表 3-9-11　短期主任培训班情况

班次	开班日期	地点	人数
第一批	2018-7-5	贵州医科大学附属医院	17
第二批	2018-7-26	黔西南州人民医院	11
第三批	2018-8-9	贵州医科大学附属医院	29
第四批	2018-8-30	贵州医科大学附属医院	19
第五批	2018-9-6	六盘水市首钢水钢总医院	39
第六批	2018-9-20	贵州医科大学附属医院	27
第七批	2018-11-1	贵州医科大学附属医院	37
第八批	2018-11-16	贵州医科大学附属医院	22

　　在乡镇与社区医疗机构查房时发现，基层医生的高血压等慢病防治水平亟待提高，为抓紧对基层高血压防治人才的培养，打通高血压防治的最后环节，开办了乡镇与社区高血压防治骨干直接到省中心学习 1 周的"游学班"。

安顺市西秀区率先选派乡镇与社区高血压防治骨干医生参加了省中心乡镇与社区高血压防治骨干短期培训班（"游学班"）学习。随后毕节市大方县以县为单位，黔东南州以州为单位申请"游学班"学员培养。截至 2020 年 12 月，省中心共培养 34 批 763 名学员（表 3-9-12）。六盘水市、毕节市各乡镇与社区医疗机构都选送了至少 1 名骨干医生到省中心参加"游学班"学习，黔东南州、六盘水市、毕节市实现了"游学班"全覆盖。

表 3-9-12　省中心乡镇与社区高血压防治骨干短期培训班情况

班次	开班日期	人数	各县（市、区、特区）
1	2019-8-22	10	西秀区、大方县
2（1）	2019-9-5	21	西秀区、大方县、修文县
2（2）	2019-9-19	10	大方县
3	2019-10-10	29	大方县、三穗县、麻江县
4	2019-10-31	28	大方县、锦屏县、纳雍县
5	2019-11-14	30	大方县、从江县
6	2019-11-27	28	大方县、凯里县
7	2019-12-10	43	镇远县、息烽县、丹寨县、紫云县
8	2019-12-26	23	雷山县、施秉县、普定县、水城县
9	2020-1-9	7	南明区
10（1）	2020-3-21	14	南明区
10（2）	2020-3-24	18	南明区、赫章县
11	2020-3-31	14	赫章县
12	2020-4-19	10	赫章县、都匀市
13	2020-5-17	11	赫章县
14	2020-5-26	25	赫章县、望谟县
15	2020-6-11	30	天柱县、黄平县
16	2020-6-15	3	望谟县
17	2020-6-21	13	岑巩县
18	2020-6-22	10	台江县
19	2020-6-28	31	黎平县、施秉县
20	2020-7-5	22	榕江县
21	2020-7-11	14	剑河县
22	2020-7-27	17	钟山区
23	2020-8-3	20	盘州市、金沙县
24	2020-8-21	21	沿河县
25	2020-8-26	34	水城县
26	2020-8-31	14	晴隆县

续表

班次	开班日期	人数	各县（市、区、特区）
27	2020-9-1	30	纳雍县
28	2020-9-7	42	威宁县
29	2020-9-20	17	长顺县
30	2020-10-18	26	金沙县
31	2020-10-23	24	织金县、威宁县
32	2020-10-27	26	黔西县
33	2020-11-13	6	关岭县、镇宁县
34	2020-12-23	31	兴义市、兴仁市、安龙县、普安县、贞丰县、册亨县

注：有11名"游学班"学员插班学习未统计在表内。

3. 深度贫困县重点帮扶

控制高血压，预防心血管疾病发生发展，才能有效扼制"因病致贫、因病返贫"情况的发生。笔者及团队对国家级深度贫困县采用"一对一"重点帮扶策略，多次到深度贫困县了解高血压防治实际情况，提出不同的帮扶措施，实现精准帮扶。具体做法有：①扶贫工作讲实效，抓住人才培养的关键，提高其解决问题的能力；②授人以渔，推进工作，鼓励当地骨干，将防治知识传播到基层；③当好伯乐，扶持典型，留下稳固的人才队伍。

截至2019年底，笔者及团队实地指导、查房、授课、帮扶当时16个国家级深度贫困县（表3-9-13）。2020年是脱贫攻坚决战决胜之年，又遇上疫情防控，省中心想尽一切办法对深度贫困县进行重点帮扶。

表3-9-13 2017～2019年16个国家级深度贫困县实地医疗帮扶

县名	实地医疗帮扶时间	县名	实地医疗帮扶时间
威宁县	2017-9-30	榕江县	2017-10-15
	2019-4-27		2018-9-17
	2019-12-30		2019-11-29
沿河县	2018-5-24	剑河县	2018-9-12
从江县	2018-9-19		2019-11-31
	2019-11-28	锦屏县	2018-9-25
晴隆县	2019-3-1	册亨县	2019-3-6
紫云县	2019-6-30		2019-9-16
	2019-8-11	赫章县	2019-7-16
	2019-11-3		2019-10-19
纳雍县	2019-7-17	正安县	2019-8-3
望谟县	2019-8-24		2019-11-16
罗甸县	2019-9-18	三都县	2019-9-6
		水城县	2019-12-1

2020 年疫情防控期间，省中心紧抓 9 个未摘帽深度贫困县的医疗帮扶，对这些县级高血压诊疗中心挂靠医院的高血压患者进行远程会诊。在疫情缓解时，笔者及团队到各县进行指导、帮扶（表 3-9-14）。

表 3-9-14　2020 年 9 个未摘帽国家级深度贫困县医疗帮扶

县名	远程医疗帮扶时间	实地医疗帮扶时间
紫云县	2020-3-10	2020-3-28
		2020-8-4
望谟县	2020-3-11	2020-3-26
		2020-6-17
沿河县	2020-3-11	2020-4-21
从江县	2020-3-12	2020-3-20
		2020-7-29
纳雍县	2020-3-12	2020-4-23
		2020-10-22
威宁县	2020-3-13	2020-10-23
赫章县	2020-3-13	2020-3-23
		2020-4-24
		2020-10-25
榕江县	2020-3-13	2020-6-30
		2020-7-28
晴隆县	2020-3-14	2020-4-22

在大家的努力下，贵州各地高血压等慢病患者大都能主动到专业高血压诊疗机构进行诊疗，疑难、急危重症患者在保证安全的情况下基本被转诊至省中心诊治，不仅临床工作逐步开展起来，也更加保障了百姓健康，使百姓感受到家门口看好病的便利与实惠。

（余振球）

二、加强省中心自身建设

按照大高血压学学科理念和思路对高血压患者进行规范诊疗，是使患者的血压得到有效控制，心脑肾获得理想保护的重要保障。大力提高高血压专科诊疗水平是提高高血压控制率、遏制心血管疾病发生发展的重要措施，建立高血压专业诊疗机构、培养高血压专业人才是实现高血压专科诊疗的重要措施。

（一）人才培养

抓好高血压、心血管疾病等慢病分级诊疗的关键是人才，省中心、贵州医科大学附属医院（简称贵医附院）高血压科成立后，一直把人才培养作为工作开展和学科建设的重点，通过多种方式、多种途径持续不断地培养具有先进观念、较高水平的高血压、心血管疾病等慢病诊疗人才。

1. 普遍情形

（1）夯实理论基础，更新诊疗观念。省中心、高血压科的医务人员中，有贵医附院各科室选派过来的骨干医生，更多的是刚毕业的医学生，以前大多没有从事过高血压专科诊疗，也没有接受过高血压专科系统、规范、全面的培训。省中心、高血压科一成立，就对全体医务人员进行了理论与实践相结合的高血压规范诊疗培训。

就大高血压学学科概念、诊断标准、诊断内容，高血压患者的常规检查与合理治疗等，高血压诊疗规范的基本内容展开培训，为的就是让全科医务人员都树立"高血压一经发现就要进行专科诊疗，高血压患者要查原因、查心血管疾病危险因素、查靶器官损害和心血管疾病，强调高血压患者要做检查，要进行个体化诊疗"的理念。在学员掌握高血压规范诊疗的基本内容后，又就动态血压监测、继发性高血压诊断思路、如何发现高血压患者心血管疾病、急诊高血压的处理、抗高血压药物的应用等临床实用知识展开培训。

（2）教学查房，实践才能出真知。刚开始，科室的医生们对高血压规范诊疗内容、诊疗流程理解不深刻。例如，①如何确定高血压病程？要从患者人生各阶段（初中、高中、入职、怀孕等）的血压数值得出。②如何鉴别高血压原因？要找准高血压发生的时间点，特别是血压开始变化的时间点，询问这个时间点之前患者有无感冒、发热等炎症性高血压的症状，这个时间点有无头痛、心悸、出汗、夜尿增多、腿软乏力等内分泌性高血压的症状，还要结合治疗经过、对药物的敏感程度与以往电解质等常规检查发现继发性高血压的蛛丝马迹。③如何诊断患者的靶器官损害和心血管病？要分析心血管疾病危险因素，还要主动询问患者有无胸痛、胸闷、劳力性呼吸困难、夜间阵发性呼吸困难，有无夜尿增多、颜面水肿，有无头痛、头昏、肢体活动障碍等症状，并结合肾功能检查、心脏超声等常规检查。要对患者的病史进行详细核实，查房时指出诊断、治疗上的不足，分析正确诊断与处理的依据；不仅针对查房患者的病情进行讲解，还要延伸知识点，进行拓展。省中心、高血压科的医务人员就是在一个个真实病例中学习成长起来。

（3）教学相长，学员老师共同进步。贵医附院是教学医院，医生们也要担当教学任务。要提高贵州省高血压诊疗水平，省中心要做好教学工作，带动贵州省各级医疗机构医务人员的水平提升。

省中心、高血压科成立1周后，就迎来了第一批短期进修学习班的学员。年轻医生们一边承担高血压患者的诊疗任务，一边加强学习，并带领来自各地市（州）、各县（市、区、特区，下同）医院的骨干医生们共同学习，交流高血压诊疗的相关问题。

贵州以地市（州）、县为单位组织的高血压规范诊疗培训已实现全省覆盖。各地的培训除了理论授课、带教查房外，每个地市（州）还安排一位骨干医生负责联络各项事宜，并进行带教（理论授课、教学查房、门诊示教）。对于这些年轻医生来说，这是一次巨大的考验。

2. 特色培养

（1）外出学习，各人有专长。由于高血压诊断、治疗涉及范围很广，需要很高的诊疗水平，及时选派省中心、高血压科多名骨干到北京、上海、重庆等地大医院的优势学科进修学习，做到人人有专长，保证重症、复杂高血压患者在省中心就能及时、明确诊断，得到合理的治疗。另外省中心着手创建高血压实验室、睡眠呼吸监测室、高血压超声室、眼底照相室、动态血压监测室、动态心电图室等相关检查室。在专业人才培养和设备设施配备的基础上，建立了高血压肾脏专业组、高血压睡眠障碍专业组、高血压神经专业组、高血压风湿专业组等高血压亚专业学组，大大提高了高血压、心血管疾病等慢病诊疗水平，方便了百姓看病。

（2）培养高层次人才。为保证贵州省高血压防治事业不断前进，除了为省中心、高血压科的医务人员们定期开展科室业务学习（内容包括临床知识和实践技能、英语知识和科研知识），定期进行科室疑难病例讨论外，还特别鼓励科室人员提升自身学历水平。

为保证贵州省高血压防治事业不断进步，抓好高血压、心血管疾病等慢病诊疗的人才培养和梯队建设尤为重要，特别是博士研究生的培养，是关系到贵州医学发展的重大问题，只有这样才能既推进高血压学科建设，也为省中心、高血压科打造国内高水平高血压诊疗、科研专业团队储备人才，更为贵州百姓留下一支稳固的医疗专家队伍。

对硕士、博士研究生的培养，除了指导其诊疗外，还要特别注意培养学生们独立思考和创新的能力，以解决高血压诊疗难题为前提，开展科学研究。大高血压学要发展，要解决实际中的诊疗难题，有赖于硕士研究生、博士研究生们以及所有高血压专家的共同努力，必须要加强高层次人才的培养。

省中心、高血压科不仅成为贵州省高血压预防、医疗、科研和教学的专业机构，也大大推进了高血压、冠心病、脑卒中和糖尿病等慢病分级诊疗工作的进程。

（二）科室建设

科室建设是培养高质量专门人才，解决学科诊疗工作中的技术难点，把国际高血压诊疗的新进展应用于临床实践中，提高诊疗技术水平的重要措施。通过大高血压学学科建设，省中心、高血压科的学术水平和竞争能力不断提升，人才梯队建设加快。

1. 不同专业组

高血压涉及的疾病种类很多，要做到"术业有专攻"。通过专业组建设，建立完善的人才培养方案，拓展新的专业领域，提升诊断与治疗水平，从而更好地为高血压患者的健康与安全保驾护航。

（1）高血压肾脏组。一方面，肾功能不全是高血压导致的常见靶器官损害。另一方面，肾脏病变引起的高血压是常见的继发性高血压，终末期肾脏病患者中80%～90%合并有高血压，且与同等水平的原发性高血压相比，肾性高血压患者心血管疾病更常见，也更易进展成恶性高血压，预后更差。肾功能不全早期患者常无症状，或仅有夜尿增多等症状而被忽视，所以肾功能不全一经发现，很多患者已进入病情终末期。

早期发现高血压合并肾功能损害，准确判断高血压患者合并的肾脏病变类型，对合并肾脏病变高血压患者进行合理而有效的治疗，是高血压诊疗工作中的一项重点、难点内容。

高血压肾脏组主要负责为合并肾脏病变的高血压患者把关，对肾性高血压、高血压合并肾功能不全的患者做出诊断，甚至一些严重肾衰竭的患者在严格控制血压后肾功能损害延缓发展。

（2）高血压神经组。脑血管病是致残、致死率较高的重要疾病，而高血压又是脑血管病最重要的危险因素之一。高血压患者的常见症状，如头痛、头昏、恶心、呕吐，也可以是神经系统疾病的临床表现。因此，识别出高血压患者合并的神经系统疾病并予以及时治疗十分重要，设立高血压神经组很有必要。

头痛是临床常见的症状，可以由高血压导致，也可以引起血压升高。在贵州，居民出现头痛后自行服用头痛粉、头痛片的现象很普遍。而头痛、头昏既可以由血压升高引起，也可以由继发性高血压原发疾病导致，同时还可能是神经系统疾病的表现，尤其是脑血管病急性发作时，需要及时识别并予以处理。因此，头痛的诊断、治疗急需规范化、有效化。

（3）高血压睡眠呼吸组。阻塞性睡眠呼吸暂停综合征包括睡眠期间上呼吸道肌肉塌陷，呼吸暂停或口鼻气流量大幅度减低，导致间歇性低氧、睡眠片段化、交感神经过度兴奋、神经体液调节障碍等。该类患者中高血压的发病率为35%～80%。随着居民生活水平的提高，肥胖、不运动或运动少、吸烟等不健康生活方式常见，高血压合并阻塞性睡眠呼吸暂停低通气综合征患者十分常见，这些患者如能改善睡眠呼吸暂停症状及低氧血症，血压便能得到更好的控制。

为此，省中心、高血压科选派骨干医生、护士至北京同仁医院等国内优势学科医院学习睡眠呼吸监测相关知识与技术；专门配备飞利浦 A6 多导睡眠监测仪 3 台、PDX 便携式睡眠监测仪 2 台、双水平无创呼吸机（BiPAP）1 台等。

大力筛查阻塞性睡眠呼吸暂停低通气综合征的高危人群，完善睡眠呼吸监测，分析相关数据，予以针对性治疗。部分患者明确诊断后仅靠压力滴定，血压即可达标，或由非杓型血压转为杓型血压。

（4）高血压风湿组。风湿性疾病是指影响骨、关节及其周围组织，如肌肉、滑囊、肌腱、筋膜、神经等的一组疾病。其病因包括感染性、免疫性、代谢性、内分泌性、退行性、地理环境性、遗传性、肿瘤性因素等。越来越多的研究表明，风湿性疾病与高血压有着密不可分的联系。

弥漫性结缔组织病是风湿性疾病中的一大类，具有以下特点：属于自身免疫病；以血管和结缔组织慢性炎症及病理改变为基础；病变累及多个系统，包括肌肉、骨骼系统；异质性，即同一疾病在不同患者中的临床表现和预后差异甚大；对糖皮质激素的治疗有一定反应；疾病多为慢性病程，逐渐累及多个器官和系统。

大动脉炎、抗中性粒细胞胞浆抗体（ANCA）相关性血管炎、白塞病等都属于系统性血管炎。系统性血管炎使血管壁发生免疫抗原抗体的炎症性反应，导致血管壁增厚，管腔狭窄或阻塞，使血液流动时对管壁的压力增加而引起血压升高；另外，肾脏血管受累时导致水钠潴留，或者激活肾素-血管紧张素-醛固酮系统，从而引起血压升高。

风湿性疾病是继发性高血压的病因之一，及时发现、积极治疗风湿性疾病，可有效降低血压。而由于风湿免疫疾病累及多个系统，临床表现不一，诊断常有一定的困难。

省中心、高血压科选派骨干医生至首都医科大学附属北京安贞医院风湿免疫科进修学习，以开展风湿性疾病诊断、治疗，风湿性疾病检出能力提升。省中心、高血压科成立至 2020 年 10 月，共诊断类风湿关节炎 12 例，系统性红斑狼疮 2 例，痛风 234 例，白塞病 1 例，大动脉炎 6 例。

2. 建立超声室、实验室，开展辅助检查

辅助检查能帮助确定高血压的病因、类型、危险程度，制定治疗方案，判断治疗效果，辅助检查的准确性、与临床的有机结合是充分发挥其作用的根本，因此要建立省中心、高血压科超声室、实验室。

（1）超声室。超声检查对于高血压患者的病因、靶器官损害及心血管疾病的诊断都有重要意义，还能指导用药。而超声检查对检查者的技术水平有一定要求，还需要结合临床实际，甚至需要反复多次检查。为此，省中心、高血压科专门建立超声室，配备全身彩色多普勒超声诊断仪 1 台，自 2019 年 4 月正式投入临床使用。

2019 年 4 月至 2020 年 6 月超声室共完成超声检查 10 993 例，帮助临床开展对肾动脉狭窄、肾癌、血管瘤、颈部血管狭窄/盗血、心脏扩大等的诊断与治疗。

（2）实验室。为了提高对疑难、少见继发性高血压的诊断水平，建立了贵州省高血压诊疗中心实验室，主要承担高血压患者相关激素检测工作。

现在省中心实验室可支持检测血浆肾素活性、血浆醛固酮、血浆儿茶酚胺、甲状腺功能及相关抗体，可向临床医生提供部分继发性高血压定性检测结果。至今完成的相关检测帮助诊断原醛症 18 例，肾血管性高血压 4 例，嗜铬细胞瘤 1 例，副神经节瘤 1 例，均与临床诊断相符。

（3）动态血压监测。省中心、高血压科配备动态血压测量记录仪 20 台。2019 年 1 月至 2020 年 9 月，省中心、高血压科共监测动态血压 7499 例，主要用于：①高血压的诊断与评估，诊断白大衣高血压，检测隐蔽性高血压；②检查评估难治性高血压及其病因；③评估血压升高程度、血压晨峰、短时血压变异和昼夜节律（白昼高血压、夜间高血压、午睡/餐后低血压等）；④发现继发性高血压的线索，如阵发性血压升高要排查嗜铬细胞瘤、甲状腺功能亢进等，血压昼夜节律消失，要排查睡眠呼吸暂停低通气综合征；⑤指导用药和评估降压疗效（药物谷峰比、平滑指数、晨峰覆盖等）。

（4）动态心电图。省中心、高血压科配备动态心电图监测仪 2 台、多导心电图机 1 台。从 2019 年 2 月开始可检测 24h 动态心电图，至 2020 年 9 月 30 日共检测 324 例患者，其意义在于捕捉阵发性心律失常、发现潜在的猝死风险、支持冠心病诊断，还能协助判断高血压患者合并胸闷、心悸、黑矇等症状是否为心源性。

（5）无创动脉硬化检测。省中心、高血压科无创动脉硬化检测项目主要包括踝臂指数（ABI）、踝臂脉搏波传导速度（baPWV）。ABI 目前已成为诊断外周动脉疾病尤其是下肢动脉硬化闭塞症的重要指标，对评价心血管系统风险也具有较好的效果，有独立预测心血管潜在危险的临床价值。baPWV 的测量在评估动脉硬化和心血管风险方面具有巨大潜力。省中心、高血压科配备无创动脉硬化检测仪 1 台，2018 年 11 月至 2020 年 9 月共完成 3544 例检测，这对于继发性高血压、外周动脉疾病的筛查具有重要意义。

（6）眼底照相。省中心、高血压科配备数字眼底照相机 1 台，2018 年 12 月至 2020 年 9 月完成眼底照相 1535 例，这对于观察高血压患者眼底情况、评估靶器官损害和心血管疾病有重要意义。

（缪思斯　李治菁）

三、肩负推进高血压分级诊疗的重要责任

任何一级的高血压诊疗中心都要以落实高血压诊断、治疗和预防为目的，"挂牌式"的诊疗中心不能解决看病问题，不符合卫生部（现为国家卫生健康委员会）颁发的《全国医院工作条例》的要求。开展疾病诊疗工作、提高诊疗技术水平、指导下级医疗机构工作、培养高血压专科人才，是建立各级高血压诊疗中心的最根本目的。省中心成立后，牢牢抓住人才培养环节，狠抓高血压专业诊疗机构建设，为推进高血压分级诊疗创造条件。本节对教学查房中发现的心脏扩大的原因进行了分析，阐述了省中心在推进高血压分级诊疗过程中，如何帮助各级医疗机构解决难题来提高其对疑难、重症患者的诊疗技术水平，说明了省级高血压诊疗中心在推进分级诊疗时要发挥积极的作用。

心脏扩大是各种心脏疾病和多种非心脏疾病的严重表现或发展的某一阶段，临床上十分常见。根据心力衰竭（简称心衰）的分期：前心衰阶段、前临床心衰阶段、临床心衰阶段、难治性终末期心衰阶段，心脏扩大患者分期至少为前临床心衰阶段，即已发展为结构性心脏病。心衰的病因很多，包括心肌病变（如缺血性心脏病、心肌炎、心肌病等）、心脏负荷异常（如高血压、心脏瓣膜关闭不全或狭窄等）、心律失常（如心房颤动、窦房结功能异常等）三大类，这些都可以导致心脏扩大。准确判断心脏扩大的原因，是有效治疗、延缓心衰病情进展的前提和基础。

（一）概况

本节统计了贵州省各级医疗机构教学查房中诊断为心脏扩大的病例的情况，分析心脏扩大的病因诊断，总结、归纳教学查房之前患者所在医疗机构作出的诊断（简称原诊断）不合理的原因。

本节中诊断为心脏扩大者，为符合以下任一标准者。①体格检查提示心浊音界增大。②胸部 X 线提示心影增大。③心脏超声检查结果符合以下任一条件：左心房内径（LA）≥40mm（男），≥38mm（女）；左心室舒张末期内径（LVD）≥55mm（男），≥50mm（女）；右心房（RA）横径≥40mm，纵径≥38mm；右心室（RV）>23mm；室间隔厚度（IVS）>11mm；左心室后壁厚度（LVPW）>11mm。和（或）心脏超声报告结论提示室壁（包括室间隔）增厚和（或）心腔增大。胸部 X 线结果与体格检查结果不一致时以胸部 X 线结果为准；心脏超声与体格检查和（或）胸部 X 线结果不一致时，以心脏超声结果为准。

2017 年 12 月 17 日至 2020 年 5 月 25 日，在贵州省各级医疗机构教学查房中

诊断为心脏扩大的病例共 144 例。

无心衰症状和（或）体征者 72 例。其中，有中度及以上心脏瓣膜关闭不全和（或）狭窄者 8 例，有射血分数下降者（射血分数 EF＜50%）4 例，原诊断作出心脏扩大相关诊断和（或）病因诊断者 10 例。

症状和（或）体征与心脏扩大关系尚不明确者 10 例。其中，有中度及以上心脏瓣膜关闭不全和（或）狭窄者 1 例，无射血分数下降者，原诊断作出心脏扩大相关诊断和（或）病因诊断者 3 例。

有心衰症状和（或）体征者 62 例。62 例心衰症状和（或）体征的心脏扩大患者的病因诊断与诊断符合情况见表 3-9-15。

表 3-9-15　合并心衰症状和（或）体征的心脏扩大患者的病因诊断与诊断符合情况

心脏扩大的病因	教学查房诊断为该病因的病例数/例	原诊断与教学查房诊断相符的病例[例（%）]
心肌炎	2	0（0）
心肌病	1	1（100）
冠心病	8	5（62.5）
高血压	9	1（11.11）
心脏瓣膜病	16	6（37.5）
肺源性心脏病	2	2（100）
综合因素	2	1（50）
尚不明确	22	16（72.72）*

*仅指原诊断作出心脏扩大相关诊断和（或）病因诊断的病例数与比例。

（二）心衰患者病因分析

从表 3-9-15 可以看出，不同病因的诊断符合比例相差较大，下文对各病因诊断的情况进行分析。

1. 心肌疾病

（1）心肌炎。心肌炎是心肌的炎症性疾病，临床表现差异很大，轻者无明显症状或轻微临床症状，重者可出现休克、心衰，甚至猝死。心肌炎的确诊依赖于心内膜心肌活检，但在临床应用并不广泛。病毒性心肌炎是心肌炎中最常见的类型，其诊断主要依靠临床诊断，即根据典型的前驱感染史，心悸、胸痛、呼吸困难等临床表现及体征，结合心电图、心脏超声、心肌酶学等辅助检查进行诊断。

教学查房诊断为心肌炎的 2 例患者，原诊断均考虑为扩张型心肌病。

案例 1：男，63 岁，胸闷、气促半年，加重伴胸痛，流涕 10 天。

查体：血压 122/78mmHg。口唇发绀。叩诊心浊音界无扩大，心率 123 次/分，心律齐，各瓣膜听诊区未闻及病理性杂音。双下肢无水肿。

心脏超声结果如下。

2019 年 6 月 14 日：右心室流出道（RVOT）30mm，右心室（RV）20mm，左心房（LA）31mm，左心室内径（LVD）64mm，室间隔厚度（IVS）8mm，左心室后壁厚度（LVPW）8mm，射血分数（EF）37%。室间隔及左心室后壁收缩活动减低；左心室增大；主动脉瓣钙化并轻度反流，二尖瓣、肺动脉瓣轻度反流；左心室顺应性降低。

2019 年 12 月 23 日：RVOT 30mm，RV 19mm，LA 28mm，LVD 54mm，IVS 8mm，LVPW 8mm，EF 44%。室间隔及左心室后壁收缩活动节段性减低；左心室增大；二尖瓣、三尖瓣及主动脉瓣轻度反流。

冠脉造影结果：冠脉未见明显异常。

原诊断：原发性扩张型心肌病。

该患者主要有两点不支持扩张型心肌病诊断，也是要考虑心肌炎的原因：①核实病史，患者未感冒时可耐受重体力活动，感冒后体力活动明显受限，不能上 2 楼。"感冒"后出现的"心脏疾病"，主要有风湿性心脏病、感染性心内膜炎和心肌炎。该患者心脏瓣膜未见明显狭窄和（或）关闭不全，不支持风湿性心脏病和感染性心内膜炎，要考虑心肌炎。②该患者半年前心脏超声示 LVD 64mm，EF 37%；半年后心脏超声示 LVD 54mm，EF 44%，左心室较前缩小，心功能得到改善。扩张型心肌病的病情进展不可逆，而心肌炎通过治疗后可以好转。

（2）心肌病。教学查房 1 例诊断为致心律失常性右心室心肌病的患者，与原诊断相符。致心律失常性右心室心肌病以右心室心肌逐渐被脂肪及纤维组织替代为特征，左心室亦可受累。青少年发病，临床以室性心动过速、右心室扩大和右心衰竭等为特点。心电图 V_1 导联可见特殊的 epsilon 波。患者易猝死。

案例 2：男，12 岁，入院前 2h 无明显诱因出现心悸，自觉心跳明显增快，伴恶心、呕吐，立即就诊。期间发生晕厥 2 次，症状发作时心电图检查提示室性心动过速，经电复律后转为窦性，但仍有频发室早。

动态心电图：①窦性心律，平均心率 100 次/分，最慢心率 58 次/分，最快心率 133 次/分；②频发性多源性室早，短阵室速，部分成对出现，部分呈二联律及三联律；③房早，部分成对出现；④前间壁异常 Q 波；⑤心脏自主神经总能量增高，迷走神经兴奋性增高。

心脏超声结果如下：

2019 年 12 月 15 日：RA 31mm（横径），RV 30mm（横径）、18mm（前后径），LA 27mm，LVD 42mm，IVS 8mm，LVPW 7mm，EF 50%。提示：①三尖瓣轻至中度反流；②二尖瓣、主动脉瓣轻度反流；③左心室收缩功能测值正常低限。

2019 年 12 月 18 日：RA 32mm（横径），RV 48mm（横径）、25mm（前后径），LA 25mm，LVD 48mm，IVS 7mm，LVPW 6mm，EF 61%。提示：①左右心室比例增大；②左心室前间壁局部膨起；③二尖瓣、三尖瓣、肺动脉瓣轻度反流；④左心室收缩功能测值正常。

心脏 MRI：右心室靠近心尖部存在心肌纤维化，部分累及左心室心尖部。

根据典型病史、心律失常、心脏超声及心脏 MRI 结果，致心律失常性右心室心肌病诊断明确。

（3）缺血性心肌病。缺血性心肌病是冠心病的一种类型，缺血性心肌病是指由于心肌长期缺血导致心肌局限性或弥漫性纤维化，从而产生心脏收缩和（或）舒张功能受损，引起心脏扩大或僵硬、慢性心力衰竭、心律失常等一系列临床表现的临床综合征。

教学查房诊断缺血性心肌病 8 例，原诊断符合 5 例；原诊断考虑风湿性心脏病 1 例（主要是因为心脏扩大后出现瓣膜相对关闭不全，而误以为是原发性瓣膜疾病），原诊断未分析心脏扩大病因 2 例。

案例 3：女，44 岁，6 年前头痛时人生第一次测血压升高，降压治疗后头昏症状缓解，服药一段时间后自行停药，后未再治疗。2 个月前出现活动时胸闷、气促伴咳嗽，未诊治。20 多天前出现咳嗽、咳痰加重，稍活动胸闷、气促，就诊。

心电图：心率 66 次/分，广泛 T 波改变。

心肌梗死三项正常高限、谷草转氨酶明显升高。

心脏超声：RA 39mm×43mm，LA 38mm，LVD 61mm，IVS 12mm，EF 54%。提示心脏增大明显，主动脉瓣轻度反流，二尖瓣中度反流。

根据该患者高血压未控制（危险因素），突然出现的活动耐量下降（临床表现），心电图、心脏超声、心肌酶等辅助检查，诊断冠心病急性非 ST 段抬高型心肌梗死 Killip Ⅱ～Ⅲ级并不困难。

2. 心脏负荷异常

（1）高血压。高血压是心衰最常见、最重要的危险因素，长期有效控制血压可使心衰风险降低 50%。长期压力负荷增高，儿茶酚胺和血管紧张素 Ⅱ 等生长因子都可刺激心肌细胞肥大和间质纤维化引起左心室肥厚和扩张。高血压患者由于压力负荷（后负荷）过重，早期多心肌代偿性肥厚以克服增高的阻力，保证射血量，久之终致心肌结构、功能发生改变而失代偿。

教学查房心脏扩大病因诊断为高血压者 9 例，原诊断相符 1 例；原诊断考虑扩张型心肌病 3 例，考虑冠心病 2 例，无病因诊断 3 例。

案例 4：男，51 岁，反复劳力性气促 5 年余，再发伴加重 3 天。体查：血压 128/82mmHg。心浊音界扩大，心率 100 次/分，律不齐，可闻及早搏，各瓣膜听诊区未闻及明显杂音。

心脏超声：RA 65mm×75mm，RV 33mm，LA 42mm，LVD 66mm，IVS 10mm，LVPW 10mm，EF 32%，缩短分数（FS）15%。提示全心增大，肺动脉内径增宽；室壁普遍性运动异常；左心室收缩、舒张功能减低；中度肺动脉高压可能；三尖瓣重度反流，二尖瓣、主动脉瓣、肺动脉瓣中度反流。

原诊断：扩张型心肌病。

扩张型心肌病是一类以左心室或双心室扩大伴收缩功能障碍为特征的心肌病。该病较为常见，我国发病率为（13～84）/10 万。病因多样，约半数患者病因不详。本病病情进展不可逆，预后差，确诊后 5 年生存率约 50%，10 年生存率约 25%。

病理解剖和病理生理特点可以概括为大（心腔扩大）、薄（室壁多变薄）、弱（心肌收缩力减弱）。

该患者全心增大，左心室收缩功能明显减低，貌似支持扩张型心肌病的诊断。但是：①核实病史，患者 10 余年前已开始出现活动耐量降低，扩张型心肌病患者出现症状后，生存超过 10 年的概率不大。②心脏超声提示室间隔厚度、左心室后壁厚度均为 10mm，为正常高值，不符合室壁变薄的特征。

通过反复询问与核实，患者 10 年前发现过高血压，未进行诊治。超过 10 年的高血压未予以控制，可能出现左心室肥厚，继之心脏扩大，心功能衰竭，而血压由于心功能的下降而不再升高，这一点能够解释该患者的病情变化。

案例 5：男，53 岁，因活动耐量明显受限，反复劳力性胸闷、夜间阵发性呼吸困难，多次于当地医院住院，曾至上级医院就诊，均诊断为"扩张型心肌病"。

心脏彩超：RA 77mm×63mm，RV 25mm（前后径），LA 71mm（前后径），LVD 56mm，IVS 13mm，LVPW 13mm，EF 66%。全心增大（以双房增大明显），室间隔及左心室后壁增厚；肺动脉瓣内径增宽；主动脉瓣反流（轻度），二尖瓣、三尖瓣反流（重度）；肺动脉高压（中度）；心包少-中量积液。

心脏超声：左心室后壁、室间隔厚度增厚，不符合扩张型心肌病"薄"的特点。查阅患者既往心脏超声结果，详见表 3-9-16。

表 3-9-16　案例 5 既往心脏超声检查结果

	2015-5-27	2016-2-25	2016-5-16	2017-1-9	2017-3-18
RA/mm	53×52	58×56	72×69	66×64	56×37
RV/mm	25	19	25	19	20
LA/mm	62	57	70	67	66
LVD/mm	63	57	57	55	62
IVS/mm	15.4	14.0	14.8	14.0	8.8
LVPW/mm	15.0	12.0	13.5	13.0	11.0
EF/%	49.40	65.75	43.33	48.52	70.00

	2015-5-27	2016-2-25	2016-5-16	2017-1-9	2017-3-18
二尖瓣反流程度	重度	重度	重度	重度	重度
三尖瓣反流程度	中度	重度	重度	重度	重度
主动脉瓣反流程度	轻度	轻度	轻度	轻度	中度
肺动脉瓣反流程度	轻度	轻度	轻度	轻度	中度

通过表3-9-16可看出，该患者各房室腔大小不是逐渐增大，射血分数也不是逐渐下降，而是好转后又有加重。如前所述，扩张型心肌病的病程进展是逐渐向前的，不能逆转，这不支持扩张型心肌病的诊断。

进一步核实病史，该患者23年至3年前偶测血压160/80mmHg，13年前已经出现活动耐量下降的症状，3年前活动耐量进一步受限，开始反复住院，测血压不高。也就是说患者有高血压病史而未被发现、未治疗，直到出现心力衰竭，血压下降，高血压病史便被忽略了。根据高血压所致心脏扩大为患者调整治疗方案后，患者病情有所好转。

一般情况下，根据患者长期高血压未控制等危险因素，以及劳力性胸闷、气促等症状，结合心脏扩大的客观证据，诊断高血压所致心室肥厚、心脏扩大、心力衰竭并不困难。但是，高血压也是冠心病最重要的危险因素之一，长期心肌缺血影响心肌收缩和（或）舒张功能，导致心脏扩大。部分缺血性心肌病患者会先出现典型的心绞痛发作病史，一段时间后再出现心力衰竭的临床表现，诊断比较容易。但是，有些患者一开始即出现心力衰竭的临床表现，难以区分是高血压还是冠心病所致的心脏扩大、心力衰竭，或者是高血压同时导致心脏扩大和冠心病，而冠心病又进一步加速了心脏扩大的病程。

（2）心脏瓣膜病。心脏瓣膜是心脏的"阀门"，瓣膜开放血液向前流动，瓣膜关闭防止血液反流。瓣膜狭窄，则心腔压力负荷增加；瓣膜关闭不全，则心腔容量负荷增加。这些血流动力学改变可导致心脏结构和功能失常，出现心力衰竭、心律失常等临床表现。

教学查房诊断心脏瓣膜病者16例，其中原诊断符合者6例；原诊断考虑为冠心病者5例；考虑为扩张型心肌病者2例；考虑为肝硬化腹水者2例；考虑病因不明者1例。

心脏瓣膜病一般先发生瓣膜病变，之后可出现心脏扩大。而无论冠心病还是扩张型心肌病，患者瓣膜本身无病变，但由于心腔明显扩大，瓣膜在收缩期不能退至瓣环水平而出现关闭不全。超声可见瓣膜反流。

案例6：男，60岁，劳力性胸闷、气促6年，加重10余天。入院查体：血压112/78mmHg，心浊音界向左下扩大，心率92次/分，律不齐，第一心音强弱不等，各瓣膜听诊区未闻及病理性杂音。

心脏超声：RV 20mm，LA 75mm×97mm×95mm，LVD 51mm，IVS 8mm，EF 未测。提示左心增大，二尖瓣狭窄（中度）并关闭不全（重度），主动脉瓣反流（中度），肺动脉瓣反流（轻度），左心功能减低。

原诊断：冠心病，心功能Ⅱ级。

教学查房时查体，二尖瓣听诊区可闻及粗糙的收缩期吹风样杂音。

由于冠心病、扩张型心肌病患者瓣膜关闭不全是相对的，随着心功能的改善，心脏杂音会减弱；而心脏瓣膜病患者的血流动力学障碍是由于瓣膜本身的病变，心功能改善、心肌收缩增强，杂音也会增强。因此，该患者经利尿等治疗、心功能改善后，二尖瓣听诊区杂音变得明显，考虑患者为心脏瓣膜病导致的心脏扩大、心力衰竭。另外，患者二尖瓣合并中度狭窄。冠心病所致的心脏扩大，瓣膜相对关闭不全，一般不会出现瓣膜狭窄。

案例 7：男，54 岁，劳力性心悸、气促 9 年，加重 2 天。多次至当地医院、外省市大医院就诊，考虑"扩张型心肌病"。

体查：血压 86/56mmHg。心浊音界左下扩大，心率 85 次/分，律不齐，心音强弱不等，二尖瓣听诊区可闻及隆隆样杂音。双下肢凹陷性水肿。

心脏彩超：RA 34mm（横径），RV 35mm（横径），LA 45mm（前后径），LVD 73mm，IVS 10mm，LVPW 9mm。提示：①左心房、左心室增大；②二尖瓣轻度狭窄；③主动脉瓣、二尖瓣重度反流；④左心室收缩及舒张功能减退。

原诊断：扩张型心肌病，全心衰，心功能Ⅳ级。

如前所述，扩张型心肌病患者 10 年生存率约 25%，该患者诊断发病已有 9 年，为扩张型心肌病的概率较低。进一步询问发现，患者 45 岁之前都可以扛约 50kg 重物，45 岁感冒后体力下降，考虑患者的心脏病是感冒之后突然发生的，倾向于炎症性疾病引起，如风心病、心肌炎等，心肌炎也可以引起获得性心肌病。另外，患者二尖瓣、主动脉瓣联合病变，二尖瓣关闭不全合并轻度狭窄，也支持心脏瓣膜病变的诊断。

右心衰竭时血液难以回流至心脏，体循环淤血，肝脏淤血、肿大，腹水，双下肢水肿，持续性的慢性右心衰还可致心源性肝硬化，因此要与肝硬化进行鉴别。

案例 8：女，80 岁，腹痛、腹胀 10 月，加重 1 天。

体查：血压 130/90mmHg（右上臂），136/92mmHg（左上臂）。颈软，颈静脉无充盈，肝颈静脉回流征阴性。双肺呼吸音清，未闻及干湿性啰音。心率 78 次/分，律齐，各瓣膜听诊区未闻及病理性杂音。腹膨隆，压痛明显、可见腹壁静脉曲张，无反跳痛及肌紧张。双下肢重度水肿。

心脏彩超：LA 51mm（前后径），LVD 57mm，IVS 11mm，LVPW 11mm，EF 48%。提示：①全心增大，二尖瓣、三尖瓣重度关闭不全；②主动脉瓣及肺动脉瓣中度关闭不全；③左心室收缩功能轻度减低。

由于患者双下肢重度水肿、大量腹水，管床医生考虑患者为肝硬化腹水，但予以利尿、保肝治疗效果不理想。

虽然该患者没有颈静脉怒张等上腔静脉回流受阻的体征，但是患者也没有病毒性肝炎、长期大量饮酒等肝硬化的常见病因，没有出血、黄疸等肝硬化、肝功能受损的常见临床表现，并且肝硬化不能解释患者的心脏病变，而心脏瓣膜病变能够解释患者的心力衰竭、肝硬化、双下肢重度水肿、大量腹水等表现。

根据心脏瓣膜病的病理生理改变，在利尿剂基础上，加用扩血管药物，降低心脏后负荷，减少收缩期二尖瓣和舒张期主动脉瓣的反流。治疗几天后，患者腹胀的症状有所改善，进一步证明了前面的分析与诊断。

（3）肺源性心脏病。肺源性心脏病，简称肺心病，是指由支气管炎及肺组织、胸廓或肺血管病变致肺血管阻力增加，产生肺动脉高压，继而出现右心室结构和（或）功能改变的疾病。根据患者有慢性阻塞性肺疾病（简称慢阻肺）或慢性支气管炎、肺气肿病史，或其他胸肺疾病病史，并出现肺动脉压增高、右心室增大或右心功能不全的征象，如颈静脉怒张、P2＞A2、剑突下心脏搏动增强、肝大压痛、肝颈静脉回流征阳性、下肢水肿等，心电图、X线胸片、心脏超声有肺动脉增宽和右心增大、肥厚的征象，可以作出诊断。

教学查房中2例诊断为肺心病的患者，原诊断均相符。

但是，需要注意的是，肺源性心脏病最常见的病因是慢阻肺，主要症状为咳嗽、咳痰和（或）喘息；左心系统疾病引发心力衰竭，可以继发肺动脉高压，出现咳嗽、咳痰、喘息的症状，并且由于继发性肺动脉高压可致右心增大，易误诊为肺心病。要注意患者有无慢性支气管炎的危险因素和长期慢性咳嗽、咳痰的病史，并注意患者有无左心系统疾病，肺心病患者只有少数可见左心室肥厚甚至左心衰竭。

3. 综合因素

有时难以以某一因素解释患者的心脏扩大，如长期高血压未控制会导致心脏肥厚、心脏扩大，风湿性心脏瓣膜病同样可以导致心脏扩大。教学查房有2例考虑为由综合因素导致的心脏扩大，其中1例原诊断符合。

4. 病因尚不明确

教学查房时尚不明确心脏扩大原因者有22例，其中原诊断中作出病因诊断者16例。

病因尚不明确的原因主要包括：①相关检查尚未完善；②临床表现与辅助检查结果存在不相符的情况，需要复查或进一步检查；③治疗时间尚短，如判断瓣膜关闭不全是功能性的还是器质性的，需治疗后复查。

（三）其他情况

体格检查和影像学检查（包括胸部 X 线和心脏超声）是临床上发现心脏扩大的重要方式，而心脏超声能更准确地评价各心腔大小变化及心脏瓣膜结构和功能，可方便快捷地评估心功能和判断病因。教学查房 144 例心脏扩大患者中，32 例体格检查提示心浊音界扩大，至查房时有 16 例患者尚未完善心脏超声检查。

高血压是心脏扩大、心力衰竭最重要的危险因素。除了血压的水平，高血压病程的长短直接与心脏扩大的风险相关，因此高血压病程的确定十分重要。教学查房时通过问诊延长了高血压病程的有 33 例，为心脏扩大病因的判断提供了重要的参考依据。

（缪思斯　余振球）

第十章 地市（州）级高血压诊疗中心

贵州省 9 个地市（州）级高血压诊疗中心或高血压科实现了全覆盖，为各地市（州）域内县级高血压诊疗中心（简称县级中心）的建立提供了示范，对规范和促进高血压诊疗起到了保障作用。贵阳市高血压诊疗中心为贵州省首个成立的地市（州）级高血压诊疗中心，本章以贵阳市高血压诊疗中心建设为例，详细介绍了贵州省地市（州）级高血压诊疗中心的建设过程。

一、市级高血压诊疗中心创立实践

2017 年贵阳市卫生和计划生育委员会（现为贵阳市卫生健康局，简称市卫健局）率先举办了"贵阳市高血压分级诊疗学习班"。在举办学习班之后，贵阳市卫健局开始着手筹建贵阳市高血压诊疗中心。经过 3 个月的筹备，2017 年 11 月 3 日贵阳市高血压诊疗中心正式成立，落户在贵阳市第四人民医院，同时，贵阳市第四人民医院成立高血压科，配合市高血压诊疗中心工作。

（一）贵阳市高血压分级诊疗学习班成功举办

由贵阳市卫健局主办、贵州省高血压诊疗中心（简称省中心）支持指导、贵阳市第一人民医院协办的"贵阳市高血压分级诊疗学习班"于 2017 年 9 月 22 日至 23 日在贵阳市第一人民医院顺利举行。

贵阳市从事高血压诊疗工作的 13 位专家学者，经过近 1 个月的精心准备，向学员们讲授了非常丰富的内容。这次学习班的授课内容结合了理论与实践，专门针对市、县（市、区）、乡镇（社区）三级医疗机构医务人员的实际工作需要，学习班授课专家及授课内容见表 3-10-1。

表 3-10-1 贵阳市高血压分级诊疗学习班情况

专家	职称	所在单位	授课内容
余振球	主任医师	省中心、贵州医科大学附属医院	高血压分级诊疗的内容与流程
孙萍	主任医师	贵阳市第二人民医院	联合优化，脑卒中患者的血压管理

续表

专家	职称	所在单位	授课内容
付蓉	主任医师	贵阳市第二人民医院	抗栓药物在缺血性心血管病中的应用
胡曼云	主任医师	贵阳市第四人民医院	2 型糖尿病患者高血压管理
刘凌	副主任医师	贵阳市第四人民医院	血脂异常的诊治和管理
刘廷筑	主任医师	贵阳市第一人民医院	心衰的诊断和治疗
吴欣	主任医师	贵阳市第一人民医院	高血压和慢性肾脏病
刘艺	副主任医师	贵阳市妇幼保健院	妊娠期高血压疾病的诊治规范
廖贵红	副主任医师	贵阳市第三人民医院	冠心病的早期诊断与规范化治疗
卢薇	主任医师	贵阳市第一人民医院	肾上腺疾病与高血压
叶文仙	副主任技师	贵阳市第四人民医院	继发性高血压实验室检测及质量管理
龙维	副主任医师	贵阳市第四人民医院	高血压及其并发症的影像学检查
谢骐骥	副主任医师	贵阳市第四人民医院	高血压性心脏病的超声诊断

每位专家接到授课任务后，结合学习班的学员特点和本次学习班讲授课件的要求制作课件，并按统一要求备课并修改课件。

贵阳市卫健局医政医管处发布《关于举办"贵阳市高血压分级诊疗学习班"的通知》，要求市属各医院内科医务人员，各区（市、县）医院、乡镇卫生院、社区服务中心内科医务人员，各级疾病预防控制中心医务人员参加。贵阳市卫健局公布"贵阳市高血压分级诊疗学习班"日程安排。

贵阳市卫健局医政医管处为学习班学员搭建学习交流平台，建立了微信群，方便大家交流讨论，在微信群里发布各位专家的课件，便于推广学习。

（二）贵阳市高血压诊疗中心创立

贵州省居民高盐饮食习惯使该省高血压患者持续增多，对高血压患者进行规范诊疗和分级诊疗已迫在眉睫。贵阳市为提高全市高血压防治水平，推动高血压分级诊疗工作，促进全市居民的健康，建立了贵阳市高血压诊疗中心，从而更好地带动当地高血压分级诊疗工作。贵阳市卫健局根据专家的建议，采取行动，积极准备贵阳市高血压诊疗中心的筹备工作。

在"贵阳市高血压分级诊疗学习班"举办过程中，贵阳市第四人民医院积极行动，准备工作认真，颇受好评。学习班结束后，贵阳市第四人民医院副院长、心血管内科主任来到省中心考察学习，请教高血压学科如何发展、如何把贵阳市高血压诊疗中心建立起来等问题。2017 年 10 月 31 日，贵阳市第四人民医院主动向贵阳市卫健局提交了"贵阳市高血压诊疗中心、贵阳市第四人民医院高血压科建设方案"申请。

专家就贵阳市第四人民医院创建高血科给出了几点建议。

第一，要先具备学科发展的理念，再增强专科发展能力。医院高血压科只要抓住"理念、实力、行动"这三点，一定能把工作做好。

第二，以先进的发展思路为指导，外科带动内科的发展，内科建设起来后，又能促进外科的发展。

第三，学科之间划分清晰，专科专发展，学科间不能相互制约。

要创建高血压科，必须要有人才。经过贵阳市卫健局和贵阳市第四人民医院严密地考察和分析，最终确定了院心血管内科专家刘凌担任贵阳市高血压诊疗中心、高血压科骨干（主任）。

（龙青青　刘承志　刘　凌）

二、市级高血压诊疗中心工作实践

贵阳市高血压诊疗中心成立以来，一边开展工作一边建设发展，贯彻落实贵阳市卫健局的指示和要求，积极行动，为贵阳市居民的健康服务。两年来，贵阳市高血压诊疗中心在高血压预防、诊断、治疗及管理方面做了很多努力，取得了一些成绩，也有一些困难与不足。

（一）人才培养

1. 本单位人才培养

贵阳市第四人民医院高血压科成立以后，科内实行每周 1 次业务学习，并多次派送医生参加各种高血压学习会议。

2018 年初，贵阳市高血压诊疗中心派骨干医生到省中心进行系统和深入的进修学习，学习期间参加病房分管床位、门诊诊疗、重症复杂疑难病例讨论等临床工作及多方面业务学习，掌握了科学规范、扎实的高血压理论基础和临床诊疗技能。已经接受专科培训的贵阳市高血压诊疗中心骨干，在贵阳市高血压诊疗中心、贵阳市第四人民医院高血压科病房成立后，除完成病房及门诊的本职工作外，还要协助完成基层医务人员培训、义诊、宣教等工作。2020 年 10 月，贵阳市高血压诊疗中心又派出骨干医生到省中心进行为期 3 个月的学习深造，完成一系列的专科培训，进一步解决中心人才短缺的问题。

中心成立初期，有副主任医师 2 人，主治医师 1 人，住院医师 3 人，主管护师 1 人。2019 年引进硕士研究生 2 名。目前，贵阳市高血压诊疗中心共有医师 8 人，其中副主任医师 3 人，主治医师 3 人（研究生 1 名，在职研究生 1 名），住院医师 2 名（研究生 1 名）。

2. 基层人才培养

2019 年 7 月至 10 月，在省中心的带领下，贵阳市高血压诊疗中心采取"授课+教学查房+门诊带教"的模式，全面完成了对全市"一市、三县、六区"各县级、区级医院、疾控中心、妇幼保健院和乡镇与社区医疗机构医务人员的 9 场次培训，参加人员多达 2450 人。每个市、区、县在培训完成后均建立高血压诊疗工作微信群，以贵阳市高血压诊疗中心为技术支撑，建立起了市-县-乡镇高血压网络诊疗平台，推行"高血压慢病首诊、康复在基层，疑难、危急、重症在县级中心"的全程管理模式，建立起广泛的高血压防治联盟和统一战线，逐步形成高血压诊疗"基层首诊、双向转诊、急慢分治、上下联动"的分级诊疗模式。

（二）工作开展

1. 临床工作

2018 年 7 月，贵阳市高血压诊疗中心成立高血压专病住院病房，同时开设了高血压专病门诊，完成了社区-专病门诊-专病病区的高血压专科医疗资源一体化模式的框架建设及专科人才的基本架构。自贵阳市高血压诊疗中心成立以来，在病房仅有 20 张床位的情况下，2018 年 7 月科室成立至年底共收治患者 451 人次，2019 年全年共收治患者 650 人次，2020 年 1 月至 8 月收治患者 407 人次。其中，发现外周血管狭窄 3 例，先天性主动脉缩窄 1 例，腹主动脉瘤 1 例，下肢动脉栓塞 1 例，嗜铬细胞瘤 1 例，垂体瘤 2 例，甲状腺癌 2 例，肾癌 1 例，鼻咽癌 1 例。

贵阳市高血压诊疗中心高血压科成立的同时，高血压专家门诊开诊，门诊时间为每周一至周五上午，2018 年 7 月至 2020 年 8 月共接诊患者 6481 人次（2018 年为 781 人次，2019 年为 3103 人次，2020 年 1 月至 8 月为 2597 人次）。

2019 年 5 月，贵阳市高血压诊疗中心建立了贵州省第一家智慧化高血压诊疗中心，运用蓝牙、无线远程网、Internet 广域网、移动终端等前沿通信技术，建立连接多种检测设备的诊疗及随访网络，规范高血压诊治标准化，实现了高血压管理智慧化，目前建档在线管理患者 756 人。

贵阳市高血压诊疗中心通过规范的高血压诊疗流程及高血压全临床路径管理，推行专病医生、护士及药师一体的双随访制度，进行高血压患者家庭血压、门诊血压、住院血压的实时传送，建立了高血压患者的血压水平数据库，形成了高血压患者线上线下的闭环管理模式，实现高血压防治网络全覆盖，有效提高了患者的满意度。贵阳市高血压诊疗中心在努力探索一种新型管理模式——"互联网+医"，以期待搭建一个科学、规范的血压监控流程，建立高血压患者数据库，方便对患者进行准确诊疗及随访，最终实现全面管控，精准防治高血压，真正打开"让患者少跑路，数据多跑路"模式。

2. 贵阳市高血压防治中心全覆盖

2020年1月13日，贵阳市各县（区、市）、乡镇（社区）高血压防治中心集中授牌仪式在贵阳市第四人民医院举行，实现"一市三县六区"乡镇（社区）高血压防治中心全覆盖。仪式结束后，贵阳市高血压诊疗中心组织全市各县级高血压诊疗中心主任或骨干以及部分乡镇（社区）高血压防治中心骨干召开座谈会，共同探讨下一步的高血压防控工作计划，提出工作遇到的问题、取得的成绩，并给出建议：在全市范围内建立起"1+N+N"的高血压病防治管理模式，即1个区域性诊疗中心+N个乡镇或社区卫生服务中心或站高血压门诊+N个高血压专科医生，建立从机构到人员都体现三级医生查房管理模式的家庭医生团队形式开展工作，高血压管理由医院个案管理转入基层平台开展人群管理，让居民在居住地就能享受到和医院同等级别的专业、全面的医疗服务。

3. 健康社区建设

贵阳市高血压诊疗中心与各基层医疗机构联动协作，在贵阳市、黔南州、黔东南州地区以"管理血压，享受健康"为主题开展大型公益性义诊12场，义诊接待5600余人次，通过健康宣教、测量血压，让大家了解高血压，知晓自己的血压，了解高血压的危害。对部分未控制的高血压患者进行详细的病史询问，并制订出个体化降压方案。义诊活动中共发放高血压防治宣传手册15 000多册，受到了广大群众的热烈欢迎。

贵阳市高血压诊疗中心长期以"医患手牵手、健康大步走"高血压健康小讲堂的形式对住院病患及陪护家属进行宣教，截至目前共进行了36期，约900人次，发放高血压相关知识问卷调查3000多份，有效地提高了患者的主动就医意识及高血压的知晓率。

义诊期间也会开展健康讲堂，通过对生活方式改善、自我血压监测、定期门诊复诊等方面的详细讲解，让患者了解正确的饮食习惯，保持良好的作息，控制体重，戒烟限酒，减轻精神压力等，在平时的生活中做到有效、合理的锻炼，并坚持测量、记录血压，定期到医院复诊，坚持用药，做到不随意调药甚至停药。

2020年8月起，贵阳市高血压诊疗中心牵头进行贵州省社区健康管理第一批10家社区卫生服务中心高血压慢病管理的试点模式建设，以提高社区居民群众的"获得感、幸福感、安全感"为目标，全面提升社区居民卫生健康服务水平，提升医疗健康工程实施效能。

4. 基层帮扶

（1）贵阳市基层医疗机构高血压工作调查。为深入了解基层高血压防控目前的工作现状及困难，2019 年至 2020 年 6 月，贵阳市高血压诊疗中心对贵阳市周边 20 个乡镇与社区医疗机构 36 名医务人员进行了高血压、心血管疾病等慢病管理的问卷调查。主要内容包括：①乡镇卫生院是否单独开展高血压门诊；②各乡镇常住人口总数、65 岁以上老年人人数、高血压患病人数；③各卫生院所备降压药物药品目录；④目前使用的血压测量工具；⑤目前高血压慢病管理工作中的困难。

通过调查发现：①基层人口基数庞大，高血压患病率高、知晓率低，高血压患者自我管理能力差；②这次调查的乡镇卫生院均未单独开展高血压门诊，高血压患者全部由慢病科或基本公共卫生科管理，血压测量由驻村村医完成；③乡镇卫生院降压药种类有限，很多高血压患者在上级医院治疗回家后购药困难，导致更改治疗方案甚至停药；④许多村医采用台式或腕式血压计进行血压测量，增加了测量结果误差率，不能完全准确了解患者血压控制情况；⑤降压药物价格上涨，增加了农村患者经济负担，导致患者无法坚持长期服药；⑥社区服务中心对高血压患者的管理存在管理体系效率不高、评估回访次数不足、管理质量不高、防控效果不明显等问题，医护人员负担重，难以承担庞大的慢病人群管理工作。

（2）长顺县精准扶贫。2019 年 11 月，贵阳市高血压诊疗中心对黔南布依族苗族自治州长顺县代化镇 18 岁以上人群进行高血压初筛，共筛查了 235 人次，其中高血压患者 105 人，对随机筛选的 18 名高血压患者进行规律服用复方制剂降压药及限盐的管理，最终在档管理 15 人（其余 3 人为非代化镇居民，脱离管理），服药后调查得知：①复合制剂与多药联合对比更易被接受；②区域内降压药品种类少，在上级医院制定的降压方案回到当地不能持续维持；③偏远地区老年人药品购买不便，很多患者不能坚持服药。

2020 年 8 月，长顺县为期三年的高血压重点专科定点帮扶项目正式启动，举办了"长顺县 2020 年基层医疗机构高血压诊疗规范培训班"，并开展了教学查房、课程培训、基层医疗机构走访等活动。

2020 年 9 月，长顺县医疗集团中心医院"刘凌高血压管理专家工作站"成立。在随后的座谈会上，贵阳市第四人民医院刘炯院长提出：可以派长顺县高血压诊疗中心专科医师到贵阳市第四人民医院高血压科进行培训，通过病房教学查房、门诊带教、健康宣教及义诊活动等全方面了解贵阳市高血压诊疗中心的工作模式。

5. 科研

2020 年，贵阳市高血压诊疗中心申报了"互联网+医疗背景下提升贵阳地区基层医疗机构对高血压专病管理模式的探索"课题并获立项。同时与本单位骨科合作，参与贵州省卫健委省长基金项目"血清炎性细胞因子与骨关节炎关节疼痛及放射学表现及预后评估作用的研究"。

（刘　凌　宋春颖）

第十一章　县级高血压诊疗中心

研究证明，高血压是心血管疾病最主要的危险因素。血压越高、高血压病史越长、血压控制效果越差，心血管疾病就越严重。要扼制心血管疾病的发生与发展，控制血压是最关键、最重要的环节。

做好高血压、心血管疾病等慢病防治工作的关键在人才，并要有相应的诊疗机构作为技术和人才的支撑，以此提高县级及以下医疗机构高血压、心血管疾病等慢病的诊疗水平。各个县（区、特区、市）建立高血压诊疗中心，是人才培养和高血压防治工作的重要保障。

一、县级高血压诊疗中心工作实施指导意见

党中央、国务院对抓好分级诊疗制度建设与慢病防治工作高度重视。2015 年 9 月 11 日发布的《国务院办公厅关于推进分级诊疗制度建设的指导意见》要求，逐步形成基层首诊、双向转诊、急慢分治和上下联动的分级诊疗模式。为推进分级诊疗制度，国家在给予明确政策引导和全方位保障的前提下，明确下达了各方面的具体目标任务，要求全面提升分级诊疗能力，基本构建富有效率的医疗服务体系。

要实现全民健康的目标任务，控制心血管疾病等慢病是很重要的措施。2019 年 7 月 15 日，国务院发布了《国务院关于实施健康中国行动的意见》。把实施心血管疾病防治行动确定为防控重大疾病的首要内容，明确要求到 2022 年和 2030 年，心血管疾病死亡率分别下降到 209.7/10 万及以下和 190.7/10 万及以下。

研究证明，心血管疾病的严重程度与血压水平、高血压病史长短呈正相关，与血压控制效果呈反相关。在各个县建立高血压诊疗中心是人才培养和高血压防治工作的重要保障。各个县级高血压诊疗中心（简称县级中心）建立后，加强县级中心的指导与管理，规范高血压诊疗、达到诊断与治疗的一致性，是提高高血压诊疗水平的保证。为使县级中心切实发挥作用，笔者依据高血压诊疗工作的实际情况，在充分调研的基础上，就县级中心工作实施提出以下意见。

（一）县级高血压诊疗中心的作用与职责

数据显示，我国高血压患者约 3 亿，高血压、心血管疾病等慢病严重威胁着

人们的身体健康。按照国务院对常见慢病在县域内就诊率达到 90% 和基本实现大病不出县的要求，县级医疗机构要充分发挥高血压防治"主力军"的作用，满足广大患者看病的需求。

2019 年 1 月 7 日，全国卫生健康工作会议对 2019 年卫生健康改革发展重点任务做出部署：整合医疗卫生资源，破解"看病难"问题，着力推进医联体建设，提升县级医院服务能力；构建更加成熟定型的分级诊疗制度，着力推进区域分开、城乡分开、上下分开、急慢分开，引导优质医疗资源下沉；举全系统之力实施健康扶贫工程，进一步完善基层医疗卫生服务能力建设长效机制，健全贫困群众医疗兜底保障制度，加强贫困地区健康危险因素防控。

在各地区建立县级高血压诊疗中心，使之成为承上启下的纽带，不仅能更加有效地完成高血压的防治任务，满足重症复杂高血压患者的就地诊治需要，而且可以带动脑血管病、冠心病与糖尿病等慢病分级诊疗，在解决我国"看病难""看病贵"的问题上真正发挥重要作用。

高血压由不同原因和疾病引起，高血压又作为原因导致心脑肾等靶器官损害和心血管疾病。对高血压的诊断与治疗涉及医学各领域，只有专科诊治才能有效控制高血压，保护心脑肾等靶器官，减少心血管疾病的发生。

县级中心建成后，把中心建设成本县域内高血压人才培养基地、高血压医疗队伍培训中心，以此改变县域内高血压医疗人才短缺的现状，努力推进高血压等慢病防治工作。

1. 县级高血压诊疗中心的主力作用

2012～2015 年我国 18 岁及以上居民高血压患病率为 27.9%，要让所有高血压患者都得到有效、正确的诊断与治疗，必须有大量的专科人才储备。大中城市三甲医院只能完成 10% 高血压患者的诊治，这些患者往往是特殊类型继发性高血压，如少见或症状不典型的继发性高血压需接受特殊检查；或发生严重心血管疾病需接受特殊治疗。90% 的患者在县级或以下基层医疗机构就医，这些医疗机构的医生承担着高血压检出、登记、治疗及长期系统管理的任务。

很多高血压患者还伴随糖尿病、血脂异常等心血管疾病危险因素，通常会引发各种心血管疾病，有些高血压患者还伴随其他疾病，这就使高血压的诊断与处理变得复杂，对高血压患者的诊断和治疗更困难。对这样的高血压患者，乡镇与社区医疗机构是难以完成诊断与治疗的，基层的绝大多数患者要到县级医院诊治，县级中心要承担起高血压诊疗主力的重任。

被转诊至县级中心的患者都要按照《县医院高血压诊疗规范》的要求进行诊断、治疗。个别少见、复杂、重症患者需要转诊到省、市专业高血压诊疗机构。县级中心的具体作用还包括以下几个方面。

（1）作为高血压防治知识的宣教中心，解决县域内高血压防治问题，惠及百姓、造福后代。

（2）研究探讨县域内高血压具体防治方案，为医疗卫生行政主管部门制定高血压防治政策提供参考。

（3）协助县卫健局指导乡村与社区医疗机构，开展高血压防治工作。

2. 县级高血压诊疗中心职责

县级中心作为高血压防治的主力，依据《县医院高血压诊疗规范》和《乡村与社区高血压防治规范》开展工作。主要职责包括：研究、制定县域内高血压防治策略和诊疗规程；承担基层重症复杂高血压患者救治的指导工作；为乡镇与社区医疗机构的急重症、复杂高血压患者提供转诊渠道。

原则上，县级中心每半年要派专人到各基层医疗机构指导和检查高血压诊疗工作一两次。主要内容包括：教学查房、病例讨论和学术讲座等；配合省中心对乡镇与社区医疗机构的医生进行培训，并对学员进行考核和评估。

县级中心培训的乡镇与社区医疗机构的医生在提高高血压诊疗技术水平后，要达到的具体职业标准为：

（1）能够独立开展高血压防治健康教育、患者诊治、总结经验等工作。

（2）能够指导村卫生室和社区卫生服务站开展高血压防治工作。

（3）在遇到重症复杂患者时，能够请县级医院专家会诊或转诊。

（4）能够参与县级医院关于高血压防治的科研项目等。

（二）县级高血压诊疗中心基础设备设施的要求

在"没有全民健康，就没有全面小康"的精神指引下，党和政府十分关心人民健康，投入了大量资金来提高各级医疗机构的基础设备设施建设。特别是县级医院，各种辅助检查设备设施在数量与质量上有了保证，基本上能满足高血压患者相关疾病诊治的需要。

1. 基本检查设备设施

基本检查设备设施包括高血压患者常规检查设备设施和高血压患者急诊检查设备设施。

（1）常规检查设备设施。临床实践证明，高血压患者要完成基本检查，才能发现所涉及的疾病，并进行初步诊断，才能满足患者治疗所需，笔者把这些检查确定为常规检查，其内容见表3-11-1。完成这些检查所需的设备设施就是常规检查设备设施。

表 3-11-1　高血压患者常规检查

需查项目	高血压的鉴别诊断	确定心血管疾病危险因素	发现心血管疾病	用药前后观察
血常规	+		+	+
尿常规	+		+	+
大生化	+	+	+	+
餐后 2h 血糖	+	+	+	+
甲状腺功能	+			
基础 RAAS	+			
心电图			+	+
超声心动图			+	+
四肢血压	+		+	+
动态血压监测	+		+	+
颈动脉 B 超			+	+
肾动脉 B 超	+		+	+
腹部 B 超	+		+	

注：+代表有意义。

　　涉及高血压患者的常规检查项目的设备设施在一个医疗机构内不需要重复配备。若县级中心挂靠医院暂时不具备某些设备设施，应在县级中心建立后进一步完善这些设备设施建设。

　　（2）急诊检查设备设施。除了上述常规检查设备设施外，还需要配备高血压患者急症诊断与处理所需的设备设施。如发生脑卒中时一定要判断是出血性还是缺血性，经临床问诊和体格检查判断后，需结合头颅 CT 检查结果来确诊。急性胸痛发作时要鉴别是急性冠脉综合征、急性主动脉综合征、肺栓塞，还是其他胸肺部疾病，这些情况都需要借助 CT 检查结果鉴别诊断。

2. 特殊检查设备设施

　　高血压患者涉及的病种多（表 3-11-2），为了明确诊断，应根据高血压患者的不同情况开展很多特殊检查项目，如核医学检查、磁共振检查、CT 血管成像（CTA）检查等。利用好这些检查，可更好地诊治患者。即使没有这些设备，也不影响县级中心的设立和工作开展。县级中心如遇到少见、复杂高血压患者，在没有特殊检查设备的情况下，可以转诊到上级医院或请上级医院专家协助。

表 3-11-2　高血压患者涉及的疾病范围

高血压原因疾病	原发性高血压、肾实质性高血压、肾血管性高血压、大动脉炎、原发性醛固酮增多症、库欣综合征、嗜铬细胞瘤、主动脉缩窄、甲状腺功能亢进、甲状腺功能减低、妊娠期高血压疾病
代谢综合征（心血管疾病危险因素）	血脂异常、糖尿病/糖耐量异常、肥胖、高尿酸血症
心血管疾病早期和康复阶段	左心室肥厚、心律失常、心力衰竭、冠心病、主动脉夹层、脑血栓形成、脑出血、椎基底动脉供血不足、短暂性脑缺血发作、肾功能受损、肾功能不全、周围动脉硬化

3. 必要的常规检查

对高血压患者要完善常规检查，尤其是首诊患者、长期没有复诊的患者或病情变化的患者。在详细询问患者病史的前提下，必要的辅助检查能够为诊疗方案的制定提供参考依据，使患者的诊治达到理想的效果。

县级中心要充分利用挂靠医院已有的设备设施，完成高血压患者的常规检查。

调研发现，很多县级医院常规检查工作有待完善，如大部分高血压患者都没有实施肾动脉 B 超检查。肾动脉 B 超检查对高血压患者的诊断与治疗意义非常大：①可帮助发现大动脉炎或风湿性疾病引起的肾动脉狭窄等所致高血压；②发现或诊断高血压致肾动脉粥样硬化等靶器官损害或心血管疾病；③应用 ACEI 或 ARB 类药物前，除了要查尿常规、肾功能、电解质外，还应做肾动脉 B 超。双侧肾动脉狭窄或孤立肾单侧肾动脉狭窄患者，禁用 ACEI 和 ARB 类药物。肾动脉 B 超是高血压患者必须完成的检查。

有的医生为了评估肾动脉情况，在本院设备不能开展肾动脉 B 超检查前，用肾动脉 CTA 检查代替。肾动脉 CTA 检查虽然对评价肾动脉狭窄有一定作用，但不符合肾动脉狭窄诊断程序，而且 CTA 检查价格较高，又对身体有伤害，这是不可取的。

4. 基础设施

县级中心批准成立后，挂靠医院最终要成立相应的高血压专科。县级中心成立初期，要开设专门的高血压病房，供患者住院时用；建立高血压门诊，保证门诊高血压患者诊疗和随访所需；还要建立专科检查室，供患者体格检查时用。

（1）高血压病房。县级中心创办初期，在医疗条件不具备的情况下，可在其他科室如心内科、神经内科或肾脏内科等分出专门的病床，供高血压患者住院诊疗用。当县级中心发展到一定程度、积累工作经验后，可逐渐开设专门的高血压病房，这样便于高血压急症患者、复杂高血压患者、顽固性高血压患者、血压波动大的患者、要进行继发性高血压筛查与确诊相关检查的患者、行动不便的高血压患者等的观察与诊治。

（2）高血压门诊。县级中心在挂靠医院要配备相应的高血压专科门诊，包括专家门诊和普通门诊。其他各种高血压管理工作，如随访等也可在门诊进行。

门诊诊疗要遵照高血压患者诊疗思路，查明高血压患者高血压原因，查清心血管病危险因素和患者存在的靶器官损害及各种心血管疾病。

（三）县级高血压诊疗中心人才队伍管理

县级中心是高血压防治的主力，是县域内高血压防治的组织与指导机构，这就要求县级中心要有一支高水平的人才队伍来承担主力军的职责。省高血压诊疗中心要认识到人才是高血压等慢病防治的关键，把各类人才培养作为工作的重心。

1. 县级高血压诊疗中心人才队伍构成

县级中心建立后，设主任 1 名，主任助理 1 名，高血压防治骨干医生至少 1 名。还要有主治医生、医生，护理、检查技术人员多名。一些挂靠医院相关科室（如肾内科、内分泌科、泌尿外科等）的主任或专家，也应成为县级中心的专家组成员。县级中心主任、主任助理和骨干医生、护士长等组成本中心核心医疗小组。

2. 县级高血压诊疗中心主任要求

（1）基本素质要求。县级中心是专门从事高血压诊断、治疗、预防与研究的医疗机构。其学科带头人应该是本县高血压诊疗的权威专家，能指导本中心各级医生完成从下级医疗机构转诊，或自己前来就诊的重症复杂高血压患者的诊疗任务；能够把自己学习与研究的成果及经验用于患者的诊疗工作中；了解高血压诊疗工作的实际情况，针对本县高血压防治工作中出现的新问题，能够组织专家学者进行研究、分析和总结，及时提出合理的解决方案并推广应用；对于国内外高血压学最新研究进展和治疗方案，要有自己正确合理的评价，并传授给本县各级医疗机构的医生，以提高本县的学术、技术水平，引领学科发展方向；开展新的业务项目时，要严格把握适应证，对患者负责；要按照高血压诊疗规范制定本县域内高血压防治工作的具体计划；能协助政府及卫生部门加强县级医院等基层医疗机构的高血压医生的教育和培养工作。

（2）县级中心主任日常工作要求。最基本的要求是疾病诊疗，坚持出门诊，要对病房患者查房，对重症复杂患者要重点查房，组织全科甚至全院进行讨论、会诊。中心主任必须思想观念先进、能力较强，既能完成高血压患者的常规诊疗工作，也能抓好高血压人才队伍培养和建设工作，还要能解决高血压防治工作中的实际问题，在学术上不断创新与提高。

（3）要有正确的诊疗理念。

1）坚持规范的诊疗流程。包括：详细询问病史，科学合理的体格检查，必要的常规检查，科学分析资料，做出正确诊断，给予有效的处理方法。例如，做好健康宣教工作，使患者明白，必要的常规检查能发现隐藏的疾病，不仅会使高血压得到控制，也能使心脑肾得到保护。

2）检查要合理。例如，直接以肾动脉 CTA 检查代替肾动脉 B 超检查是不可取的。

3）治疗要规范。例如，要关注高血压患者肾小球滤过率（eGFR）。当 eGFR 小于 30ml/（min·1.73m^2）时，不能使用螺内酯，当 eGFR 小于 45ml/（min·1.73m^2）时，不能使用二甲双胍等。使用利尿剂、ACEI/ARB 类药物期间要监测肾功能、电解质。在高血压患者诊疗的全过程中，所有环节都要规范，以最大限度地保护患者。

4）发现问题要及时改正。高血压诊疗过程中，避免"头痛医头、脚痛医脚"的诊疗思想和行为。要按大高血压学的诊疗理念，全面、系统地诊治，对于不合理的、对患者没有益处的诊疗都要及时纠正或终止。

5）重视乡镇与社区医疗机构的作用。乡镇与社区医疗机构是我国医疗卫生体系重要的组成部分，乡镇与社区医疗机构的医务人员是高血压、心血管疾病等慢病防治的骨干，要充分调动他们的积极性，带动他们不断学习，提高诊疗技术水平，解决当地百姓看病问题。

3. 主任助理与骨干要求

在县级中心担任主任助理和骨干的医生必须具备与主任同样的素质和要求，协助本县级中心主任完成工作，也能够在主任外出时，做好本中心的工作。

主任助理要参加省中心为期 3 个月的短期进修学习班的学习。工作期间，要有一半以上的时间在高血压专科（门诊/病房）开展工作。

（四）县级高血压诊疗中心质量控制

县级中心以《县医院高血压诊疗规范》、《乡村与社区高血压防治指南》和《中国高血压分级诊疗指南》作为工作规范和标准，做好高血压患者的诊断与治疗。诊断内容包括：查明高血压的原因、发现患者合并的心血管疾病危险因素和心血管疾病等；通过健康生活方式和合理使用降压药物，使患者的血压得到有效控制，心血管疾病危险因素得到处理，心脑肾等靶器官得到保护。

1. 骨干上岗条件

为了达到上述要求，县级中心主任必须是参加省中心培训并考核合格者。主任助理必须是参加省中心短期进修学习班并考核合格者。县级中心主任及其主任助理和骨干，每年要定期接受培训，积极参加省中心举办的学术会议，不断提升业务水平。同时，要积极协助省中心完成各项科研及其他工作。

2. 质量管理

（1）验收检查。县级中心要接受省和市（州）高血压诊疗中心的检查。检查时挂靠医院分管业务领导和县卫健局职能部门负责人最好参加。

县级中心主任的职责就是为患者诊疗，包括门诊、查房等工作，完成本中心高血压相关工作的开展、实施和推进。需要特别注意的是，检查内容还包括：

1）是否按规范进行诊治。

2）是否对患者进行健康教育。

3）是否对心血管疾病患者及时予以合理诊疗。

4）是否对继发性高血压进行筛查和确诊检查，是否在明确诊断后，才给予手术或介入治疗。

5）是否完成常规检查项目。

6）是否使患者血压得到有效控制等。

（2）检查项目要准确可靠。例如，肾素、醛固酮的测定既是高血压患者的常规检查，也是某些疾病筛查和确诊试验的特殊检查，要求结果必须准确可靠。准确可靠的结果来自检查前的充分准备，如患者采血时的合适状态、采血后标本的严格处理与保存、及时送检等。

（3）开展新项目的要求。新项目开展的前提必须是使高血压患者获益，并有能力和条件完成，同时按高血压诊疗规范进行。新项目的开展在当地卫生部门批准同意后，向省诊疗中心报告备案。

科研项目的开展要按规定向挂靠医院伦理委员会备案。科学研究要为临床服务，为患者更好地接受诊治服务，杜绝为科研而科研。

发表学术文章和召开学术会议应以提高业务能力为目的。

二、县级高血压诊疗中心全覆盖的经验

贵州有很多慢病患者都选择到邻省（市）甚至北京、上海等地的大医院就医，这样使治疗成本增高，又不方便，特别是到外地就医，往往注重于完成某一项特殊检查或接受某一个专门的治疗。高血压、心血管疾病等慢病需要系统观察，认真随诊，才能达到应有的效果。如果能在本地看病、看好病，慢病患者就能得到有效的管理。设在本地的高血压、心血管疾病等慢病专业诊疗机构是进行这种有效管理的根本保障。

2017 年 9 月初起，笔者开始在贵州各地进行讲学、查房，以及基层高血压专业诊疗机构设立的动员、扶助等工作。

随后，贵州省部分县建立了县级中心和（或）高血压科，短短一年，各地市（州）成立了地市（州）高血压诊疗中心（地市级中心）和（或）高血压科，为各地县级中心的成立建立了"基站"，为贵州省高血压防治网络和体系的形成奠定了坚实的基础，探索出一套行之有效的路子。2019年9月25日，贵州省88个县实现了县级中心全覆盖。县级中心发挥连接省中心、地市级中心和乡镇与社区高血压防治中心的纽带作用。县级中心的全覆盖为贵州省高血压、心血管疾病等慢病防治工作搭建了平台，不仅能有效地完成高血压防治任务，满足重症复杂高血压患者的就地诊治需要，还能带动高血压、心血管疾病等慢病防治工作的开展与实施，在真正解决 "看病难""看病贵"的问题上发挥不可估量的重要作用。

（一）深入基层，搭建高血压专业诊疗平台

省中心的建立，地市级中心到县级中心和（或）高血压科的全覆盖，在贵州省形成了高血压三级防治网络，也满足了贵州老百姓"不出家门口就能看好病"的需求。

地市级中心（高血压科）要协助省中心对所属县级中心进行人才培训、业务指导、诊疗质量的督促检查等工作。从2017年7月8日省中心成立，到2018年8月22日铜仁市高血压诊疗中心建立，贵州全省9个地市级中心（高血压科）实现了全覆盖，为地市（州）域内县级中心的建立提供了示范，也起到了高血压诊疗的保障作用。

县级医院包括县人民医院、县中医医院等，是高血压防治的主力，是高血压诊疗的主战场。县级医院医生的诊疗技术水平直接关系着高血压等慢病防治工作的成效。各个县建立的高血压诊疗中心，既是高血压防治知识的传播中心，也是县城人才培养和高血压防治工作的中心。县级中心要努力成为县域内高血压人才培养基地、高血压医疗队伍培训中心，以此来改变县域内高血压医疗人才短缺的现状，努力推进高血压等慢病防治工作的开展。

省中心一成立，笔者就着手县级中心（高血压科）的构想、倡议、创建等工作。仁怀市高血压诊疗中心和六枝特区高血压诊疗中心是贵州最早成立的基层高血压诊疗中心，他们在基层高血压防治工作中发挥了重要的作用。

2017年7月，仁怀市人民医院心内科医生徐鹏被选派参加省中心首批短期进修学习班进行学习。在省中心学习培训后，徐鹏对高血压防治的专业知识有了全新的认识，业务能力得到了提高。

学习期间，徐鹏向仁怀市人民医院领导汇报了学习心得和收获，仁怀市人民医院心内科主任专程来到省中心，邀请笔者前去指导工作。

2017年9月，仁怀市卫健局批准成立"仁怀市高血压诊疗中心"，9月16日中心在仁怀市人民医院挂牌。

贵州省地市（州）级中心的全覆盖和部分县级中心的建立，大大促进了贵

州省高血压防治工作的开展。这些成绩得到了贵州省卫健委的充分肯定和高度重视。2019年4月，在贵州省医疗管理工作电视电话会议上，省卫健委安仕海副主任提出："要在全省启动高血压诊疗中心建设工作，2019年要在66个贫困县全部建设完成。"

依据创建地市级和县级中心（高血压科）的经验，以贵州省当前实际情况和省中心这两年培养的人才为基础，笔者即时提出了县级中心建设实施措施，即申请和审批先行，确定挂靠医院和骨干后，立即着手高血压防治工作的开展，再根据自身条件完善基础设备设施建设。在大家的共同努力下，2019年9月25日，贵州省88个县（区、特区、市）县级中心申请与审批工作结束，实现了贵州省县级中心全覆盖。

（二）提高诊疗水平，助力健康扶贫

贵州省县级中心已全覆盖。明制度、强管理、抓落实是今后县级中心建设与工作开展的重要任务，更是提高全省高血压、心血管疾病等慢病诊疗水平的保证。

1. 明制度

省中心确定了县级中心的作用与职责，明确了基础设备设施的要求，强调对高血压患者完善必要的常规检查，在临床医生详细询问患者病史的前提下，必要的辅助检查能够为高血压患者诊疗方案的制定提供科学参考依据，使患者的诊治达到理想的效果。

县级中心的挂靠医院要成立高血压专科。高血压专科成立初期，挂靠医院要开设专门的高血压病房和高血压门诊，既便于对复杂、疑难高血压患者的诊疗提供条件，也利于对重症、危急高血压患者的救治提供保障。

着重强调县级中心人才队伍管理，对县级中心主任提出了明确的职责要求（见本章前述有关内容）。县级中心质量控制具体内容见本章前述有关内容。

2. 强管理

在笔者的积极倡导和主动联系下，省中心协助各地市（州）卫健局，加强对所属县级中心的建设与管理。

黔东南苗族侗族自治州（简称黔东南州）卫健局在县级中心建设方面的工作具有典型性。在黔东南州各县完成县级中心的申请与批复工作后，于2019年9月24日召开"黔东南州高血压诊疗中心建设工作会议"。会上，宣读了《黔东南州卫健局关于明确全州县级高血压诊疗中心建设通知》。黔东南州卫健局对高血压防治工作提出具体意见。黔东南州16个县（市）的高血压诊疗中心不仅全部建立起来，而且对加强全州县级中心管理明确了制度与要求，有利于县级中心建设和发展，最终有利于高血压等慢病防治工作的开展。

3. 抓落实

任何一级的高血压诊疗中心工作都要以落实高血压诊断、治疗和预防为目的，"挂牌式"的诊疗中心不能解决百姓看病问题，不符合国家卫生部（现为国家卫生健康委员会）颁发的《全国医院工作条例》的要求。治病看病、提高诊疗技术水平、指导下级医疗工作、培养高血压专科人才，是建立县级中心的最根本目的。

黔西南布依族苗族自治州（简称黔西南州）卫健局对本州高血压诊疗中心建设十分重视，提出了切实可行的措施，并督促辖区各医疗机构认真落实。2019 年 8 月底，黔西南州卫健局下发了进一步推动全州高血压诊疗中心工作的通知，要求各县（市）医疗机构高度重视，确保高血压诊疗中心工作有效推进；州医院和各县（市）人民医院要设立高血压门诊，设立高血压病区等。

此后，黔西南州各医疗机构积极行动，州卫健局主管科室抓紧督促指导落实，同时进行验收，并将验收结果作为医院考核项目。

（余振球）

第十二章 乡镇（社区）高血压防治中心

《中华人民共和国基本医疗卫生与健康促进法》于 2020 年 6 月 1 日起施行。这部法律明确了医疗卫生、健康促进的目的是为人民健康服务；实行分级诊疗制度是为推进基本医疗卫生服务；基层医疗卫生机构城乡全覆盖是国家建立健全医疗卫生服务体系的重要组成部分，是城乡居民获得基本医疗卫生服务的保障。2020 年 5 月 25 日，贵州省实现了乡镇（社区）高血压防治中心全覆盖，将带动贵州省乡镇与社区高血压防治工作规范化开展，让各地区居民高血压得到有效控制，心脑肾得到理想保护，达到健康的目的。

一、乡镇（社区）高血压防治中心工作实施建议

当前我国心血管疾病患病率还在上升，心血管疾病导致的死亡率仍居首位。

高血压是心血管疾病的首要危险因素，控制高血压就可有效预防心血管疾病的发生、发展。2012～2015 年我国 18 岁及以上居民高血压患病率 27.9%，知晓率 51.6%，治疗率 45.8%，控制率 16.8%。在接受治疗的高血压患者中只有 36.7% 的人群血压达标。提高知晓率，并让接受治疗的高血压患者血压得到控制，是提高高血压控制率的关键。

乡镇（社区）高血压防治中心的建立，能够更好地在广大人群中发现高血压患者，宣传高血压的危害，劝导其规范诊治，把防治工作落到实处、做到细处，真正肩负起高血压防治的重任，使乡镇和社区医疗机构发挥为全民健康助力的作用。

（一）乡镇（社区）高血压防治中心的作用与职责

乡镇卫生院与社区卫生服务中心是将高血压管理纳入社区卫生基本服务的执行机构，是高血压防治的骨干，是分级诊疗模式中基层首诊的落实机构，进一步确定其作用与职责，对促进我国高血压防治事业有重要意义。

1. 乡镇（社区）高血压防治中心的作用

乡镇（社区）高血压防治中心由县卫健局设立并管理，是县卫健局做好高血压等

慢病防治、提高居民健康水平的重要力量。乡镇（社区）高血压防治中心要接受县（区、市、特区）高血压诊疗中心（简称县级中心）的业务指导和质量监督，保证其诊疗水平不断提高，在解决当地居民"看病难""看病贵"方面发挥一定的作用。

乡镇（社区）高血压防治中心要挂靠在各乡镇卫生院或社区卫生服务中心。乡镇卫生院或社区卫生服务中心的骨干（业务院长、主任）担当乡镇（社区）高血压防治中心的负责人。其主要工作不仅包括高血压等慢病的诊疗工作，还包括对这些慢病的管理、对患者健康教育等，要把这些工作有机结合、联系在一起。

乡镇（社区）高血压防治中心的具体作用体现在以下几个方面。

（1）是高血压等慢病防治的骨干力量。我国 90% 的高血压患者在县级及以下医疗机构就医，乡镇（社区）高血压防治中心要承担乡镇与社区大多数高血压、心血管疾病等慢病患者的诊疗和管理工作。

（2）是开展健康教育和落实广大城乡居民健康生活方式的骨干。乡镇（社区）高血压防治中心的医务人员和村卫生室、社区卫生服务站的医务人员与广大居民接触较多，要利用这种优势，把健康知识传播给居民，把健康生活方式落到实处。

（3）是重症高血压患者诊疗的第一道防线。大多数乡镇卫生院离县城较远，交通不便，而抢救患者生命是很急迫的事情，乡镇（社区）高血压防治中心的医生必须要了解、熟悉重症高血压的诊断与心血管疾病发作的现场处理。

（4）是落实分级诊疗中基层首诊的执行机构。2015 年发布的《国务院办公厅关于推进分级诊疗制度建设的指导意见》，明确了各级医疗机构的具体目标和任务。常见病、多发病患者首先到基层医疗机构就诊，对于超出基层医疗机构功能定位和服务能力的疾病，由基层医疗机构为患者提供转诊服务。乡镇（社区）高血压防治中心要按照基层首诊的要求，担负起高血压等慢病分级诊疗的相应任务。

2. 乡镇（社区）高血压防治中心的职责

高血压防治工作任务多，各级医疗机构的任务各有侧重。乡镇（社区）高血压防治中心的职责主要有以下几个方面。

（1）测量血压，发现高血压。这是一项成本低、易实现的工作。一旦发现高血压，患者可及时到各级医疗机构就医，明确高血压原因，接受健康教育与健康生活方式指导，使血压得到及时控制，心脑肾得到保护。

乡镇（社区）高血压防治中心的医务人员要动员、组织各村、街道或企业单位的卫生室为本村、街道或单位的全体人员测量血压，还可因地制宜地设立免费血压测量点，让居民参加健康体检等。通过各种方式让每位居民测量血压，及时发现高血压。

（2）帮助居民记住自己的血压值。众所周知，收缩压≥140mmHg 和（或）舒张压≥90mmHg，即为高血压。通过一系列不同时期的血压数值，就可发现，血压虽然还没有达到高血压诊断标准，甚至还处于理想血压水平，但和以往基础血压值相比，已明显升高，我们称之为发展中的高血压。重视这种情况有以下几个方面的意义。

1）扼制高血压发生。此时应特别强调向患者宣传健康的生活方式，预防发生高血压。

2）及时处理。如果改善生活方式后血压仍继续升高，则应按高血压及时做出处理。

3）找到血压变化的拐点。利于查找高血压原因，评估靶器官损害和心血管疾病，以便及时治疗。

只有医务人员为居民测量血压时明确告知他们自己的血压值，并让其记住，才能在之后的诊疗中明确其血压变化趋势，发现发展中的高血压并及时处理。

（3）给治疗者测血压并告知血压是否达标。高血压个体特异性很强，同样的诊疗方案、同样剂量的药物对不同的个体产生的效果大不一样。必须对正在接受治疗的高血压患者测量血压，观察诊疗效果。

部分患者治疗一段时间后，血压正常了，或者症状消失了，便误认为高血压治愈了，就自行停药。此时，监测血压能帮助督促患者恢复治疗。

高血压患者发生高血压急症和心血管疾病发作时，及时测量血压能帮助指导对患者的及时就地抢救，避免恶性事件发生。

高血压患者要经常测量血压。全国各地高血压患者数量庞大，地域分布广，最经济有效的看病方式就是就近到乡镇或社区医疗机构进行诊治，这样不仅能保护患者的根本利益，也利于医疗资源的充分利用。

（4）认真收集高血压患者的临床资料。问诊是通过询问患者及其知情者，了解、查询就诊患者疾病的发生、发展情况和现在的症状、治疗经过等，以及疾病诊断的方法和必要过程。乡镇和社区医疗机构要重视问诊的重要性和意义，通过仔细地问诊，能够发现很多典型的继发性高血压，已发生心血管疾病的患者也能够得到保护。

问诊和查体是诊疗的必要过程，是获得高血压患者诊断与治疗基本临床资料的重要方式。乡镇（社区）高血压防治中心的医生问诊时必须明确高血压患者的症状。这些症状包括：血压升高导致了哪些不适；继发性高血压各原发疾病的症状；靶器官损害和心血管疾病的症状；心血管疾病危险因素簇的症状；合并其他疾病的症状等。这些情况的获得也方便高血压患者到上级医疗机构就诊。

（5）指导患者完成高血压诊疗相关必要检查。高血压涉及的疾病很多，病史一般长而复杂，涉及的检查必然也很多。高血压患者完善检查的目的如下。

1）确定患者的病因。判断是否为继发性高血压，找出原发疾病。如主动脉缩窄患者依靠四肢血压测量就能够很容易分析出来。了解原发性高血压患者可能存在的主要发病因素，如高盐、肥胖、饮酒、精神紧张等，以便指导患者改善生活方式。

2）查明高血压之外的心血管疾病危险因素。特别是确定糖尿病和血脂异常等，既有利于高血压危险程度的评估，又能及时纠正这些危险因素，更好地保护心脑肾。

3）了解靶器官损害和心血管疾病的情况。目前，高血压伴发心血管疾病的患者很多，诊疗高血压时必须考虑心血管疾病的有无和严重程度，并做相应的处理。

4）用药前后观察。如服用 β 受体阻滞剂前后需做心电图，服用 ACEI/ARB 类药物前要做尿常规、肾功能、电解质、肾动脉 B 超检查等，服药之后要监测肾功能、电解质等。

5）做好双向转诊工作。针对患者的具体情况，将患者转到上级医院相应的专业科室进行诊治。此外，患者或家属有转诊要求，根据分级诊疗自愿的原则，应尽量满足。

经过上级医院诊疗后，患者的诊断明确，病情得到控制，血压被控制，心血管疾病得到合理治疗后，要给患者制定长期随诊计划，或再转回到原乡镇（社区）高血压防治中心所在的基层医疗机构继续诊治。

（二）乡镇（社区）高血压防治中心基础设备设施的要求

党和政府十分重视人民健康，投入了大量资金提高各级医疗机构的基础设施、设备建设。很多乡镇卫生院和社区卫生服务中心大都有独立的院落，不仅有门诊、住院大楼，有的还有预防公卫楼、国医馆，有的还有老年康复、医养结合楼，这些都保证了高血压等慢病患者诊疗所需。大部分乡镇卫生院和社区卫生服务中心不仅添置了数字化 X 线摄影系统（DR 机）、B 超机、心电图诊断仪与检验设备等必要的设备，还建立了"互联网+"新型医疗模式，乡镇与社区医疗机构的相关检查结果可以及时上传至县级医院相关科室，以便及时对患者病情进行判断、分析检查结果。

乡镇卫生院、社区卫生服务中心要充分利用好这些有利条件，有效使用这些设备，更好地为百姓服务。县级医院的医生不仅要不断提高诊疗水平，还要为基层医疗机构提供帮助和指导，解决实际问题。例如，不仅要告知基层医疗机构的医生送检患者的检查结果，还要进行讲解和指导，以提高基层的诊疗技术水平。

针对就诊的高血压患者，必须查清楚高血压的原因、心血管疾病危险因素、靶器官损害和心血管疾病，相关检查既是明确疾病诊断和制定处理方案的重要依据，也是医生对患者疾病诊疗过程负责任的表现。县域内各级医疗机构应合理配备诊断高血压所需检查仪器，乡镇（社区）高血压防治中心的医生应充分利用这些设备来完成高血压患者的诊疗工作。

高血压患者需进行的其他基本检查项目，如基础 RAAS、甲状腺功能、超声心动图、动态血压、肾动脉 B 超、颈动脉 B 超检查等，这些检查在县级医院即可完成。建议县域内的初诊高血压患者最好到县级中心诊治一次。检查结果报告可以带回乡镇（社区）高血压防治中心，或与县级医院资源共享。

从现实来看，我国高血压患者发生脑卒中的概率比较高，尤以乡镇为多。急性脑血管病发作患者需进行头颅 CT 检查。县级医疗卫生管理部门可依据人口数量、人口密度的具体情况有选择地在乡镇卫生院和（或）社区卫生服务中心配备 CT 机。高度怀疑脑血管病的患者，可直接到能做 CT 检查的乡镇卫生院和（或）社区卫生服务中心做头颅 CT 检查。这样既能有效、合理地使用医疗设备，避免配备的设备空置不用，也有利于医生对脑血管病做出诊断与处理，使患者得到最佳的治疗。

（三）乡镇（社区）高血压防治中心人才队伍建设

乡镇（社区）高血压防治中心要有一支高水平人才队伍，由一名业务骨干带头工作，骨干医生最好能参加省高血压诊疗中心短期培训学习，或在本县级中心短期进修学习。

乡镇（社区）高血压防治中心的全体医生，包括从事临床工作和疾控管理的医生，都要定期参加省、地市（州）及县级中心举办的高血压防治培训班；分期分批到本县县级中心完成 1～3 个月的短期进修学习；接受县级中心在本单位进行的理论培训、教学查房等，不断提高业务水平。同时积极协助县、市、省级高血压诊疗中心完成有关诊疗、科研及其他工作。

骨干医生在学习结束后要达到：熟悉高血压诊断与治疗的理论；能独立完成高血压门诊病历采集和书写工作；能胜任病房管理工作；对重症、复杂高血压患者有初步的病情分析和诊疗水平等；能够检查和指导村卫生室和社区卫生服务站医务人员的高血压诊疗工作。

乡镇（社区）高血压防治中心的全体医生通过各种学习后应达到以下要求：掌握一定的高血压诊断与治疗理论知识；有独立采集门诊病史和书写病历的能力；能协助完成病房管理工作；了解重症、复杂高血压患者病情分析及诊疗技术等；完成学习任务后，可以对高血压患者进行规范诊治；参与检查和指导村卫生室和社区卫生服务站医务人员的高血压诊疗工作。

乡镇（社区）高血压防治中心的医生要指导所辖区域内村卫生室和社区卫生服务站的工作，主要包括：指导诊疗；检查业务工作；及时纠正发现的问题。

村卫生室和社区卫生服务站根据自身的条件和技术只能诊治单纯的轻、中度原发性高血压患者，其他类型的高血压患者要转到乡镇卫生院或社区卫生服务中心进行诊治。对上级医疗机构转回来的治疗后的高血压患者，乡镇（社区）高血压防治中心的医生必须指导他们对这部分患者的随诊和管理工作。

（四）乡镇（社区）高血压防治中心质量控制

乡镇（社区）高血压防治中心以《中国高血压防治指南》（2018 年修订版）、《乡村与社区高血压防治规范》、《中国高血压分级诊疗指南》作为工作规范和标准，做好本地高血压防治工作。乡镇（社区）高血压防治中心质量管理工作包括：①宣传高血压防治知识，提高居民健康意识，指导他们坚持健康的生活方式，预防高血压的发生与发展。②正确测量血压，并让居民知晓自己的血压值，发现高血压患者，并动员患者就诊。③树立正确的高血压诊疗理念，努力提高诊疗水平，使高血压患者得到规范化的管理，根据患者血压水平适当应用不同种类降压药物，使血压得到控制。④关注高血压患者的心血管疾病症状，及时发现心血管疾病，动员其及时就诊。⑤做好分级诊疗的双向转诊工作，做好高血压患者的连续性治疗。

1. 健康知识宣传到位

不健康的生活方式不仅可导致高血压，也可引发血脂异常、糖尿病、高同型半胱氨酸血症等，吸烟等也会导致心血管疾病发生。绝大多数患者在没有明显症状之前基本不会积极诊疗，或者诊疗后症状稍有改善就停药。乡镇（社区）高血压防治中心医生要将对居民的健康知识宣传工作作为重要职责之一。

健康教育到位的标准就是，广大居民能坚持低盐饮食，运动减肥，戒烟、限酒等，愿意接受血压测量，在患高血压时能够接受治疗，同时血压得到控制，健康得到保障。

2. 正确测量血压

乡镇（社区）高血压防治中心不仅要做好接诊患者的血压测量工作，还要指导高血压患者和家属，让他们掌握正确的血压测量方法。

测量时应严格按照血压测量规范，选用符合标准的水银柱式血压计或符合国际标准的上臂式电子血压计。

对初诊患者要同时、同体位测量左臂、右臂和双下肢血压，并予以记录。每次须连续测量 3 次血压值，并记录其平均值。

居民自测血压的意义如下。

（1）是医生检查、诊断高血压患者过程中一个重要的参考，有助于早期高血压患者的及时确诊和处理。

（2）及时发现"白大衣高血压"，同时按照"白大衣高血压"处理。

（3）对确诊的高血压患者，自测血压可监测治疗的效果。

（4）患者及其家属的积极参与，提高接受治疗的依从性，比单纯被动治疗更能获得理想的治疗效果。

（5）指导高血压患者急诊自救。

3. 提高治疗者高血压控制率

乡镇（社区）高血压防治中心要根据患者血压水平适当应用不同种类降压药物。低中危患者在改善生活方式数周的基础上，血压仍超过 140/90mmHg 时应给予药物治疗。高危和很高危的患者，应及时启动降压药物治疗，并对并存的危险因素和合并的临床疾病进行综合治疗。

凡是收缩压下降 20mmHg 或以上者，和（或）舒张压下降 10mmHg 或以上者，或有高血压相关疾病者，要选用联合用药方案。

4. 及时发现心血管疾病

乡镇（社区）高血压防治中心要关注所管理高血压患者的心血管疾病症状，及时发现心血管疾病，动员其及时就诊。

诊断高血压时必须明确患者心血管疾病的有无和严重程度；要具备诊断高血压的同时，关注、发现心血管疾病的意识和能力；要注意询问高血压患者是否存在靶器官损害或心血管疾病相应症状，做到及时发现、及时治疗。

二、乡镇（社区）高血压防治中心全覆盖的经验

（一）深入乡镇社区，打通高血压防治最后环节

1. 想方设法让乡镇与社区看好高血压

基层医疗机构设备、设施的基本完善，保证了高血压等慢病诊疗与预防工作开展有平台支撑。而建立专业高血压诊疗机构，有利于高血压诊疗水平的提高，推进高血压分级诊疗工作，助力健康扶贫。

2017 年 7 月 8 日，贵州省高血压诊疗中心（简称省中心）和贵州医科大学附属医院高血压科成立，在抓好临床工作与学科建设的同时，立即着手对全省各地市（州）、县及乡镇卫生院与社区卫生服务中心进行高血压诊疗人才培养和高血压诊疗（防治）中心建设。

省中心专家团队不仅到各地市（州）和县进行理论授课、门诊示教和教学查房，而且到当地乡镇卫生院与社区卫生服务中心进行教学查房、工作指导和调查了解情况，发现乡镇卫生院与社区卫生服务中心的高血压防治工作亟须加强。

为解决乡镇卫生院与社区卫生服务中心诊疗问题，县级卫健部门采取了对内引

进人才，向外输送培养等措施。地市（州）和县级医院也积极想办法并采取行动：①发挥医联体的作用，对医联体内的医疗机构进行统一管理；②派上级医院医务人员到下级医疗机构进行常规诊疗工作；③地市（州）和县级中心的专家或骨干医生定期到基层开展培训。

2. 建立乡镇（社区）高血压防治中心意义重大

高血压患者首诊多在乡镇卫生院与社区卫生服务中心进行，建立乡镇（社区）高血压防治中心，能够健全基层医疗卫生服务体系，织密高血压防治网络，把乡镇卫生院与社区卫生服务中心的医务人员组织起来，提高其高血压诊疗和预防水平，让乡镇卫生院与社区卫生服务中心的医务人员能与县级中心的专家及时、随时取得联系，把县级中心的作用充分发挥出来，帮助乡镇卫生院与社区卫生服务中心进行人才队伍建设等。建立乡镇（社区）高血压防治中心的意义如下。

（1）提高诊疗水平。我们到六枝特区检查工作时发现，那些长期接受县级中心指导和帮助的乡镇卫生院与社区卫生服务中心，在高血压诊疗工作开展和诊疗水平提高方面，明显优于没有进行过现场指导和就地查房的医疗机构。

乡镇（社区）高血压防治中心成立后，县级中心、地市（州）级中心与省中心都可以对辖区内所有乡镇（社区）高血压防治中心提供帮助，如业务指导、人才培养、诊疗疑难问题解决和管理。乡镇（社区）高血压防治中心也可直接选派骨干到县级中心、地市（州）中心甚至省中心进修、学习。

（2）健全高血压防治网络。乡镇（社区）高血压防治中心接受县级中心的业务指导，加强上下级医疗机构的联系，方便双向转诊工作。乡镇卫生院与社区卫生服务中心能更好地完成诊疗任务，也能指导下级（村卫生室、社区卫生服务站）医务工作者开展工作。

（3）方便城乡居民就医。乡镇卫生院与社区卫生服务中心诊疗水平提升，转诊渠道畅通，自然会得到百姓的信任。患者自愿诊治，"看病贵""看病难"的问题就得到解决。

（二）努力推进乡镇（社区）高血压防治中心全省覆盖

省中心和地市（州）中心的主任、专家们到县级中心和部分乡镇卫生院与社区卫生服务中心具体指导时，地市（州）和县卫健局给予大力支持与帮助，对推进各乡镇（社区）高血压防治中心全省覆盖发挥了重要作用，保证了乡镇（社区）高血压防治中心建设、人才培养和高血压等慢病诊疗、防治工作顺利进行。

1. 明确乡镇（社区）医务人员责任

2017 年 11 月 3 日，六盘水市六枝特区高血压诊疗中心一成立，就与其挂靠医院六盘水市第二人民医院组成医联体的乡镇卫生院与社区卫生服务中心陆续建立高血压诊疗分点，并定期进行指导。笔者每次到六枝特区高血压诊疗中心及其挂靠医院，都会到部分乡镇（社区）高血压诊疗分点进行教学查房、工作指导。

2019 年 11 月 18 日，六枝特区成为全省第一个实现乡镇（社区）高血压防治中心全覆盖的县级单位，当日举行授牌仪式，并开展高血压诊疗规范培训。

随后，各地卫健局积极行动，贵州省乡镇（社区）高血压防治中心实现全覆盖。例如，2019 年 12 月 14 日，六盘水市乡镇（社区）高血压防治中心全覆盖。2019 年 12 月 15 日，安顺市乡镇（社区）高血压防治中心全覆盖。2019 年 12 月 30 日，贵阳市南明区乡镇（社区）高血压防治中心集体授牌，实现全覆盖。2020 年 1 月 13 日，贵阳市乡镇（社区）高血压防治中心集体授牌，实现全覆盖。

贵州省乡镇（社区）高血压防治中心成立采取的方式是地（市）州卫健局向辖区内各县卫健局下发通知，县卫健局向各乡镇卫生院与社区卫生服务中心下发成立通知，而省去了其上报申请并接受审批的过程，目的是先开展工作，再进一步完善机构建设和人才培养。

2. 转变理念

工作开展，理念先行。转变理念能更好地帮助开展临床诊疗和人才培养。

（1）做专家型负责人。让乡镇卫生院与社区卫生服务中心从事诊疗工作是基层完成慢病诊疗工作、推进基层首诊的重要环节。

笔者在抓基层人才培养时特别强调，要让乡镇卫生院与社区卫生服务中心从事临床诊疗工作的院长（副院长）、主任（副主任）来省中心学习。这样做的好处有：①这些负责人水平高，经验多，能取得更好的诊疗效果；②可以更好地指导下级医生工作，便于发现问题，把好诊疗质量关；③在实践中培养人才，也利于留住人才。

（2）看病还是家乡好。医生只有看病，才能提升诊疗水平；医生能给患者看好病，才能赢得患者的信任，患者才会主动来看病。

有些基层难以处理的患者，要及时转诊到上级医院，同时告知患者在上级医院诊断清楚某些具体问题或病情平稳后，还要回到乡镇卫生院或社区卫生服务中心继续接受诊疗和管理。这样，不仅避免了患者盲目外出，还节约了时间和经济成本。

（3）教学相长。省中心培养的学员基本覆盖贵州省地市（州）中心和县级中心。这些主任、骨干掌握了科学、规范、扎实的高血压理论知识和临床诊疗技术，学习回去后还要在临床工作中不断学习，只有这样才能把高血压诊疗工作落到实处。同时，他们要指导乡镇卫生院与社区卫生服务中心医务人员。

同样，参加过培训与学习的乡镇卫生院和社区卫生服务中心的院长（副院长）、主任（副主任）回去后也要对本单位和下级医疗机构医务人员进行指导与培训。

　　乡镇（社区）高血压防治中心实现全省覆盖，正赶上《中华人民共和国基本医疗卫生与健康促进法》（简称促进法）正式施行。贵州医疗事业的发展，尤其是在高血压防治网络和体系建设、人才培养、科学研究等方面的成绩与进步，为促进法在贵州的施行创造了条件，提供了保证。

（余振球）

第十三章　省级高血压专科联盟

高血压专科联盟就是着力于组织团结人才一起做好高血压、心血管疾病等慢病防治工作的组织团体。在这个组织团体中，省级高血压诊疗中心（简称省级中心）承担着人才培养任务，对于高血压防治中的难题，省中心组织大家召开座谈会研究解决，以此提高全省各级医疗机构的高血压诊疗水平。

一、高血压专科联盟的建立与管理

按照大高血压学概念，与高血压相关的疾病种类很多，医学各学科应从协同和关联的角度发现与诊疗高血压患者已存在的各种疾病，高血压涉及的群体范围广泛，各级医疗机构及家庭要积极主动地开展高血压防治工作。高血压的诊断与治疗很特殊，既需要大中型医院专家学者的精心研究，并对重症复杂患者进行诊疗，又需要广大基层医疗机构的医生对大量高血压患者进行诊疗，还需要上级医院的医生对下级医疗机构医生进行指导。广大患者自愿到基层医疗机构就医，可实现基层首诊的目的。对于重症复杂患者，各级医疗机构又要及时将其转诊到上级医院，所以要求双向转诊途径畅通。因此，以省为单位组建高血压专科联盟就有特殊的作用。

（一）专业高血压诊疗机构的建立与工作开展

以往的工作经验证明，高血压、心血管疾病等慢病防治工作的关键是人才，并要有水平先进的诊疗机构作为技术和人才支撑。所以，大中型医院建立的专业高血压诊疗机构不仅是高血压防治人才培养的摇篮，特殊高血压患者诊疗的场所，还是进行和落实分级诊疗的支撑。

1. 省级专业高血压诊疗机构

省级专业高血压诊疗机构包括：省级高血压诊疗中心、省级高血压研究所或三甲医院成立的高血压专科等。这些机构都可以作为本省高血压专科联盟的牵头单位。每个省由省卫生健康委员会（省卫健委）选定 1 个省级专业高血压诊疗机构，牵头建立省级高血压专科联盟。

（1）省级专业高血压诊疗机构成立的前提。省委、省政府重视本省高血压、心血管疾病等慢病防治工作，认识到抓好高血压、心血管疾病等慢病防治工作的关键是人才队伍建设，并需要水平先进的高血压诊疗机构，以此提高县级及以下医疗机构高血压、心血管疾病等慢病防治的诊疗水平；要让人们自愿到基层医疗机构就医。省卫健委批准成立"省级高血压诊疗中心"；挂靠的省级三甲医院为此建立高血压专科，协助和配合省级中心开展高血压诊疗工作。

省级中心建成后，要将中心建设成高血压人才培养基地、高血压医疗队伍培训中心，改变全省基层高血压防治医疗人才缺少的现状，努力成为推进分级诊疗工作的示范单位。省级中心建立具有以下几个方面的实际意义：作为高血压防治知识的传播中心，解决本省高血压防治问题，惠及百姓、造福后代；研究探讨高血压防治方案，为制定本省高血压防治政策提供依据；协助省卫健委指导各地市（州）级、各县级医院和乡村与社区医疗机构开展高血压防治工作；为全国推进高血压分级诊疗工作提供经验。

（2）省级中心的早期工作。省级中心边筹建边工作，明确提出和落实短期内工作任务。

1）抓好高血压诊疗知识的普及教育。可利用远程会诊平台向全省基层医疗机构讲解高血压诊疗知识。

组织承办高血压分级诊疗培训班。组织全省范围内高血压分级诊疗、培训班、学术活动、工作总结等。组织全省各地市（州）、县级医院业务院长、内科主任和心血管疾病诊疗专家参与培训。通过开展高血压、心血管疾病等慢病防治工作，提高百姓高血压防治意识，解决高血压患者"看病难"的问题。省级中心和各地市（州）及县级卫生健康局（卫健局）联合举办各地区高血压分级诊疗培训班，普及到各乡镇（社区）医疗机构的医生。

2）开展全省短期进修学习班。高血压诊疗工作是一项实践性很强的工作，通过高血压短期进修学习班的学习能更好地完成临床工作。

3）诊治大量的高血压患者。以下几类高血压患者要到省级专业高血压诊疗机构诊治：血压难以控制的高血压患者，血压波动大的高血压患者，重症高血压患者，需要鉴别继发性原因的复杂高血压患者等。

在高血压患者中，存在大量心血管疾病早期、无症状心血管疾病患者，无症状心血管疾病患者一般不会到相应的心内科、神经内科或肾脏内科就诊，患者到高血压专科就诊时，一定要注意这些潜在的危险疾病，使患者得到及时诊断与治疗。

2. 各地市（州）高血压诊疗中心（科）的建立

各地市（州）高血压诊疗中心（科）可成为省级中心的分中心，并同时具备硬件和软件条件，硬件设备可参考省级中心的要求，软件条件指高血压诊疗中心骨干专家可相对独立开展工作（骨干专家可从优秀高血压防治人才中选拔）。

3. 县级医院专业高血压诊疗机构

（1）意义。县级医院的专家应承担起带领和指导下级医疗机构的任务，县级医院有义务和能力组建本县高血压专科联盟，承担本县范围内高血压诊疗、预防和管理工作，带动乡镇卫生院或社区卫生服务中心后，乡镇卫生院或社区卫生服务中心的临床诊疗专家就有能力深入到所辖范围的各村卫生室或各卫生服务站指导防治工作。

（2）工作流程。县级医院组建本县高血压专科联盟的工作流程和条件如下。

1）医院要重视高血压防治工作。要积极参加省级高血压专科联盟并得到上级医院的指导。

2）选派骨干到省三甲医院高血压专科学习。这些骨干需在省三甲医院高血压专科学习3个月至半年，要掌握高血压处理原则和方法，还需具备很强的责任心，还要有一定的组织能力。

3）给业务骨干创造条件。包括相应门诊和住院床位的条件，完成高血压诊疗的实验室设备和技术人员的配备。

4）骨干带动大家学习。骨干学习回去后，要带动并培训本单位内其他医生，再让这些医生分片指导各乡镇卫生院或社区服务中心工作，待乡镇卫生院或社区服务中心的医生掌握高血压诊疗的基本技能后，再用同样方法对村卫生室或社区服务站医生进行培训或指导。

（二）省级高血压专科联盟工作与管理

首先，必须要建立省、地市（州）专业高血压诊疗机构并具备工作条件。其次，在各县级医院成立高血压专科，或者具备以下条件：具有相对独立的高血压诊疗单元，有开展高血压诊疗的基本条件，至少有1名主治医生在组长单位进修并有独立诊疗与组织管理能力，有所在医院的支持。

按照各级医疗机构高血压诊疗任务分工合作，让居民自愿到基层首诊，让基层医疗机构合理向上级医院转诊，让专业高血压诊疗机构能及时完成重症复杂高血压患者的诊疗工作。高血压专科联盟的建立必将推动中国高血压防治事业的发展，特别是能在一定时间内提升我国接受治疗的高血压人群血压控制率。

1. 组织管理

（1）组成。组长单位资格：由省级中心或高血压研究所或三甲医院高血压专科担任组长单位，组长单位是全省最高水平的高血压诊疗、研究、预防和教学先进单位。原则上每个省只能成立一个高血压专科联盟，省内所有三甲医院专业高血压诊疗机构都应参加、支持与配合组长单位开展高血压防治工作，并成为核心骨干。组长单位的权威专家牵头成立省级高血压专科联盟专家委员会，在高血压防治和诊疗规范制定方面为省卫健委决策提供依据。

各个下级医疗机构依次为上级医院的成员单位。各成员单位做好充分准备，认定满足条件后，向组长单位申请，并接受考察，验收合格后颁发聘书和挂牌。各级医院高血压诊疗相关的科室如心内科、肾内科、神经内科、内分泌科等均为同级医院专业高血压诊疗机构的支持部门。

（2）工作开展

1）组长单位。承担高血压分级诊疗组织管理的职能，每年派专家指导各地市（州）高血压诊疗中心工作，内容包括教学查房、病例讨论、学术讲座，对医疗文件进行检查考评；承担组员单位重症复杂患者的转诊和会诊工作；对于学术难点、热点问题组织专家讨论；对于高血压防治最新进展、新方法和新经验，及时推广到各医疗机构中使其发挥作用。

2）各地市（州）高血压诊疗中心。每年派专家指导各县级医院高血压科或高血压诊疗单元工作，内容包括教学查房、病例讨论、学术讲座，对医疗文件进行检查考评；承担组员单位重症复杂患者的转诊和会诊工作。

3）各县级高血压诊疗中心。县级高血压诊疗中心每年要派专家到全县所有乡镇卫生院或社区卫生服务中心指导工作，解决他们工作中的难题，检查高血压病历管理资料，承担高危、极高危高血压患者的会诊和转诊工作。下基层工作的内容主要包括教学查房、病例讨论、学术讲座，对医疗文件进行检查考评等。县级医院要承担基层重症复杂患者的转诊和会诊工作。

县级医院作为高血压诊疗的主力和主战场，为乡镇卫生院与社区卫生服务中心急重症复杂高血压患者提供转诊渠道。县级高血压诊疗中心要协助县卫健部门研究制定县域内高血压防治策略和规程，接收乡镇卫生院和社区卫生服务中心的医生培训学习，并对其进行考核和评估。

4）组员单位。要严格病历登记、质量管理，有问题及时向上级医疗机构请示报告，并接受上级医院专家的指导和建议，介绍本单位实际情况，解决存在的问题。经培训后的乡镇卫生院和社区卫生服务中心的医生，要能够独立开展本单位高血压防治健康教育，开展患者诊治、总结诊治经验；指导村卫生室或社区卫生服务站高血压防治工作；遇有重症复杂患者要请县医院专家会诊或转诊；参与县级医院关于高血压防治的科研项目，得到学术支持等。

（3）技术管理。按照《中国高血压防治指南》指导工作。临床诊疗标准按《中国高血压分级诊疗指南》、《高血压科疾病诊疗规范》、《县医院高血压诊疗规范》和《乡村与社区高血压防治规范》等进行。遇到重要进展、难点、热点及时组织核心专家讨论并提供参考建议等。

2. 权利、义务与风险保障

（1）组长单位。为高血压专科联盟技术管理机构，是患者诊疗过程的上级医疗机构，在卫生行政部门领导和督促下行使对高血压专科联盟管理权力和支持指导下级医疗机构的义务；为下级医疗机构难以处理的高血压患者提供方便的转诊途径；研究制定本地区高血压防治策略和规程；接受下级医疗机构医生培训与考评。

组长单位还要与国家卫健部门联系，制定相关规范，组织编写规范教材；考核各高血压专科联盟各骨干单位，定期检查；提供技术支持与保障；与宣传媒体合作，推广高血压防治技术。

（2）组员单位。选派骨干医生到组长单位接受培训，提高诊疗技术水平；独立开展本地区高血压防治、健康教育及患者指导，指导下级医疗机构工作，并同时总结经验；重症复杂患者及时向组长单位申请专家会诊、指导治疗和转诊；参与组长单位科研项目，得到学术支持。

（3）共同遵守相关规定。愿意加入省级高血压专科联盟组织的组长和组员单位应进行补充说明并双方签字。

（4）患者安全保障。复杂与疑难患者应在当地诊疗，待病情稳定后考虑转诊，并与上级医院取得联系，转诊途中患者安全由送诊单位负责；患者到上级医院后要按约定承诺保证及时就诊、住院，接受治疗。重症患者按照就地抢救的原则，乡镇与社区医疗机构要及时与县级医院急救中心联系，由县级医院决定是否转诊。

3. 高血压分级诊疗目标的考核与评价

（1）组织分工。高血压分级诊疗工作开始后，省卫健委组织、指导考核与评价工作的实施。组长单位与地市（州）高血压诊疗中心单位执行、落实考核与评价任务。各地市（州）、县级高血压诊疗中心既要接受组长单位的考核与评价，又要执行与落实对下级医疗机构的考核与评价。

（2）考核内容。考核内容包括高血压的诊疗内容与高血压分级诊疗工作开展情况两个方面。各级高血压诊疗中心对下级高血压诊疗中心及下级医疗机构进行年度考核，如乡镇（社区）高血压防治中心要接受县级高血压诊疗中心的考核。考核工作要方便、容易进行，不给被考核单位增加任何不必要的麻烦和负担；真正能发现问题，解决下级医疗机构问题和（或）困难；特别是起到人才培养、提高诊疗技术水平的作用。上级高血压诊疗中心组织专家团队对下级医疗机构进行教学查房就是高水平且实用的办法。

二、高血压专科联盟建设的成功经验

2018年3月，笔者倡议依托省中心及各地市（州）高血压诊疗中心和高血压专科，在贵州省建立高血压专科联盟，通过高血压专科联盟建立绿色、互通互联、互帮互助、互惠互利的高血压诊疗平台，进一步提高贵州省高血压诊疗技术水平，切实解决贵州百姓高血压诊疗中遇到的问题，为促进贵州省居民的健康发挥积极的作用。此后，贵州省卫健委批准成立"贵州省高血压专科联盟"，通过人才培养、平台搭建、联盟建立"三部曲"，有效地开展工作，使贵州省高血压防治工作不断向前推进。

2018 年 3 月 30 日，贵州省高血压专科联盟成立大会和签约仪式在贵州医科大学附属医院（简称贵医附院）举行。会上，作为贵州省高血压专科联盟牵头单位的贵医附院与贵州省 9 个地市（州）高血压诊疗中心（科）所在医院进行签约。首批签约医院为：贵阳市第四人民医院、遵义市第一人民医院、毕节市第一人民医院、六盘水市第一人民医院、铜仁市人民医院、安顺市人民医院、黔东南苗族侗族自治州人民医院、黔南布依族苗族自治州人民医院、黔西南布依族苗族自治州人民医院。

贵州省高血压专科联盟正式成立后，在贵州省各地市（州）和各县级卫健局支持下，各级医疗机构的积极配合下，以贵州省高血压诊疗中心（简称省中心）为主导，全省 9 个地市（州）、88 个县的 160 余家人民医院和中医医院加入贵州省高血压专科联盟。

（一）短期主任学习班

各地建立起的高血压诊疗机构的主任必须要有较强的政治思想素养、扎实的理论基础和先进的诊疗技术，以及一切为患者着想的服务意识，这样才能带动机构良性发展。

2018 年，省中心开办了 8 期短期主任培训班。贵州省 9 个地市（州）、88 个县级 160 余家省高血压专科联盟医院的 201 名主任（骨干）到省中心培训学习。

随后，四川省成都市第五人民医院、河北省石家庄市第三医院等的主任都主动报名参加学习班。

（二）推动双向转诊

在各地市（州）专业高血压防治人才培养、各级高血压专业诊疗机构搭建、建立贵州省高血压专科联盟的基础上，贵州省各地高血压分级诊疗工作得以顺利、高速推进，也为一般高血压患者留基层、复杂高血压患者转诊搭建起绿色防治平台。

2018～2020 年，各联盟单位转诊至省中心、贵医附院高血压科患者总数共计

226 例。2018 年 4 月至 12 月，共收治由各联盟单位转诊的患者 87 例，其中继发性高血压 10 例，原发性高血压 77 例。2019 年 1 月至 12 月，共收治由各联盟单位转诊的患者 85 例，其中继发性高血压 12 例，原发性高血压 66 例，高血压原因未明 5 例，非高血压就诊者 2 例。2020 年 1 月至 10 月，共收治由各联盟单位转诊的患者 54 例，其中继发性高血压 17 例，原发性高血压 37 例。从各联盟机构转诊至省中心、贵医附院高血压科的患者有部分被诊断为继发性高血压（表 3-13-1）。

表 3-13-1　省中心收治转诊继发性高血压患者情况　（单位：例）

病种	年份			合计
	2018	2019	2020	
肾性高血压	6	7	10	23
原发性醛固酮增多症	1	1	6	8
多发性大动脉炎	1	0	1	2
嗜铬细胞瘤	1	0	0	1
肾动脉狭窄	1	0	0	1
主动脉疾病	0	3	0	3
应激性高血压	0	1	0	1
合计	10	12	17	39

　　从表 3-13-1 可以看出，继发性高血压患者以肾性高血压为主，这也进一步印证了临床工作中发现的贵州高血压患者肾功能不全、肾衰竭甚至需透析者多，且这些患者都比较年轻的情况；其次，原发性醛固酮增多症患者也较多，且数值呈增长趋势，说明肾素-醛固酮检查在各级医疗机构逐渐开展起来了，也进一步说明高血压患者 13 项检查是必须完善的。

　　各联盟医疗机构转诊高血压患者病种多样，病情复杂，不仅有诊断方面存在困难的继发性高血压患者，也有治疗方面存在困难的心血管疾病患者（表 3-13-2）。

表 3-13-2　省中心收治转诊存在心血管疾病的高血压患者情况　（单位：例）

心血管疾病及伴发疾病	年份			合计
	2018	2019	2020	
脑梗死、脑出血	20	13	11	44
肾衰竭[eGFR＜60ml/（min·1.73m^2）]	15	14	11	40
视网膜病变（Ⅲ～Ⅳ期）	12	9	5	26
心脏疾病	7	10	2	19

续表

心血管疾病及伴发疾病	年份			合计
	2018	2019	2020	
糖尿病	8	4	6	18
周围血管病变	0	5	0	5
合计	62	55	35	152

注：心脏疾病指冠心病、心力衰竭及二尖瓣、三尖瓣、主动脉瓣疾病；周围血管病变指周围血管狭窄或闭塞。

从表 3-13-2 可以看出，从联盟单位转诊的高血压患者中合并脑梗死、脑出血者最多，其次是肾衰竭、视网膜病变、心脏疾病等。2018～2020 年，转诊患者中合并心血管疾病者例数呈下降趋势，从侧面说明各联盟单位诊疗水平的提升，使更多患者在出现心血管疾病前就能得到合理、规范的诊疗。

（三）召开座谈会

为了更好地开展高血压防治工作，省中心举办了各种座谈会。目前，已成功举办高血压专科联盟座谈会 32 次，来自贵州省各级医疗机构的医务人员参加了座谈会（见第九章表 3-9-6）。座谈会上各代表就高血压诊疗工作中遇到的困难、积累的经验以及下一步工作实施计划进行了认真讨论。

1. 基层医疗条件需加强

座谈会上有多位专家学者反映基层医疗机构的基础条件不足，主要包括：①检查项目受限。高血压患者需完善高血压 13 项检查，但在基层医疗机构，一些检查尚不能开展。②药物品种不齐或有差距。有的乡镇卫生院或社区服务中心与二级医院的药品种类不一样。③人力资源不够。在基层医疗机构，门诊、急诊患者多，医生无法静下心来详细询问病史、规范诊疗，且医生少，使很多工作落在一个医生身上，任务难以高质量地完成。

2. 业务水平有待提高

座谈会上，代表们都反映自身业务水平有待提高。包括：①有的代表反映乡村医生普遍学历偏低，存在基础知识薄弱、诊疗欠规范、不会合理选择降压药物的现象，同时他们面对的病种多而复杂，形成一种"样样都会，样样都不精"的现象。也有的二级、三级医院的代表表示要提升自身业务水平，可选派骨干医生到上级医院进修、培训学习，回到本单位后骨干给本医院医生进行培训学习，将知识传播出去。②部分医务人员对高血压的认识也有待提高。按规定，35 岁以上的患者来就诊都要测量血压，但部分医生未予测量。体检或公共卫生工作与临床工作存在脱节现象，部分医生在居民体检发现其血压高时不予告知，更不会进一步处理。

针对上述问题，座谈会上讨论并研究出解决办法。对于主任外出进修学习时间的问题，省中心特意举办了短期主任培训班，利用 3 天时间对主任进行"手把手"的实践教学。目前，省中心已成功开办了 8 批短期主任培训班，全省 160 余家联盟医院的 201 名主任（骨干）接受了培训学习。

对于业务水平提高的问题，方法方式要对因。有些代表提到，以前反复为乡镇卫生院医生进行培训，但是收效甚微，而参加省中心的学习，通过临床教学与现场诊疗相结合的方式，学员的高血压诊疗能力和水平有效提高。他们认为对乡镇卫生院或社区卫生服务中心的医生进行培训，不仅要讲解基础理论知识，还要与实践结合。有些代表认为，对于基础薄弱的村医的培训，直接灌输理论或指南可能不太现实，就如何对患者进行健康宣教进行培训可能效果更好。

3. 树立先进防治理念

通过参加培训和座谈会讨论，代表们纷纷表示，从认为高血压只是简单测量血压、开降压药，到认识到高血压是一个大学科，自己的高血压诊疗理念发生了转变。这种转变提高了他们专科诊疗的积极性，其中有 19 位主任提出要争取成立高血压组、高血压门诊，甚至高血压病房。

在高血压患者的管理方面，代表们也提出了一些建议，如利用大数据、建立专门的网络管理平台，或者借助传染病的管理模式和高血压联合管理，强调早期管理、预防心血管疾病，后期管理、预防心血管疾病的反复发作，扩大管理人群范围等，将高血压防治工作推广到学校、机关企业等。

4. 开通双向转诊渠道，畅通转诊

为进一步推进分级诊疗工作的开展，有代表提出了有益的建议，如制定各级医疗机构的规范诊疗流程并严格遵守，各级医疗机构要明确自身的责任和义务，完善双向转诊制度和通道等。

代表们也认识到加强合作的重要性，提出要加强各级医疗机构的紧密合作，比如高血压专科联盟要定期开展培训会议，上级医院要对下级医疗机构定期指导，疑难病例可进行远程会诊，建立区域高血压数据中心或网络平台，联盟单位使用统一病历本等。还有代表提出，针对某些专项检查，高血压专科联盟的组长单位与组员单位之间应该做到资源共享，建立绿色渠道，辅助完成相关检查项目，这样既能节约资源，也对患者有益。

（余振球）

第十四章　县域高血压防治网络和体系建设

县（市、区、特区）级医院是高血压、心血管疾病等慢病防治的主力，乡镇与社区医疗机构是骨干力量。各地积极开展人才培养、医疗帮扶等工作，帮助各县建成高血压防治网络和体系是做好高血压、心血管疾病等慢病防治工作的重要内容。本章以贵州省六盘水市六枝特区高血压防治网络和体系建设为例，详尽描绘了县域高血压防治网络建设的过程。六枝特区高血压防治网络和体系具有突出的特点：特区有高血压诊疗中心，医院有高血压专科，乡镇与社区有高血压防治中心。同时，它的建成在县级医院及所辖的县、乡、村三级医疗机构中起到了领头羊作用，省市县乡四级高血压防治网络和体系中的纽带作用也充分体现。

一、专业机构为高血压防治工作提供有力支撑

大高血压学概念中明确指出，高血压涉及的群体范围广泛，各级医疗机构及家庭要积极主动地开展高血压防治工作，所以县级医院、乡镇与社区医疗机构必须参与到高血压诊疗工作中。其中，县级医院是龙头单位，要带动乡镇与社区医疗机构发展，特别是要为他们培养人才、进行帮扶指导与管理。

（一）专业高血压机构建立

因很多城乡居民长期不健康生活方式，导致高血压患者基数大，发生心血管疾病患者也多，所以大力推进高血压、心血管疾病等慢病防治是很重要、很紧迫的任务。各级医疗机构医务人员得到高血压诊疗规范培训，使高血压诊断、治疗与预防更加规范化、统一化、科学化。

1. 特区有高血压诊疗中心

2017 年 9 月 4 日，六枝特区在贵州省率先举办了"县级高血压分级诊疗培训班"。此次培训期间，专家就六枝特区高血压学学科建设等问题与大家进行了深入讨论研究。2017 年 11 月 3 日，六枝特区高血压诊疗中心（简称六枝中心）在六盘水市第二人民医院（简称市二医院）成立。六枝中心一成立，就立即肩负起高血压防治的重任，承担起辖区内各乡镇与社区医疗机构高血压防治人才培养任务。

2. 医院有高血压专科

六枝中心成立，同时在市二医院开设高血压科配合六枝中心开展高血压、心血管疾病等慢病诊疗工作。神经内科、心内科、肾内科等各科室主任、副主任和骨干医生共同参与、配合工作，高血压科制定详细的工作流程、相关规章制度，严格按高血压诊疗规范流程收治患者，评估心血管疾病危险因素、靶器官损害，并积极发现和治疗心血管疾病。

通过医院工作系统，市二医院临床各科医务人员每日上报就诊、住院患者的血压情况，相关负责人及时通知六枝中心和高血压科人员，并统计每周、每月血压监管情况，实现全院统一管理。

在接诊、收治、查房的过程中，医务人员对患者及其家属进行健康宣教，提高患者依从性，从而不断提高本地区高血压知晓率、就诊率。

高血压科医务人员还担任六枝中心培训工作，通过现场、远程医疗等多种方式对乡镇与社区医疗机构的医务人员进行高血压诊疗规范培训，并到有困难的乡镇与社区医疗机构进行培训；了解乡镇与社区医疗机构高血压、心血管疾病等慢病防治情况，收集高血压患者资料等。

3. 乡镇有高血压防治中心

六枝中心成立后，市二医院分管院长就向特区卫健局申请建立各乡镇（社区）高血压诊疗分点，得到六枝特区区委、特区政府及卫健局的支持。

2017年11月，六枝特区关寨镇在贵州省率先成立乡镇高血压诊疗分点。2018年7月，六枝特区大用镇高血压诊疗分点挂牌，至此六枝特区10家乡镇都成立了高血压诊疗分点。

2019年11月18日，六枝特区18家乡镇（社区）高血压防治中心集体授牌仪式顺利举办，特区高血压等慢病防治网络和体系全面建成。

（二）专业机构工作开展

六枝中心承担起辖区高血压患者的主要诊疗工作，方便高血压、心血管疾病等慢病患者就医，解决本地区老百姓看病难的实际问题。同时对乡镇与社区医疗机构及村一级的医务人员进行培训，规范辖区内城乡居民高血压、心血管疾病等慢病防治与管理。

1. 六枝中心本部

六枝中心、市二医院高血压科成立以来，对市二医院门诊35岁以上就诊患者进行首诊测血压并登记，2019年统计就诊人次为35 431人。对住院治疗的高血压患者，强调健康宣教，同时进行高血压规范诊疗，使治疗的高血压患者的血压控制率达到95%以上。对血压稳定者每季度进行随访1次；对于血压不稳定者，每周进行随访，随时监测高血压患者情况并进行治疗调整。其间多次邀请专家开展教学查房、病例讨论、学术讲座等，指导和检查高血压诊疗工作。此外，还不断提升六枝中心高血压诊疗水平，通过不断完善高血压常规 13 项检查，为辖区内高血压、心血管疾病患者提供高质量、精细化、规范化的诊疗服务，控制血压、扼制靶器官损害和心血管疾病发生与发展，为六枝特区坚决打赢健康脱贫攻坚战做出积极的努力。

2. 乡镇与社区医疗机构帮扶

近年来，农村高血压发病率越来越高，为加强乡镇高血压防治工作规范化管理，进一步缓解群众"看病难""看病贵"问题，六枝特区高血压防治网络和体系建立后，省中心积极帮助、指导，不断给特区、乡镇（社区）和村三级高血压防治网络系统内医务人员"充电"。具体工作开展如下。

举办"高血压分级诊疗培训班"，邀请贵州省高血压诊疗中心（简称省中心）和六盘水市高血压诊疗中心（简称市中心）专家、市二医院内科专家授课。市二医院定期选派骨干医生到乡镇与社区医疗机构指导高血压、心血管疾病等慢病防治工作。通过教学查房、门诊教学等形式实地指导，同时利用微信平台、远程会诊系统等帮助卫生院医务人员提高业务水平。举办培训班、专题讲座等加强辖区内高血压防治人才培养。六枝中心举办了两批"高血压短期进修培训班"，分别对全特区乡镇与社区医疗机构医务人员进行培训。

市二医院、乡镇与社区医疗机构组建了"县、乡、村三级医疗服务队"，进村入户开展工作，加强对村医的培训，加强对群众的健康知识宣教，倡导健康文明的生活方式，改变群众"重医轻防"习惯，逐渐建立起有利于高血压人群防治的管理环境，提高群众有关高血压、心血管疾病等慢病防治意识。

3. 强化高血压防治网络管理

（1）建立居民健康档案。市二医院与乡镇和社区医疗机构组成体检小组，通过多种途径对辖区内 35 岁及以上常住居民进行首诊测血压，如门诊看病、家庭医生签约服务、65 岁及以上老年人体检、大型义诊等方式确认高血压患者，并纳入居民健康档案。2018 年高血压管理人数共计 19 747 人，2019 年高血压管理人数共计 18 156 人。2020 年 1 月至 5 月统计 9 家乡镇与社区医疗机构管理高血压人数共计 16 264 人，治疗率 55.46%，治疗的高血压患者中控制率 66%。

（2）定期随访。对于在册管理的高血压、心血管疾病等慢病患者，进行测血压、测血糖、健康生活方式指导、用药指导等随访工作，每年不低于 4 次随访。将公共卫生和医疗工作有机融合，做实家庭医生签约服务，诊疗加防治有机结合，持续加强对高血压高危人群的管理，实施有针对性的干预，有效降低高血压发病率。

（3）完善高血压检查。市二医院积极开展了肾素-血管紧张素-醛固酮系统检查、肾血管超声、肾上腺薄层CT、四肢血压测量等检查项目，在业务上不断提高继发性高血压、顽固性高血压、重症复杂高血压、妊娠期高血压疾病等诊疗技术，随着高血压就诊患者的增加，逐渐积累经验并推广。

（4）重视健康教育。通过多种途径的人才培养，积极提升乡镇与社区医疗机构医务人员的高血压预防、诊疗能力，在提高患者规律服用抗高血压药物依从性及血压控制率等方面，取得了良好的成效。

二、培训是高血压防治人才成长的有力措施

高血压、心血管疾病等慢病防治工作离不开人才培养，而理论教学加教学查房培训是人才成长的最有效途径。派出去、引进来等培养方式在各级医疗机构都很实用。

（一）培训有效提升诊疗水平

六枝中心是衔接省中心、市中心和乡镇（社区）高血压防治中心的纽带，要派骨干到省中心、市中心学习，了解高血压学学科发展的动态，掌握和运用最新且有效的诊疗方法，还要开展本地区的人才培养，把先进、合理的高血压防治规范及时有效和准确地传递给乡镇与社区医疗机构的医务人员，真正发挥作用。

1. 到上级医院学习

县级医院要想提升诊疗水平，都会选派骨干医生到诊疗水平较高的医院进修学习。六枝中心不仅选送骨干医生到省中心参加短期进修学习班，还多次参加省中心、市中心组织召开的高血压相关会议。六枝中心也积极参加市级医院举办的培训班。

地市（州）高血压诊疗中心作为各地区高血压学学科建设人才培养、医疗工作发展的中心，是该地区重症复杂高血压患者诊疗的重点医疗机构；承担开展各县级高血压诊疗中心人才培养、技术指导的工作。六枝特区医务人员参加市级高血压培训会议统计情况详见表3-14-1。

表3-14-1　六枝特区医务人员参加市级高血压培训会议统计

开班时间	地点	培训会议
2017-12-9	六盘水市人民医院	六盘水市高血压诊疗中心授牌暨高血压培训会
2018-7-8	六盘水市第二人民医院	贵州省高血压专科联盟代表座谈会，六盘水市高血压防治工作座谈会

开班时间	地点	培训会议
2018-9-6	六盘水市首钢总医院	贵州省高血压诊疗中心第五批短期主任学习班暨六盘水市高血压分级诊疗培训会
2018-11-3	六盘水市人民医院	六盘水市高血压培训会
2019-1-14	六盘水市人民医院	六盘水市高血压培训会
2019-8-26	六盘水市人民医院	六盘水市县级高血压诊疗中心集体授牌暨高血压防治培训班
2019-12-14	六盘水市盘州市人民医院	六盘水市乡镇（社区）高血压防治中心集体授牌暨六盘水市高血压培训会
2020-8-6	六盘水市人民医院	六盘水市高血压培训会现场培训+远程培训

在上述培训中，专家每到六盘水市出席全市高血压培训都会进行教学查房、理论授课，并指导工作。六枝中心主任、骨干也多次参加市级培训会，并与大家分享六枝中心在高血压、心血管疾病等慢病防治工作中的经验等。

2. 组织县级培训

县级高血压诊疗中心有责任派专人到乡镇与社区医疗机构指导和检查高血压、心血管疾病等慢病防治工作；为乡镇卫生院与社区卫生服务中心的急重症复杂高血压患者提供转诊渠道；研究、制定本县域内高血压防治策略和规程。六枝中心组织本特区培训见表3-14-2。

表3-14-2 六枝中心组织培训统计

开班时间	地点	会议
2017-9-4	六盘水市第二人民医院	首家县级高血压分级诊疗培训班
2017-11-12	六盘水市第二人民医院	六枝特区高血压诊疗中心授牌仪式暨高血压分级诊疗培训班
2019-11-16	六盘水市第二人民医院	六枝特区乡镇（社区）高血压防治中心授牌暨高血压分级诊疗培训班

"贵州省高血压分级诊疗培训班（六枝特区站）"在市二医院举办。六枝特区的各级医疗机构的医务人员共计400余人参加了培训，通过理论授课、教学查房、门诊教学学习高血压规范诊疗。"六枝特区乡镇（社区）高血压防治中心集体授牌仪式暨六枝特区第二批乡镇（社区）高血压防治人才培训班"开班。

3. 乡镇（社区）培训

省中心、六枝中心对乡镇卫生院和社区卫生服务中心的医生进行培训，并对培训效果进行考核和评估（表3-14-3）。

。

表 3-14-3　六枝中心对乡镇与社区医疗机构开展培训记录

开班时间	医疗机构
2017-9-4	落别乡卫生院、银壶社区卫生服务中心
2017-11-12	关寨镇卫生院
2018-2-3	落别乡卫生院、银壶社区卫生服务中心
2018-7-8	大用镇卫生院
2019-11-18	月亮河乡卫生院、岩脚镇卫生院

乡镇卫生院与社区卫生服务中心作为基层医疗机构，直接面对高血压患病率高的农村人群，承担着测量血压和筛查患者等工作，发挥着高血压防治第一前线的牢固作用。乡镇卫生院与社区卫生服务中心、村卫生室与社区卫生服务站两级医疗机构医务人员一定要明确各自的职责。

乡镇卫生院与社区卫生服务中心高血压诊疗范围：应抓好原发性高血压的血压控制，可收治血压较易控制的高血压患者；怀疑继发性高血压，要帮助患者到县级医院查出患病原因，以便对因治疗；要及时发现高血压患者心血管疾病，做好心血管疾病发作时的现场处理，与县级医院急救中心联系，做好患者的转诊工作；乡镇卫生院与社区卫生服务中心的医生一发现合并严重并发症的临床情况，或存在靶器官损害、高血压危象和妊娠及哺乳期高血压患者应转诊至县级医院。

村卫生室与社区卫生服务站高血压诊疗范围：初诊患者是单纯、轻度、原发性高血压患者时，可在村卫生室（社区卫生服务站）诊治。如果患者血压不能控制应及时转诊，绝大部分高血压患者应转诊。

六枝中心组织市二医院各临床内科主任、副主任和骨干医生共同参与、配合六枝中心工作，不仅完成好带教任务，还克服困难，下沉到全特区所有乡镇与社区医疗机构，通过坐诊、授课、查房、带教等方式对基层医务人员进行培训。

（二）教学查房促进规范诊疗

教学查房形式多样（病房查房、会场查房、专科查房、乡镇与社区医疗机构查房、远程会诊查房等），但内容都是一致的：先听取汇报，予以点评，核实病史、分析病例，最后指导诊疗、慢病管理等。这样的查房，不仅能检验培训成果，更是促进高血压规范诊疗的有效方法。

1. 多种途径与形式的查房利于培养合格人才

（1）随机查房能发现问题

案例：一位 75 岁男性患者，患高血压 20 余年合并糖尿病。核实病史：患者入伍体检时血压正常，30 岁时患胸膜炎，时有发热，有头晕症状，当时量血压有时偏低，有时偏高。50 多岁在煤机厂员工体检时量血压偏高。现在上 6 层楼无胸闷、胸痛症状，无夜间阵发性呼吸困难现象。管床医生询问病史不清楚、没有写心血管疾病症状。规范的做法是即使没有心血管疾病发作，也要写上有无胸闷、胸痛，有无夜间阵发性呼吸困难，夜尿多少次，昼尿多少次。对这些症状的描述应该是两次，一次是刚发现血压升高时，一次是目前。

（2）急诊查房能提高解决问题的能力

案例：一位心内科老年患者，75 岁男性，因"心悸、胸闷 3 天"入院，市二医院心内科副主任汇报病历。患者诉活动时立即感胸闷、气促，"刚刚从病房走出来到走廊上，就有这种症状"。针对该患者当时的情况分析为冠心病不稳定型心绞痛，经简单查体后判断患者病情危重，立即用椅子抬回病房并予以重症监护治疗，指导抢救并待患者症状好转后补充病史，继续予以诊疗指导。

（3）培训现场查房便于理论知识理解。在贵州省举办的首个"县级高血压分级诊疗培训班"上，对市二医院的高血压门诊与病房患者进行教学查房。培训期间现场为医生修改病历，并以高血压患者为例手把手教内科医生们如何真正、科学、规范诊疗高血压患者。

2. 乡镇与社区医疗机构查房使指导与调研结合

贵州省所有乡镇与社区医疗机构配备齐全了设备设施，具备了诊疗的基本条件，但具体诊疗效果还要进一步调研。专家每到一个县，都要去当地乡镇或社区医疗机构进行教学查房、工作指导，并与调研有机结合起来。

案例：在落别乡镇卫生院教学查房时，一位 63 岁男性患者，因"反复头晕、头痛 13 年余，确诊高血压 3 年余"就诊，长期口服硝苯地平缓释片治疗，血压未控制达标，门诊测量血压高达 220/140mmHg。

教学查房中，以患者症状为切入点进行询问，40 岁前便偶有无明显诱因出现头晕、头痛，并伴劳力性胸闷、气促（主要表现为走平地 10 余米出现胸闷、气喘等），无夜间阵发性呼吸困难。每日夜尿 3～4 次，白昼小便次数达 7～8 次。40 多岁时突然出现意识丧失（考虑"脑梗死"），自服中草药治疗，未进行系统检查及诊治。患者有高盐饮食习惯。

从症状出发分析，患者高血压病程可提前 10 年多，且患者同时期便已经出现劳力性呼吸困难和脑血管病症状，因此判断患者极可能存在心脏疾病和脑血管病。专家提出诊疗意见，并建议该患者先转到上级医院诊治，明确治疗方案后再转回来。

3. 查房教学的效果应接受实践的检验

六枝中心骨干医生参加了省中心进修学习班，经省中心培训及参加市级高血压相关培训，其诊疗水平是否提高，需要接受实践的检验，教学查房就是最好的检验方式。

案例：一名58岁男性，高血压病史5年，反复双下肢乏力2月余，检查发现血钾低，管床医生意识到乏力与低钾的关系，并积极查找低血钾及高血压原因，患者甲状腺功能、肾素-血管紧张素-醛固酮系统（RAAS）检查、血气分析均正常，肾血管超声示左肾动脉起始处轻度狭窄？此次教学查房显示骨干医生临床诊疗思路清晰、思维缜密，诊疗水平有提高。

教学查房时认为该患者需排除消化系统疾病、药物因素后，考虑：①原发性醛固酮增多症；②肾血管性高血压；③甲亢等。建议该患者完成肾显像检查，必要时转上级医院。

（三）高血压防治网络的作用

六枝特区高血压防治网络建设完成后运行良好，同时不断加强网络管理。在新冠肺炎疫情防控期间，高血压防治网络对做好疫情防控发挥了重要作用，高血压等慢病工作也紧抓不放，保证了患者的安全。

1. 高血压防治网络建成有效果

六枝特区高血压等慢病患者人数众多，加强对高血压等慢病患者的管理刻不容缓。六枝中心建立后，不断派优秀骨干医生到省中心进修学习，回来后带动科室、全院诊疗水平提高。为配合六枝中心工作，市二医院迅速建立了高血压科。经过一年的努力，六枝特区建立了以市二医院为首的医共体10家高血压诊疗分点，共同推进高血压、心血管疾病等慢病防治工作，探索出一些经验并与各地区进行交流。

2. 疫情防控慢病防治两手抓

调度所有医疗资源进行疫情防控的同时，市二医院依托平时严抓精管的高血压防治网络和体系，协助政府做好外防输入、内防扩散等防疫工作，将患者分级分检。近2年来高血压等慢病防治网络有效运行，并与辖区内各乡镇与社区医疗机构之间已有较好的工作默契，在此次疫情防控中也发挥了积极作用。

3. 远程会诊高血压急重症患者

2020年疫情特殊时期，急重症患者转诊可能会增加感染风险，远程会诊发挥了有效救治患者的作用。

案例：患者，男，45岁，因"发现血压升高30余年，头晕4个多小时"入院。诊断：①高血压3级原因待查？②高血压心脏病；③2型糖尿病？④脑梗死；⑤高尿酸血症；⑥高同型半胱氨酸血症；⑦高脂血症；⑧双肾小结石。入院后即予以非洛地平缓释片口服。其间血压达240/140mmHg，予以硝普钠静脉点滴降压，当天血压下降至140/90mmHg以下后停用。次日抽血查RAAS后加用琥珀酸美托洛尔、贝那普利。第三天加用螺内酯20mg，逐渐增加剂量至40mg每日2次。现血压波动在 170～180/110～120mmHg，头晕症状好转。因血压居高不下申请会诊。

　　经远程会诊、教学查房，核实并分析病史，患者 30 余年来未规范诊疗高血压，近期在多家医院就医，但血压未下降，故失去了信心，对治疗不是很配合。专家对患者血压未下降的原因进行分析，指出患者心排血量减少，血压却明显升高，那么外周血管阻力必然显著升高。之后又从药理知识、临床经验方面提出处理措施，并多次电话指导调整用药、观察病情等，患者得到了及时、有效的处理，最后病情平稳出院。

（吴冬菊）

第四篇

分级诊疗推进

第十五章　高血压患者基层首诊的落实

2020 年 6 月 1 日《中华人民共和国基本医疗卫生与健康促进法》正式施行，强调保基本、强基层。贵州省乡镇（社区）高血压防治工作一直在推进。早在 2017 年 9 月，专家团队就开始到部分乡镇（社区）医疗机构进行教学查房、指导工作，以推进高血压分级诊疗工作。贵州省高血压诊疗中心（简称省中心）通过直接对乡镇与社区高血压防治骨干进行培训，在乡镇（社区）建立高血压防治中心，省中心专家团队到乡镇（社区）医疗机构指导工作成为常态。特别是 2020 年进入脱贫攻坚决战决胜之年，加上疫情的影响，专家利用远程培训、现场指导等多种方式抓紧乡镇（社区）医疗机构医务人员培训与工作指导。本章以省中心这几年指导、帮扶贵州乡镇（社区）医疗机构开展高血压防治工作的真实经验为基础，全面概括和总结高血压分级诊疗中落实基层首诊的必要条件、需要解决的问题以及实施的具体办法，为高血压分级诊疗具体实施提供借鉴。

一、帮助基层医疗机构解决问题

走访基层，发现问题并整改是建立健全基本医疗卫生体系、落实基层首诊、推进分级诊疗的重要环节。

（一）发现问题

1. 医疗设施设备未充分利用

2017 年，贵州围绕"五室一中心"（远程会诊室、影像室、检验室、心电图室、免疫规划数字接种室和县级远程医疗中心）开展标准化建设，乡镇卫生院和社区卫生服务中心远程医疗网络体系全省覆盖。各乡镇卫生院和社区卫生服务中心不仅添置了数字化 X 线摄影系统、B 超机、心电图诊断仪与检验设备等必要的设备，还建立了"互联网+"的新型医疗模式，使乡镇（社区）医疗机构的检查结果能够上传至县（市、区、特区）级医院，从而能及时分析检查结果、判断病情，为基层医疗机构发展提供了保障，为解决人民群众"看病贵""看病难"提供了条件。但在有些乡镇（社区）医疗机构走访调研时发现，这些仪器设备尚未完全利用起来，例如仪器到位却没有开展检查，要开展检查却没有技术人员操作，或是一台仪器只配备了一名操作人员等。例如，到某一乡镇卫生院检查工作时发现该院只有 1 人会做心电图。

2. 人才匮乏

长期以来，我国基层医疗机构卫生人才缺乏，医疗水平较为薄弱，制约着我国基层医疗卫生事业的发展。

（1）基础薄弱。乡镇（社区）医疗机构的医务工作者大部分只有中专、大专学历，且绝大多数为全科医生，他们自己也说"什么都会一点，什么都不精"。有的卫生院只有一名执业医师，管理及治疗上还有明显的不足，是"一言堂"式的诊疗。

（2）培训不到位。乡镇（社区）医疗机构的医务人员也有许多机会参加培训，但这些培训几乎都是针对领域内新进展、新技术的理论知识，忽视了临床实践。而基层需要掌握的是诊疗常见病、多发病、慢病的技能和基础的理论知识。

（3）骨干不看病。乡镇（社区）医疗机构也有职称较高的医务人员，他们可能是院长（主任）、病区或门诊部主任，也可能是普通医生。作为骨干，一部分人并没有最大程度地发挥其应有的诊疗水平。有的院长参加培训后未管理患者，也不坐诊，对高血压诊断、治疗还不规范；也有骨干会查房，但只查所谓的"重点"患者。

（4）管理不到位。有的卫生院收治了患者，却未书写电子病历，或书写的部分也未打印出来放到病历夹里。

3. 诊疗不规范

由于贵州多数居民不健康的生活方式（喜食辣椒蘸水等），使贵州高血压患者数量大，且治疗观念落后；或受诊疗水平的限制，许多患者未被确诊，也没有及时转诊和规范诊疗，导致患者病情越来越复杂、严重，许多患者同时患多种疾病且有严重的心血管疾病，更加大了基层医疗机构的治疗难度。

（1）诊断与治疗问题突出。例如，门诊不写病历，只有简单就诊信息、主要症状及处方内容，不打印纸质版病历给患者；对于住院患者不及时书写并打印病历，且病历书写不规范。诊断上存在诸多问题，例如，未重视单侧下肢水肿或双下肢不对称肿胀，没有想到下肢血管疾病或血栓形成；入院时新发胸痛且心电图明显 ST-T 改变未考虑冠心病可能，甚至 5 天后仍未复查心电图；腹痛未与心脏疾患鉴别；腹痛伴血压高按急性胃肠炎治疗。治疗上存在的问题，例如，已知有"高血压、糖尿病、冠心病"病史，却未予以降压、降糖和冠心病相关的治疗；在明知有糖尿病的情况下，仍在不加胰岛素和监测血糖的情况下输注葡萄糖；制定降压方案前，不了解药物的半衰期、药代动力学等特征，短效或中效药物每日只服 1次，如硝苯地平片（缓释片）、卡托普利片等；也不关注肾小球滤过率，在 CKD

3b 期时还使用二甲双胍，在 CKD 4 期时还使用螺内酯；在使用利尿剂的情况下不常规查电解质；不检查就开药，如不检查肾动脉超声就给予 ACEI 或 ARB 治疗；甚至在患者出现症状服药时，表现得无所谓，认为血压平稳时，可以隔一天吃一次药。

（2）双向转诊资源运用不充分。省、地市（州）、县和乡镇（社区）已形成四级防治网络并相互联动。许多重症复杂、特别是严重心血管疾病高血压患者在基层医疗机构就诊时，受设备、技术、医疗水平等因素的影响，往往不能得到及时处理。若医生未能识别诊断不明、病情不稳的患者，或对转诊理解不到位，没有及时转诊，很可能导致患者病情快速进展并恶化，严重影响患者的就医体验，加剧患者对基层医疗机构的不信任，不利于分级诊疗的开展。

（3）未做好健康宣教。高血压涉及全身各系统多种疾病，对于高血压患者必须明确原因（是原发性还是继发性），评估心血管疾病危险因素，筛查靶器官损害和心血管疾病，制定最优化的治疗方案。不论是基层医务人员还是患者，有很多人对高血压认识仍不够，甚至还停留在"没有症状不需要治疗、血压正常就停药等"的旧观念中。因此，做好高血压健康宣教仍任重而道远。

（二）解决诊疗工作中的问题

乡镇（社区）医疗机构是将高血压管理纳入社区卫生服务基本内容的执行机构，是高血压防治的骨干，是分级诊疗模式中基层首诊的落实机构，对促进我国高血压防治事业发展有重要意义。

1. 加强基层医疗机构高血压防治人才队伍建设

人才是医疗卫生资源的重要组成部分，是解决老百姓看病问题的关键。只有将提升基层医疗机构医务人员医疗水平落到实处，老百姓才会自愿到基层医疗机构就诊，才能达到分级诊疗的目的。加强人才队伍建设，以实现每个乡镇（社区）高血压防治中心至少有 1 名业务骨干参加过高血压防治的专业培训，掌握高血压诊断与治疗的理论知识，可独立完成高血压门诊病历采集和书写，胜任病房管理工作，对重症、复杂高血压患者有初步的病情分析和诊疗能力等。

（1）多种手段同时进行人才培养

1）以地市（州）、县为单位，组织乡镇（社区）医疗机构高血压防治骨干培训班，省中心选派骨干医生全程参与培训。地市（州）、县级医院要派遣骨干医生到省中心参加短期进修学习，学习归来后再定期培训乡镇（社区）医疗机构医务人员，同时接收乡镇（社区）医疗机构的医生短期进修学习，通过再教育和培训，提升他们的医疗服务能力。

2）基层医务人员直接参加省中心举办的乡镇（社区）高血压防治骨干短期

培训班，以加强乡镇（社区）医疗机构的医生对高血压等慢病防治理论知识及临床实践技能的掌握，促进高血压的规范诊疗。

3）专家进基层。将二级、三级医院的骨干医生下派到乡镇（社区）医疗机构。

4）同时利用远程诊疗平台，进行教学、会诊等，多维度促进乡镇（社区）高血压防治中心的建设与发展。将现场查房与远程教学相结合，使乡镇（社区）高血压防治中心的几乎所有医生都能有机会得到培训。这些培养方法在疫情防控期间为促进贵州省医疗服务能力同质化发展发挥了巨大的作用。

（2）理论联系实践。临床医学是实践性很强的学科，疾病的诊疗要求理论与实践结合。医学人才的培养同样如此，要从思想上、行动上认识到临床实践的重要性。省中心举办的各种类型培训都是理论与实践相结合的。

1）理论培训。专家每到一个乡镇（社区）医疗机构，都会讲解高血压诊疗方面的理论知识，并使学员在理解的基础上将理论应用于实践。

首先，病历书写规范。询问高血压患者病史，要让患者尽可能地讲出要问的内容。前面问原因，中间问治疗经过，后面问靶器官损害和心血管疾病；可顺着问，也可倒着问；可以时间轴为主线，也可以症状为主线。还要有鉴别诊断，要评估高血压患者心血管疾病危险因素、靶器官损害、心血管疾病等。

其次，合理检查。对于高血压患者，应及时完善常规检查并了解每一个项目的意义：检查血常规、尿常规、电解质、四肢血压、腹部超声、肾动脉超声等有助于对高血压病因进行鉴别诊断；检查血尿酸、血脂、空腹血糖和餐后 2h 血糖等可了解心血管疾病的危险因素；检查血肌酐、心电图、超声心动图、颈动脉超声等可帮助判断靶器官损害和心血管疾病。

最后，理论指导临床。例如，合并冠心病时，只要无禁忌，均可加用 β 受体阻滞剂、ACEI/ARB 类药物。β 受体阻滞剂在降压的同时，可降低心肌耗氧量，减少心肌缺血发作，改善预后，从小剂量开始逐渐增加到能耐受的最大剂量；ACEI/ARB 类药物能改善心脏重塑和冠心病患者预后，即使使用了足量 β 受体阻滞剂，也应联合应用 ACEI/ARB 类药物。合并糖尿病者，心血管事件和死亡风险显著增加，ACEI/ARB 类药物可保护肾脏，改善糖、脂代谢，为高血压合并糖尿病患者的降压首选药物。合并心力衰竭者，避免使用对心脏抑制作用相对较强的硝苯地平，可使用对心脏抑制作用较弱的非洛地平或氨氯地平；在应用利尿剂等药物改善症状时，要用改善预后的药物，包括 ACEI/ARB 类、β 受体阻滞剂、醛固酮受体拮抗剂。即使医院所拥有的药物有限，也应对患者予以正确的用药指导，如在有的社区卫生服务中心查房时发现，当时钙拮抗剂只有硝苯地平，患者不适合用该药，就要及时调整方案；但对于患者眼前急需处理的问题，有什么药，就先用什么药去解决。

2）教学查房或病例示范。在省中心参加短期主任培训班学习的主任（骨干）

结业时，大都能清晰地分析病情。对乡镇（社区）医疗机构的人才培养，一定要理论联系实际，针对基层医疗机构需要的和能用上的知识安排培训内容。

（3）要善于挖掘人才、留住人才。通过选送骨干医生到外院学习，增长专业知识，骨干医生学习结束后对本医疗机构医务人员进行培训，提高整体诊疗水平。

2. 座谈会

理论培训和教学查房后，专家和当地卫健系统、基层医疗机构负责人及骨干等举行座谈会，分析当前本单位在高血压诊疗和管理上的不足，就基层医疗机构如何把高血压防治工作做好展开讨论。

（1）发现不足之处，立即纠正。有的卫生院院长或内科主任不坐诊看病，经过讨论，当即要求院长、内科主任、骨干医生要按规范诊疗，要查房，并落实卫生院（社区卫生服务中心）和内科二级管理，促进临床、公共卫生有机结合发展等。为保证高血压防治工作高质量地开展，还要求不定期举行县级培训，由县级专家为县域内乡镇（社区）医疗机构的医务人员进行针对性授课、带教式查房；要求各乡镇（社区）医疗机构进行高血压、糖尿病规范诊疗和心肺复苏规范操作培训，并进行考核，加强基层医疗机构慢病诊疗和急救能力。还针对基层医疗机构医生的情况，建议每位医生选择一个方向着重发展，实现各有所长。

（2）强化现有设备设施的利用。高血压患者13项常规检查中的血常规、尿常规、血生化（电解质、肾功能、肝功能、血脂、空腹血糖）和餐后2h血糖、心电图、四肢血压、腹部超声等可在基层医疗机构完成。乡镇（社区）医疗机构需充分利用这些便利条件，有效使用这些设备。县级医院的医生不仅要不断提高自身诊疗水平，还要为乡镇（社区）医疗机构提供帮助和指导，解决实际问题。考虑到高血压常规检查中有些项目（如肾动脉超声、肾素-血管紧张素-醛固酮、甲状腺功能、颈动脉超声、超声心动图、动态血压）还不能在乡镇（社区）医疗机构完成，可以把需要检查的患者集中起来，开通绿色通道，直接到上级医院检查。

3. 明确职责

高血压防治工作任务多，各级医疗机构承担的任务各有侧重。基层医疗机构主要负责单纯轻中度高血压患者的诊疗，但要对辖区内所有高血压患者进行管理。乡镇（社区）高血压防治中心的职责主要有以下几个方面。

（1）乡镇（社区）高血压防治中心的医务人员要动员、组织各村、街道或企事业单位的卫生室为当地居民测量血压。一旦发现高血压，就要建议患者及时到各级医疗机构就医，明确高血压原因，接受健康教育与健康生活方式指导，使血压及时得到控制，心脑肾等靶器官得到保护。

（2）帮助居民记住自己的血压值。通过记录不同时期的血压数值，发现发展中的高血压，扼制高血压的发生或者及时处理高血压患者。

（3）为接受治疗的患者测血压，并告知血压是否达标，督促患者持续治疗。

（4）认真收集高血压患者的临床资料，通过仔细问诊发现典型的继发性高血压。

（5）指导患者完成高血压诊疗相关必要检查，用以确定病因、查明高血压之外的心血管疾病危险因素、了解靶器官损害和心血管疾病情况、用药前后观察。

（6）做好双向转诊工作。对单纯、轻度、原发性高血压患者进行治疗。由于乡镇（社区）高血压防治中心所在基层医疗机构设备、设施条件有限和医生诊疗技术水平、经验等不足，部分病情复杂的高血压患者需及时转诊，待诊断明确、病情稳定、治疗方案制定后，转回基层医疗机构继续诊治，并制定长期随诊计划。

（7）对高血压患者进行高血压防治指导，完成必要的健康生活方式咨询和教育。

4. 宣传教育

在多数乡镇（社区）医疗机构走访调查发现，许多患者患病多年却从未到专业高血压诊疗机构就诊，只是到医院开药治疗。有些多年未接受上级医院规范诊断、治疗的患者，已经出现了靶器官损害和心血管疾病，住院后因诊断不明或病情重需到上级医院治疗时，仍不愿意转诊。因此，要加强宣传教育工作，通过各种方式提高群众高血压防治意识。

（1）指导居民养成健康的生活方式。保持平和心态、规律作息、低盐低脂饮食、戒烟限酒等。纠正高血压认识误区，例如，①认为刚发现高血压，自己调理血压就会正常；②认为自己到药店买药吃，血压降了就行；③服药后血压正常了，就不规律服药，等血压再高了再吃药等。

（2）规范高血压患者诊疗。动员高血压患者至少要到专业的高血压诊疗机构就诊1次，明确病因、制定方案，以有效控制血压，降低患心血管疾病的风险。

（3）规范医务人员的诊疗行为。

二、提高基层医疗机构诊疗水平

既往乡镇（社区）医疗机构医务人员严重缺乏及诊疗水平有限，只能协助县级医院做一些简单的配合诊疗、资料收集和管理等工作，现在在各级医疗机构各级医务人员的努力下，乡镇（社区）医疗机构诊疗水平得到提高。

（一）工作改进

1. 工作从无到有

2019年11月，从江县洛香镇卫生院已有2个月未收治住院患者，患者均为在门诊开药，血压很高者则直接转到县级医院。该卫生院参加完省中心举办的第四批乡镇与社区高血压防治骨干短期培训班的骨干医生学习后开始发挥作用。4个月后，该卫生院副院长也参加了"2020年全省乡镇与社区高血压诊疗远程培训班"。2020年3月20日，该卫生院住院部已有多名患者在接受治疗。

赫章县野马川镇中心卫生院也是如此。2020年3月23日，当时只是单纯为高血压患者测量血压、开降压药，只有一位医生会做心电图。该院院长带领一名副主任医生和一名年轻医生来到省中心学习。经过努力，2020年4月25日，该院已收入高血压患者，并能完善部分检查；临床医生都能独立完成心电图检查；经过培训，医生书写病历较之前规范；经过传帮带作用，尚未到省中心学习的医生在高血压的规范诊疗方面也有很大的提高。

2. 质量由差变好

麻江县杏山镇卫生院院长等通过省中心理论学习、教学查房、门诊教学等后，回到卫生院后积极开展工作，设立专家门诊，能在临床一线规范看病，诊疗能力也有所提高。

（二）反复培训效果好

六枝特区高血压诊疗中心成立后，六枝特区高血压诊疗中心的主任、骨干每月对医共体内的乡镇卫生院、社区卫生服务中心进行 1 次查房、讲座等业务培训，指导高血压等慢病防治工作，并采取"药物下沉"措施。月亮河乡卫生院在 2017 年就参加了六枝特区高血压诊疗中心乡镇与社区高血压规范诊疗培训班，并建立高血压诊疗分点。经过反复培训，他们对高血压的诊疗比较规范，管床医生了解患者病情，并对高血压患者进行血常规、血生化、心电图等常规检查，认真观察患者病情，并能够在这个过程中思考和发现问题，积极抓住机会向专家请教。同时，健康教育也比较到位。

（三）仍需努力

通过统计部分乡镇卫生院查房的病例中记录较详细的 58 份病历（表 4-15-1），可看出与 2019 年相比，2020 年住院患者中完成血常规、尿常规、空腹血糖、餐后 2h 血糖、心电图、腹部超声、四肢血压等检查的比例有所提高，尤其是餐后2h 血糖、四肢血压检查都逐渐开展起来。

表 4-15-1　近 2 年乡镇（社区）医疗机构各项检查完成情况

项目	2019 年（15 例）	2020 年（43 例）
血常规	11（73.33%）	38（88.37%）
尿常规	7（46.67%）	33（76.74%）

项目	2019 年（15 例）	2020 年（43 例）
肝功能	11（73.33%）	27（62.79%）
肾功能	15（100%）	37（86.05%）
血脂	12（80%）	31（72.09%）
电解质	9（60%）	25（58.14%）
空腹血糖	8（53.33%）	24（55.81%）
餐后 2h 血糖	0	6（13.95%）
心电图	13（86.67%）	39（90.70%）
心脏超声	2（13.33%）	3（6.98%）
腹部超声	5（33.33%）	20（46.51%）
四肢血压	0	3（6.98%）

注：括号内为完善检查例数占当年总例数的百分比。

与 2019 年相比，2020 年诊断符合的比例和治疗符合的比例增加，转诊的比例下降（表 4-15-2），说明乡镇（社区）医疗机构医务人员的诊疗水平有所提高。基层医疗机构的高血压防治任务艰巨，仍需广大医务工作者不懈努力。

表 4-15-2　近两年乡镇（社区）医疗机构诊疗、转诊情况

项目	2019 年（15 例）	2020 年（43 例）
诊断符合	0	7（16.28%）
治疗符合	1（6.67%）	4（9.30%）
转诊	8（53.33%）	16（37.21%）

注：括号内数值表示诊断符合、治疗符合、转诊例数占当年总例数的百分比。

（万志敏　何洪爱）

第十六章 疫情防控下的医疗帮扶

2020 年是我国脱贫攻坚决战决胜之年，需要更加紧密实施对贵州的医疗帮扶：贵州 88 个县要进行实地帮扶指导；1700 多个乡镇（社区）要建立高血压防治中心，实现省市县乡四级高血压防治网络和体系；继续抓好各医疗机构人才培养工作，提高诊疗质量；为国家建立健全基本医疗卫生服务体系出力，推进高血压等慢病分级诊疗；对 9 个未摘帽深度贫困县进行重点医疗帮扶，向健康县目标迈进；抓好贵州省高血压诊疗中心（简称省中心）和贵州医科大学附属医院（简称贵医附院）高血压科的建设。

上述目标的实现对贵州省高血压、心血管疾病等慢病分级诊疗工作的推进起着重要作用，对保护百姓健康有重要意义。正当各项工作逐项开展时，全国暴发新冠肺炎疫情。助力脱贫攻坚伴随疫情防控同时出现，省中心专家团队克服困难，实现上述目标，医疗帮扶全面落到实处。本章记录了疫情防控下的医疗帮扶与脱贫攻坚的实际情况与效果，对今后在各种条件下推进高血压分级诊疗实践有一定的意义。

一、突发疫情隔不断，精准帮扶极贫县

2020 年新年伊始，省中心加快推进对各级医疗机构的医疗帮扶工作：抓好各种培训班、学习班学员的培训工作；紧密下沉各级医疗机构实地帮扶工作；落实乡镇（社区）高血压防治中心建设，抓好高血压等慢病防治工作等。正当这些工作有序开展时，突遇新冠肺炎疫情，省中心在积极做好疫情防控的同时，继续抓好深度贫困县的医疗帮扶。

（一）推进高血压分级诊疗

1. 重视疫情防控，做好慢病诊疗

对高血压科住院患者查房，落实疫情防控等；严格按相关要求，安排好本科室疫情应急等工作；组织科室全体成员在岗学习、做好疫情防控等工作。

（1）高血压医生的特殊作用。及时在公众号发布《高血压医生在新型冠状病

毒感染的肺炎防控中要发挥应有的作用》《高血压医生：重视疫情防控，做好慢病诊疗》等文章，明确指出疫情防控是全体医务人员和全社会共同的责任。倡导各级医疗机构的医学专家和学科带头人、高血压医生通过已搭建的高血压防治网络，在疫情防控和慢病救治中能从落实隔离防控、宣传防治知识、重视诊疗工作等方面发挥作用。

及时总结、宣传一些好的经验、方法，鼓舞人心的感人事迹。大方县、六枝特区充分发挥近年来搭建、强化的县、乡高血压防治网络，凸显了基层医疗机构在疫情防控中的重要作用，有条不紊地开展疫情防控工作，也不间断地开展慢病防治工作，将乡镇（社区）医疗机构既防疫又治病的作用充分发挥出来。

（2）乡镇与社区医生的职责。在抗击新冠肺炎疫情期间，就近到乡镇卫生院或社区卫生服务中心就医，要求乡镇（社区）医疗机构的医务人员抓好疫情防控的同时，不能耽误慢病诊疗工作（特别是深度贫困县）。为指导他们顺利开展工作，发布了《疫情防控期间，基层医疗机构要做好高血压诊疗工作》《乡镇与社区医疗机构要抓好高血压等慢病诊疗工作》等文章。

（3）研究特殊时期的降压方案。有人怀疑高血压患者使用 ACEI 会增加感染新冠肺炎风险。专家及时指导学生撰写并发布文章，从理论基础，结合当时新冠肺炎临床资料、最新研究进展等否定了使用 ACEI 类降压药物会增加感染机会的观点。相反，长期使用 ACEI 类药物能控制血压和保护心血管，如果突然停用，会增加心血管事件风险。

（4）在高血压诊疗中发挥远程会诊的作用。疫情期间很多工作没有条件或不方便实地指导，但患者的病情不能耽误。为减少人员流动，确保患者安全，远程会诊发挥了重要作用。特殊时期，各级医疗机构在齐心协力阻击疫情的同时，通过远程会诊对高血压、心血管疾病等慢病诊疗和急危重症患者进行救治。省中心撰写并及时发布文章，并对远程会诊病例进行总结。

（5）普及疫情期间的用药知识。天气、生活方式的改变均可能导致患者血压波动，由于隔离在家不能及时到医院调整降压方案，可能引起病情变化。疫情期间发布的《疫情防控期间，血压难以控制怎么办》等文章，及时对高血压患者及家属关心的问题作出了回应，提醒患者及其家属要认真对待病情，不盲目更改降压方案。

2. 提高培训医生诊疗水平，落实慢病诊疗

尽管疫情打乱了很多人的生活节奏，但省中心对各级医疗机构的医疗帮扶工作并没有被阻断。疫情期间专家团队在黔乡大地开展远程会诊、远程培训、实地指导、特殊情况人才培养等多种形式的医疗帮扶工作。

人才培养不松懈，各种培训连续开展。"2020 年贵州省乡镇与社区高血压诊疗远程培训班"举办，就高血压诊断、治疗的必备知识开展培训。

"游学班"学员错峰学习。由于贵阳市南明区与省中心距离很近,疫情防控期间省中心乡镇与社区高血压防治骨干短期培训班("游学班")以特殊形式持续开展。学员们白天复工、复产,下班后到省中心参加培训学习,因时制宜圆满完成了理论培训、教学查房等培训。

疫情较为稳定后,省中心、贵州医科大学附属医院(简称贵医附院)高血压科收治患者也逐渐增多,大多为疑难复杂、急危重症高血压患者。例如,一位老年女性患者疫情期间在家摔倒致头晕,当地人民医院行头颅 CT 检查发现颅内占位病变,转至贵医附院神经外科准备行手术治疗,为稳定血压来到高血压科。血压稳定后查明了颅内病变为脑膜瘤,可暂不手术。其间,患者老伴同时住院治疗多年未控制的高血压,明确高血压原因的同时,查出多个靶器官损害。

(二)对深度贫困县的医疗帮扶

对深度贫困县的医疗帮扶是脱贫攻坚和推进高血压分级诊疗的重点和难点。突发疫情,实地指导工作多有不便,省中心及时联系 9 个深度贫困县高血压诊疗中心,并对所在县级医院的高血压、心血管疾病患者进行远程会诊,解决患者实际问题;开展教学查房,提高诊疗水平;了解他们的诊疗质量与科室管理问题,并给予及时指导。

1. 远程医疗帮扶

专家运用远程医疗系统依次对 9 个深度贫困县高血压患者进行了会诊,及时归纳总结,肯定各县级医院高血压诊疗水平的提升,同时发现一些诊疗水平不均衡等问题,如有的医生在病例汇报方面还需要更加规范,病史询问认真、细致程度不够,辅助检查有待完善;在诊疗原则的掌握和技巧方法的积累方面,仍有较大进步空间。

2. 实地医疗帮扶

(1)从远程会诊中发现赫章县需要加大力度进行医疗帮扶,专家在赫章县人民医院心内科教学查房时,应邀为参加赫章县乡镇(社区)医疗机构脱贫攻坚基本公共卫生服务工作会议的骨干讲解高血压分级诊疗的内容与流程,并结合教学查房的患者,讲解继发性高血压、心血管疾病等诊疗知识。

对医疗人才特别缺乏的深度贫困县,医疗帮扶时应采取因地制宜的方式,积极培养人才,留住人才。如在望谟县进行的教学查房,由参加过省中心短期进修学习班(进修班)的骨干医生先对病历进行修改,再进行教学查房;对科室克服困难选送的骨干医生进行短时间、高强度、高质量的培养等。

(2)在实地指导过程中发现有些深度贫困县存在的共同难题,为帮助他们解决问题,专家提出,必须尽快再次对深度贫困县实地指导,并下沉沿河土家族自治县（沿河县）、晴隆县、威宁县等进行实地医疗帮扶。

到贫困县的县级医院、乡镇（社区）医疗机构进行实地工作指导期间发现，乡镇（社区）医疗机构诊疗技术水平不均衡现象在深度贫困县尤其明显。对特别需要帮助的县，多次进行实地工作指导是必行举措。根据各县级医院具体情况进行人才培养、工作指导，比如"浓缩"时间培养骨干医生；对努力收治住院患者的乡镇卫生院，进行多科教学查房、理论授课、座谈讨论等，对他们的努力给予鼓励、帮助；通过现场指导、远程培训等方式支持乡镇（社区）医疗机构进行乡医、村医高血压诊疗培训等。

3. 解决深度贫困县高血压防治问题的关键

对深度贫困县医疗帮扶就是要培养人才，提高诊疗水平。因此，需尽快培养更多较高质量的高血压防治骨干，在保证培训效果的前提下大力推进"游学班"培训，以及各种形式的主任、骨干培养。

从江县、紫云县已于 2019 年完成了"游学班"培训。截至 2020 年 9 月，9 个未摘帽的国家级深度贫困县"游学班"全覆盖。

4."极贫县"向"健康县"迈进　纳雍县、威宁县、赫章县曾经被称为"去不得的纳、威、赫极贫三县"。经过进修班、短期主任学习班、"游学班"培养，省、市级远程培养和各种实地培养途径，骨干医生们在各自岗位上积极开展工作，现在这"极贫三县"在高血压、心血管疾病等慢病防治工作方面收到一定效果，正在向着"健康县"目标迈进。

威宁县人民医院高血压科高血压诊疗水平有所提升。在迤那镇卫生院教学查房时看到，血压水平较高患者、心血管疾病较重患者在乡镇（社区）医疗机构诊疗存在诸多困难。威宁县人民医院高血压科主任立即开启绿色通道上转患者，对患者进行规范诊疗，保障患者生命安全。

纳雍县寨乐镇卫生院医生能及时发现并将急重症高血压患者收治住院，按规范书写病历、进行诊疗。寨乐镇卫生院已选送医生到省中心参加进修班学习，为建立高血压、心血管疾病等慢病科储备人才。

在赫章县野马川镇中心卫生院教学查房时，可以看出该乡镇的医务人员对高血压认识比较高，规范诊疗并能及时发现患者的靶器官损害和心血管疾病。

二、疫情防控常态化，多措并举抓突破

在疫情防控常态化情况下，省中心到各级医疗机构进行教学查房、理论培训和工作指导也将常态化。

（一）实地指导讲实效

专家团队不仅到深度贫困县，还对贵州省38个县（市、区）进行实地指导与帮助，统一进行人才培养与个性化工作指导。对各县各级医疗机构医务人员进行理论授课、教学查房、门诊教学；及时总结并推广工作开展中好的经验；及时帮助解决发现的不足与问题。

1. 总结经验，积极推广

（1）知识、理念"传帮带"。主任、骨干到省中心参加培训，学习回去后积极发挥火种作用，将所学知识传递给本单位及乡镇（社区）医务人员等。在黔东南州多个医疗机构教学查房时，随机抽取参加了主任班、进修班、"游学班"学习的主任和骨干医生所在科室的病历，书写均比较规范，管床医生能与专家直接讨论规范诊疗等问题，而不是单纯等待查房。

（2）展现骨干力量。骨干医生积极协助诊疗工作，如黄平县旧州镇中心卫生院医生参加"游学班"学习回来后，对急性脑梗死表现为血压波动大的患者进行规范处理，把住健康关。丹寨县兴仁镇中心卫生院、雷山县大塘镇卫生院和西江镇卫生院的医生们，按规范对患者进行诊疗，并为高血压患者评估心血管疾病危险因素、发现心血管疾病，将患者转诊至上级医院使之得到很好的治疗等。

（3）高血压防治网络有效运行。如在黔东南州一些乡镇卫生院教学查房时，家庭签约医生、村医能及时汇报患者病史，乡镇卫生院的接诊医生、管床医生能对患者目前病情进行分析，县级医院的骨干医生能对教学查房病例进行点评。县乡村三级高血压防治网络体系积极与公共卫生服务工作、家庭签约工作、双向转诊工作等紧密结合，让老百姓看病更安心。

2. 发现问题，指导改正

（1）发现不足。各级医疗机构都在积极改变规范诊疗观念、为患者解决实际难题的同时，部分医疗机构还存在一些不足之处。如一些乡镇（社区）医疗机构不能收治住院患者，不能满足辖区百姓"在家门口看病"的需求。家庭签约医生没有看病能力，只能单纯提供测血压、登记等服务，对血压控制不达标、患有心血管疾病的患者不能及时发现并转诊，使患者带着健康隐患待在家中；公共卫生健康体检工作不到位；医疗设备闲置，未合理使用；健康教育不到位，出现患者停药、服药不规律等情况。

（2）对于上述存在的问题，积极给予指导。如明确指出家庭签约医生、公共卫生管理医生等参与高血压等慢病管理的医生，都要执行医生职责进行规范诊疗，先诊疗后管理、诊疗并管理、管理时先诊疗。为确保患者生命安全，根据各级医疗机构的自身情况，严格遵守双向转诊等制度。对接诊的患者进行血压测量、健康宣教，提升高血压知晓率、治疗率等。

对于不能当即解决的问题，也要做出相应的计划与要求。如通过各种方式、途径，帮助各级医疗机构的医生认识到规范诊疗的重要性，改变观念，提高诊疗水平。加大人才培养力度，通过线上线下等方式进行教学查房加理论授课，使培训效果最大化。及时总结好的、具有代表性的经验并进行分享，帮助大家更好地开展高血压、心血管疾病等慢病防治工作。

（二）乡镇（社区）高血压防治中心全覆盖

六盘水市和安顺市于 2019 年、贵阳市于 2020 年 1 月已实现乡镇（社区）高血压防治中心全覆盖。随着疫情风险降低，疫情防控进入常态化，省中心抓紧以地市（州）为单位推进各乡镇（社区）高血压防治中心建设工作。截至 2020 年 5 月 20 日，黔东南州举行乡镇（社区）高血压防治中心全覆盖授牌仪式，贵州省市县乡四级高血压防治网络和体系全面建成。

为进一步提升广大基层医务人员高血压诊疗水平，促进贵州省各级医疗机构高血压防治工作规范化、同质化发展，促进高血压防治网络建设，使广大高血压患者能及时得到科学合理的诊疗，省中心抓紧对乡镇（社区）高血压防治中心人才进行培养，特别是"游学班"已覆盖了黔东南州、六盘水市、毕节市的所有乡镇（社区）医疗机构，安顺市、黔西南州、贵阳市以地市（州）为单位正在完成"游学班"覆盖。

省中心承办 4 次"2020 年贵州省乡镇（社区）高血压诊疗远程培训班"。乡镇与社区的医务人员每天接触的不只是高血压患者，还有心血管疾病等慢病患者。根据乡镇（社区）医务人员参加远程培训后的反馈，以及实地医疗帮扶过程中了解到的情况，及时增加了高血压患者心血管疾病方面的培训。

贵州省高血压防治网络和体系已全面建成，并同步进行各级医疗机构人才培养，特别是针对乡镇（社区）高血压防治骨干的培养，筑牢高血压等慢病防治"网底"，与国家建立健全基本医疗卫生服务体系的政策一致。即使遇到疫情防控、脱贫任务重的特殊时期，整个高血压防治网络和体系也能有效运行，取得了较好的效果。

（三）克服困难，保证诊疗质量

1. 推进高血压、心血管疾病等慢病防治中层环节

（1）加快基层人才培养。经过反复思考与讨论后，余振球提出"县级高血压诊疗中心主办乡镇与社区高血压防治中心骨干短期培训学习班实施建议"，承办培训班的县级高血压诊疗中心必须做好充分准备、周详计划，评估预期培训效果，

并严格执行，其中对授课、带教的专家、骨干进行重点要求。

（2）走出诊疗理念误区。专家针对实地医疗帮扶时发现的一些共性问题，分析原因并帮助及时解决。例如，对高血压患者治疗中忽略心血管疾病的诊疗，高血压导致心脏扩大被当作"扩张型心肌病""肥厚型心肌病"治疗等不正确、不规范的诊疗现象都给予了纠正，使患者获得有效的诊疗效果。对诊疗过程中存在的问题、科室间会诊的问题等进行讨论，帮助大家认识到"诊疗高血压是根据患者的综合情况决定，而不是根据某一具体疾病"。

2. 推进高血压、心血管疾病等慢病防治区域发展

县级高血压诊疗中心是区域性高血压专业机构，对辖区内所有医疗机构的高血压诊疗与培训均负有责任。因此，针对地市（州）、县级医院进行了理论授课与教学查房相结合的远程分级诊疗培训。其主要目的是传授诊疗思路、查房技巧，帮助地市（州）、县级高血压专家、骨干到下辖医疗机构进行教学查房和工作指导，推进高血压、心血管疾病等慢病防治工作。

（1）克服区域指导难题。基层患者所患疾病往往非常重且复杂，县级医院的专家到乡镇（社区）医疗机构进行教学查房难度大、缺乏信心等，"上下级固定框架"等会影响到高血压、心血管疾病等慢病防治工作的开展。

播州区高血压诊疗中心挂靠在播州区中医医院，在计划、落实辖区内高血压、心血管疾病等慢病防治工作方面，将辖区分片、分组，固定负责人定期下沉进行人才培养、教学查房、指导工作。

盘江投资控股（集团）有限公司总医院（盘江总医院）通过培养主任、学科带头人，发展学科建设，盘江总医院在行业内已起到很好的带头作用。他们希望建立盘江总医院高血压诊疗中心，对盘江投资控股（集团）有限公司下属各矿区医院高血压防治工作进行统一管理与工作指导。专家到盘江总医院高血压科、火铺矿医院进行教学查房，建议盘江总医院高血压诊疗中心首先为每个矿区医院培养高血压防治人才，必须实地指导工作，要建立具有实际意义的中心而不是"挂牌子"。

（2）努力求变，克服困难。2020年8月23日，专家到长顺县白云山镇中心卫生院教学查房，了解到长顺县医疗改革还处于过渡的困难时期，各乡镇（社区）医疗机构几乎不能收治住院患者，老百姓就近就医存在较大困难。要让老百姓真正共享医疗资源，关键在于诊疗水平的提升。1周后，长顺县再次举办培训班，由于多种因素，未达到预期培训效果。时隔1个月，长顺县各乡镇（社区）医疗机构的17名骨干医生参加了"游学班"学习。

3. 诊疗能力再提高，百姓健康有保障

乡镇卫生院也要建立规范的三级查房制度，对患者的健康严格把关；指定高血压负责人并进行重点培训。花溪区人民医院建立高血压专科，担起辖区内高血压防治人才培养任务。专家通过远程教学查房、实地教学查房，结合实际病例对其进行培训，如针对顽固性高血压的分析、诊疗，肾上腺意外瘤患者的继发性高血压诊疗，患者出现心血管疾病时对高血压原因的查找，以及药物代谢的途径、血药浓度维持时间等知识进行了详细讲解。

赤水市中医医院再次选送骨干医生参加省中心进修班学习，并开展高血压专科建设，壮大高血压诊疗人才队伍，从而更好地指导辖区内高血压防治工作。

麻尾镇中心卫生院院长、主任积极组织医务人员参加省中心举办的远程培训班，并将学到的知识运用到工作中，如积极开展高血压常规检查、配备相关药品，建立高血压门诊、按高血压诊疗规范看病等。专家到该卫生院进行教学查房时发现，其在扩张型心肌病患者的急救处理、健康教育等方面，均达到二级医院的诊疗水平。在座谈会上了解到，该卫生院已经进行了多例急性心肌梗死静脉溶栓治疗，及时挽救了患者生命。

金沙县人民医院骨干从"游学班"学习回来后，努力改变本院高血压诊疗理念，按规范为患者诊疗，不断提高诊疗水平。织金县"游学班"学员学习回来仅半个月，就已经开展村医培训2次。

2020年12月9日，"2020年贵州省高血压专科联盟远程培训班"在贵医附院远程医疗中心顺利举办。对三年多来贵州省高血压等慢病防治工作进行了总结，并对今后工作进行了规划。贵州省各高血压专科联盟单位负责人，从事高血压、心血管疾病等慢病防治工作的医务人员在各地市（州）各县级医疗远程会议医疗中心参加远程培训。

（吴冬菊）

第十七章　宣传对推进高血压分级诊疗的作用

　　做好高血压分级诊疗的关键是人才，但也需要相应的专业诊疗机构作为技术和人才的支撑。要让群众自愿到基层医疗机构就医，并为群众看好病，离不开全省（自治区、直辖市）高血压、心血管疾病等慢病防治人才队伍建设。建立并完善省、地市（州）、县（市、区、特区）级高血压诊疗中心（高血压专科）和乡镇（社区）高血压防治中心，形成和健全全省高血压防治网络和体系，推进高血压、心血管疾病等慢病分级诊疗，控制城乡居民高血压，减少甚至杜绝"因病致贫、因病返贫"的发生，离不开媒体对这些具有正能量、新的惠民措施的宣传与报道。本章以媒体对贵州省高血压防治人才培养、高血压防治网络和体系搭建、医疗扶贫工作开展和高血压分级诊疗推进等各方面工作中的宣传为例，表明媒体宣传报道在推进高血压分级诊疗方面的积极作用。

一、促进高血压防治网络体系建立健全

（一）为百姓建中心，为健康降血压

　　2017 年 7 月 8 日，贵州省高血压诊疗中心（检查省中心）、贵州医科大学附属医院（简称贵医附院）高血压科成立。7 月 9 日，贵州新闻联播、《贵州日报》和贵州日报报刊社官方新闻客户端"天眼新闻"以"贵州新设立一个诊疗中心，要用 3～5 年提高我省高血压诊疗水平"为题对此进行了报道。文章发布了专家医疗援黔的工作目标。此报道也让广大老百姓对导致心脏疾病、肾脏病、脑血管病多发的罪魁祸首——高血压，有了更进一步的认识。

（二）由点及面，建立四级高血压防治网络和体系

　　笔者和同事把地市（州）高血压诊疗中心[地市（州）中心]和县级高血压诊疗中心（简称县级中心）成立的经验，以及当时开展的工作等整理记录下来，写成文章，及时在微信公众号"余振球与大高血压学"发布。这些文章对推进各地市（州）和全省 88 个县建立高血压诊疗中心工作起到了积极作用。2019 年 8 月

14 日"天眼新闻"报道的"力争年内实现！贵州：推动县级高血压防治中心全省覆盖"，让大家认识到贵州省正在强势推进高血压专业诊疗结构建设工作。

（三）贵州省高血压专科联盟成立

为了在贵州省建立起绿色、互通互联、互帮互助、互惠互利的高血压诊疗平台，进一步提高贵州省高血压诊疗技术水平，2018 年 3 月 30 日，贵州省卫生和计划生育委员会（现为省卫生健康委，简称省卫健委）批准成立"贵州省高血压专科联盟"。当天，"天眼新闻"以"全省多家医院签署合作协议 贵州成立高血压专科联盟"为题报道了贵州省高血压专科联盟成立的情况：在全省建立高血压专科联盟，探索高血压专科联盟医疗资源一体化模式，策划制定高血压专科医联体服务方针及制度。

二、宣传高血压防治人才培养与队伍建设

省中心一直重视各级医疗机构与人才队伍建设。自从贵州高血压防治人才培养工作开始并持续推进，各地（市）州和县级专业高血压诊疗机构逐渐建立，贵州高血压防治网络和体系建设工作拉开帷幕。

（一）普适性培训班

2017 年 8 月 19 日至 20 日，"贵州省高血压分级诊疗学习班"成功举办。各地市（州）、县的二级、三级医院业务院长、内科主任和心血管疾病诊疗专家 400 多人现场参加了这次学习班的学习。同时，学习班通过远程医疗系统向贵州各地市（州）、各县的 1000 多名医务人员进行了全程直播。2017 年 8 月 29 日，*China Daily*（第 5 版）以 *Doctors Train to Treat Hypertension* 为题报道了此次学习班的盛况。2017 年 9 月 2 日，《健康报》以"贵州信息化提速诊疗培训" 为题也进行了报道。

（二）培养主任与骨干

为了让每个地市（州）和县级医院至少有 1 名高血压防治骨干从事高血压诊疗及其相关工作，从 2017 年 7 月开始举办的"贵州省高血压诊疗中心短期进修学习班"，已为贵州各地市（州）、各县级医院，甚至部分专科医院、乡镇与社区医疗机构培养了 13 批 179 名骨干医生。

2018 年 7 月开始，共有 8 批 201 名来自贵州省各地市（州）和各县级医院以

及部分专科医院的主任（骨干）到省中心参加了为期 3 天的培训。

我们将培训班的开展情况结合教学查房时的典型病例写成文章，发布在微信公众号"余振球与大高血压学"，有些被推荐发表在《中国乡村医药》"余振球谈高血压"专栏。

2019 年 8 月 12 日，省中心在西秀区旧州镇中心卫生院指导工作时发现，该院医生诊疗水平没有明显提高，百姓看病问题仍未得到解决，便提出建议，让乡镇与社区高血压防治骨干到省中心学习 1 周。之后，西秀区成为贵州首个完成这项培训的县级单位。

大方县卫健局了解情况后，立即向省中心争取大方县乡镇卫生院与社区卫生服务中心业务骨干的培训机会。得到应允后，2019 年 8 月至 11 月，大方县分批选派了 60 名乡镇与社区高血压防治骨干到省中心学习。"天眼新闻"还专门以"乡镇（社区）高血压防治中心，大方真大方！"为题进行了报道，带动了其他地方学习的积极性。

三、带动大高血压学诊疗理念推广

做好高血压防治，不仅要有较高的高血压诊断、治疗水平，还要有正确的诊疗理念，需要患者及其家属的配合，而媒体的宣传和带动大大普及了高血压的健康知识和正确防治的理念，帮助全面推进贵州常见慢病分级诊疗工作。

广大居民有"在家门口看病、看好病"的需求，但由于多种原因，很多慢病患者选择到邻省（市）甚至北京、上海的大医院就医，经济成本高，效果可能也没有期望的那么好。现在，贵州的高血压等慢病诊疗水平提高了，要及时引导患者自愿在家乡看病。

贵州日报集团、贵州广播电视台等及时介绍了高血压的危害，指导大家规范诊疗高血压，宣传健康的生活方式，并报道了很多贵州本地高血压患者在家乡看好病的实例，对各地市（州）的高血压诊疗专家进行宣传。

（缪思斯）

第十八章　地市（州）高血压分级诊疗

各个地区要建立完整的高血压诊疗人才队伍、专业水平的诊疗机构、统一协调的组织管理体系才能使高血压分级诊疗推进有保障，三者缺一不可。黔东南州卫健局重视百姓健康，认识到推进分级诊疗与百姓健康息息相关，积极高效地抓人才培养、抓医疗机构建设，为推进高血压分级诊疗积累经验。本章以黔东南州高血压分级诊疗具体推进工作的过程为例，详细叙述了地市（州）高血压的分级诊疗。

一、人才培养：抓关键、讲效果

开展分级诊疗是做好高血压防治的重要措施，注重人才培养是抓好高血压分级诊疗的关键。黔东南州卫健局全方位、讲实效抓人才培养，并取得一定效果，解决了高血压分级诊疗的关键问题。

（一）以"州"为单位培养人才

为加快高血压防治人才培养，黔东南州卫健局于 2017 年 11 月 11 日组织举办"2017 年黔东南州高血压分级诊疗培训班"，全州 208 个乡镇（社区）医疗机构、26 家县级医院、3 家三级医院共计 320 人参加此次培训，其中基层医务人员占培训班学员的 85%。培训会上，黔东南州卫健局要求黔东南州 16 个县（市）开展"高血压分级诊疗培训"。

为了进一步推进黔东南州高血压、心血管疾病等慢病的诊疗水平，黔东南州举办了"2018 年家庭医生签约服务高血压、糖尿病诊疗知识培训班""2019 年黔东南州高血压中西医分级诊疗培训班"。培训内容丰富，全州各级医疗机构从事高血压、心血管疾病等慢病防治工作的医务人员积极参加。

2020 年 5 月 20 日，"黔东南州乡镇（社区）高血压诊疗培训班"通过远程培训形式举行，专家为现场及分会场的学员进行理论授课，再次讲授"高血压分级诊疗的内容与流程"，使学员更好地了解了高血压规范诊疗的意义、高血压分级诊疗中各级医生的责任、高血压患者的临床表现、如何分析患者症状、分析心血管疾病危险因素、评估靶器官损害和心血管疾病、顽固性高血压的原因和处理、血压波动大的原因和处理、合理使用降压药物等。

肾动脉 B 超检查能评价高血压患者肾动脉情况，既能排查高血压原因，如大动脉炎；又能评估高血压所致靶器官损害和心血管疾病，如肾动脉粥样硬化、肾动脉狭窄；还可指导用药，如应用 ACEI/ARB 类药物前，除了查肾功能、血电解质外还必须排除双侧肾动脉狭窄的禁忌证。因此，肾动脉 B 超检查对于高血压患者的规范诊疗有重要意义，是高血压患者的常规检查。为了做实、做好高血压患者的规范诊疗工作，应合理应用辅助检查。黔东南州卫健局要求还不能开展肾动脉 B 超检查的县级医院，均选派有一定基础和临床经验的 B 超诊断医生到省中心、贵医附院超声中心参加肾动脉 B 超培训。

2020 年 9 月，余振球应黔东南州卫健局的邀约，在贵医附院远程会议中心的现场培训会上，远程连线黔东南州，为基层医务人员讲解"基层医疗机构心电图的判读"。

（二）以县（市）为单位培养人才

黔东南州卫健局一直重视高血压分级诊疗工作和学科建设，曾多次选派主任及骨干医生到省中心学习高血压的规范诊疗。除了在州级举办上述培训，还在各个县（市）开办了"高血压分级诊疗培训班"。

1. 县级"高血压分级诊疗培训班"

黔东南州卫健局积极推动高血压防治工作，提出并积极落实以县为单位举办"高血压分级诊疗培训班"。

2018 年 8 月 23 日至 9 月 28 日，全州 16 个县（市）圆满、高效、保质完成"高血压分级诊疗培训班"。内容包括理论培训、实践查房、实践看门诊。培训的同时还举办高血压防治基层巡讲座谈会，提升了黔东南州高血压防治能力和水平，也加快了县（市）高血压诊疗中心（简称县级中心）建设进度，进一步做实、做好了全州高血压防治管理工作。榕江县第一个积极落实工作，举办"高血压分级诊疗培训班"。参加培训班的学员为榕江县 19 个乡镇卫生院的 70 多名医务人员，经培训后，学员们对高血压有了全新认识，并且熟悉高血压规范诊疗与流程。

2. 远程视频教学查房

为进一步推进高血压防治工作，更好地培养基层医疗机构高血压防治人才，采用了教学查房与理论授课相结合，现场培训与远程视频教学相结合的新模式。

2020 年 6 月，专家团队到岑巩县大有镇卫生院，对该院高血压患者进行现场教学查房，并通过远程医疗平台进行远程教学。此次为黔东南州乡镇（社区）医疗机构首次"远程视频教学查房"，标志着人才培养新模式的形成。

"远程视频教学查房"模式取得了较好的效果。随后，施秉县城关镇中心卫生院、从江县停洞镇卫生院、榕江县栽麻镇卫生院等各个县的乡镇卫生院先后进行了这种模式的培训，县级中心主任、骨干来到县人民医院或乡镇卫生院或社区服务中心参加"现场查房与远程培训"，参加培训的还有乡镇卫生院的医生。

二、机构建设：抓管理、讲责任

分级诊疗制度是我国着力推进的基本医疗卫生制度。要重视和推进分级诊疗工作，不仅要抓机构建设，更要抓内涵建设，真正把地市（州）、县级医院打造成重症复杂高血压的诊疗机构，把乡镇（社区）医疗机构建设成基层首诊的落实机构。

（一）机构建设

1. 州高血压诊疗中心建立
2018年6月，省中心、黔东南州卫健局、黔东南州人民医院主办的"贵州省高血压专科联盟"暨黔东南州高血压防治座谈会举行。会上余振球针对黔东南州目前高血压防治工作情况，建议筹备建立黔东南州高血压诊疗中心（州中心），这样能统筹全州，更好地推进高血压防治工作。

经黔东南州卫健局、黔东南州人民医院积极努力，2018年8月8日黔东南州卫健局决定成立"黔东南州高血压诊疗中心"，州中心挂靠在黔东南州人民医院。

2. 县级高血压诊疗中心建立
为进一步落实全州高血压防治工作，打赢健康脱贫攻坚战，黔东南州卫健局印发《黔东南州县级高血压诊疗中心建设实施方案》，希望各州、县级医院加强高血压及心血管疾病的诊疗服务能力，强化师资人员的队伍建设，制定完善诊疗技术方案，规范工作的流程，切实推进高血压分级诊疗工作和提升服务水平。

2019年9月24日，黔东南州卫健局在黔东南州人民医院召开"黔东南州高血压诊疗中心建设工作会议"，会议中省中心对16个县（市）高血压诊疗中心进行集体授牌，落实黔东南州县级中心的建立。

此次会议中，丹寨县人民医院副院长表示，由于丹寨县人民医院的住院病房紧张，丹寨县高血压科病房和内分泌科在一个病区。为了做好丹寨县高血压诊疗中心的工作，将于2019年10月底前完成高血压科病房建设工作。

目前，丹寨县人民医院高血压病房已成立并投入使用，病房多位医生是省中心培训过的骨干，能正常收治高血压患者。

2020 年 3 月，省中心对各县级中心 2019 年工作总结进行汇总。黔东南州各县级中心开设高血压门诊比例为 56.25%，开设高血压病房比例为 31.25%，有高血压诊疗小组比例为 12.5%，有高血压专用床位比例为 25%。从汇总数据可以看出，黔东南州各县级中心在高血压诊断、治疗与预防等方面取得一定效果。

经总结经验，黔东南州各县中心更加积极推进高血压防治工作，各县中心挂靠医院都成立高血压门诊与高血压病房，逐渐完善高血压专科建设；且能够完善高血压患者的常规检查和一些特殊检查；并建立了一支高水平的人才队伍，能够承担县域内高血压诊疗主力的重任。

3. 乡镇（社区）高血压防治中心建立

在县中心全覆盖后，为进一步推进高血压防治工作，开展全州各乡镇（社区）高血压防治中心的建设工作。

2020 年 5 月 20 日，"黔东南州乡镇（社区）高血压防治中心授牌仪式"在黎平县人民医院远程医疗中心举行。全州 16 个县（市）的各乡镇（社区）医疗机构远程会诊中心设立分会场。此次会议，黔东南州 16 个县（市）的 208 个乡镇（社区）高血压防治中心全覆盖。

（二）培训班为机构建设培养骨干

人才培养是推进高血压防治工作的关键，黔东南州卫健局积极培养高血压防治骨干。在省中心的帮扶下，黔东南州卫健局要求全州各级医疗机构选派骨干到省中心进行各种培训班学习。

1. 主任带头学

州、县级医院选派承担高血压、心血管疾病等慢病诊疗的主任或骨干到省中心参加为期 3 天的短期主任培训班。

省中心针对主任们行政工作繁忙、难以长时间脱产外出学习的特点，对主任们进行高血压专科规范的高效率训练，从上级层面带动本单位医务人员开展高血压诊疗工作。

2018 年 8 月起，黔东南州卫健局分批次派各县医院负责高血压、心血管疾病等慢病防治的主任到省中心参加"2018 年贵州省高血压诊疗中心短期主任培训班"。

榕江县中医医院内二科主任杨芳于 2018 年 8 月参加了省中心"第三批短期主任培训班"。目前，榕江县高血压诊疗中心在榕江县中医医院建立了高血压门诊，每周有固定的专科门诊，病房的诊疗工作也已开展起来。在榕江县卫健局积极支持下，榕江县中医医院已正常开展肾素、血管紧张素、醛固酮及肾动脉 B 超检查。

2. 骨干医生系统培训

各地市（州）、县级医院选派优秀医生进入省中心进行专业诊疗学习 3 个月，他们培训结束后回到当地，成为高血压防治业务骨干。这些业务骨干提高了所在各地市（州）、各县级医院其他医生的高血压诊疗水平，开展了高血压的规范诊疗。

全州 16 个县（市）都开展过高血压分级诊疗培训班，骨干医生都得到了系统培训。2017 年 10 月，榕江县中医医院心内科医生兰明才成为省中心举办的"第二批短期进修学习班"的一名学员，参加省中心、贵医附院高血压科为期 3 个月的进修学习。2020 年 7 月，兰明才带领榕江县乡镇（社区）医疗机构的 21 人到省中心参加为期 1 周的"第二十批乡镇（社区）高血压防治骨干短期培训班"。在此次学习期间，其不仅带领乡镇医生一起高效学习高血压相关知识，同时也表示此次培训回去后，组织村医及乡镇卫生院医生一起进行理论知识培训，实现由一个骨干医生带动一群医生。

目前，黔东南州州级、县级医院都有主任/骨干在省中心接受培训学习，在今后工作中可以更好地开展高血压的规范诊疗，提高高血压的治疗率与控制率，更好地保护好高血压患病群体的健康及生命安全。

3. "游学班"在全州各乡镇（社区）医疗机构全覆盖

乡镇（社区）医疗机构是我国高血压防治的骨干。为了最大限度地保护患者健康，乡镇（社区）医疗机构必须做好高血压防治工作，减少减缓高血压患者靶器官损害及心血管疾病的发生发展。乡镇（社区）医疗机构高血压防治人才培养的最佳途径为乡镇（社区）医疗机构的人才到县级医院进修学习、分期分批选送优秀医务人员至省中心进行短期培训学习。

2019 年 10 月，黔东南州卫健局在得知省中心针对乡镇（社区）医疗机构，专门开展为期 1 周的乡镇（社区）高血压防治骨干短期培训班（"游学班"），为贵州省乡镇（社区）医疗机构积极培养人才的消息后，要求全州各乡镇（社区）医疗机构选派骨干参加省中心"游学班"学习，实现"乡乡都有经过专业培训的合格高血压防治本土专家"。此次培训班各乡镇（社区）医疗骨干在前往省中心学习前，先集中到各县级中心挂靠县级医院进行高血压相关知识培训，培训完成后再联系省中心，由各县级中心骨干医生带队，率领各乡镇（社区）骨干到省中心参加学习培训。

自 2019 年 10 月 10 日至 2020 年 7 月 18 日，全州 16 个县（市）208 个乡镇（社区）医疗机构，分 12 批，共 231 人严格按"乡镇与社区高血压防治骨干短期培训实施纲要"进行培训（表 4-18-1）。

表 4-18-1　黔东南州乡镇（社区）高血压防治骨干短期培训学习班情况

批次	开班时间	县（市）
第一批	2019-10-10	三穗县 11 人、麻江县 8 人
第二批	2019-10-31	锦屏县 16 人
第三批	2019-11-14	从江县 20 人
第四批	2019-11-27	凯里市 19 人
第五批	2019-12-10	镇远县 12 人、丹寨县 9 人
第六批	2019-12-26	雷山县 8 人、 施秉县 9 人
第七批	2020-6-11	天柱县 18 人、黄平县 12 人
第八批	2020-6-21	岑巩县 13 人
第九批	2020-6-22	台江县 10 人
第十批	2020-6-28	黎平县 29 人、施秉县 1 人
第十一批	2020-7-5	榕江县 22 人
第十二批	2020-7-11	剑河县 14 人

三、慢病诊疗：抓落实、讲质量

黔东南州卫健局着力于人才的培养并落到实处，经过 3 年积极行动积淀，目前黔东南州各县（市）都建立了高血压诊疗中心，各乡镇（社区）都建立了高血压防治中心，且高血压诊疗中心挂靠医院都成立了高血压科病房，开设高血压门诊；乡镇（社区）高血压防治中心也都在紧锣密鼓地筹备建立专科病房或门诊，如施秉县城关镇中心卫生院正在筹建高血压等慢病科。

（一）慢病诊疗高效果

1. 骨干队伍形成

人才培养是推进高血压防治工作的关键，黔东南州卫健局积极培养高血压防治骨干。为了推进全省高血压防治工作，更好地培养人才，省中心建立了各种培训班来培养人才。黔东南州卫健局积极行动，要求各级医疗机构选派骨干到省中心学习。

2. 诊疗水平提高

2019 年 11 月，专家到从江县洛香镇卫生院，了解到这里已有 2 个月没有收治住院患者，高血压患者多在县级医院就诊，遇到收缩压 180mmHg 以上的患者，都是直接转诊到县级医院，一般患者只是来这里开药。

经专家指导，洛香镇卫生院决定积极努力改进工作，让患者能就地、就近得到高水平的诊疗。3 个月后，从江县洛香镇卫生院病房已开始收治患者。

3. 诊疗技术的改善

县级高血压诊疗中心挂靠医院 B 超室骨干医生到贵医附院超声中心学习肾动脉 B 超检查，省中心给黔东南州各乡镇（社区）医疗机构讲心电图检查等，都是提高黔东南州各级医疗机构医务人员高血压诊疗水平的具体措施。

（二）慢病诊疗落到实处：家庭医生签约

黔东南州卫健局在调研中发现，部分地区双向转诊工作开展不规范。因此，黔东南州探索出一种有效的双向转诊机制，特别是县级医院与乡镇（社区）医疗机构之间，乡镇卫生院与村卫生室、社区卫生服务中心与社区卫生服务站之间，实现畅通双向转诊通道。强调各级医疗机构转诊过程中，要制定转诊单，并把数据留存，便于医疗机构、卫健部门管理。

针对"居民看病就医集中在大医院，不利于改善就医环境、均衡医疗资源、合理控制医疗费用"这一现象，在黔东南州和各县（市）卫健局的带领下，积极发动县（市）、乡镇（社区）两级家庭医生服务团队，并制定服务签约模式。家庭医生签约服务有利于转变医疗卫生服务模式，推动医疗卫生工作重心下移、资源下沉，守护群众健康，也为实现基层首诊、分级诊疗奠定基础。黔东南州卫健局将家庭医生签约服务工作明确为健康扶贫惠民便民措施。通过各方努力，分级诊疗体系已经建立健全。

黔东南州家庭医生签约服务团队分县（市）级团队和乡镇级团队，规定以乡镇级团队为主体，乡镇级团队由乡镇卫生院或社区卫生服务中心的全科医生或具有临床资质的医生任团队长，由护士、从事公共卫生管理的医生、村医组成，并明确两个团队的职责。

2018 年，黔东南州家庭医生签约服务团队已全部建立。为提升家庭医生服务能力，2018 年、2019 年黔东南州卫健局多次邀请专家团队为全州县（市）、乡镇（社区）两级医疗机构医务人员进行高血压等慢病规范诊疗培训。

黔东南州卫健局还下文明确各级医疗机构的职责。

（1）村级医生是高血压、心血管疾病等慢病患者的第一联络人，负责全村（社区）慢病患者的筛查管理。治疗效果好、病情稳定、依从性好的患者，留在村卫生室（社区卫生服务站）；治疗效果欠佳、病情不稳定、依从性差或不参与治疗的患者，收集他们的信息每月 1 次上报乡镇卫生院与社区卫生服务中心，对这类患者村级医生也要每季度进行 1 次随访。

（2）乡镇（社区）医疗机构家庭医生对村级医生上报的患者要进行面访、健康宣教、调整治疗方案，或根据病情收治住院，系统检查治疗。治疗效果仍不佳的患者，由乡镇（社区）医疗机构家庭医生上报至县级团队。黔东南州卫健局已要求各乡镇卫生院（社区卫生服务中心）建立慢病科，争取把大多数慢病患者留在基层。

（3）县（市）级团队由县级医院选派的各内科主任和中级以上职称医生组成。对于因一些乡镇离县城比较远而使患者不愿意转诊到县级医院的情况，黔东南州结合县级团队须每月 1 次到乡镇（社区）开展健康扶贫工作这一时机，除了开展培训外，还要对乡镇（社区）医疗机构治疗效果欠佳的慢病患者进行面访（含调整治疗方案和生活方式干预），对乡镇（社区）医疗机构的医疗质量进行把关。

针对有些县（市）乡镇（社区）较多，县级专家人数有限，不能保证涵盖各内科专业的情况，在县（市）级团队到乡镇（社区）医疗机构之前，由各内科专家进行各专科培训，并建立微信群。当对罹患某些慢病的患者进行面访，正好没有这方面的专家来诊、患者病情又比较复杂时，各科专家之间交流研究、讨论解决患者的问题。

经县（市）级团队治疗仍不理想或县（市）级团队应访而未面访到的对象要运用远程诊疗系统进行远程诊疗，由基层医疗卫生机构家庭医生签约服务团队为患者做好必要的辅助检查后向县级公立医院申请远程诊疗，确保慢病患者做到应访尽访。远程会诊主要由高血压医生指导完成。

如今，黔东南州高血压诊疗中心、高血压防治中心的建立在各级卫健局的支持下，在各级中心的配合和各级医务人员的共同努力下基本落幕，相信今后这些接受培训的骨干会带动当地医生使高血压防治工作尽量向规范化方向发展。

（陈　云）

第十九章　县域高血压分级诊疗

　　贵州省、地市（州）、县级高血压诊疗中心相继成立，对于县域如何向前推进高血压、心血管疾病等慢病分级诊疗工作，专家及其团队在全省 88 个县进行人才培养、指导工作过程中，不断收集、整理贵州各县好的经验。其中毕节市黔西县人民医院，以广大城乡居民的健康需求为己任，深入探索"以县级医院为龙头，乡镇卫生院为枢纽，村卫生室为基础"的县乡一体化管理，构建县、乡、村三级联动的县域医疗服务体系，不断推进高血压等慢病分级诊疗工作。本章以此典型实例阐述如何在县域推进高血压、心血管疾病等慢病分级诊疗。

一、抓好学科建设，促进医院发展

　　黔西县人民医院一直秉持为患者建学科，为百姓建医院的初衷，从"治病"到"管人"的观念转变，医院加强硬件医疗设备，着力在人才培养上下功夫，注重学科建设，通过人才培养，整合优质医疗资源，优势学科不断做大做强。

　　专家到黔西县人民医院心内科、神经内科教学查房、指导工作时，肾内科主任跟随学习，交谈之中了解到当地透析患者比较多，但大都在外地治疗。之后通过积累诊治经验，加强人才培养，选派医务人员进修学习，该院肾内科住院病区床位达 20 张，血液透析病区透析床位 60 张，长期透析人员达 240 余人，年完成透析 30 000 余人次，同时成立了血液滤过、血液透析、免疫风湿等亚专业组。

　　经过不断努力、探索，黔西县人民医院对心血管疾病、神经系统疾病、肾脏病等的诊疗技术有了大幅度提升。需要转院治疗的患者数减少，致残率、死亡率下降。

　　为扎实贯彻、落实抓好城乡一体化县域医联体建设，县人民医院牵头组建南北片区医共体。针对各分院实际情况，遴选骨干下派到分院，实施管理零距离、无缝对接。技术上，总院与分院科室对接帮扶、共同提升。

　　分级诊疗有起效后，县人民医院加大了外送人员进修学习的力度，并克服困难学习新技术、高精尖技术。由于时间紧、任务重，外出学习的骨干医生以医院的发展为重，克服困难，一边学一边开展工作。

　　经过不断努力，黔西县人民医院业务水平、服务质量进入了良性循环，为百姓提供高端医疗服务，提升了社会效益。

二、组建防治团队，保护百姓健康

城乡一体化区域医联体建设落实到位后，很多乡镇卫生院不仅业务能力得到了提升，甚至有不少建立了专科。2019 年 12 月 28 日，"黔西县各乡镇（社区）高血压防治中心集体授牌暨高血压培训会"结束后，专家来到钟山镇中心卫生院，投入到教学查房工作中。一位 57 岁的女性患者，反复头昏 9 年，高血压病史 7 年，糖尿病病史 4 年，此次因右侧腰部疼痛入院，诊断右肾结石并积水。这份随手抽选的入院病历书写得很完整、专业，治疗方面，不仅写明用药理由，还分析了药物不良反应及注意事项。

管床医生汇报患者昨日入院时血压 190/110mmHg，予以平时口服的左旋氨氯地平继续治疗，并加用马来酸依那普利联合降压，今晨血压 130/90mmHg。该卫生院内科卞焱主任补充到：患者昨日来的时候腰痛较剧烈，所以予以解痉、止痛治疗，虽然血压下降了，但不稳定。专家立即进行指导。

专家：血压波动大的原因有哪些？

答：用药不规范、继发性高血压、伴有其他疾病急性发作。

专家讲解了血压波动大的原因：①治疗不合理，包含使用短效降压药物且不按血压波动规律服药；②特殊人群原发性高血压波动大，如老年人、肾结石患者等；③继发性高血压患者的血压波动大；④心血管疾病发作。

专家：血压波动大其实是一个表现形式，如何使高血压患者血压稳定？

答：①推荐使用长效降压药物，纠正不合理治疗；②按血压波动规律服药；③查找继发性高血压；④控制心血管疾病发作。

专家：该患者如果排除疼痛刺激、应激等情况，使用 ACEI 后血压下降 60/30mmHg 要注意什么？

答：一种降压药只能降 10～20/5～10mmHg，如果下降太多，就是过于敏感，要想到肾动脉狭窄，但卫生院做不了肾动脉彩超。

卫生院院长胡德华立即找来超声科医生询问原因，并商议派医生去进修学习，专家当场讲解了高血压诊疗规范。

专家：心血管疾病会有哪些表现呢？

答：心脏损害有劳力性气喘、胸闷、胸痛、心悸等不适；肾脏损害有夜尿增多、泡沫尿、颜面水肿等症状；大脑损害有头昏、头痛、失眠等症状。

专家：在基层怎么看继发性高血压？

答：详细询问病史，查四肢血压，完善 13 项常规检查并分析。

专家补充了如何判断用药效果。

卞焱医生回答问题专业而准确，与其一直跟随专家学习，而且刚参加了高血压分级诊疗培训有关。

专家又讲解了如何看高血压：第一要查高血压的原因；第二要查心血管危险因素；第三要看出心血管疾病。并让下焱医生给大家讲一个高血压的典型案例。

答：有一位长期在我们诊室开药的高血压患者，有一天来开药时诉胸闷不适，当时测血压 200/140mmHg，立即收住院。血压降到 160/100mmHg，患者的胸闷症状无缓解，当时就怀疑心脏疾病。但因为心电图没有明显的 ST 段改变，卫生院也做不了心肌坏死标志物、冠状动脉造影等检查，就建议转诊上级医院。患者拒绝到县人民医院检查，而是到贵阳市某三甲医院，在等待门诊检查的第四天，患者发生了急性心肌梗死。

专家讲解道：高血压患者胸闷症状可以是高血压引起的，也可以是心脏疾病发病时。下焱医生不是所有患者都转走，而是先治疗并观察，发现血压下降后患者的胸闷症状未缓解，立即让患者转诊至就近县级医院，分级诊疗落实也很到位。在整个救治过程中有分析、有思想，判断准确、果断。转诊后还主动追踪病情，工作做得非常好。

专家指出，要对工作做得细致而突出的给予奖励，及时对医生工作认真负责给予肯定，也是在员工面前树立典范、标杆。

2020 年 10 月 27 日至 11 月 1 日，欧建敏带队黔西县各乡镇与社区医疗机构 26 名学员，参加省中心"乡镇与社区高血压防治骨干短期培训班学习"。在省中心安排的课程以外，欧建敏结合实际工作，针对课上的重点、难点、疑点为给学员们进行辅导。由于欧建敏参加过进修班学习，对高血压诊疗规范知识掌握及运用具有一定经验，便安排她给学员们讲解典型案例。

欧建敏能够针对学员们在教学查房中不理解的内容找来相应病例，为大家详细讲解、认真解答；对理论授课不理解之处，主动联系授课老师或根据自己的临床经验，进行分析；针对学员书写的病历进行修改、讲解；带领学员们对省中心的新入院患者、典型病例，进行教学查房，讲解知识点，分析大家日常工作中对不同患者的处理方法等。

黔西县高血压诊疗中心多次对乡镇与社区医疗机构进行实地、远程培训，魏生国主任多次进行教学查房、实地指导。不少"游学班"学员都有黔西县人民医院心内科医生的电话、微信群等联系方式，平时在高血压、心血管疾病等慢病治疗方面都会有不少交流。

2020 年 10 月 30 日，"游学班"学员进行座谈，学员们对既往自己诊疗高血压患者、临床工作、科室管理上的成功经验予以分享；通过"游学班"的学习，认识到很多不足之处；对今后如何开展高血压等慢病防治工作进行了初步计划，多名学员希望专家到自己所在的医疗机构进行实地工作指导；对今后县、乡、村三级联动，高血压等慢病防治网络紧密联系的意义、做法和落实，都进行了解和讨论。

（吴冬菊）

第五篇

诊疗规范与质量管理

第二十章　乡镇与社区高血压诊疗内容

　　长期以来，心血管疾病是我国居民首位死亡原因。要减少高血压、高血糖、血脂异常等导致的心血管疾病，减少心血管疾病患者恶性心血管事件的发生，就要及早对高血压、心血管疾病等慢病患者进行规范诊疗和长期管理。

　　高血压、心血管疾病等慢病患者大多分布在我国广大乡镇与社区，他们有"在家门口看病、看好病的需求"，而要满足这一需求离不开乡镇与社区医疗机构医务人员的工作。已有的实践经验表明，依托基层医疗卫生机构对慢病实施综合管理，可以达到事半功倍的效果。

一、重视乡镇与社区高血压诊疗工作

　　高血压、心血管疾病等慢病患病率高、病程长，对居民生命健康危害大，而且不能根治，需长期治疗，但是高血压、心血管疾病等慢病是可防可控的。戒烟、限酒、低盐饮食、加强锻炼、规律生活作息等可以预防高血压的发生，高血压患者坚持健康生活方式，控制好血压、血糖、血脂，可以避免或延缓心血管疾病的发生和发展。

（一）基层是做好慢病防治的保障

　　由于传统观念的影响，加上有些地区医疗服务理念仍较落后，一些高血压、心血管疾病等慢病患者只有在出现明显症状甚至心血管急症时才到医院就诊，一旦病情稳定或症状缓解就不再继续治疗。但是，没有症状不代表没有危害，如果不加以干预，高血压、心血管疾病等慢病会损害机体功能，从而使之出现失代偿状态。而每一次疾病加重或发作后，即使经过治疗症状好转，器官功能也无法恢复到加重或发病前。长此以往，患者病情日渐恶化。

　　还有一些慢病患者没有症状或症状的改变，便一直服用相同的药物，不复诊也不调整用药，这样治疗的效果是不能保证的。

　　高血压、心血管疾病等慢病无法根治，只能通过治疗减少疾病发作、延缓疾病进程。由于机体有代偿功能，高血压、心血管疾病等慢病患者可以在相当长的时间内没有任何症状。

利用各种切实可行的方式进行疾病防治的健康知识教育，对稳定期患者进行督促诊疗、规范管理，将急性加重或病情恶化的患者转诊到相应的上级医院，经治疗病情稳定后再转回继续进行治疗和管理等，使居民健康得到保障。不仅如此，还可从经济上和时间上节约居民就医治病的成本，真正解决人民群众"看病贵""看病难"的问题，让患者自愿到基层就医。

贵州在全省范围内推进医联体和医共体建设，促进了优质医疗资源向基层卫生机构下沉。贵州省高血压专科联盟的建立，贵州省各市（州）、县级高血压诊疗中心的全覆盖，乡镇与社区高血压防治中心的全覆盖，贵州省市（州）、县级、乡镇与社区的人才培养与人才队伍的建立，对全省高血压等慢病诊疗工作起到了促进作用。

现在，乡镇卫生院和社区卫生服务中心的医疗人才同时担任着临床诊疗、家庭医生签约服务、国家基本公共卫生管理等工作，为慢病患者提供重要保障。

乡镇与社区医疗机构在高血压等慢病防治中的工作任务有：宣传高血压、糖尿病的健康知识，指导患者自我健康管理；测量血压、血糖，进行疾病的筛查和初步诊断，按照疾病诊疗指南、规范制定个体化、规范化的治疗方案；建立健康档案和专病档案，做好信息报告工作；实施居民年度常规体检，开展心血管疾病的筛查；开展患者随访、基本治疗及康复治疗；实施双向转诊。

（二）明确乡镇与社区高血压等慢病诊疗任务

高血压及其导致的心血管疾病严重危害居民健康，如果忽视高血压、心血管疾病等慢病患者的诊疗工作，心血管疾病导致的高死亡率将无法得到遏制。乡镇与社区医疗机构的医务人员在高血压患者的诊疗中要做到：详细询问病史，进行必要的体格检查，合理安排检查；对原发性高血压患者，予以健康生活方式指导和合理的药物治疗；能够发现继发性高血压的线索，并及时送往县级医院诊治；能够发现有心血管疾病倾向的患者，并及时送至县级医院诊治；能做好心血管疾病发作的现场处理；能做好从上级医院转回患者的病情观察，并继续帮助患者诊疗。

1. 提高诊疗技术水平

培养高血压等慢病防治骨干不是一件容易的事，需要反复多次的培训，还需要医务人员持续不断地主动学习。只有这样，才能切实提高基层医疗机构医务人员高血压等慢病诊疗水平。

乡镇卫生院和社区卫生服务中心要重视高血压、心血管疾病等慢病诊疗工作，注重医务人员业务能力的提升，为他们提供和创造学习的机会。

所有的培训都必须理论与实践相结合，才能达到培训效果。经培训的乡镇卫生院和社区卫生服务中心的医生在提高高血压等慢病诊疗技术水平后，要能够做到：①独立开展高血压防治健康教育、患者诊治、总结经验等工作；②指导村卫生室和社区卫生服务站医生开展高血压防治工作；③遇到重症、复杂高血压患者时，请县级医院专家会诊或转诊；④参与县级医院关于高血压防治的科研项目等。

经过着力建设和发展，我国基层医疗卫生机构建设和人才培养已取得一定成绩。大部分基层医疗卫生机构基本设备设施完备，并能应用到临床诊疗工作，诊疗服务水平有一定的提升，能够完成一些常见病、多发病和慢病的诊疗。由于发展的不平衡，不同地区的基层医疗卫生机构设备设施的配备和使用情况、医疗服务能力存在一定差异。个别基层医疗机构基本设备设施有待开发利用，诊疗服务能力亟待加强。要让乡镇卫生院和社区卫生服务中心完全承担起本地高血压、心血管疾病等慢病的诊疗工作，真正发挥其骨干作用，还要进一步提升基层医务人员高血压、心血管疾病等慢病的诊疗水平。建议做好以下几个方面的工作。

（1）乡镇卫生院和社区卫生服务中心的门诊室、病房、检查室等各种不同功能区域要合理布局，方便患者顺利完成诊疗过程。

（2）乡镇卫生院和社区卫生服务中心要充分、合理地利用常规检查，主要包括两个方面。①合理安排检查项目的实施操作人员。如心电图检查，有的基层医疗机构专门安排人员进行心电图检查操作和出具报告，提升了心电图仪的使用率，也能帮助临床医生判断相关疾病。②提升检查技术水平。如肾动脉超声检查，是高血压患者常规检查之一，但这些检查在乡镇卫生院和社区卫生服务中心甚至一些县级医院的使用有限，主要是由于不会操作或操作水平有限，影响检查结果。有的基层医疗机构选派人员到上级医院专门进修学习，以便帮助开展这些检查项目。

（3）基层医务人员要会分析检查结果。如心电图检查，临床医生不能只会看报告，还要会读图；心电图医生要了解并结合临床情况，写出对临床应用更有意义的报告。

（4）要知道高血压患者规范诊断、治疗的具体内容，把握双向转诊的对象和指征，这些内容将在本章第二部分详细介绍。

2. 提高就诊治疗率

根据高血压知晓和治疗情况，高血压患者大致可以分为三大类：到各级医疗机构就诊的高血压患者；知晓已患高血压但未到医疗机构就诊的高血压患者；不知晓也根本没有接受诊疗的高血压患者。第一类患者自然已进入诊疗途径，后两类患者由提供基本公共卫生服务和家庭签约服务的医务人员接待，并根据管理的高血压情况，让他们进入规范诊疗程序。

（1）临床诊疗。高血压患者可能因为健康体检、在诊所、药店或在家自测血压发现高血压而就诊，可能因为其他疾病就诊而发现高血压。

只要是在医疗机构就诊、由临床医生接诊的高血压患者，不论是因何种原因就诊，都必须进行高血压规范诊断和治疗。

高血压、心血管疾病等慢病患者，由基层医疗机构的临床医生进行诊断、治疗，决定是否转至上级医院诊疗，重点是要明确诊断、确定用药方案。在完成这些工作的前提下，后续的指导用药、随访管理由公共卫生管理医生和家庭医生共同落实。

（2）基本公共卫生服务。根据 2017 年 2 月发布的《国家基本公共卫生服务规范（第三版）》（以下简称第三版规范），公共卫生管理医生要为辖区内常住居民（指居住半年以上的户籍及非户籍居民）提供"居民健康档案管理服务"。其中，居民健康档案的内容就包括血压的测量。也就是说，按照第三版规范执行，辖区内常住居民的高血压知晓率要达到 90% 以上。第三版规范还明确了高血压患者健康管理服务的具体内容如下。

1）筛查高血压。每年为辖区内 35 岁及以上常住居民免费测量 1 次血压；合并高危因素者，每半年至少测量 1 次血压。

2）已确诊的原发性高血压患者纳入高血压患者健康管理，每年要提供至少 4 次面对面的随访。

3）对高血压患者进行针对性的健康教育。

4）及时转诊。首次发现的高血压患者，转至有条件的上级医院诊疗，2 周内随访转诊结果。可疑继发性高血压患者及时转诊。

5）根据血压控制情况、有无药物不良反应、有无并发症和病情加重，进行分类干预。

也就是说，对于高血压患者，不论是随访、分类干预还是健康体检都建立在明确诊断与制定治疗方案的基础上，公共卫生管理不能代替看病。

有临床诊疗资质的公共卫生管理医生在提供基本公共卫生服务时可以开展临床诊疗工作，应该先进行规范诊疗，再纳入管理。没有临床诊疗资质的公共卫生管理医生必须根据病情让患者到各级医疗机构进行规范诊治后再纳入健康管理。

（3）家庭医生签约服务。家庭医生签约服务的对象主要是家庭医生团队所在基层医疗卫生机构服务区域内的常住人口。

2018 年 9 月 29 日，国家卫生健康委员会、国家中医药管理局发布的《关于规范家庭医生签约服务管理的指导意见》规定，家庭医生团队服务的内容主要包括为签约居民提供基础性和个性化签约服务。基础性签约服务包括基本医疗服务和基本公共卫生服务；个性化签约服务是在基础性签约服务的内容之外，根据居民差异化的健康需求制定针对性的服务内容。基础性签约服务中的基本医疗服务涵盖常见病和多发病的中西医诊治、合理用药、就医指导等；基本公共卫生服务涵盖国家基本公共卫生服务项目和规定的其他公共卫生服务。

对常见病和多发病的诊断和治疗是家庭医生服务的一项重要内容，家庭医生必须要看病、会看病。2019 年 4 月 23 日，国家卫生健康委办公厅《关于做好 2019 年家庭医生签约服务工作的通知》提出，家庭医生要重点加强常见病、多发病规范诊断、治疗能力，要继续以家庭医生团队为载体，以高血压、糖尿病等慢性病管理为突破口，强化基层医防融合。

我们知道，高血压由多种疾病和原因导致，高血压又可以作为原因引起心脑肾等靶器官损害和心血管疾病。查清高血压的原因、存在的心血管疾病危险因素、发生的靶器官损害和心血管疾病，再针对性地采取治疗措施，预防靶器官损害和心血管疾病的发生，减少心血管疾病的发作。这样的健康管理能真正有效地保护居民健康，因此有效的健康管理必须建立在规范诊疗的基础上。

二、高血压诊疗的一致性

高血压分级诊疗是各级医疗机构的医生对不同原因、不同血压水平、不同危险程度的高血压患者进行连续诊疗的过程。乡镇与社区医疗机构必须参与到高血压等慢病的分级诊疗工作中，它们是基层首诊的落实与执行机构。按照高血压诊疗一致性的原则，确定乡镇与社区高血压规范诊疗的内容。

按诊疗内容标准化、科学化，诊疗流程系统化、精准化的原则，要求各级医疗机构对高血压患者的诊疗工作内容一致。诊断内容包括确定血压水平，查明高血压原因，查清患者所有的心血管疾病危险因素，明确已存在的靶器官损害和各种心血管疾病。治疗内容包括对患者进行健康教育，通过降压药物、中医中药和保护靶器官的药物的合理应用，甚至外科手术和介入治疗等方法，对这些疾病进行合理有效的治疗。

（一）诊断内容

1. 确定高血压

来乡镇与社区医疗机构就诊的每一位患者，在既往没有高血压病史，又不清楚自身以前血压状况及未使用降压药物的情况下，非同日 3 次测量上肢血压，收缩压≥140mmHg 和（或）舒张压≥90mmHg 就可确定为高血压。如果患者既往已诊断为高血压，特别是正在服用降压药物者，无论就诊时血压情况如何都判定为高血压。对高血压患者的血压水平要进行分级，分级依据的血压值应符合以下条件：①由执业医务人员测量的血压；②如果患者已间断服药，以最近一次服药前的血压值为依据，采集一系列血压值算得平均值做参考；③排除偶测血压升高，或有明显外界因素如情绪激动等引起的暂时性血压升高等。一般将高血压分为 1 级、2 级和 3 级，详见表 5-20-1。

表 5-20-1　血压水平分类和定义　　　　　　（单位：mmHg）

分类	收缩压		舒张压
理想血压	<120	和	<80
正常高值	120～139	和（或）	80～89
高血压	≥140	和（或）	≥90
1 级高血压（轻度）	140～159	和（或）	90～99
2 级高血压（中度）	160～179	和（或）	100～109
3 级高血压	≥180	和（或）	≥110
单纯收缩期高血压	≥140	和	<90

注：收缩压和舒张压不在同一分级水平时，按级别高的进行分级。

2. 明确高血压发病原因

高血压按病因可分为原发性高血压和继发性高血压。对于到乡镇与社区医疗机构就诊的高血压患者，一定要详细询问病史，进行全面的体格检查，结合有关辅助检查，判断高血压是原发性的还是继发性的，以便对症治疗，使患者得到最佳治疗。

调查显示，原发性高血压占高血压患者总数的 80%～90%，多由高盐饮食、肥胖、酗酒、吸烟和精神紧张等危险因素所致。

继发性高血压占高血压患者总数的 10%～20%。导致继发性高血压的病因很多，对于怀疑是继发性高血压的患者，建议其到县级高血压诊疗中心或大医院的内分泌科、肾脏内科或高血压科诊治。

3. 发现其他心血管疾病危险因素

流行病学调查结果显示，高血压能导致患者心脑肾等靶器官损害和心血管疾病，而靶器官损害和心血管疾病的发生风险和严重程度不仅与血压水平和高血压类型（如收缩期高血压、清晨高血压、夜间高血压等）密切相关，还与高血压患者合并的其他心血管疾病危险因素密切相关，也就是说心血管疾病危险因素越多，靶器官损害和心血管疾病就越严重。发现高血压患者的心血管疾病危险因素，可以对心血管疾病发生风险进行评估、确定治疗时机、合理选择药物、确定降压目标，从而及时有效地保护和挽救患者的生命安全。《中国高血压防治指南》（2018 年修订版）确定的心血管疾病危险因素见表 5-20-2。

表 5-20-2　影响高血压患者预后的心血管疾病危险因素

高血压（1～3 级）

男性＞55 岁；女性＞65 岁

吸烟或被动吸烟

糖耐量受损[餐后 2h 血糖 7.8～11.0mmol/L 和（或）空腹血糖 6.1～6.9mmol/L]

血脂异常（TC≥5.2mmol/L 或 LDL-C≥3.4mmol/L 或 HDL-C＜1.0mmol/L）

早发心血管疾病家族史（一级亲属发病年龄＜50 岁）

腹型肥胖（腰围：男性≥90cm，女性≥85cm）或肥胖（BMI≥28kg/m²）

血同型半胱氨酸升高（≥15μmol/L）

注：TC，总胆固醇；LDL-C，低密度脂蛋白胆固醇；HDL-C，高密度脂蛋白胆固醇。

4. 评价心脑肾等靶器官情况和心血管疾病

所谓靶器官损害就是患者的心脑肾有损害，但功能还在代偿状态，没有出现疾病。如左心室肥厚而心功能正常，冠状动脉粥样硬化致管腔狭窄＜50%，这都属于靶器官损害。

所谓心血管疾病就是患者心脑肾发生明确疾病，如脑卒中、心力衰竭、肾衰竭、冠心病等。

靶器官损害既是高血压的后果，也是早期心血管疾病的形式，还是心血管疾病发生的原因，如动脉粥样硬化是冠心病和脑血管病的病因。

如前所述，高血压对人体最大的危害就是能引起患者心脑肾等靶器官损害和一系列心血管疾病。血压水平越高、高血压病程越长、血压波动越大，其他心血管疾病危险因素越多，靶器官损害和心血管疾病越严重。所以早期识别高血压患者的靶器官损害，对于评估高血压患者的心血管疾病风险，从而早期积极治疗都具有重要的意义。《中国高血压防治指南》（2018 年修订版）确定的高血压患者靶器官损害和心血管伴发疾病详见表 5-20-3、表 5-20-4。

表 5-20-3　高血压患者靶器官损害

左心室肥厚

　心电图：Sokolow-Lyon 电压＞38mV 或 Cornell 乘积＞244mV·ms

　超声心动图 LVMI：男≥115g/m²，女≥95g/m²

颈动脉超声 CIMT≥0.9mm 或动脉粥样斑块

颈-股动脉脉搏波速度 PWV≥12m/s*

踝/臂血压指数 ABI＜0.9*

估算的肾小球滤过率降低[eGFR30～59ml/（min·1.73m²）]或血清肌酐轻度升高（男性 115～133μmol/L，女性 107～124μmol/L）

微量白蛋白尿：30～300mg/24h 或尿蛋白/肌酐≥30mg/g

注：LVMI，左心室质量指数；CIMT，颈动脉内膜中层厚度；*选择使用。

表 5-20-4　高血压患者心血管伴发疾病

脑血管病

　　脑出血，缺血性脑卒中，短暂性脑缺血发作

心脏疾病

　　心肌梗死史

　　心绞痛

　　冠状动脉血运重建

　　慢性心力衰竭

肾脏病

　　糖尿病肾病

　　慢性肾脏病包括：eGFR<30ml/（min·1.73m^2），血肌酐升高（男性>133μmol/L，女性>124μmol/L），蛋白尿（>300mg/24h）

外周血管疾病

视网膜病变

　　出血或渗出

　　视乳头水肿

糖尿病

　　新诊断：空腹血糖≥7.0mmol/L 和（或）餐后 2h 血糖≥11.1mmol/L

　　已治疗但未控制：糖化血红蛋白≥6.5%

5. 综合评价患者的危险程度

　　根据高血压患者的血压水平、心血管疾病危险因素、靶器官损害和心血管疾病可将高血压患者分为低危、中危、高危和很高危 4 个层次。高血压患者心血管疾病风险水平分层详见表 5-20-5。

表 5-20-5　血压升高患者心血管风险水平分层　　　（血压单位：mmHg）

其他危险因素 和疾病史	收缩压 130～139 和 （或）舒张压 85～89	收缩压 140～159 和 （或）舒张压 90～99	收缩压 160～179 和 （或）舒张压 100～109	收缩压≥180 和 （或）舒张压≥110
无		低危	中危	高危
1～2 个其他危险因素	低	中危	中/高危	很高危
≥3 个其他危险因素，靶器官损害，或 CKD 3 期，无并发症的糖尿病	中/高危	高危	高危	很高危
临床并发症，或 CKD ≥4 期，有并发症的糖尿病	高/很高危	很高危	很高危	很高危

　　注：CKD，慢性肾脏病。

从表 5-20-5 可以看出，血压水平越高，患心血管疾病的风险越大；同一血压水平，危险因素越多，靶器官损害越重，心血管疾病的危险程度越高。

不同危险程度的高血压患者，10 年内发生心血管疾病的绝对危险性是不一样的，降压治疗获益也有区别，详见表 5-20-6。

表 5-20-6　不同危险程度患者发生心血管疾病的比例与降压治疗的收益

危险分层	10 年内心血管事件的绝对危险/%	降压治疗绝对效益/%（每治疗 1000 例患者年预防心血管事件数）	
		降低 10/5mmHg	降低 20/10mmHg
低危	＜15	＜5	＜8
中危	15～20	5～7	8～11
高危	20～30	7～10	11～17
很高危	＞30	＞10	＞17

从表 5-20-6 可以看出，高危、很高危程度的患者发生心血管事件的危险明显高于低危、中危程度患者，而且经过降压治疗后获益也大于低危、中危患者。因此，从众多高血压患者中找出高危或很高危高血压患者很重要。表 5-20-7 列出了高危或很高危患者判断的依据。

表 5-20-7　高危（很高危）患者判断依据

收缩压≥180mmHg 和（或）舒张压≥110mmHg	≥3 个心血管疾病危险因素
收缩压≥160mmHg 伴舒张压＜70mmHg	有 1 种或 1 种以上靶器官损害
糖尿病	心血管疾病
代谢综合征（MS）	

（二）治疗内容

确诊为高血压的患者无论心血管风险是低危、中危、高危还是很高危，都需要进行生活方式干预。高危、很高危患者要立即开始药物治疗。低危、中危患者针对高血压的危险因素要进行数周干预和监测，而不是数月。若血压＜140/90mmHg 可继续监测；若收缩压≥140mmHg 和（或）舒张压≥90mmHg，低危、中危患者亦应开始药物治疗。

1. 健康生活方式是控制血压的保证

众所周知，坚持健康的生活方式是预防高血压的根本，也是治疗高血压的保障。导致高血压的不可变危险因素有遗传、年龄和性别等；可变危险因素有高盐饮食、酗酒、肥胖、吸烟、精神紧张等。乡镇与社区医疗机构的医务人员要抓住一切机会对患者进行健康教育，让高血压患者认识到高血压的危害和防治高血压的益处，控制导致高血压的可变因素，积极配合治疗。健康生活方式的具体内容如下。

（1）戒烟。吸烟可导致交感神经兴奋性增强，使血中儿茶酚胺水平升高。吸烟是心血管疾病的主要危险因素之一，乡镇卫生院与社区卫生服务中心的所有医务人员要建议高血压患者戒烟。

（2）限酒。饮酒量与人体血压水平密切相关。反对所有人群酗酒，并建议限酒，每日饮酒量（以乙醇摄入量计），男性不超过 25g，女性不超过 15g。

（3）限盐。众所周知，钠盐摄入可使血压显著升高。我国的高血压患者中盐敏感性高血压者居多。WHO 推荐钠盐摄入量为每人每日低于 5g。限盐对于高血压患者非常重要，仅单纯限盐就可使收缩压水平下降 8～10mmHg。乡镇与社区医疗机构的医生要加强对高血压患者饮食的宣传教育工作，指导患者采取科学合理的食盐方式和摄入量，如在烹饪结束时定量放盐，减少味精、酱油等含钠盐的调味品的使用，少用或不食含钠盐量高的加工食品（咸菜、火腿等）；可应用醋做菜品的调味剂；增加蔬菜、水果的摄入等。

（4）减重。超重和肥胖是导致高血压的重要原因之一，向心性肥胖还可增加高血压、心血管和代谢性疾病的风险。研究表明，每减重 10kg，可使收缩压下降 9mmHg。乡镇与社区医疗机构的医生要指导高血压患者科学减重，一般以每周减重 0.5～1.0kg 为宜。控制饮食结合合理运动的减重方式可取得较好的效果。

（5）体育运动。规律、适当的体育运动可以降低血压、改善糖代谢、增加心脏和血管的储备功能。对于一般性高血压患者，建议每次 30～45min 的有氧运动，坚持每周 3 次以上为宜。运动方式可以是慢跑、快走、游泳、骑车、健美操、跳舞等，可以结合适当的抗阻运动，如深蹲起、哑铃提重等。

（6）减轻心理压力。长期、过度的心理反应，尤其是负性心理反应会显著增加心血管疾病风险。长期心理压力可致交感神经兴奋性增加，这在年轻高血压患者中最多见，此类患者以舒张压升高较明显为特征。乡镇与社区医疗机构的医生要多与此类患者交流，辅以心理疏导，严重者建议其到专科门诊就诊。

2. 合理应用降压药物是核心

WHO/ISH 推荐利尿剂、β 受体阻滞剂、钙拮抗剂、ACEI 和 ARB 五大类抗高血压药物供临床选用。这些药物对一般高血压患者都有较好的降压效果，均可在初始治疗时单独选用。α 受体阻滞剂一般不作为常规降压药物，但在某些特殊情况下可以应用。

（1）利尿剂。长期实践经验和临床试验证明，利尿剂是最有价值的抗高血压药物之一。利尿剂可分为三大类：①袢利尿剂；②噻嗪类利尿剂；③保钾利尿剂。

其中噻嗪类利尿剂一般用于降压治疗，它的主要作用机制为减少血容量，减少心排血量。用药初期，血容量减少，外周血管阻力增加，用药一段时间后心排血量逐渐恢复，小动脉平滑肌松弛，外周阻力降低，降压效果得以保持。利尿剂主要用于轻、中度高血压，尤其是盐敏感性高血压、老年收缩期高血压或并发心力衰竭者。利尿剂可以增强其他降压药物的降压效果，常联合用药。不良反应主要是低血钾，长期大剂量应用可引起糖代谢、脂代谢、尿酸代谢异常。因此，应用利尿剂时应特别注意监测电解质、血糖、血脂、尿酸水平等。

（2）β受体阻滞剂。主要有选择性β受体阻滞剂、非选择性β受体阻滞剂和兼有α受体阻滞作用的β受体阻滞剂三类。它的降压机制为降低交感神经的活性和作用，抑制去甲肾上腺素释放，具体表现如下。①降低心肌收缩力、减少心排血量。需要注意的是，非选择性β受体阻滞剂因阻断外周血管β$_2$受体，使外周血管阻力增加，但随着用药时间加长，外周血管阻力会降低。②阻断肾脏β受体，抑制肾素释放，增加肾脏供血，兼有α受体阻滞作用的β受体阻滞剂这个作用更强。③压力感受器的再建。

β受体阻滞剂在临床上主要用于轻、中度高血压，尤其适用于静息心率快的中青年患者或者合并心绞痛者。不良反应主要有心动过缓、气道阻力增加、糖代谢异常等。乡镇卫生院和社区卫生服务中心医生应注意的是，对于有呼吸道阻塞性疾病和周围血管疾病的患者、高度房室传导阻滞或显著窦性心动过缓者、急性重度心力衰竭者，应避免使用β受体阻滞剂。

（3）钙拮抗剂。降压机制主要是通过阻止钙内流，降低血管的收缩阻力。除降压作用外，钙拮抗剂还具有保护缺血心肌、逆转心室肥厚、保护血管内皮功能、抗动脉粥样硬化的作用。二氢吡啶类钙拮抗剂很少有绝对禁忌证，降压作用较强，对糖代谢没有不良影响，临床上最常使用。钙拮抗剂适用于大多数类型高血压，尤其是老年高血压，单纯收缩期高血压，合并稳定型心绞痛、冠状动脉或周围血管动脉粥样硬化的高血压患者。不良反应主要有头痛、面红、心率增快、踝部水肿、牙龈增生等。对伴有心力衰竭或心动过速者要谨慎选择使用二氢吡啶类钙拮抗剂。对不稳定型心绞痛者不宜使用短效钙拮抗剂，如硝苯地平等。

（4）ACEI。ACEI能安全、有效地降低血压。它的降压机制主要是抑制循环和组织的血管紧张素转换酶活性，减少AngⅡ的产生，同时抑制缓激肽酶活性使缓激肽降解减少。除此之外，ACEI还可以改善心肌细胞重塑、改善胰岛素抵抗和减少尿蛋白。临床上，ACEI适用于各级高血压患者，尤其对高血压合并慢性心力衰竭、心肌梗死后、心功能不全、糖尿病和非糖尿病肾病、代谢综合征、蛋白尿/微量蛋白尿患者。不良反应有干咳，偶见血管神经性水肿。双侧肾动脉狭窄、妊娠、严重肾功能不全、高钾血症患者禁用。轻度肾功能不全患者使用应密切监测。

（5）ARB。ARB 有许多与 ACEI 相同的特点，它的主要作用机制是选择性作用于 Ang Ⅱ 1 型受体亚型，从而抑制 Ang Ⅱ 的以下作用：①收缩血管平滑肌；②快加压反应；③慢加压反应；④渴感；⑤血管紧张素释放；⑥醛固酮分泌；⑦肾上腺儿茶酚胺释放；⑧增强去甲肾上腺素能神经传递；⑨交感神经的张力；⑩肾功能改变、细胞肥大和增生等。其适应证和禁忌证同 ACEI。较 ACEI 的优点是没有咳嗽等不良反应。

α 受体阻滞剂的降压机制主要是抑制神经-肌肉接头突触 α₁ 受体介导的缩血管作用。α 受体阻滞剂可改善脂代谢，对糖代谢无不良影响，还可改善良性前列腺增生引起的症状。它适用于伴血脂异常、糖代谢异常、良性前列腺增生等高血压患者。不良反应主要是直立性低血压。

3. 降压药物应遵循的原则

（1）小剂量。初始剂量通常采用小而有效的治疗剂量，并根据病情，逐渐增加剂量。

（2）优选长效制剂。尽可能使用每日 1 次给药、持续 24h 有降压作用的长效药物，以利于有效控制夜间及清晨高血压，从而有效预防心血管疾病发生，还能增加患者治疗依从性。若条件所限只能使用中效、短效制剂，则每日给药 2～3 次，以达到平稳控制血压的目的。

（3）联合用药。通过不同作用机制的降压药物联合应用来增加降压效果，适用于 2 级、3 级高血压患者，降压幅度＞20/10mmHg 以上者和单药治疗效果不满意者。对于伴多种心血管疾病危险因素、靶器官损害或心血管疾病的高危人群联合用药能保护靶器官。联合用药还能减少或相互抵消不同药物产生的不良反应。

（4）个体化用药。根据患者年龄、血压水平和特点、危险因素、靶器官损害情况、合并心血管疾病情况、药物耐受性、长期承受能力等因素，选择适合患者个体的降压药物。

降压药物的降压机制复杂，降压药物的机制已在第六章表 2-6-2 中总结归纳。

不同降压药物的联合应用一定要考虑降压机制的问题。例如，钙拮抗剂以减轻外周阻力为主，还有少量的降低血容量的作用；β 受体阻滞剂以降低心脏动力为主。这两类药物联用既针对了高血压形成的不同机制，又互相抵消了不良反应（钙拮抗剂有轻度反射性心跳加快的不良反应，β 受体阻滞剂能减慢心率），降压作用还能互补（钙拮抗剂降收缩期高血压效果较好，β 受体阻滞剂降舒张期高血压效果较好）。因此，这两类药物的联合应用不仅是最佳搭配，而且适合老、中、青各年龄段高血压患者。

4. 降压药物的规律

降压药物种类繁多，乡镇与社区医疗机构的医生要针对高血压患者合理选用适合个体的降压药物，这就要求临床医生不仅要熟悉各类降压药物的降压机制，还要掌握降压药物的使用规律。

（1）降压效果的规律

第一，降压药物的降压幅度与患者治疗前的血压水平密切相关。治疗前患者血压水平越高，药物的降压幅度越大，服用后降压效果越好。如果血压不高或血压稍高但伴有心血管疾病，如冠心病、心绞痛、脑卒中或肾功能不全的高血压患者，在服用治疗心血管疾病的药物，如β受体阻滞剂、ACEI、ARB 或 CCB 时，要从小剂量开始，严格观察血压。

第二，各类降压药物的降压幅度大致相同。目前，常用的各类降压药物能使收缩压下降 10～20mmHg，舒张压下降 5～10mmHg。对于 2 级或 3 级高血压患者，选择两种或两种以上降压药物进行联合治疗才能使血压控制在目标水平，否则不能达到预期的降压目标，心血管疾病的风险仍然较大。

第三，不同种类降压药物联合应用，降压效果是这些降压药物的降压效果之和。一个高血压患者联合使用两种或两种以上的不同种类的降压药物，协同降压能起到 1+1=2 的效果，而且还可以使部分不良反应相互抵消。

第四，同一种降压药物剂量加倍，降压幅度增加有限。单纯增加同一种降压药物的剂量，降压效果仅增加降压幅度的 20%，而且容易产生不良反应。

（2）对心脑肾保护作用的规律。一般而言，同一药物大剂量比小剂量对心脑肾保护作用更好；小剂量的两种或两种以上降压药物的联合使用比单纯一种大剂量药物能更好地起到保护靶器官的作用。高血压患者是否有靶器官损害决定了使用降压药物的剂量和种类。小剂量能起到降压的作用，大剂量能更好地保护心脑肾。来乡镇与社区医疗机构就诊的高血压患者有很多重症复杂或并发心血管疾病者，医生可以考虑使用相对大剂量的降压药物并联合用药。

三、乡镇与社区高血压患者诊疗的落实与管理

我国高血压患者约 3 亿，90%的患者要在县级医院和乡村与社区医疗机构就医，乡镇卫生院和社区卫生服务中心自然要承担与落实乡镇与社区多数高血压患者的诊疗工作与管理。

（一）高血压诊疗的落实

1. 摸排方法发现高血压

目前我国高血压知晓率 51.6%，治疗率 45.8%，知晓的高血压患者中大于 80%的患者直接进入诊疗途径、接受健康教育、健康管理，进行降压治疗、保护心脑肾。

一般发现高血压的途径有：①各种健康体检；②因心血管疾病或其他疾病就诊时测血压；③偶于诊所、药店测血压或自测血压等。

这次新冠肺炎能有效防控的关键之一，就是对有疫区旅居史、有感染者接触史、有与疫区旅居人员接触史、有发热症状等人员进行摸排，并根据情况及时采取居家隔离观察、医学观察或医学筛查等措施。

用同样的办法，以乡镇和社区为单位，对辖区内所有常居人口（户口所在地和居住半年以上者）进行调查和测量血压，了解居民血压水平、高血压患者是否接受诊疗及效果，这样才能真正实现对各乡镇与社区所有常居人口的血压测量。

2. 所有高血压患者都要接受临床医生的诊疗

让高血压患者接受诊断与治疗是今后乡镇与社区医疗机构在高血压、心血管疾病等慢病诊疗和管理工作中的核心与首要任务，这就要求高血压管理队伍中有从事高血压诊疗的专业医务人员，甚至全体高血压管理人员接受系统的高血压诊疗规范培训，掌握高血压规范诊疗的内容、各类人群血压控制的目标、常见心血管疾病的发现与现场处理。

家庭医生签约后的第一件事就是督促与落实患者的诊疗工作，让高血压患者及时得到规范诊断与有效治疗；全程督导与落实所有签约患者在上级医院制定诊疗方案，心血管疾病及其危险因素是否被发现与控制，患者是否存在心脑肾损害，心血管疾病是否被发现；重点观察病情，血压是否达标，健康生活方式是否实行。

基层医疗机构从事基本公共卫生服务和家庭医生签约服务的医务人员要系统学习高血压患者的诊断与治疗，结合自己所分管患者的实际情况，及时提出诊断与治疗意见供本机构上级医生和上级医院的医生参考。这样，不仅能及时发现问题，还能让被管理者更好地接受与参与。

（二）高血压患者诊疗管理要点

基层医疗机构从事公共卫生服务和家庭医生签约服务的医生看似管理的是高血压患者，但此类患者可能合并很多种病或存在很多特殊情况，因此明确乡镇与社区医疗机构医务人员对具体高血压患者的某一种情况、某一阶段、某一种条件下的处理原则有实际意义。

1. 完成高血压患者首诊

乡镇与社区医生对新发现的高血压患者一定要系统询问病史、查体、完成相应的常规检查，个别患者还要进行特殊检查。在分析资料、明确诊断后，才能给予正确的治疗方案。乡镇卫生院和社区卫生服务中心要完成70%的乡镇与社区高血压患者的诊断和治疗方案制定任务。

初诊高血压患者要完善血常规、尿常规、血生化、餐后2h血糖、甲状腺功能、

RAA 系统、心电图、超声心动图、四肢血压、24h 动态血压监测、颈动脉超声、肾动脉超声、腹部超声 13 项常规检查，见第十一章表 3-11-1。

2. 做好转诊

（1）村卫生室和社区卫生服务站。村卫生室和社区卫生服务站的任务主要是监测血压，发现高血压患者。绝大部分初发现的高血压患者应转诊：有靶器官损害特别是有心血管疾病的患者、有糖尿病或其他危险因素多的患者、存在继发性高血压线索的患者、有高血压危象倾向特别是有高血压危象发作史者、顽固性高血压和血压波动异常的高血压患者、特殊人群（如老人、儿童高血压患者）等，应及时到上级医疗机构就诊。

（2）乡镇卫生院和社区卫生服务中心。乡镇卫生院和社区卫生服务中心遇到以下患者或情况时，应及时把患者转诊到县级医院或就近的专业高血压诊疗机构。

1）高血压危象（高血压急症和次急症）患者，经过现场处理且病情相对稳定后，应及时、安全地把患者送往县级医院或就近的专业高血压诊疗机构，途中必须有医护人员护送并有相应的抢救设备。

2）伴靶器官损害和存在心血管疾病证据的高血压患者，为了防止心血管疾病的发生与发展，应及时通过急救中心将患者转送到县级医院的相应科室或大医院相应的专业科室。

3）难治性高血压患者，即应用利尿剂在内的 3 种抗高血压药物、正规足量治疗、血压仍然不能控制在 140/90mmHg 以下者为顽固性高血压，为了查清原因、控制血压和保护靶器官，应将患者及时转诊。

4）血压波动异常的高血压患者，基层医疗机构难以控制时，应及时转诊。这些患者中有的是心血管疾病发作者，为了保证患者的安全，转诊时要有相应的安全保护措施。

5）育龄期女性高血压患者，对妊娠和哺乳期伴高血压的患者，以及备孕的女性高血压患者，特别是高龄、肥胖、吸烟者，应及时转诊，并对其进行相关诊疗指导。

6）有继发性高血压线索的患者，对有特殊症状、体征异常或某些生化结果异常、疑似继发性高血压患者，应及时转诊。

另外，患者或家属有转诊要求，根据分级诊疗自愿的原则，应尽量满足。

3. 高血压患者心血管疾病的诊疗

（1）发现心血管疾病。对在乡镇卫生院和社区卫生服务中心就诊的高血压患者，要想到患心血管疾病的可能性，因为目前乡镇与社区就诊的高血压患者中很多存在不健康生活方式，如高盐饮食、吸烟、饮酒等。心血管疾病危险因素多，患者的血压控制得不好，为心血管疾病的发生发展提供了可能。乡镇与社区医疗机构的医生应积极询问就诊高血压患者有无糖尿病、血脂异常、吸烟史、心血管疾病家族史等心血管疾病高危因素；询问有无相关的心悸、胸闷、胸痛、喘息、夜间阵发性呼吸困难、下肢水肿、晕厥、头晕、头痛、肢体乏力等心血管疾病症状；甚至直接询问是否患有心血管疾病。从高血压人群中找出心血管疾病患者，同时做简单的检查，如尿常规、心电图来进一步证实。

（2）心血管疾病发作的处理。来乡镇卫生院和社区卫生服务中心就诊的患者，多以心血管疾病发作就诊，无论是急诊或常规门诊，无论是白天或黑夜，乡镇卫生院和社区卫生服务中心的医生均应立即对这些患者采取相应的处理措施。从村卫生室转来的患者往往就医意识淡薄，疾病很重才来看病，因此对这些患者要想到心血管疾病的可能。

1）明确诊断。为明确心血管疾病的存在，进行详细的病史采集和查体尤为重要。有 CT 仪器设备的中心乡镇卫生院和社区卫生服务中心应对脑卒中患者进行头部 CT 扫描，如暂时有困难者也要检查神经系统，这对明确是否发生脑卒中有重要意义。怀疑心脏疾病者一定要做心电图。怀疑肾功能不全者要查尿常规、血生化等。乡镇卫生院和社区卫生服务中心一定要明确不能只凭经验办事，而要依据科学有效的治疗原则来为患者诊治。如脑卒中分为缺血性脑卒中和出血性脑卒中两大类，这两类的治疗原则和用药不同，没有经过 CT 检查就对患者进行诊治，不仅无法让患者得到及时正确的治疗，而且会危及患者的生命。

2）明确必须留观甚至住院的患者。心血管疾病发作时处理不当会危及患者生命，对明确的心血管疾病发作者，必须进行抢救处理，同时等待县级医院的救护车到乡镇卫生院转走患者。

对高度怀疑心血管疾病患者要将其留在乡镇卫生院和社区卫生服务中心进行必要的观察和处理，甚至让患者住院接受诊疗。

3）处置经过必须记录在案。病历资料是所有医生正确诊断疾病和制定治疗方案的重要医学资料，也是制定高血压预防方针的资料来源。因此，乡镇卫生院和社区卫生服务中心的医生应真实、完整、系统地记录患者病情的发展变化，以及相关的检查结果等，相关处理和治疗方案、治疗效果和不良反应等也一定要记录在案。特别是急诊抢救的患者，病情变化迅速，需要及时治疗，处理时的用药剂量和方法必须准确，并必须记录下来，以备及时查阅。

4. 对继发性高血压的筛查

对可疑的继发性高血压患者进行筛查，并送往县级医院等上级医院确诊、处理。避免将继发性高血压误诊为原发性高血压，使患者错失最佳治疗时机，导致心血管疾病的发生、发展。

乡镇卫生院与社区卫生服务中心可以通过询问的方法进行初步筛查。详细询问高血压病史，询问患者在发现高血压之前有无发热、咽痛、腰痛、血尿等感染性疾病病史；询问高血压早期有无持续性或无规律性头痛、夜尿增多、四肢乏力，甚至行走中绊倒的病史；病程中询问治疗效果，对各种降压药物的反应，是否是顽固性高血压、波动大的高血压。也可以直接询问是否患过甲状腺功能亢进和甲状腺功能减退、肾小球肾炎、血液系统疾病、心血管系统疾病等。乡镇卫生院与社区卫生服务中心的医生通过对就诊患者的询问，结合相应的实验室检查结果，就可以筛查、处理继发性高血压患者。

　　乡镇卫生院与社区卫生服务中心进行的常规检查可以为继发性高血压的筛查提供初步线索。例如，很多高血压患者合并肾功能损害，肾功能损害可以导致高血压，高血压也可以导致肾功能损害，有时难以区分谁为因谁为果。尿常规检查可以提供重要信息，如果患者尿常规显示以尿蛋白为主，则考虑高血压导致的肾功能损害可能性大；如果尿常规显示以尿潜血为主，则考虑肾脏原发性疾病可能性大。正常血钾范围是 $3.5\sim5.5$ mmol/L，摄入过少和（或）排出过多都可以引起低血钾，原发性醛固酮增多症、主动脉缩窄、肾动脉狭窄、甲状腺功能异常等既可以引起高血压，也可以导致低血钾。

5. 对原发性高血压患者的治疗

　　乡村与社区医疗机构对新发现的高血压患者进行初诊，发现高血压急症、靶器官损害等心血管疾病患者和继发性高血压患者时，要及时将其转诊到县级高血压诊疗中心进一步诊治。诊断明确后得到专科治疗，患者病情平稳后，将其转回到乡镇与社区医疗机构，接受后续治疗，随诊观察及管理。

　　对于排除继发性高血压、无明确靶器官损害或心血管疾病的患者，即单纯原发性高血压患者，应在乡镇与社区医疗机构公共卫生医务人员和家庭医生的帮助下进行治疗与管理。

　　治疗方法主要是合理应用降压药物及健康生活方式指导，管理内容如下所述。

　　（1）健康生活方式坚持与落实情况。如果患者不配合，要多开展健康教育，提高患者认识，争取落实健康生活方式。

　　（2）药物是否坚持服用。在乡镇、社区开药，强调要继续按上级医院用药原则及具体方案用药。

　　（3）患者的其他心血管疾病危险因素控制情况。

　　（4）心血管疾病情况。有心血管疾病的患者坚持心血管疾病系统治疗，心血管疾病发作加重要及时复诊。

（余振球　缪思斯）

第二十一章　高血压患者的常规检查

大高血压学强调医院各专科与各级医疗机构要协同对高血压所涉及的各种疾病进行连续与系统地诊疗。认真仔细采集高血压患者病史是诊疗的基本前提。在此前提下，进行必要的实验室检查是发现或提示患者是否存在某些疾病的基本条件。认真分析患者的实验室检查结果，并对结果进行准确判断是对患者存在的这些疾病明确诊断的关键。为高血压患者制定符合个体的精准的诊疗方案，需要医生通过分析检查结果后给出的客观、科学、正确的诊断。只有明确诊断，才能在对患者进行健康教育、让他们坚持健康生活方式的情况下，让患者自愿接受先进的药物治疗，甚至手术、介入治疗等措施，使其血压得到控制，心脑肾得到保护。另外，为患者制定的诊疗方案是否合理、患者是否认真执行了方案，以及治疗的预后效果如何也离不开必要的实验室检查。根据笔者多年的临床实践经验和科研总结，确定了高血压患者需要做的常规检查项目，并阐明了这些检查的意义。同时，对我国高血压患者接受常规检查的现状进行了调研，并对调研结果进行了统计分析，从实证的角度剖析了高血压患者所做常规检查的必要性。

一、常规检查的意义与现状

（一）意义

高血压是由不同原因和疾病引起的，高血压又作为原因导致心脑肾损害和心血管疾病，因此在诊断高血压患者时不能仅仅单看血压情况，而是要通过患者的血压情况对患者存在的疾病进行明确诊断，既要找到高血压的原因，也要明确高血压所导致的其他疾病。因此，常规的实验室检查是诊疗高血压、保护高血压患者的必要措施。也就是说，高血压患者的实验室检查主要是针对明确高血压的病因、发现心血管疾病危险因素以及发现靶器官损害与心血管疾病进行的。

高血压患者检查分为两大系列：所有高血压患者的常规检查；针对常规检查发现的问题，或者针对特殊患者进行的进一步检查，即特殊检查。推荐高血压患者都要进行的常规检查项目包括：尿常规，血常规，血钾、钠、氯，血肌酐，血尿酸，血脂，空腹和餐后 2h 血糖，血同型半胱氨酸，基础 RAAS，甲状腺功能，肝功能与 CK，心电图，超声心动图，肢体动脉功能，动态血压，腹部 B 超，肾动脉 B 超，颈动脉 B 超等。

各检查项目对高血压患者诊疗主要有以下意义。

第一，有助于对高血压进行鉴别诊断。例如，尿常规能及时发现尿蛋白、尿红细胞或尿潜血等异常结果。如果患者尿常规检查结果中，以尿潜血为主或尿潜血＞尿蛋白，则考虑肾脏病（特别是炎症性疾病）引起的高血压；反之，患者以尿蛋白为主或尿蛋白＞尿潜血，则考虑为高血压导致的肾损害。当然把肾素-血管紧张素-醛固酮检查列入高血压患者常规检查对继发性高血压原发性疾病的筛查有重要意义。

第二，有助于发现其他心血管疾病危险因素。有些心血管疾病危险因素，如糖尿病、血脂异常往往在患者身上无症状表现，这时只能依靠实验室检查。笔者自 1995 年开始，就将餐后 2h 血糖作为常规检查项目，这对及时发现糖尿病和（或）糖代谢异常非常有利。高血压患者的餐后 2h 血糖检查既能指导患者防治糖尿病或糖耐量异常，又能对患者的高血压危险程度做出更准确合理的评价，从而在决定降压药物的选择与判定目标血压时更为科学、精准。

第三，有助于及时发现靶器官损害和心血管疾病。高血压导致的靶器官损害和某些心血管疾病可以是无症状或是一些非特异性的症状，通过症状的有无或症状的表现来判定患者是否有靶器官损害或存在某些心血管疾病是不科学的、片面的，会造成无法挽回的后果。只有借助现代化精密实验室检查才能及时发现患者存在的危险，为诊疗提供科学依据。如左心室肥厚属于靶器官损害，但患者无心衰的症状时，超声心动图或心电图检查可发现问题。颈动脉 B 超检查能快速、直接发现患者是否有颈动脉粥样硬化斑块。再如，肾功能损害患者早期主要表现为夜尿增多，无其他明显症状，而夜尿增多特别容易被人们忽视，因此尿常规检查和肾功能测定对发现肾功能是否损害具有实际意义。

第四，便于治疗前后的观察。总的来说，对高血压患者要查清楚血压水平、心血管疾病危险因素。对于糖尿病及靶器官损害或发生心血管疾病的患者，要做出危险程度评估，才能更好地选用降压药物并确定目标血压。在对患者进行药物治疗之前，要了解患者的肝肾功能及血常规、尿常规情况。患者的具体用药都应该有相应的要求和条件。例如，给患者应用 β 受体阻滞剂前，要了解心电图，排除心动过缓、传导阻滞等情况，服药后要及时观察心电图，判定患者对此类药物的接受情况。应用 ACEI 或 ARB 之前一定要检查肾动脉 B 超和肾功能、血钾，应用后要及时观察患者肾功能和血钾等情况。服用他汀类调脂药前后都要查肝功能、肌酸激酶等。所有这些药物应用前后都离不开常规的实验室检查。实验室检查不仅能判断治疗效果，也能发现药物的不良反应，以便做出及时的处理。

（二）高血压患者实验室检查现状

目前，高血压患者接受实验室检查的情况总体上并不乐观，要让患者自愿接受实验室检查需要医患双方共同努力。一方面，提高居民尤其是高血压患者科学防治高血压的意识和认识，采取多种措施加大对居民的健康教育，要让居民认识到不能根据身体有无症状来判断高血压或病情的轻重，也不能因为高血压不影响生活与工作而拒绝接受实验室检查或正规的诊疗。另一方面，众所周知，我国高血压患者群体非常大，这给诊疗工作带来很大的问题。广大医务工作者要努力提高高血压诊疗技术水平，克服诸如各地医疗机构设备条件不均衡、患者量大而医务人员少等困难，充分认识到高血压的复杂性，向居民和高血压患者讲明实验室检查的必要性和意义，明确检查的作用等，让高血压患者自愿接受科学合理的实验室检查。对高血压患者做出明确诊断，认真观察诊疗效果，努力扭转我国高血压控制率低，特别是治疗的患者中控制率低的局面，从实质上保护高血压患者的健康。

1. 不同医疗机构的实验室检查情况

乡镇卫生院与社区卫生服务中心要利用国家大力帮扶基层医疗机构的有利政策，通过多种途径引进、留住医疗人才。医务人员要不断学习先进、科学、有效的高血压诊疗知识，形成正确的高血压诊疗理念，努力提高诊疗技术水平和医疗素养。从最基本的为患者测量血压开始，自觉学习各种降压药物的药理知识、实验室检查项目的作用、各类高血压发病原因、针对性的治疗方案等，改变单一用药的治疗方式，科学地给患者联合用药，加强患者的依从性。通过对患者进行健康教育，督促其改善生活方式，纠正患者因治疗效果差而频繁更换降压药物或自己买药、换药的思想和行为，根据医疗机构的条件，说服教育患者接受合理的实验室检查，从而为进一步的诊疗提供科学依据。

一些县级医院的高血压诊疗情况基本和乡镇卫生院与社区卫生服务中心相同或相似，这与县级医院作为高血压防治主力的地位不相符。因此，县级医院要承担起高血压防治主力的职责，加强自身医疗人才队伍建设，加大医疗人才培养力度，努力为县域内高血压患者的健康保驾护航。在高血压专科或高血压诊疗中心接受过培训的医生要充分发挥其自身作用，这些医生回到县级医院开展高血压门诊、高血压病房临床管理后，一般情况下，患者都能够自愿接受常规检查。这说明患者对具备了高血压专科诊疗人才的县级医院信任度很高，接受实验室检查的比例很高也为患者制定科学地诊疗方案提供了依据，促进了对患者高血压的有效控制。

大中型医院的专业高血压诊疗机构在基本完成高血压患者常规检查的情况下，要科学合理地分析患者的实际情况，在不引起患者靶器官损害或增加患者由实验室检查可能带来的负担或由检查造成的对治疗无效而有害的创伤的情况下，依病情诊疗需要，对患者有选择地进行儿茶酚胺、皮质醇测定，肾上腺 CT 等检查。

　　笔者随机调查了专程找笔者（包括专家团队）就诊的 544 例高血压患者既往的检查、治疗情况。544 例中到过各级医疗机构看病的有 473 例，从调查数据可以看出：①直接到各级医疗机构只开药、未做任何检查的有 71 例；②到乡镇与社区医疗机构诊治的有 35 例，其中只有 9 例做过少部分相关检查；③到县级医院诊治的有 133 例，其中 50 例未做任何检查，83 例接受了部分相关检查；④到三甲医院诊治的有 305 例，其中 119 例未做检查，186 例接受过部分相关检查；⑤544 例中没有接受过相关检查的有 266 例，278 例接受过检查，接受过检查的占就诊人数的 51%。

　　各级医疗机构接受过某一项或几项检查的人数占该医疗机构诊治人数的百分比见表 5-21-1。

表 5-21-1　找笔者（包括专家团队）就诊的高血压患者的既往检查情况

检查项目	曾到三甲医院诊疗者 305 例		曾到县级医院诊疗者 133 例		曾到乡村与社区医疗机构诊疗者 35 例		就诊总数 544 例	
	做过的检查/例	占比/%	做过的检查/例	占比/%	做过的检查/例	占比/%	做过的检查/例	占比/%
血常规	162	53.11	77	57.89	8	22.85	247	45.4
尿常规	144	47.21	65	48.87	6	17.14	215	39.52
血肌酐	109	35.73	45	33.83	3	8.57	157	28.86
肝功能与 CK	106	34.75	46	34.59	2	5.71	154	28.31
血尿酸	104	34.1	46	34.59	4	11.43	154	28.31
血脂	116	38.03	46	34.59	3	8.57	165	30.33
钾、钠、氯	101	33.11	42	31.58	2	5.71	145	26.65
血同型半胱氨酸	48	15.73	45	33.83	0	0	63	11.58
空腹血糖	93	30.49	38	28.57	2	5.71	133	24.45
餐后 2h 血糖	30	9.83	5	3.76	0	0	35	6.43
甲状腺功能	52	17.05	22	16.54	0	0	74	13.6
肾素	54	17.7	15	11.28	0	0	69	12.68
心电图	127	41.64	55	41.35	5	14.29	187	34.38
超声心动图	89	29.18	34	25.56	0	0	123	22.61
腹部 B 超	84	27.54	23	17.29	1	2.86	108	19.85
颈动脉 B 超	75	24.59	24	18.04	1	2.86	100	18.38
肾动脉 B 超	103	33.77	35	26.31	0	0	138	25.37
四肢血压	37	12.13	4	3	0	0	41	7.54

从表 5-21-1 可以看出，所有就诊的高血压患者中，接受实验室检查的患者比例很低，特别是涉及肾功能评价的尿常规、血肌酐检查，这对选用降压药物和观察降压药物对肾脏的影响十分不利。接受血钾测定和肾素检查的患者数量也很少，这不利于继发性高血压筛查。接受血脂、血糖检查的患者数量很少，不利于发现心血管疾病的其他危险因素。接受腹部 B 超、颈动脉 B 超、肾动脉 B 超与超声心动图检查的患者数量很少，不利于发现靶器官损害。从调查结果发现，不接受实验室常规检查对高血压患者的诊断与评价不利，更谈不上有效控制血压。

2. 疾病不同阶段接受实验室检查情况

（1）单纯高血压患者。长期以来，大多数人仅把高血压看作心内科的一个简单或具体的病种，没有认识到高血压的复杂性，更没看到高血压科与医院其他各科诊治的疾病间的关联性。这种片面的、把高血压简单化的认识，不利于高血压患者诊疗的全面性、精细化、规范化、客观化、科学化。高血压患者诊疗的临床实际工作中，单纯高血压患者一般很难接受实验室检查，这样既不能很好地控制血压，也难以发现患者存在的危险因素。笔者通过调查发现，有些高血压患者到医院就诊时，在医生还没有详细询问病史，也没有分析心血管疾病危险因素，更没有进行系统心血管疾病排查的情况下，只单纯询问自己是否有心脏病。当得到否定回答后就认为自己看过病了，自行到药店买药吃，而且也不对自己的血压情况进行监测，几年后再就诊时，患者要么靶器官损害严重，要么已患心血管疾病。

（2）怀疑心血管疾病的患者。对于怀疑心血管疾病的患者，及时让患者接受正确、合理、有效的实验室检查，对于及时发现与明确患者的心血管疾病，给予正确有效的治疗，保护患者的生命健康具有十分重大的意义。

让患者接受合理的检查在诊疗过程中是不可或缺的，既要让患者明确合理检查的重要性，也要清楚哪些检查项目是不合适的。

1）把特殊检查项目列入常规检查项目中。如把冠状动脉造影或冠状动脉 CTA 检查列入对冠状动脉粥样硬化的患者定期复诊项目，甚至作为体检项目。

2）把特殊检查作为鉴别诊断的常规手段。如把冠状动脉造影或冠状动脉 CTA 检查作为高血压患者胸闷鉴别诊断方法与手段。高血压患者胸闷的症状主要有高血压本身造成的胸部不适、血压太高影响到心脏功能造成的胸部不适和伴有冠心病劳累型心绞痛造成的胸部不适 3 种情况。除了典型劳累型心绞痛外，对伴有胸闷的高血压患者，首要的是采取积极有效的血压控制措施。血压正常后，如果症状消失则考虑前两种情况，如果仍有胸闷，就要按照冠心病的诊断思路与诊疗流程，把冠状动脉造影或冠状动脉 CTA 检查作为选择性治疗措施，而不是作为鉴别诊断的常规检查项目。

3）某一时间段内就诊时同一项目重复检查。目前，有些患者就诊时，在某一邻近时间段内在同一医疗机构、不同医疗机构复诊或同一医疗机构的不同科室就诊时，存在一些同一项目重复检查的现象，这些重复检查既浪费医疗资源，又给患者增加了不必要的经济负担，特别是可能造成损害的检查如 X 线检查对患者的健康也不利。

4）不了解肾功能就做造影检查。有的患者是由于肾脏疾病或者高血压导致肾损害，出现肌酐升高或肾小球滤过率下降，有时患者还接受冠状动脉造影或 CTA 或脑血管造影检查，之后肌酐进一步升高、肾小球滤过率进一步下降时，患者也没有条件接受相应的介入治疗，显然这种检查不能给患者带来实际的好处。

（3）筛查继发性高血压患者。对于继发性高血压患者的筛查，目前采取实验室检查时有待规范化，主要表现在以下几个方面。

1）盲目检查。高血压患者就诊时，只有认真、客观、科学地分析其病史，才能把某一继发性高血压筛查出来。例如，有的患者因明显生活规律被打乱、心理因素受到干扰而造成血压波动大，盲目怀疑患者有嗜铬细胞瘤，并让患者接受相应检查的做法不可取，应坚决杜绝。

2）短期内重复检查。有的高血压患者确实血压波动大，难以控制，在高度怀疑其为继发性高血压，完成了相应的鉴别诊断检查项目后，因患者的血压波动和难以控制仍然继续给患者做同类的检查项目，只能给患者带来更大的负担。医务人员应提高职业素养，积极随诊观察，及时采取相应的治疗措施，把患者的血压控制在正常范围内。

3）不按顺序检查。继发性高血压的诊断流程包括筛查、定性、定位到定因，医务人员要按照诊断流程为患者做相应的检查，而不是打乱诊断的顺序，在筛查时做定性、定位或定因的检查，给患者做一些不必要的检查，例如，原发性醛固酮增多症患者是在定性诊断明确后，再做肾上腺 CT 扫描，进行定位和定因的检查。

4）有争议的检查。肾素细胞瘤是一种罕见疾病，过去主张应用肾动脉造影和肾动脉分侧取血查血浆肾素水平来诊断，由于肾动脉取血测定血浆肾素与醛固酮水平假阴性结果高，既造成费用浪费，也因检查带来痛苦，又会造成疾病诊断困难。现在主张根据血浆肾素水平高和肾脏增强 CT 同时做定性和定位诊断。

让患者接受科学、合理的检查是各级医疗机构医生的职责，也是医疗技术水平的具体体现。熟悉高血压患者常规检查和特殊查检的作用、目的及意义，是参与到高血压分级诊疗的每一位医务工作者应具有的基本知识和素养。医务工作者既要根据高血压诊疗规范的要求科学、合理地诊疗患者，又要在就诊时对患者进行健康教育，让患者明确检查给自身带来的好处，让其主动接受检查，积极配合治疗，还要了解高血压实验室检查各项目的正常值范围、升高或降低的临床意义，特别要结合患者具体情况进行具体分析与判断。

二、常规检查的完成与分析

（一）完成常规检查的途径

高血压患者的常规检查，可以形象地描述为系统检查、补充检查、确定检查、进一步检查和复查等几个方面。

（1）系统检查：是指初诊并且没有做过检查的高血压患者要完成的所有常规检查。

（2）补充检查：是指患者近期已在其他大型医院做过了部分检查或者已在体检中做过部分检查，可以参考应用，按照高血压患者的常规检查要求要补充还欠缺的那一部分检查。这里要特别强调体检所做的检查和看病所做的检查是有明显区别的。体检所做的检查是受经费约束的检查项目，只针对患者的需求，主要是表明器官是否正常，只能发现问题。而就诊时的检查是根据患者的主诉而决定的检查项目，其目的是明确诊断、对病情处理。因此当患者拿出一些体检的检查结果而拒绝精细化的检查时，一定要向患者解释清楚。

（3）确定检查：就是对已完成的检查有异常或者与临床结果不符时要进行的检查。如在高血压复查时发现血钾低于正常值，应立即让患者复查，以便核实。

（4）进一步检查：就是发现检查结果有异常需要进一步明确疾病的检查，不属于常规检查的范围。

如患者心血管疾病危险因素多，又有心血管疾病症状，并且心电图检查显示有心肌缺血的证据，此时要进一步做冠状动脉 CTA 或者冠状动脉造影检查来明确冠状动脉病变情况。

（5）复查：就是服药后观察药物的效果、不良反应或者患者病情变化时的检查。如果复查药物的治疗效果和不良反应，尽量在服药期间复查，当患者出现药物不良反应，必须立即停药时，建议在停药当时和停药一段时间后及时复查。

（二）分析检查结果的原则和方法

1. 掌握并熟练应用各项检查结果的正常值及其影响因素

很多患者的检查报告单虽然显示一些项目的检查结果属于正常参考值范围，但对于某些检查，必须要详细询问患者后，逐一排除相关影响因素。

另外，检查的准确性也是诊疗的关键。检查是看病的重要辅助手段，检查结果的准确性直接影响看病的效果。因此，只有确保检查方式和流程的规范化、实验员的技术水平和职业素养过硬才能保证实验室检查的准确性。

（1）非糖尿病高血压患者抽血的要求。检查目的是发现糖尿病或糖耐量异常。

查空腹血糖取标本的要求：抽血前不能吃东西，也不要喝糖水，尽量在上午10点前取血，抽血前一天晚饭不要吃得太饱或太油腻等。

查饭后2h血糖取标本的要求：以吃第一口饭时开始计时，到2h时就抽血。吃饭时间不能太长。时间一定要准，不能提前，也不能推后抽血。吃的主食应是米饭或馒头，吃流食会因消化过快会出现假阴性；吃油条或烧饼则会因难消化，使正常人查出血糖超标。

（2）糖尿病患者抽血时要注意

第一，确诊为糖尿病的患者，不能按上述进食要求来查饭后血糖，而一定是在医生要求下，在严格控制饮食摄入量的情况下进行检查。

第二，检查时正常治疗要照常进行。如平常降糖药服用和（或）注射照常进行。要特点注意，糖尿病患者在检查当天停药是不对的。

第三，每天的运动方式或运动量不变。

第四，患者自身的感受、治疗、取标本检查的情况，要如实向医生报告。

2. 结合既往实验室检查进行分析

各级医疗机构的医务工作者不仅要对患者本次就诊的实验室检查资料进行认真分析、判断，还需要结合患者以前体检或就诊时做的检查进行综合分析。为了尽可能利用好这些检查报告，医生可以采用不同时期同一种类报告单纵向对比、同一时期不同种类报告单综合分析的方法，将它们归类整理，这样有助于了解疾病的发生、发展和病情的转归。笔者认为不能为了看高血压而人为地给患者增加检查，而要能透过现象看到本质。例如，患者有2型糖尿病20年却从未治疗，我们要想到血糖多年控制欠佳，其发生糖尿病并发症的风险高，诊疗的范围就不能只局限于控制血糖，还得延伸至各种糖尿病并发症的诊疗。这样既能减轻患者经济负担，也能减少对患者身体的伤害，还能减轻医生的工作负担。

3. 要程序化分析

任何一个检查结果的分析既要考虑外界因素也要考虑到病理因素，由简单到复杂，由考虑几种可能性向某一情况锁定，这就是检查结果的程序化分析思路。以下用临床化验时血钾指标异常来解释这种分析思路的科学性和实用性。

（1）低血钾。首先要详细询问患者是否有以下两种情况：①消化系统疾病，如各种功能及器质性消化系统疾病引起的呕吐或腹泻、过度饮食控制等；②患者低钾期间服用过利尿剂（包括利尿复合成分），包括应用排钾利尿剂，但没有补钾，没有和保钾利尿剂、ACEI、ARB联合应用等的情况。

排除上述情况后，首先就要想到引起低血钾的最常见的继发性高血压的病因，常见的有三种：原发性醛固酮增多症、肾动脉狭窄和甲状腺功能亢进；其次，皮质醇增多症、肾素瘤、肾小管酸中毒也会引起血钾降低；最后，包括两种罕见的单基因遗传性疾病——Liddle 综合征和表征性盐皮质激素增多症。

（2）高血钾。引起高血钾的原因有：肾功能不全引起的肾源性高血钾，需要特别注意的是，肾功能不全进展期可能发生高血钾；平时血肌酐代偿在正常范围，或严重肾动脉狭窄者应用 ACEI 或 ARB 类药物后可出现血钾升高。

4. 结合患者临床表现及特征进行分析

对患者实验室检查报告的异常结果，我们要考虑的内容主要包括：继发性高血压的线索、心血管疾病危险因素、高血压靶器官损害和心血管疾病以及治疗效果四方面。大多数实验室检查报告能提示上述一方面或几个方面的内容，这完全符合各种检查各有侧重的特点。严谨、正确的诊断思路可以帮助我们避免一些疏漏，因此在分析患者的实验室检查报告时要把以上四方面考虑到。

如实验室检查发现患者血肌酐增高时，首先要排除各种原因引起的脱水，如糖尿病患者严格限水、急性胃肠炎严重腹泻等，其次要考虑到各种原因引起的肾小球滤过功能减低、肾源性高血压等是引起肌酐升高的常见原因。此外，服用 ACEI、ARB 或利尿剂也会引起肌酐升高，基于这一作用，在评估肾功能变化情况之前，我们要详细询问患者服药情况，以排除药物因素的干扰。

患者实验室检查报告结果异常时也要把临床表现考虑进来。例如，患者甲状腺功能五项提示甲状腺功能亢进，要联系到患者是否有脾气暴躁、失眠多梦、多食消瘦等临床表现和体征，并要认真核实患者病史。

患者实验室检查报告结果异常要与临床情景相结合。例如，患者的体重大、腹围宽，我们可以初步认定该患者出现代谢综合征的风险高。患者口角歪斜、言语不利、神志差，我们可以通过患者或其家属核实是否有脑梗死等神经系统病史。总之，临床实际情景可以给我们提供很多实验室检查报告以外的其他重要信息。

（余振球）

第二十二章 继发性高血压诊断思路

早期继发性高血压诊断需要依靠患者的典型症状、特异性体征才能考虑到某一种疾病，再接受一般的实验室检查，即继发性高血压的筛查，然后进行特异的定性、定位到定因确诊检查。现在由于体检的开展，能够发现一些临床线索，如血钾低、腹部 CT 检查发现肾上腺占位，提醒医生考虑患者存在继发性高血压的可能；也有的高血压患者在进行常规四肢血压测量中发现上肢血压升高而下肢血压降低或一侧肢体无脉，就很容易想到相应的继发性高血压原发性疾病。高血压分级诊疗的推进，使各级医疗机构的医生都会面临继发性高血压的诊断问题，这就使得诊断继发性高血压的相应思路要发生变化，继发性高血压诊断强调两个方面：一是筛查方法，二是确诊程序。

一、继发性高血压筛查

（一）血压特性与诊断意义

继发性高血压种类繁多，分布范围广泛，一般按其发生部位分类比较适合临床应用，见表 5-22-1。

表 5-22-1　继发性高血压的分类

1. 肾性	（2）肾血管性疾病
（1）肾实质性疾病	①纤维肌性结构不良致肾动脉狭窄
①急性、慢性肾小球肾炎，肾盂肾炎，遗传性、放射性、红斑狼疮性肾炎	②动脉粥样硬化致肾动脉狭窄
	③肾梗死
②多囊肾	④多发性大动脉炎累及肾动脉致肾动脉狭窄
③肾盂积水	⑤肾动脉血栓形成
④分泌肾素性肿瘤	⑥肾动脉内膜剥离
⑤糖尿病性肾病	（3）肾外伤
⑥结缔组织疾病	①肾周围血肿

②肾破裂	（1）动静脉瘘（佩吉特病、动脉导管未闭）
2. 内分泌性	（2）主动脉瓣关闭不全
（1）甲状腺	（3）主动脉缩窄
①甲状腺功能亢进	（4）动脉粥样硬化性收缩期高血压
②甲状腺功能减退	5. 外源性
（2）甲状旁腺	（1）中毒
甲状旁腺功能亢进	①铅
（3）肾上腺	②铊
①库欣综合征	（2）药物
②原发性醛固酮增多症	①交感神经胺类
③先天性肾上腺增生性异常综合征	②单胺氧化酶抑制剂与麻黄碱或与含酪胺的食品（包括含酪胺高的食物、干酪、红酒）合用
④嗜铬细胞瘤	
⑤糖皮质激素反应性肾上腺功能亢进	③避孕药
（4）垂体肢端肥大症	④大剂量泼尼松
3. 神经源性	（3）食物
（1）脑部肿瘤	摄食甘草过量
（2）脑炎	6. 妊娠期高血压综合征
（3）延髓型脊髓灰质炎	7. 其他
（4）家庭性自主神经功能异常	（1）真性红细胞增多症
（5）肾上腺外嗜铬细胞瘤	（2）烧伤
4. 机械性血流障碍	（3）类癌综合征

从表 5-22-1 中可以看出，继发性高血压种类繁多、病变部位广泛：上至头颅（如颅脑外伤、颅脑肿瘤等），下至盆腔（如异位嗜铬细胞瘤等），外至皮肤（如严重烧伤等），内至主要脏器（如肾源性等）。另外，还涉及医源性（如避孕药、雄性激素等药物）及职业病等。此外，按系统分类，继发性高血压可能涉及的科室有心内科、泌尿外科、内分泌科、神经外科、胸外科、普外科及妇产科等。这对目前分科不太细的广大县级医院的医生，特别是广大乡镇与社区医疗机构的医生提出了更高的要求。

1. 血压特性

年轻患者多见，血压波动大，血压水平中度、重度升高，降压药物疗效差，血压难以控制。继发性高血压血压难以控制的机制很明确，因为血压的形成取决于动力（心脏收缩力和大动脉弹性回缩力）、阻力（外周血管阻力与血液的黏稠度）及循环血容量，上述诸因素增强都会导致血压过高，部分继发性高血压的各原发疾病会分泌大量的血管活性物质（如儿茶酚胺、血管紧张素等）和造成水钠潴留，因此比原发性高血压更难以控制。

2. 靶器官损害严重

继发性高血压除了血压难以控制、对靶器官造成损害以外，与之伴随的低血钾、高醛固酮、皮质醇增多、高儿茶酚胺、高肾素等所导致的心血管损害可独立于高血压之外，对心脑肾等重要脏器的损害更为严重。

3. 诊断的意义

对继发性高血压的鉴别诊断非常重要，其理由如下所述。①只有排除继发性高血压的可能，才能使原发性高血压的诊断得以成立。②继发性高血压一经确诊，多可能通过手术等方法治愈，否则，按原发性高血压的方法处理严重者可危及生命。③对靶器官保护作用明确，继发性高血压的治疗不仅是通过降压保护心脑肾，更是通过去除病因、针对发病机制治疗，从根本上保护心脑肾，逆转靶器官损害，预防心血管疾病的发生发展。

（二）继发性高血压筛查方法

所谓筛查方法就是让各级医疗机构的医生既考虑到继发性高血压的可能，又要找到其线索，为确诊奠定基础。一方面使患者尽快得到病因治疗，控制血压；另一方面使相应疾病的内分泌物质（如血儿茶酚胺、肾素、血管紧张素、醛固酮、甲状腺激素及皮质醇等）恢复到生理水平，从而为减少靶器官损害及防治心血管疾病起到重要作用。但是针对目前我国庞大高血压人群，要想对所有继发性高血压患者实施鉴别诊断措施几乎是不可能的，事实上也是不必要的。因此，各级医疗机构的医务人员对高血压患者做鉴别诊断时，应该要有一定的思路。

随着高血压诊疗规范的推广与落实，广大医生对高血压查因的重视会增强。高血压患者尿常规、血钾和肾素等系统检查的实施，可帮助发现很多有重要意义的线索，使得越来越多的继发性高血压引起人们的注意。还有患者会在接受体检或看其他疾病时发现低血钾、腹部包块、四肢血压不对称等异常现象，而此时患者并未出现相应继发性高血压原发疾病的典型症状。由此可知，详细的体格检查及必要的实验室检查也都已经成为筛查的重要方法，因此，必须向各级医疗机构的医生强调，一定要阅读患者以往的检查资料，并为患者进行系统的检查。

1. 症状

（1）典型症状。典型症状指继发性高血压各原发疾病本身的症状。如当高血压患者出现肌无力、周期性四肢麻痹，明显的怕热、多汗、消瘦，阵发性高血压伴头痛、心悸、皮肤苍白及多汗，血尿，睡眠时反复出现呼吸暂停或气憋现象等症状时应想到继发性高血压的可能。

1）原发性醛固酮增多症

发病年龄：30～50岁，女性多见。

病程：病程较长。

血压：血压中、重度升高。

典型症状：一般降压药疗效不明显。头痛、口干、夜尿增多、心律失常、发作性软瘫、周期性瘫痪、手足抽搐、肢端麻木等。

症状发作诱因：饱餐后、高钠饮食、服用利尿剂。

敏感的降压药：螺内酯。

单纯控制血压症状变化：无。

2）嗜铬细胞瘤

发病年龄：20～50岁，儿童占10%。

病程：病程较长，有复发。

血压：重度升高。

典型症状：高血压（阵发性或持续性，血压波动大）、头痛、心悸、多汗、高代谢症状（怕热、多汗、体重减轻等）、高血糖，高血压发作时还可见恶心、呕吐，面色苍白，四肢发凉，直立性低血压，紧张、焦虑，甚至恐惧等症状。

症状发作诱因：改变体位、按摩或挤压腹部、活动、情绪变化或排大小便可诱发。

敏感的降压药：α受体阻滞剂。

单纯控制血压症状变化：部分消失。

3）肾实质性高血压

发病年龄：中青年多见。

病程：较长。

血压：血压持续升高。

典型症状：发病前有感染史，伴有发热、水肿、尿频、尿痛、血尿等，或既往有肾小球肾炎病史，血压持续增高，对降压药物不敏感，眼底病变重。

症状发作诱因：着凉或感染疾病。

敏感的降压药：利尿剂、ACEI或ARB。

单纯控制血压症状变化：部分消失。

4）肾血管性高血压

发病年龄：青少年女性多，中老年男性多。

病程：病程较短，进展迅速。

血压：中、重度升高。

典型症状：血压正常者出现高血压后即迅速进展或原有高血压的中老年患者血压近期迅速恶化，舒张压中、重度升高，或应用抗 RAAS 药物后血肌酐异常升高，甚至诱发急性肾衰竭。

症状发作诱因：过度劳累或饮食不当或着凉等。

敏感的降压药：ACEI 或 ARB。

单纯控制血压症状变化：部分消失。

5）库欣综合征

发病年龄：25～45 岁，女性多发。

病程：不定。

血压：轻度、中度、重度血压升高。

典型症状：不同程度的高血压、满月脸、水牛背、锁骨上窝脂肪垫、悬垂腹、皮肤薄、紫纹、淤斑、肌肉萎缩，女性月经紊乱、闭经，男性阳痿等，面色红润，痤疮，毛发增多。精神症状，色素沉着。

症状发作诱因：劳累、饮食不当、情绪变化。

敏感的降压药：无特异性降压药。

单纯控制血压症状变化：不能消失。

6）阻塞性睡眠呼吸暂停低通气综合征

发病年龄：中年男性多发。

病程：不定。

血压：不同程度升高。

典型症状：打鼾，日间嗜睡，肥胖。

症状发作诱因：不健康生活方式。

敏感的降压药：无特异性药物。

单纯控制血压症状变化：不能消失。

7）甲状腺功能亢进

发病年龄：年轻女性多发。

病程：短。

血压：轻度升高。

典型症状：血压升高（以收缩压升高为主、脉压大）、怕热、多汗、易饥饿、多食、心悸、心力衰竭，腹泻、易激动、双手细微颤抖、眼征，女性月经稀少，男性阳痿。

症状发作诱因：情绪激动。

敏感的降压药：β 受体阻滞剂。

单纯控制血压症状变化：不能消失。

8）甲状腺功能减退

发病年龄：各年龄女性多见。

病程：不定。

血压：轻度升高。

典型症状：高血压（以舒张压升高为主）、畏寒、乏力、表情淡漠、面色苍白、水肿、体重增加、唇厚舌大、皮肤粗厚、毛发稀疏、声音低沉、记忆力减退、智力低下、嗜睡、黏液性水肿、便秘、贫血。

症状发作诱因：感染性疾病。

敏感的降压药：无特异性降压药。

单纯控制血压症状变化：不能消失。

9）主动脉缩窄

发病年龄：青少年或婴儿男性多见。

病程：短。

血压：中、重度升高。

典型症状：上肢血压升高，而下肢血压不高或降低。反常的上下肢血压差，下肢动脉搏动减弱或消失，有冷感或乏力感。

症状发作诱因：劳累。

敏感的降压药：ACEI。

单纯控制血压症状变化：不能消失。

10）多发性大动脉炎

发病年龄：青少年女性多发。

病程：不定。

血压：中、重度升高。

典型症状：发病前数周，少数患者可有全身不适，易疲劳、发热、出汗、关节炎和结节性红斑等，发病后有头晕、疼痛、视力减退、四肢间歇性活动疲劳、动脉搏动减弱或消失。

敏感的降压药：ACEI。

单纯控制血压症状变化：部分减轻。

据上述各继发性高血压的典型症状不难想到相应继发性高血压各原发疾病的可能，但继发性高血压种类繁多，广大乡镇与社区医疗机构的医生和大中型医院的医生也很难记住每一种继发性高血压的特异症状，但可注意以下情况。

首先注意特异性：如①年轻患者（发病年龄＜30岁），但血压水平中、重度升高；②降压药物治疗效果差、血压难于控制；③血压波动大；④清晨或夜间高血压；⑤急进性和恶性高血压，病程发展迅速，靶器官损害严重；⑥高血压合并血尿、蛋白尿、肾功能受损及贫血等；⑦严重低血钾或伴自发性低血钾等；⑧睡眠时反复出现呼吸暂停或气憋现象，口唇甲床发绀；⑨合并代谢综合征的高血压患者。

其次注意特殊时期的症状：如发现血压升高之前有感冒、发热、咽痛、水肿、血尿等病史。

最后抓症候群：如持续头疼、夜尿增多、肌无力、周期性四肢麻痹；明显怕热、多汗、消瘦；阵发性高血压伴头痛、心悸、皮肤苍白及多汗。

（2）症状的变化。症状典型，毋庸置疑诊断比较容易，但有的继发性高血压患者症状并不典型，包括：①有的只有部分症状；②有的症状轻而被忽略；③有的甚至无症状或症状出现较晚。由此可见，症状并不是筛查继发性高血压的唯一入口。因此各级医疗机构的医生在做到详细询问病史、注重症状的同时，也应对患者进行全面的体格检查并重视常规检查，综合分析，以便及时发现不典型的继发性高血压患者。

2. 体征

（1）重要体征。高血压患者最重要、最基本、最常规的体征就是坐位血压。另外，首诊高血压患者强调卧位血压及四肢血压的测量，伴头晕的高血压患者还应强调立位血压的测量等，另外在体格检查方面应注意以下几点：①检查血管搏动情况；②体型，强调腹围的测量；③皮肤多汗及毛细血管情况；④面部及下肢水肿的有无；⑤第二性征的发育情况，包括阴毛、乳房发育等；⑥心率及心脏杂音；⑦血管杂音，包括锁骨上、颈部、耳后、眼部、胸部、上腹部、腰背部；⑧眼底检查。

常见继发性高血压的典型体征详见表 5-22-2。

表 5-22-2　常见继发性高血压的典型体征

疾病名称	典型体征	血压控制后体征能否消失
肾血管性高血压	血压高，舒张压中、重度升高，腰部或腹部可闻及血管杂音（高调、粗糙收缩期或双期杂音）	不能
大动脉炎	动脉搏动减弱或消失，颈部、锁骨上下区、肾区等部位可闻及血管杂音，双上肢收缩压差大于 20mmHg	不能
肾实质性高血压	高血压、水肿、多囊肾者肾区可扪及肿大肾脏	部分消失
嗜铬细胞瘤	血压极高、波动大、直立性低血压，约 15%的患者可触及腹部肿块、低热或发作时体温升高	不能
原发性醛固酮增多症	心律失常	不能
库欣综合征（皮质醇增多症）	满月脸、水牛背、锁骨上窝脂肪垫、悬垂腹，皮肤薄、紫纹、淤斑、肌肉萎缩、水肿	不能

续表

疾病名称	典型体征	血压控制后体征能否消失
睡眠呼吸暂停低通气综合征	肥胖；打鼾	不能
甲亢继发血压高	心率增快、心音增强、双手颤抖、甲状腺肿大、眼征	不能
甲减继发血压高	表情淡漠、嗜睡、面色苍白、黏液性水肿、体重增加、唇厚舌大、皮肤粗糙、毛发稀疏、声音低沉、心音低钝、心率减慢	不能
肾素分泌瘤	心律不齐	不能
主动脉缩窄	下肢动脉搏动减弱或消失	不能
	在胸背部和腰部可听到收缩期血管杂音，并在肩胛间区、胸骨旁、腋部和中上腹可能有侧支循环动脉的搏动、震颤和杂音	
大动脉炎	视力减退、相应狭窄部位动脉搏动减弱或消失，颈部、锁骨上下区、肾区等部位可闻及血管杂音，两上肢收缩压差大于20mmHg	不能

（2）体征的变化。现在不少原发性醛固酮增多症、甲状腺功能亢进、各种肾脏病，甚至大动脉炎患者也可无明显的症状，或者患者整个病程中并不出现明显体征。另外，睡眠呼吸暂停低通气综合征患者可有发绀的表现，但起床活动后，发绀就会有所减轻或者消失等。

3. 实验室检查

现在越来越多的人通过常规检查发现低钾、肾上腺肿块、贫血、肾功能受损等问题。这些实验室资料来自两个方面：①常规检查或患者既往看病的检查资料；②高血压初诊者常规检查。因此，实验室检查也应成为继发性高血压筛查的方法，提示继发性高血压的常规实验室检查阳性结果详见表5-22-3。

表 5-22-3　提示继发性高血压的常规实验室检查阳性结果

异常检查项目	资料来源		可能提示的继发性高血压
	就诊前体检	高血压患者常规检查	
血常规异常：白细胞、红细胞、血红蛋白	☆☆☆	☆☆☆	白细胞计数升高（高血压进展的预测指标）→嗜铬细胞瘤？
			红细胞计数增多→原发性红细胞增多症？睡眠呼吸暂停低通气综合征？促红细胞生成素的使用？
			血红蛋白降低（贫血）→肾实质性高血压（急慢性肾小球肾炎、慢性肾功能不全等）、甲减继发高血压
			慢性肾小球肾炎：合并有较明显的贫血、血浆白蛋白降低和氮质血症而视网膜病变不明显，蛋白尿出现在高血压之前，蛋白尿持续而血压增高不显著

续表

异常检查项目	资料来源		可能提示的继发性高血压
	就诊前 体检	高血压患者 常规检查	
尿常规异常（尿蛋白、红细胞、白细胞、尿比重、尿 pH）	☆☆☆	☆☆☆	蛋白尿→肾性高血压？嗜铬细胞瘤？原醛症（病情严重者还可出现肾功能损害）？皮质醇增多症？肾血管性高血压？
			尿比重偏低→原醛症？肾素分泌瘤（低比重尿）？
			尿 pH 中性或碱性→原醛症？
			白细胞→原醛症（易继发泌尿系感染）？
			急性肾小球肾炎：蛋白尿、红细胞和管型尿，血中尿素氮和肌酐水平略增高
			慢性肾盂肾炎急性期或慢性活性期：尿中白细胞增多，也可同时有蛋白、红细胞和颗粒管型。后期尿浓缩功能差，为低比重尿
肾功能异常（肌酐）	☆☆☆	☆☆☆	肌酐升高→肾实质性高血压？原醛症（病情严重者还可出现肾功能损害）
			尿酸高→肾实质性高血压至肾功能不全时
			库欣综合征：促进蛋白质的分解，抑制蛋白质的合成至负氮平衡→尿素氮升高？
电解质异常（钾、钠、氯）	☆☆☆	☆☆☆	钾[低钾（2.0～3.5mmol/L）或正常低值]、钠（正常或偏高）、氯（正常或偏低）→原醛症？
			低钾→原醛症、Liddle 综合征、肾血管性高血压、肾实质性高血压、皮质醇增多症、肾素分泌瘤、急进性（又称恶性）高血压、长期服利尿剂的原发性高血压
			高钾→肾实质性高血压等 [肾功能严重受损 [GFR < 20（ml/min · 1.73m^2）] 或伴中度肾功能不全[GFR20 ～ 60ml（min · 1.73m^2）和集合小管功能受损时]
血糖异常（血糖、餐后 2h 血糖）	☆☆	☆☆☆	升高→嗜铬细胞瘤？甲状腺功能亢进（简称甲亢）？皮质醇增多症（糖代谢异常）？原醛症？
血脂	☆☆	☆☆☆	促进脂肪分解，使血中自由脂肪酸浓度升高,嗜铬细胞瘤→血脂异常？
甲状腺功能五项异常（甲亢、甲减）	☆☆	☆☆☆	TT$_4$↑、TT$_3$↑或仅 TT$_3$↑FT$_3$↑、FT$_4$↑或 FT$_4$正常 TSH↓→甲亢 TT$_4$↓、TT$_3$↓、FT$_3$↓、FT$_4$↓、rT$_3$↓、TSH↑→甲减
肾素-血管紧张素-醛固酮增多症		☆☆☆	高醛固酮：醛固酮分泌增多且不被高钠负荷产生的高血容量所抑制；低肾素：肾素分泌受抑制且不因立位及低钠所刺激；→原醛症？
			肾素、醛固酮增高→肾血管性、肾实质性、肾素分泌瘤、急进型恶性高血压
心电图	☆☆☆	☆☆☆	心律失常→嗜铬细胞瘤？原醛症？　甲亢？
			U 波→原醛症？肾素瘤？
腹部 B 超	☆☆	☆☆☆	胆石症→嗜铬细胞瘤？
			发现肾上腺占位性病变→原醛症？嗜铬细胞瘤？皮质醇增多症？
			发现肾脏占位病变→肾素瘤？
肾动脉超声		☆☆☆	肾动脉狭窄→肾血管性高血压？大动脉炎？

注：☆代表检查的重要性，☆越多表示越重要。

　　从表 5-22-3 可以看出，医生通过阅读最基本的常规检查项目，不仅可以了解高血压患者所合并最为常见的代谢异常，部分反映靶器官受损的状况，而且还可以提示绝大多数继发性高血压的线索。如笔者在门诊就曾遇到这样一例患者，患者因为高血压就诊，但曾因为肾结石而做过多次肾脏 CT 检查，从患者的肾脏 CT 片中我们发现了肾上腺占位的特征表现。所以要充分重视患者的常规检查，避免过度及一些不必要的检查，以免造成医疗资源的浪费，给患者增添经济负担的同时也对其身体造成损伤。通常这些常规检查资料有以下三个来源：①患者既往就诊已做的检查；②患者单位体检报告；③对初诊高血压患者的常规检查。

二、继发性高血压诊断程序

　　利用临床症状、体征和实验室非特异检查等获得的信息对患者进行筛查后，就应马上进行继发性高血压相应原发疾病的确诊工作。

（一）总体诊断程序

　　具体继发性高血压均有独特的诊疗程序，应培养各级医疗机构特别是广大乡镇与社区医疗机构的医生，树立继发性高血压总体的诊断程序（表 5-22-4）。

表 5-22-4　继发性高血压原发疾病诊断程序

步骤	依据	特定人群
1 重视筛查	警惕性高，相应知识丰富	代谢综合征、顽固性高血压、波动大的血压、心血管病情重，有发热、夜尿增多、乏力等
2 寻找依据	症状、体征、实验室检查	做过检查（体检就诊）的人有实验室检查结果所有高血压均可有症状、体征
3 确定对象	找到依据组合、分析	拟定某一种疾病的人
4 定性诊断	可疑对象定性特殊检查结果	确定对象
5 定因诊断	继发性高血压原发疾病原因	定性诊断的患者
6 定位诊断	影像学资料等	定性诊断的患者

　　嗜铬细胞瘤的临床表现具有多样性、易变性和突发性，给诊断带来很大困难，下文以嗜铬细胞瘤为例介绍继发性高血压诊断程序。

　　（1）可疑对象的确定。可疑对象的典型症状，为便于记忆，提出 6 个 "H" 描述。6 个 "H" 包括：高血压（hypertension）、头痛（headache）、心悸（heart consciousness）、高代谢状态（hypermetabolism）、高血糖症（hyperglycemia）、多汗（hyperhidrosis）。

（2）定性检查。定性诊断的指标包括血尿儿茶酚胺（CA）浓度的测定。

1）影响 CA 测定的因素：含 CA 的药物，如去甲肾上腺素、肾上腺素、左旋多巴及甲基多巴；影响 CA 含量的药物，如拉贝洛尔、四环素、红霉素及氯丙嗪；含荧光影响 CA 测定的药物，如奎宁及哌替啶；突然停药引起 CA 升高的药物，如可乐定；引起 CA 增高的食品，如酒类。

2）一次或几次血浆 CA 浓度正常不能除外嗜铬细胞瘤的可能：有报道称，诊治的已被证实的 45 例嗜铬细胞瘤中有 3 例血 CA 属正常范围，手术后肿瘤的病理及肿瘤组织的生化测定均证明为嗜铬细胞瘤。

3）一次升高的血 CA 不能肯定嗜铬细胞瘤的诊断，如精神紧张、心绞痛等均可引起血 CA 的增高，肾功能不全可影响血 CA 的排除，使血 CA 增高而出现假阳性，故嗜铬细胞瘤不发作时的血 CA 增高比发作时血 CA 增高更具有诊断价值。

（3）病因分类。嗜铬细胞瘤有良性和恶性之分，从部位来看又分肾上腺髓质和交感神经节来源。

（4）定位诊断。CT 在双肾上腺部位及腔静脉分段取血查 CA 的峰值部位呈阴性结果时，不能排除肾上腺外嗜铬细胞瘤的诊断，须进一步行 131I-MIBG 显像检查。

放射性 131I-MIBG 显像对多发、体积较小及恶性转移的嗜铬细胞瘤尤其适用，准确性高于 CT，而当有阳性发现时再用 CT 显像观察其解剖部位及与周围脏器的关系，以利于手术的定位。

（二）继发性高血压诊断的本质与内涵

1. 明确病变与血压的关系

如果没有进一步明确病变是否与高血压有关，就进行盲目的手术治疗，无疑会对患者造成很大的损伤。笔者曾遇到过为数不少的肾上腺增粗的高血压患者，对其进一步检查，发现患者的肾素、醛固酮等并无异常，即其增粗的肾上腺并没有功能，而在其低盐检查的过程中却意外发现患者的血压对低盐特别敏感，从而更支持原发性高血压的诊断。所有继发性高血压的重要特点之一是高血压本身，这也是原发性高血压的主要特点，因此对任何继发性高血压患者的鉴别诊断须考虑原发性高血压的可能，对原发性高血压的诊断必须建立在排除继发性高血压的基础上。

2. 材料搜集认真，检查结果准确

（1）必须仔细认真收集临床资料（包括病史、体检），如针对夜尿增多症状要问清楚白昼小便的次数及每次小便的量，才能真正判断夜尿是否增多。

（2）常规化验、生化实验数据及某些特殊检查的具体要求必须做到客观准确，临床上应避免对实验结果造成影响的因素。另外，需认真确定有关生化试验的正常值，为准确起见，各个实验室应自己测定正常值范围，这样可避免一些试剂及其他条件带来的误差。

3. 保护患者利益为根本

（1）尽量从病史中寻找临床线索：如发现血压升高之前患者有无感冒、发热、咽痛及血尿、水肿等诱因。有无继发性高血压常见症状和体征。既往诊疗过程中对各类降压药物的反应情况如何，如对 ACEI 或 ARB 效果好，要想到肾动脉狭窄等肾血管性高血压的可能；对 α 受体阻滞剂效果好，要想到嗜铬细胞瘤的可能；既往使用各种降压药均有效，只因未长期坚持治疗而出现血压波动或降压效果差，则要想到原发性高血压的可能等。所以通过详细询问病史，就能从中发现很多相关的临床线索，且减少患者遭受的痛苦，从而从根本上保护患者的利益。

（2）尽量阅读、分析患者既往的检查资料，寻找相关临床线索：如低钾要想到原发性醛固酮增多症，动态改变的血钾正常低值同样也具有提示意义，应系统查看和认真分析患者既往的检查资料。

（3）检查适可而止：这是刚开始从事继发性高血压诊疗工作，特别是基层医疗机构医生要注意的。如果对所有高血压患者都进行继发性高血压的全面排查，势必会造成医疗资源的严重浪费，对患者也会产生不利影响。为此，建议对临床特点比较典型的继发性高血压患者做系统检查，其他大多数患者可行一般检查，避免过度和一些不必要的检查；避免不对患者的病情进行分析就直接给患者做含 X 线的检查，如头痛就直接给患者做头颅 CT 等，心脏不舒服就直接给患者做冠状动脉 CTA 等；避免为了诊断而在短期内重复给患者做相同的检查。

（4）检查矛盾时学会抓重点：当通过病史和化验数据提示患者肾功能已处于临界状态，但根据患者的病情又需要做多项含造影剂的检查时，则选择最有意义的检查做，如当怀疑患者有肾动脉狭窄同时又怀疑冠状动脉狭窄的情况下，可以在给患者做冠状动脉造影的同时，顺便检查其肾动脉，以尽量减少或避免对患者的身体造成损害。

（5）重视随诊观察：如患者经系统检查未发现异常而一时诊断不清时，可先控制血压并进行密切随诊。

（余振球）

第二十三章 高血压患者心血管疾病的发现

高血压最大的危害是会导致患者心脑肾损害和心血管疾病，发现高血压患者的心血管疾病是高血压分级诊疗工作的重要内容。乡镇与社区医疗机构的医生要及时发现和处理心脑肾损害与早期心血管疾病，预防终末期心血管疾病的出现，改变患者病程进展，真正实现高血压分级诊疗的根本目的。

因此，实际诊疗工作中，秉持大高血压学理念，在诊治高血压患者时应注意其心血管疾病的发现与处理。本章只介绍发现心血管疾病的方法，具体各种心血管疾病的诊疗请参考相应的著作或指南。

一、重视高血压患者心血管疾病诊断

（一）高血压与心血管疾病的关系

1. 高血压是心血管疾病发生的原因

高血压在动脉粥样硬化的发生、发展中扮演着重要的角色：增加血管内皮的通透性，延长脂蛋白与血管壁的接触时间，使内皮依赖的血管舒张性降低等。当高血压合并血脂异常、高血糖、吸烟和肥胖等危险因素时，会进一步加速动脉粥样硬化的发生和发展。在我国，高血压是人群发生心血管疾病特别是脑卒中的首位危险因素，血压自 115/75mmHg 开始，每增加 20/10mmHg，心血管疾病死亡率就增加 1 倍。

2. 高血压是心血管疾病发作的诱因

在斑块破裂或斑块糜烂基础上形成的叠层血栓往往会导致致命性心血管事件的发生（如急性冠脉综合征、脑卒中等）。当血压过高特别是清晨血压升高时，斑块容易破裂。出现心血管疾病的血压晨峰相关机制为：清醒前后，交感神经系统活性迅速增加，外周血管阻力及心排血量增加，肾素-血管紧张素-醛固酮系统激活，儿茶酚胺释放，血管收缩，血压升高，血管腔内压力骤变。连续 24h 测量血小板活性发现，清晨 6：00～9：00 血小板聚集力明显升高。清晨血压升高与二磷酸腺苷（ADP）诱导的血小板聚集和自发性血小板聚集增加有关。相反，血组织纤溶酶原激活物和血组织纤溶酶原激活物抑制因子-1 活性下降，使血组织纤溶酶原的作用下降，从两个方面促使清晨血液呈高凝状态，促进血栓形成。

3. 血压波动是心血管疾病发作的表现形式

当心血管疾病发作时，稳定的血压会变得不稳定。这是由于心血管疾病发作致使心血管活性物质改变，导致血压的波动变化，这种变化往往先于传统的临床症状而出现。如有些患者在短暂性脑缺血（TIA）发作时，先有血压波动，后有神经系统症状。当心血管疾病发作时，如肾动脉狭窄时肾素-血管紧张素-醛固酮系统激活，血压难以控制。因此，关注血压变化就能及时发现心血管疾病发作的线索。

（二）发现高血压患者心血管疾病的常规流程

高血压引起心血管疾病有一定的发生、发展过程。心血管疾病可以是单个脏器，也可以是几个脏器同时发生病症。由于高血压的病因不同，患者病情不一，靶器官损害和心血管疾病的程度也有所不同。一般来说，缓进型高血压患者 10～20 年出现靶器官损害和心血管疾病，急进型高血压或恶性高血压患者在 1～2 年内就可以产生严重的靶器官损害和各种心血管疾病。检查高血压患者是否有心血管疾病是高血压诊疗中必需的流程。

1. 分析危险因素

美国弗莱明翰心脏研究首次提出心血管疾病危险因素的概念，并在此基础上创立了心血管疾病危险因素与冠心病发病危险的预测模型，筛选出具体危险因素及评分，根据胆固醇水平和非胆固醇因素计算未来十年个体冠心病发生的概率。非胆固醇因素包括高危因素、主要危险因素和其他因素。

（1）高危因素：糖尿病，已经具有冠心病的证据，心脏以外的动脉已经发生动脉硬化等。

（2）主要危险因素：男性＞55 岁、女性＞65 岁、吸烟或被动吸烟、高血压、糖耐量受损、血脂异常、早发心血管疾病家族史、肥胖、血同型半胱氨酸升高的人。

危险因素越多、越严重、时间越长，发生心血管疾病的风险越大。

在临床上，典型的冠心病心绞痛症状容易引起医生的重视，患者更易得到及时诊治。而非典型心绞痛容易误诊及漏诊。临床研究发现，在同一胸痛特征分组中，危险积分得分越高，冠心病可能性越大，年龄越小，危险因素作用越突出；同一性别及年龄段分组中，胸痛症状越不典型，冠心病可能性越低，但随着年龄增加，胸痛症状越来越不典型。因此，具有多种心血管疾病危险因素的患者在出现胸痛时，无论症状是否典型，均需高度怀疑冠心病。

而具有多种心血管疾病危险因素的患者，在冠状动脉已严重狭窄甚至闭塞时，有时可能没有明显的症状。因此，分析高血压患者合并的心血管疾病危险因素是至关重要的，这是发现心血管疾病的基础。

2. 重视自觉症状

早期单纯高血压患者以自觉症状少而轻为临床特点，部分患者没有任何临床症状，而是在出现严重心血管疾病症状时就诊。

当高血压患者出现夜间尿频、多尿、尿色清淡时，应考虑可能出现肾小动脉硬化、肾功能减退。

当高血压患者渐进性地出现一侧肢体活动障碍，并伴有麻木感，甚至肢体麻痹时，应考虑可能出现脑血栓形成。

当高血压患者出现心慌、气短、胸闷、下肢水肿，甚至伴有心前区疼痛时，应考虑可能出现心脏损害，可能并发左心室肥厚甚至心力衰竭、冠心病等。

笔者查房时遇到一患者，52 岁男性，为搬砖工人，搬砖时出现心前区牵扯样疼痛，休息数分钟缓解。这位患者对自己身体十分重视，出现一次症状后便没有再搬砖，而是至医院就诊，结果行冠状动脉造影提示冠状动脉 3 支病变，其中左回旋支狭窄 50%～80%。

有些患者可能没有典型的症状，需要医生从其他的表现中发现蛛丝马迹。如一位老年患者是当地的"活跃分子"，喜爱参加各种活动。而就诊前半个月，变得不爱出门，也不参加活动。家属并未重视，却不知，这位老人是"犯病"了，"心力衰竭"了。并非所有心力衰竭、冠心病患者都会出现胸痛、胸闷、呼吸困难等典型表现，因器官、组织灌注不足或冠状动脉供血不足，患者可仅表现为乏力、疲倦、活动耐量下降等。

上述不同症状的出现，对判断哪个靶器官系统出现损害和相关疾病具有重要意义，早期识别有助于采取有效措施，防止病情进一步恶化。

3. 关注异常体征

原发性高血压早期，部分患者除有心率增快外，并无其他异常体征。当出现心血管疾病时，临床上可有异常体征出现。因此，高血压患者要定期进行体格检查，只有这样才能及时发现心血管疾病。

常见心脏异常表现为：心尖搏动向左移位，心前区有抬举样搏动，心浊音界向左下扩大，主动脉瓣听诊区第二心音亢进，严重时呈金属音，心尖部第一心音增强，二尖瓣和主动脉瓣听诊区有 2/6～3/6 级粗糙的收缩期吹风样杂音等。上述心脏的阳性体征大多提示高血压已并发主动脉硬化和左心室扩大。还有的患者心率增快伴有肺动脉瓣听诊区第二心音亢进，部分患者心尖区闻及舒张期奔马律，这表明已发生心力衰竭。

　　高血压患者动脉硬化的常见阳性体征有：耳垂折痕阳性、毛细血管搏动征、无脉症和间歇性跛行等。

　　有的患者并发动脉粥样硬化时，在相应的部位可闻及动脉杂音，提示动脉已发生局限性狭窄或扩张，常见于高血压患者发生肾动脉狭窄、锁骨下动脉狭窄和腹主动脉瘤。

　　识别这些心血管的异常体征，是发现高血压靶器官损害和心血管疾病的重要方式。

4. 运用辅助检查

　　按照高血压科疾病诊疗规范，应对高血压患者进行常规检查。其目的之一就是发现患者已存在的靶器官损害和心血管疾病，如肾功能损害患者可有蛋白尿、血肌酐升高等。心脏损害患者心脏超声可发现室间隔增厚、左心室射血分数下降等。除常规检查外，对于有相应心血管疾病症状和（或）体征的患者，应对所怀疑疾病给予相应的进一步检查，直到诊断明确。

（三）识别心血管疾病的特殊表现形式

　　除了典型的临床症状和（或）体征，有些患者的心血管疾病常以特殊的形式表现出来，各级医生也要注意识别。而不管是典型还是特殊的临床表现，对心血管疾病危险因素的分析都是识别心血管疾病的基础。

1. 血压变化

　　（1）血压波动大。血压波动增大容易导致心血管疾病。血压增高是急性缺血性脑卒中发生和病情加重的独立危险因素。夜间血压下降缓慢、勺形消失、血压节律紊乱是发生和加剧急性缺血性脑卒中的重要原因。研究验证，血压变异性为高血压患者靶器官损害的一个独立危险因素。血压波动范围收缩压大于 40mmHg，舒张压大于 20mmHg 时，冠心病、脑卒中等心血管事件发生率明显增加。血压波动增加可导致心脏、大血管内皮损伤，促进动脉粥样硬化发生，导致血管管壁增厚，从而影响心脏泵血功能。大脑血管通过自动调节机制维持供血的稳定，血压波动增加易造成大脑灌注不足或大脑动脉痉挛，最终导致大脑缺血、萎缩及认知功能受损等。颈动脉硬化和狭窄也可影响大脑血流供应，增加缺血、缺氧性脑病的发生。

　　脑血管病发作时常出现应激性高血压。应激性高血压是指患者既往无高血压病史，脑血管病发作时血压升高，平均血压高于 160/95mmHg，或者患者既往有高血压病史，发病时血压较基础血压升高 10% 以上。应激性高血压的原因尚不完全清楚。在脑血管病发作的急性期，由于应激反应引起的交感神经-肾上腺系统激活，儿茶酚胺类物质分泌增多，引起全身动脉血管收缩，心率加快，心肌收缩力增强，导致血压增高。在脑血管病急性期也可能存在血压调节失常，导致一种非对称的反射性血压升高。

（2）顽固性高血压。肾动脉狭窄、主动脉缩窄等是继发性高血压的原因，主要表现为居高不下的、持续性加重的高血压。血管狭窄均由先天性和后天炎症或动脉粥样硬化等引起血管供血不足，从而引起供应器官缺血，激活肾素-血管紧张素-醛固酮系统，导致血压升高。肾血管性高血压多表现为持续加重的血压升高，并伴有肾功能的损害。血压持续升高会导致靶器官的损害，血压不可逆转的升高。肾血管性高血压占高血压的 1%～8%。目前，经皮肾动脉介入治疗技术纯熟。只有及时恢复动脉血流供应，保护肾脏，才能做到长久治愈。心血管疾病发作引起的应激反应也可表现为顽固性高血压。心血管疾病发病后引起的血压升高，在原发疾病未被注意时，血压居高不下就成了患者最主要的症状。因此，提倡病因治疗才是对高血压治疗的关键。

2. 无症状肾脏损害或疾病

高血压患者长期血压控制不佳，会导致慢性肾功能损害。主要以尿微量白蛋白增多、夜尿次数增加、肌酐缓慢增高为表现。肾脏有着丰富的血管，极易受到高血压的损害。正常的肾功能对于维持血压的稳定有着重要作用。肾功能一旦受损，将使高血压加重，高血压又进一步加重肾损害，如此形成恶性循环。在肾脏损害早期，由于肾脏强大的代偿功能，患者不会出现明显的蛋白尿或者是肌酐、尿素氮显著升高，而是以夜尿增加、尿微量白蛋白增多等形式表现出来。高血压肾损害的机制和血压的机械损害、肾素-血管紧张素-醛固酮系统激活、肾脏降压激素分泌减少等因素有关。

肾病如 IgA 肾病没有明显的临床表现，但随着疾病的进展可能会形成较严重的肾损害和肾性高血压。IgA 肾病是全球最为常见的原发性肾小球肾炎，临床表现异质性大，轻者表现为无症状性镜下血尿，重者可快速进展为肾衰竭，而大多数患者临床表现为缓慢进展的肾功能不全。其共同表现为电镜下有肾小球系膜区颗粒状高电子致密物 IgA 及 C3 为主的免疫复合物沉积。目前 IgA 肾病中无明显肾功能损害患者是否需要治疗是有争议的，但是伴有高血压的 IgA 肾病患者可优先选用血管紧张素转换酶抑制剂或血管紧张素 II 受体阻滞剂以减少尿蛋白和保护肾功能。

无症状高尿酸血症对肾脏也有损害。高尿酸血症是长期嘌呤代谢障碍致尿酸生成增多及（或）尿酸排泄减少所致的一种代谢性疾病。早期，人们认为高尿酸血症对人体的危害主要通过引起痛风性关节炎和尿酸盐结晶致肾损伤。近年来，一些大规模、前瞻性研究结果表明，血尿酸升高与肾脏疾病、动脉粥样硬化程度及冠心病、心肌梗死、原发性高血压、脑卒中、总心血管事件的发生率、死亡率和总死亡率等呈独立正相关，不依赖于一些常见的心血管疾病危险因素及肾损害指标。高尿酸血症在高血压患者中患病率达 14%，高血压患者多有代谢综合征，嘌呤摄入量较普通人群大。高血压患者肾损害及利尿剂等药物应用致尿酸排泄减少，会导致高血压患者中高尿酸血症者明显增加。

高血压患者中患心血管疾病者比例高、症状多，对此均强调早发现、早诊断、早干预。在快速发展、节奏加快、很多心血管疾病危险因素没有得到控制的今天，心血管疾病等慢病成为居民死亡的第一原因。要辨别假性心血管疾病患者，又不遗漏隐藏的真性危险患者，既对临床提出了更高的要求和挑战，又是高血压分级诊疗实践中必须重视的重要环节。

二、发现早期心血管疾病

冠心病首发临床症状是猝死、急性心肌梗死和不稳定型心绞痛。70%以上心肌梗死者，在发病前冠状动脉狭窄程度在 70%以下。冠状动脉内一个斑块破裂，激活凝血机制，形成新鲜大血栓阻塞冠状动脉，造成上述结果。认识到这几点，并采取积极措施，可有效控制终末期心血管疾病。

只有认识到"早期心血管疾病"，才能帮助人们认识心血管疾病的发生过程。笔者 2013 年就在《高血压科疾病诊疗规范》（第三版）中对早期心血管疾病概念和发生机制研究进行了论述，之后着眼于在高血压患者中及时发现早期心血管疾病患者，提出了全面的诊疗思路，希望引起广大医务工作者和居民对可能发生致命性心血管疾病临床事件高危人群的重视，以采取早期干预措施。

早期心血管疾病是针对高血压患者合并多种心血管疾病危险因素和（或）靶器官损害、无明显心血管疾病症状的高危险人群提出的概念。这个概念着眼于疾病发生的过程，即具有多重危险因素的高血压患者，在没有典型心血管疾病临床表现或者没有找到客观心血管疾病证据时，称为早期心血管疾病阶段。

以冠心病急性心肌梗死为例，就不难理解早期心血管疾病的发生。正常情况下，冠状动脉储备非常充足，只有当冠状动脉管腔狭窄至 70%以上才会严重影响心肌供血，此时患者才会表现出典型心绞痛症状，而当狭窄至 100%时就会出现心肌梗死。

若管腔狭窄至 50%～70%也会出现与活动量相关的不适感觉。而临床中管腔狭窄<50%的冠状动脉粥样硬化患者，平时不会表现出任何不适。但由于基础病变——动脉粥样硬化的存在，当出现斑块破裂、新的血栓形成可阻塞冠状动脉致急性心肌梗死发作。所以，冠状动脉狭窄 100%时出现心肌梗死，也就是终末期心血管疾病，而<50%的冠状动脉狭窄为早期心血管疾病。

我国高血压患者心血管疾病危险因素不断增加。1992 年中国多省市心血管疾病队列研究（CMCS）显示，高血压患者至少合并 1 个心血管疾病危险因素者占 76.4%，其中≥3 个者占 13.4%。而 2009 年 CONSIDER 研究显示，高血压患者合并危险因素者占 96.6%，其中≥3 个危险因素者占 45.1%，合并多危险因素患者较前明显增加，如图 5-23-1 所示。

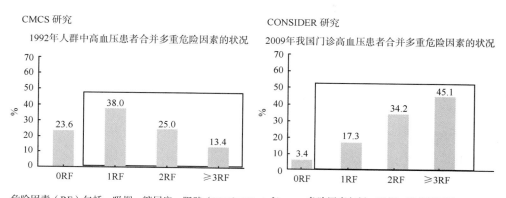

CMCS 研究
1992年人群中高血压患者合并多重危险因素的状况

CONSIDER 研究
2009年我国门诊高血压患者合并多重危险因素的状况

危险因素（RF）包括：吸烟、糖尿病、肥胖（BMI≥28kg/m²）、低HDL-C（HDL-C＜40mg/dl）、高TC（TC≥240mg/dl）

危险因素包括：吸烟、脂代谢异常、糖代谢异常、肥胖、缺乏体力活动

图 5-23-1　1992 年、2009 年高血压合并危险因素人群比例

在高血压患者中，有些因素会产生协同作用，如吸烟有致动脉粥样硬化的作用，而血脂异常（尤其低密度脂蛋白升高）是动脉粥样硬化发生发展的关键因素。在没有症状发生以前，患者是"健康"的人，可以正常生活工作。而一旦沉积在血管壁的不稳定斑块突然破裂导致栓塞，就会发生心肌梗死或者脑梗死，迅速夺走患者的生命。

同样，高血压合并动脉粥样硬化患者突发脑梗死的机制也是如此。这里看似"健康"的人就是我们提到的早期心血管疾病高发人群。

早期心血管疾病的诊断实际上是分析心血管疾病危险因素。心血管疾病危险因素越多，高血压患者心血管疾病风险越高。临床中在患者典型症状出现前，我们应该结合危险因素进行分析。常见心血管疾病危险因素中以吸烟影响最为严重。高血压合并糖尿病患者应该予以高度重视。

图 5-23-2 是一项前瞻性队列研究：包括 42 765 名高血压患者和 22 147 名正常血压无心血管疾病危险因素（RF）对照者，随访近 20 年，评价危险因素与心血管疾病风险间的关系表明，心血管疾病危险因素越多，心血管疾病存活率越低。

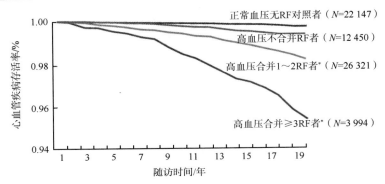

图 5-23-2　高血压患者心血管疾病危险因素与心血管疾病存活率的关系

*与正常血压无 RF 对照者相比，$P<0.01$

　　怀疑有早期心血管疾病的患者，一定要及时改掉不健康的生活方式，特别是立即戒烟、限酒等。同时要及时就诊，严格控制高血压、高血脂、高血糖等，以扼制心血管疾病，特别是猝死的发生。

（余振球）

第二十四章 原发性醛固酮增多症的分级诊疗建议

原发性醛固酮增多症（简称原醛症）是指肾上腺皮质分泌过多醛固酮导致潴钠排钾、血容量增多、血浆肾素分泌受到抑制，从而导致低肾素水平、高醛固酮，部分患者伴低血钾。患者可有高血压伴头痛、心悸、乏力、夜尿增多等典型症状。过去诊断原醛症的条件是，高血压伴低血钾、血浆肾素活性低和影像学发现患者有肾上腺腺瘤或增生，因此在高血压患者中原醛症占同期高血压患者的比率为0.5%～2%，原醛症长期被认为是高血压的少见病因。现在由于人们的重视，特别是原醛症新的诊断标准的推出，血钾和肾素-醛固酮成为高血压患者常规检查项目，使原醛症的患病比率占同期高血压人群的10%以上，也使原醛症成为继发性高血压常见病因。因此，高血压分级诊疗必须重视原醛症的诊疗问题。

一、原发性醛固酮增多症的诊疗内容

（一）基础知识

1. 常见病因分类

（1）醛固酮瘤，又称 Conn 综合征，占原醛症的 35%。以单一腺瘤最多，双侧或单侧多发型腺瘤占这一类型的 10%。醛固酮瘤体积一般较小，肿瘤包膜完整，边界清楚，富含脂质。切面呈金黄色，直径多为 1～2cm。

醛固酮瘤患者其生化异常，即临床症状较其他类型原醛症明显，易于为基层医生发现与诊断。

（2）特发性醛固酮增多症（简称特醛症）。为双侧肾上腺皮质球状带增生，可为弥漫性或局灶性。增生的皮质可见微结节和大结节。立位试验时患者对肾素-血管紧张素的反应增强，患者取站立位时即可使醛固酮增多。

（3）单侧肾上腺结节增生性原醛症。其特点为单侧肾上腺结节样增生，临床特点、血压水平、低血钾程度、醛固酮水平、靶器官损害如左心室肥厚发生情况介于醛固酮瘤及特醛症之间。手术治疗效果好，手术后化验检查（血钾和醛固酮）

可恢复正常，血压明显改善甚至恢复正常。

（4）家族性醛固酮增多症Ⅰ型（糖皮质激素可治性醛固酮增多症）。肾上腺呈大小结节性增生，其血浆醛固酮浓度与促肾上腺皮质激素（ACTH）的昼夜节律平行，使用生理替代性的糖皮质激素数周后，可使醛固酮分泌量、血压、血钾达到正常范围，大多于青少年期起病，有家族性，以常染色体显性方式遗传。

（5）醛固酮癌。极少见，为分泌大量醛固酮的肾上腺皮质癌，还可分泌糖皮质激素、雄激素等。肿瘤体积大，直径多在5cm以上，切面常显示出血、坏死。

2. 发病机制

原醛症一系列的病理生理变化均由超生理需求量的醛固酮所致，醛固酮增加直接为潴钠排钾，即促进肾脏远曲小管钠离子重吸收增加与钾离子排泄增加。由于体内钠潴留，血容量增加。

原醛症患者肾远曲小管内钠离子被重吸收后，肾小管腔内液的电离子呈负性状态，此时肾小管细胞内的阳离子 K^+ 和 H^+ 随着电化学梯度被分泌至小管腔内液中，而随尿液排泄。所以原醛症患者会出现严重低血钾。

原醛症时醛固酮增多，体内钠增多，血容量增加，抑制肾素-血管紧张素的形成，形成特征性的高血压、高醛固酮、低肾素综合征。这种低肾素现象，不被直立、低盐和排钾利尿剂所激发。

3. 临床表现

原醛症患者的高血压是由于醛固酮大量分泌，导致血容量增加，同时伴有血钾低，因此其临床表现主要有高血压症候群、低钾症候群等。

（1）高血压症候群。这是最常见的症状，常为轻、中度血压升高，患者可有高血压导致的症状，如头痛、胸闷、乏力、失眠、多梦等。常用降压药对其效果比原发性高血压要差，个别患者呈难治性高血压。患者靶器官损害和心血管疾病比原发性高血压患者要重。

（2）低钾症候群。表现为肌无力或周期性瘫痪，血钾越低，肌肉受累越重，常见诱因为劳累或服用氢氯噻嗪或饱餐后。麻痹多累及下肢，只有严重时才累及四肢。罕见呼吸吞咽困难。有的患者肢端麻木、手足搐搦。在低钾严重时，由于神经肌肉应激性降低，手足搐搦可较轻或不出现。而在补钾后手足搐搦变得明显。

（3）头痛。这是原醛症患者血容量增多引起颅内压增加所致，这种头痛为持续性胀痛。与单纯原发性高血压相比，没有早晨6～8点和下午6～8点明显的规律变化。

（4）夜尿增多。这是由于大多数原醛症患者醛固酮白昼分泌增加，钠水潴留，白天尿减少，但白天代谢所产生的和白天所饮用的水在体内不能排出，夜间醛固酮分泌减少后，白天积攒的水和钠自然排出体外。另外，原醛症患者易发生肾功能受损，也会出现夜尿增多。慢性失钾致肾小球上皮细胞呈空泡变形，浓缩功能减退，伴多尿，尤其夜尿增多，激发口渴、多饮。

另外，儿童患者有生长发育障碍，与长期缺钾等代谢紊乱有关。缺钾时，胰岛素的释放减少且作用减弱，可出现糖耐量减低。

（二）诊断

首先明确对原醛症的诊断，是高血压患者系统规范诊疗工作的一部分。但是，不能为了筛查原醛症而过度给患者检查，特别是检查时忽略了患者已存在的严重心血管疾病，这是非常危险的。既不能对高血压患者均怀疑原醛症，也不能对原醛症症状明显者还按原发性高血压诊治；既不能发现高血压患者且怀疑有肾上腺占位或结节样增生就肯定原醛症而给患者手术治疗，也不能对临床表现典型者，特别是伴严重低血钾者不积极主张手术治疗，延误患者的病情。

1. 常规检查

常规检查是指高血压患者就诊时必须接受的检查，在这些检查中可以发现一些线索，为原醛症筛查提供依据。

（1）尿液检查。原醛症患者常易并发尿路感染，尿蛋白增多，少数发生肾功能减退。

（2）生化检查。首先是发现血钾低，对于血钾低者要分析原因，首先排除胃肠道疾病和饮食控制的血钾低，还要排除利尿类降压药（包括含有利尿药成分的混合制剂）引起的血钾低。还要考虑到其他疾病，如甲亢、肾动脉狭窄等。但原醛症引起的血钾低往往比较严重，如果原醛症患者使用了排钾利尿剂后，这种血钾低更明显，即使停用排钾利尿剂后也很难恢复。

（3）糖代谢异常。这是由于缺钾时胰岛素的释放减少和作用减弱，使患者出现糖耐量低下、空腹血糖受损甚至糖尿病等。

（4）血肾素水平低，醛固酮高。其机制已如前述，现在已把血浆肾素和醛固酮检查列为高血压患者的常规检查项目，其结果可算出醛固酮和肾素的比值，所以为各级医疗机构特别是基层医疗机构发现原醛症可疑患者提供依据。

（5）心电图。①心电图呈低血钾图形：Q-T 间期延长，T 波增宽、降低或倒置，U 波明显，T 波、U 波相连，呈驼峰状。②心律失常：较常见者为阵发性室上性心动过速，最严重时可发生心室颤动。

原醛症的诊断包括原醛症筛查、原醛症确诊和分型诊断。

2. 原醛症筛查

必须明确做好原醛症患者的筛查工作，主要包括：确定筛查对象和完成相应的检查。前者是前提，后者是手段，目的是找出高度怀疑原醛症者。

（1）确定筛查对象。对于有前述原醛症典型临床表现者，或高血压患者常规检查有特殊发现，特别是基础肾素水平低者，应列入筛查对象。对于顽固性高血压、波动大高血压、靶器官损害或心血管疾病严重的高血压患者，无高血压家族史或有原醛症家族史的高血压患者，或高血压患者中发现肾上腺意外病变者也应列入筛查对象。

早期原醛症诊断是依据患者有高血压同时存在低钾血症，所以血钾低被认为是原醛症最典型的表现。但最近研究表明，有半数以上原醛症患者并无血钾低，因此血钾正常范围者不能排除原醛症。同样血钾低者也可能因为其他原因引起。总之，筛查原醛症患者不要受到血钾水平的限制。

（2）筛查指标与标准。目前血浆醛固酮/肾素浓度比值（ARR）已被证实是最佳的检出试验，被推荐为最有价值和最可信的原醛症筛查指标。当醛固酮单位为 ng/dl（1ng/dl=27.7pmol/L，1ng/dl=10pg/ml）时，最常用的切点是 30；当醛固酮单位为 pmol/L 时，最常用的切点是 750。也有中心强调 ARR 阳性同时满足血醛固酮水平升高（醛固酮＞15ng/dl），以提高筛查试验的敏感性和特异性。

醛固酮常用单位为 ng/dl。肾素采用血浆肾素活性（PRA）和血浆肾素浓度（DRC）表示：PRA 常用单位为 ng/（ml·h）[1ng/（ml·h）=12.8pmol/（L·min）]；而 DRC 常用单位为 mU/L；PRA 和 DRC 的换算关系是 1ng/（ml·h）=8.2mU/L。

（3）试验操作。测定 ARR 应上午 8：00～10：00 站立 2h 为佳，抽血前应坐位 5～15min 后进行，试验前不应限制患者盐的摄入量。应使用同时采集的标本测定血浆醛固酮浓度和肾素活性或浓度测定血标本。为了取得可靠、较稳定的结果，受试者需接受以下准备。

1）补充钾盐，使血钾达正常范围。因低血钾使醛固酮分泌受抑制。

2）影响醛固酮及（或）血浆肾素活性药物的调整。一些药物可影响 ARR 测定的结果，盐皮质激素受体拮抗药，如螺内酯和保钾利尿剂阿米洛利在测 ARR 前需停用 6 周以上。其他对 ARR 测定有影响的药物包括血管紧张素转换酶抑制剂、血管紧张素 II 受体阻滞剂、β 受体阻滞剂、钙拮抗剂、利尿剂、雌激素、非甾体类抗炎药等停用 2 周以上。对于轻度高血压患者，可视情况暂停上述有关降压药，对中度、重度高血压患者，停药有一定危险性，可将原用降压药改为对 ARR 影响小的非二氢吡啶类钙拮抗剂，如维拉帕米和（或）α 肾上腺素能受体阻滞剂。

如果患者有心血管疾病，必须按心血管疾病用药，为保证患者的安全不能先停药，等心血管疾病稳定后和相应专科专家讨论服药和检查问题。

3. 确诊试验

应用 ARR 方法筛查出来的、高度怀疑原醛症的患者，必须接受确诊试验，才能最终决定原醛症的诊断，并依据这些诊断选择药物治疗还是手术治疗。2016 年原发性醛固酮增多症专家共识推荐的 4 种原醛症确诊试验（表 5-24-1）可供各级医疗机构医生参考。鉴于目前基层医疗机构的实际情况，常用的是前两种。

表 5-24-1　原醛症确诊试验

试验	方法	结果判断	点评
生理盐水输注试验	试验前必须卧床休息 1h，4h 静滴 2L 0.9%生理盐水，试验在早上 8：00～9：00 开始，整个过程需监测血压和心率变化，在输注前及输注后分别采血测血浆肾素活性、血醛固酮、皮质醇及血钾	生理盐水试验后血醛固酮＞10ng/dl 原醛症诊断明确，＜5ng/dl 排除原醛症	生理盐水试验是目前国内比较常用的原醛症确诊试验，但由于血容量急剧增加，会诱发高血压危象及心功能衰竭，因此对于那些血压难以控制、心功能不全及低钾血症的患者不应进行此项检查。对于生理盐水试验的切点，国内外不同研究也有不同报道。目前比较公认的标准为生理盐水试验后血醛固酮大于 10ng/dl 原醛症诊断明确，如为 5～10ng/dl，必须根据患者临床表现、实验室检查及影像学表现综合评价。近年有报道称坐位生理盐水试验较卧位生理盐水试验诊断原醛症敏感性更高，高达 96%
卡托普利试验	坐位或站位 1h 后口服 50mg 卡托普利，服药前及服用后 1h、2h 测定血浆肾素活性、醛固酮、皮质醇。试验期间患者需始终保持坐位	正常人卡托普利抑制试验后血醛固酮浓度下降大于 30%，而原醛症患者血醛固酮不受抑制	卡托普利试验安全性更好，试验过程中不会造成血压突然上升或下降，同时由于卡托普利试验的结果与每日摄盐水平无关，对时间及花费要求更少，可行性更好，可以在门诊患者中进行。但卡托普利试验相对其他三项试验敏感性及特异性较低，并存在一定的假阴性，给临床诊断带来困扰。建议可在心功能不全、严重低血钾症及难以控制高血压患者中进行此项检查，以降低试验所致风险
口服高钠饮食	3 天内将每日钠摄入量提高至＞200mmol（相当于氯化钠 6g），同时补钾治疗使血钾维持在正常范围，收集第 3 天至第 4 天 24h 尿液测定尿醛固酮	尿醛固酮＜10μg/24h 排除原醛症，＞12μg/24h（梅奥医学中心）或 14μg/24h（克利夫兰医学中心）原醛症诊断明确	高钠饮食试验不宜在以下人群中进行：严重高血压、肾功能不全、心功能不全、心律失常、严重低钾血症
氟氢可的松试验	氟氢可的松 0.1mg q6h×4d，同时补钾治疗（血钾达到 4mmol/L）、高钠饮食（每日三餐分别补充 30mmol，每天尿钠排出至少 3mmol/kg），第 4 天上午10:00采血测血浆醛固酮、血浆肾素活性，上午 7：00 及 10：00 采血测血皮质醇	第 4 天上午 10：00 血浆醛固酮＞6ng/dl 原醛症诊断明确	氟氢可的松抑制试验是确诊原醛症最敏感的试验，但由于操作繁琐、准备时间较长，国内无药等原因，目前在临床很少开展

4. 原醛症分类

临床上常见原醛症主要分为五类，即醛固酮瘤、特发性醛固酮增多症、单侧肾上腺结节增生性原醛症、家族性醛固酮增多症Ⅰ型（糖皮质激素可治性醛固酮增多症）、醛固酮癌。因为对不同类型的原醛症患者所选择的治疗方案与方法是不一样的，所以对原醛症患者必须进行分型诊断。目前分型诊断的依据有影像学资料、双侧肾上腺静脉采血结果及基因检查等手段，本节只介绍前两种。

（1）CT 检查。肾上腺高分辨率 CT 检查对诊断醛固酮瘤有重要价值。一般各级医疗机构已列为首选检查。①醛固酮瘤常见的 CT 征象为一侧较小的低密度腺瘤，通常直径＜2cm。②特发性醛固酮增多症患者 CT 则可表现为正常、双侧增粗或双侧结节样增粗。③单侧肾上腺结节样增生，密度类似正常肾上腺或稍低。④皮质癌则更多表现为占位病变，直径＞4cm，且边缘不规则，此时应进一步检查。

（2）肾上腺静脉插管采血（adrenal venous sampling，AVS）检查。影像学检查在鉴别醛固酮分泌增加是单侧来源还是双侧来源，确定醛固酮瘤有无功能，确定特醛症等方面有一定局限性。AVS 检查最重要的是能确定原醛症有优势分泌，越来越多地用于上述情况的鉴别，确定治疗方案的治疗选择。

治疗方式选择和疾病转归及预后非常重要，AVS 检查后，对有优势分泌的单侧腺瘤或结节增生患者手术治疗可使手术患者的低血钾恢复正常，血压明显下降甚至完全正常。但是年龄小于 40 岁，肾上腺 CT 显示单侧腺瘤且对侧肾上腺未见异常，患者临床资料如血钾低典型者，确诊试验明显者可直接手术，不需要 AVS 检查。肾上腺手术高风险人群或患者明显拒绝手术者可先不做。

AVS 检查操作复杂，需到三甲医院专业高血压医疗机构进行，由专门人员操作，但广大从事高血压，特别是原醛症分级诊疗工作者要知道结果。AVS 检查结果的判断见表 5-24-2。

表 5-24-2　AVS 结果的判断

	静脉输注人工合成 ACTH	未用人工合成 ACTH 刺激	肾上腺静脉血醛固酮与外周醛固酮
优势侧切点醛固酮瘤或单侧增生	LI 为 4∶1	LI 为 2∶1	＞2.5
非优势侧切点（双侧肾上腺增生）	LI 为＜3∶1	LI 为＜1.5∶1	
不能确定	LI 为 3∶1～4∶1	LI 为 1.5∶1～2∶1	

注：LI，优势侧醛固酮皮质醇比值与非优势侧醛固酮皮质醇比值之比。

（三）治疗

原醛症患者的治疗方法分为四大类：一是针对原醛症本身的治疗，二是对患者存在的高血压的控制，三是给患者对症处理，四是对患者要进行随访。将这些内容归纳为表 5-24-3，帮助大家树立对原醛症患者整体治疗的观点，决不能简单理解为手术切除病变后高血压就得到了根治。

表 5-24-3　原醛症患者的处理原则与具体措施

1. 原醛症的治疗	其他降压药物
手术治疗	健康生活方式
醛固酮受体拮抗剂	3. 对症治疗与其他治疗
糖皮质激素	补钾治疗
阻断肾小管远曲小管上皮细胞钠通道的药物	对血糖异常治疗
ACEI 或 ARB	对症治疗
2. 抗高血压治疗	心脑肾保护
治疗原醛症的各种措施	4. 随访
兼有原醛症治疗效果的降压药物	非手术治疗者的随访
阻断肾小管远曲小管上皮细胞钠通道的药物	手术治疗者的随访
ACEI 或 ARB	

1. 原醛症的治疗

这里介绍手术治疗、醛固酮受体拮抗剂和糖皮质激素的应用，至于肾小管远曲小管上皮细胞钠通道阻断药物与 ACEI 或 ARB 在抗高血压药物部分介绍。

（1）手术治疗。手术治疗是指通过手术切除有功能的肾上腺腺瘤和单侧肾上腺结节样增生的病变部位。腹腔镜下单侧肾上腺切除术已广泛应用，在腹腔镜手术条件和技术还不成熟的医院，可能采用开放手术切除，而在技术和设备条件很先进的医院，也有用机器人手术切除的。

至于对残余肾上腺组织切除与否存在争论。主张切除者认为，原醛症患者病侧肾上腺会存在多发性病灶，而只单纯切除肿瘤或结节，可能存在遗留中的部分或包膜，造成术后复发。主张保留者认为：①原醛症患者会有双侧病变，只是某一侧先发生病变而接受手术治疗，对侧如果病变表现明显且需要手术时，在先手术侧还保留部分残余肾上腺组织，医生决定手术就容易些；②目前 AVS 检查还没有普及和推广应用，有的患者还是通过临床资料、确诊试验证据及影像学检查资料定性与定位诊断，保证不了手术切除的绝对正确；③为防止发生低醛固酮血症。

因此，具体采用全切还是保留残余肾上腺组织，要由有经验的高血压科和内分泌科医生提出建议，外科手术专家在术前决策，手术过程中以具体情况来判断。整个过程与手术后的残余肾上腺保留情况一定要让患者及其家属知晓，以便之后随诊时给临床医生提供调整治疗的依据。

术前主要是控制高血压、纠正低血钾和明确心脑肾的情况。如果患者低血钾严重，在服用安体舒通（螺内酯）的同时，可口服和（或）静脉补钾。一般术前准备时间为 2～4 周，对于血压控制不能达到正常者，要联合其他降压药物。由于高血压患者存在靶器官损害或心血管疾病风险大，因此要查清楚患者是否有心血管疾病并给予处理，以保证患者特别是老年患者的安全。

术后就可停用安体舒通，并逐渐停用静脉补钾，除非患者血钾＜3.0mmol/L，但应监测血钾、钠、氯与肾功能。术后要由有经验的高血压科医生调整降压药物。

术后几周内，由于对侧肾上腺抑制作用尚未解除，应提高钠盐补充，如果有明显低醛固酮血症的临床表现，结合实验室检查结果，需暂时服用氟氢可的松行替代治疗。

（2）醛固酮受体拮抗剂。原醛症相关专家共识对这类药物的应用做了明确规定，各级医疗机构可遵照执行。

1）安体舒通。属于醛固酮受体拮抗剂，起始治疗剂量为 20mg/d，依据病情逐渐增加剂量，最大剂量可达 100mg/d。开始服药后或每次调整剂量后每周需监测血钾，根据血钾水平进一步调整安体舒通剂量。如果单用安体舒通降压效果不好，或安体舒通剂量难以增加者，可加用其他抗高血压药物。

安体舒通的不良反应有如下两个方面。一是导致男性乳房发育并呈明显剂量相关性。二是高钾血症。为避免高钾血症的发生，肾功能不全 CKD 3 期［肾小球滤过率（GFR）＜60ml/（min·1.73m^2）］患者慎用。肾功能不全 CKD 4 期［GFR＜30ml/（min·1.73m^2）］及其以上者禁止服用。

2）依普利酮。是一种选择性醛固酮受体拮抗剂，不拮抗雄激素和孕激素受体，不会导致严重的内分泌紊乱。研究报道特醛症患者长期使用依普利酮可在有效控制血压的同时，尽可能避免诸如男性乳房发育等不良反应。依普利酮起始剂量为 25mg/d，由于其半衰期短，建议每天给药 2 次。

注意事项：肾功能不全 CKD 3 期患者慎用，肾功能不全 CKD 4 期及其以上禁止服用。

（3）糖皮质激素。主要通过抑制垂体 ACTH 分泌以减少醛固酮作用，建议服用长效或中效糖皮质激素，地塞米松起始剂量为 0.125～0.25mg/d，泼尼松起始剂量为 2.5～5mg/d，这两种药物均在睡前服用。

过量糖皮质激素治疗会导致医源性库欣综合征，影响儿童生长发育，建议使用最小剂量糖皮质激素使患者血压或血钾维持在正常范围，如血压控制不佳，可联合使用醛固酮受体拮抗剂或其他类型降压药物。

为方便理解，笔者将原醛症治疗的措施与适应证归纳为表 5-24-4。

表 5-24-4　临床常见四类原醛症治疗

	醛固酮瘤	单侧肾上腺结节增生性原醛症	特发性醛固酮增多症	家族性醛固酮增多症 I 型（糖皮质激素可治性醛固酮增多症）
手术治疗	首选治疗	首选治疗	—	—
依确诊试验诊断	<40 岁、对侧肾上腺无异常、临床典型	同左		
依 AVS 结果诊断	≥40 岁或对侧有增生或双侧肾上腺瘤	同左		
醛固酮拮抗剂	二线治疗	二线治疗	首选治疗	血压控制不好时可选用
安体舒通 　依普利酮	如果患者不能或不愿手术，只能依靠这类药物治疗，手术后血生化指标未完全改善者要加用，本治疗效果不好者尽量动员手术	同左		
糖皮质激素	—	—	—	首选治疗

2. 抗高血压治疗

如果原醛症诊断成立，即醛固酮分泌增加，患者水钠潴留明显，血压必然升高，为典型的继发性高血压。但是伴原醛症的高血压患者不一定只是单纯继发性高血压，可能同时存在原发性高血压。理由有两点：一是原发性高血压可以和继发性高血压合并存在；二是继发性高血压患者产生过量内分泌激素，作用于心血管系统，引起动脉硬化，外周阻力增加，即使继发疾病手术切除，外周动脉的这些改变短时内甚至长时间内难以消失，会导致血压升高。对这类患者治疗要突出以下几个方面。

（1）按原发性高血压长期治疗。医生要在手术前和手术后向患者说明，患者要有心理准备，医患互相沟通积极配合。如果治疗后患者血压得到良好的控制或者明显下降，可以减少降压药物。

众所周知，高血压患者可发生靶器官损害或心血管疾病，原醛症患者发生心血管疾病的风险要高于同水平、同病程等条件的原发性高血压患者。如果心血管疾病发生，不管血压正常与否，一定要长期坚持服用心血管疾病治疗药物。如果有高血压，选用降压药物时要注意对患者靶器官的保护和对心血管疾病的治疗。

（2）选用降压药物可针对过量醛固酮的病理生理作用。如阿米洛利、氨苯蝶啶是对肾小管远曲小管上皮细胞钠通道有阻断作用的药物，所以对原醛症都有一定治疗效果。保钾利尿剂能缓解原醛症患者的高血压、低血钾症状，而不存在安体舒通所致的激素相关性不良反应，但由于其作用相对较弱，并不作为一线用药。

ACEI、ARB 可能对部分血管紧张素 II 敏感的特醛症有一定治疗效果。

钙拮抗剂、β 受体阻滞剂、α 受体阻滞剂等主要用于降低血压，如患者单用安体舒通治疗血压控制不佳，可联合使用多种不同作用机制的降压药。

3. 对症治疗与其他治疗

原醛症患者补钾治疗很重要，在没有对因治疗前，应采用各种途径补钾治疗，及时把血钾补上来，避免低血钾给患者带来的各种不适和危害。如果切除病灶，使原醛症达到根治可以不补钾。如果是不需手术的原醛症患者，选用醛固酮受体拮抗剂治疗血钾一般会正常，但血钾低者也要补钾。

原醛症患者容易出现糖代谢异常，要按糖代谢异常给予相应的处理。

原醛症患者容易发生泌尿系统感染，要给予抗炎治疗。

4. 随诊

原醛症本身类型复杂，涉及两侧肾上腺，定性定位诊断对设备条件、技术水平、数据管理、质量控制要求都很高，才能保证诊断的准确与治疗的精准。随着分级诊疗的推进，会有很多医疗机构的医生参与到原醛症的诊断工作中，必须制定原醛症诊疗的规范和标准，同时强调对原醛症患者要进行随诊，特别是接受手术治疗的患者，手术只是解决了原醛症的治疗，如果患者合并动脉硬化、心血管疾病，仍然需要对这些疾病进行长期随访和治疗。

另外，原醛症患者由于激素的过量分泌，对心血管有刺激作用，加上高血压等代谢异常对心血管的影响，大部分原醛症患者已存在靶器官损害和心血管疾病，因此要进行长期随访。

随访的内容包括以下 4 个方面：一是手术后的复发情况；二是原醛症药物治疗的效果和不良反应的观察；三是抗高血压药物治疗的效果和不良反应的观察；四是靶器官损害和心血管疾病的监测及药物治疗效果和不良反应的观察。

二、原发性醛固酮增多症的分级诊疗

（一）分级诊疗的意义与原则

早期继发性高血压诊断主要依靠典型症状、特异性体征；然后接受一般实验室检查，即继发性高血压的筛查试验初步怀疑某种疾病；最后进行特异的定性、定因到定位确诊检查，这就是早期完整而系统的继发性高血压的诊断思路，所以继发性高血压患者多为疑难病例，只能到大中型医院的相应专科才能诊断明确。现在通过对各级医疗机构高血压诊疗医生的严格培训，临床资料收集与书写的严格要求，各项常规检查的明确规定，为继发性高血压原发疾病诊断提供很多线索，即筛查依据，各级医疗机构参与到继发性高血压筛查与诊疗工作中，使得继发性高血压分级诊疗成为可能。目前我国有约 3 亿高血压患者，继发性高血压占高血压人群比例由 5% 上升到 10%~20%，所以继发性高血压分级诊疗成为必然。

原醛症患者诊断与处理内容很多，既有普及的基本知识，又有专科性很强的特殊性检查。诊断与治疗联系密切，诊断流程要严格科学。可以将诊疗内容进行分类与分工。

（1）确定筛查对象是每一位初诊高血压患者必须接受的过程，是县级医院和乡镇与社区医疗机构的重点工作内容，因为我国 90% 以上的高血压患者在这些机构就诊。

（2）肾上腺 CT 检查主要在县级或地区医院完成。这里强调两点：一是安排肾上腺 CT 检查，应在患者完成证实试验且结果为阳性时进行，不能把肾上腺 CT 作为高血压患者的常规检查；二是患者以往所做过的肾上腺 CT 检查资料，可为以后就诊的各级医疗机构参考，千万不能重复检查。

（3）AVS 检查在三甲医院专业高血压诊疗学科或内分泌科进行，操作人员要接受专门的训练，检查前严格掌握适应证并做好准备，检查过程必须严格认真，注重每一个细节。

（二）分工合作

1. 乡镇与社区医疗机构

乡镇卫生院与社区卫生服务中心进行原醛症诊断的主要工作是协助上级医疗机构做好筛查。原醛症是最常见的继发性高血压之一，有特征性的临床表现和化验特点，能被各级医疗机构的医生发现，应成为继发性高血压分级诊疗的常见病种。及时诊断这方面的疾病，对于控制血压、保护心脑肾有重要意义。另外，乡镇和社区医疗机构的医生还可以观察原醛症的治疗效果。

（1）协助筛查。发现高血压就是原醛症最好的筛查启动机制，对高血压患者进入高血压鉴别诊断流程有重要的意义。

1）症状与体征。原醛症患者有头痛、夜尿增多、心悸、乏力等典型症状，而且这些症状有明显的特点，易与其他病症引起的同类症状相鉴别。原醛症患者血压中度升高，一般降压药物降压不理想，靶器官损害比同水平原发性高血压患者要严重。

2）实验检查结果。最常见且易发现的结果为血钾低、基础状态下肾素水平低。

3）了解与完成上述检查。看患者检查的报告，了解高血压患者是否完成了常规的检查。也可以对患者体检等方面的资料进行阅读和分析。

（2）观察治疗效果。乡镇与社区医疗机构的医生可以观察药物治疗效果及不良反应，对于手术者要继续观察血压、血钾、肾功能等；对于靶器官损害者，可以观察靶器官损害逆转的程度、心血管疾病恢复和控制情况。

2. 各地区中等城市的三级医院

这些医院是原醛症诊断与治疗的主力，应独立完成常见典型病例的诊断，对于需要手术的典型腺瘤患者，如果设备条件和技术水平达到，可行使手术。

县级医院应成为原醛症诊断治疗的骨干，发达地区诊断条件和技术水平高的县级医院，也可行手术。对于条件暂时达不到的县级医院应该将患者转往三级医院手术。对于病情复杂的患者，必须转上级医院，接受特殊检查，如 AVS 检查。

3. 专业高血压诊疗机构和三甲医院内分泌科

专业高血压诊疗机构和三甲医院内分泌科是重症复杂原醛症诊疗的主体，其工作如下。

（1）完成特殊类型原醛症鉴别诊断。包括各病理类型原醛症的诊断，如家族性醛固酮增多症各类型（Ⅰ型或Ⅱ型）、原发性肾上腺皮质增生、异位分泌醛固酮肿瘤等。

（2）对于下级医疗机构检查中假阳性或假阴性结果的分析与判断。如有肾功能受损的患者会出现 ARR 假阳性结果。卡托普利计划试验中会出现假阴性结果，所以各医疗中心要有自己的实验室并严格把握质量关。

（3）省级权威高血压诊疗中心开展 AVS 检查。因为这项检查是原醛症诊断的新标准，能鉴别醛固酮过度分泌是哪一侧或者是双侧，对原醛症的分析诊断、诊疗方式选择和病情转归及预后非常重要。

（4）研究与开展基因分析的诊断方法与实际应用。及时发现少见继发性高血压。

（5）做好鉴别诊断。常见的鉴别诊断包括伴高血压、低血钾、肾素被抑制的疾病与肾素活性升高伴高血压、低血钾的疾病两类。

（余振球）

第二十五章 乡镇与社区医疗机构冠心病诊疗建议

在推进、帮助、指导乡镇与社区医疗机构开展高血压防治工作的过程中，笔者发现有些乡镇与社区医疗机构的医生对高血压患者已发生的心血管疾病诊疗水平欠缺，导致这些心血管疾病患者不能得到及时、有效和持续的诊疗，甚至病情恶化，危及生命。同时，由于患者得不到合理的诊疗，导致病情反复发作，多次住院，增加了基层医疗机构医生的工作负担。笔者收集、整理有关资料，特别是到各基层医疗机构诊治的实际案例，总结了适用于乡镇与社区医疗机构的心血管疾病诊疗建议，帮助乡镇与社区医疗机构的医生更好地为高血压伴心血管疾病患者诊疗。

冠状动脉粥样硬化性心脏病指冠状动脉粥样硬化导致管腔狭窄甚至闭塞，引起心肌缺血缺氧或坏死性心脏疾病，简称冠心病（coronary heart disease，CHD），也称缺血性心脏病。冠心病与高血压密切相关，乡镇与社区医疗机构的医生必须掌握冠心病的基础知识、基本诊断内容、基本治疗方法，要了解各种类型冠心病的工作侧重点、处理原则和方法。

一、冠心病的病因与分型

首先要了解冠心病的基础理论知识，才能理解相关临床基本知识，能认识到冠心病发病时的病理生理变化而导致的一系列临床特点，从而更好地认识各种复杂的冠心病的特征，及时作出明确诊断与治疗。

（一）冠心病病因

从冠心病的定义中可以看出，冠心病的病因主要是冠状动脉粥样硬化（有部分冠心病的病因是冠状动脉痉挛），所以应先了解动脉粥样硬化的相关内容。

1. 动脉粥样硬化的危险因素

动脉粥样硬化的具体病因不明，只能发现和确定相关的危险因素。

动脉粥样硬化的危险因素，包括高血压、糖尿病、血脂异常、吸烟、肥胖、心血管疾病家族史、年龄、性别、精神因素、不健康的饮食习惯（高热量、高动物脂肪、高胆固醇、高糖饮食）等。

因此，若高血压患者还有长期糖尿病病史、血脂异常、肥胖、吸烟史等动脉粥样硬化危险因素时，一定要仔细询问患者是否有冠心病的相关临床表现。

2. 动脉粥样硬化的形成机制

动脉粥样硬化的形成机制有多种学说，本节就动脉内皮损伤学说进行介绍。

在各种动脉粥样硬化危险因素作用下，低密度脂蛋白胆固醇通过受损的动脉内皮进入血管壁内膜下，并氧化修饰成氧化低密度脂蛋白胆固醇，加重动脉内皮损伤。随后单核细胞和淋巴细胞从内皮细胞之间移入内膜下成为巨噬细胞，吞噬氧化低密度脂蛋白胆固醇，转变为泡沫细胞，泡沫细胞破裂释放脂质，积聚形成脂质点。脂质点增多，再加上移行到血管内皮下增殖并吞噬脂质的平滑肌细胞，就形成了脂质条纹。当脂质沉积增多，同时平滑肌细胞合成和分泌胶原、蛋白多糖和弹性蛋白等构成斑块基质，就会形成（纤维）粥样斑块。

（二）冠心病的分型及其意义

冠心病的临床分型与其发病机制密切相关，只有了解了冠心病的发病机制，才能更好地掌握其临床分型。

1. 冠心病的发病机制

心肌能量的产生要求大量的氧供。静息时心肌细胞摄取血液氧含量达到65%～75%，明显高于身体其他组织（10%～25%）。因此心肌对血液中氧的摄取已接近最大量，氧需再增加时已难从血液中更多地摄取，只能靠增加冠状动脉的血流量来提供。正常情况下，冠状动脉（冠脉）循环有很大的储备，通过机体的调节，其血流量可随机体状态变化而变化，使冠脉供血和心肌需血保持动态平衡；在剧烈体力活动时，冠状动脉适当扩张，血流量可增加到休息时的6～7倍。

当冠状动脉因为动脉粥样硬化等原因无法正常扩张、狭窄甚至闭塞时，冠状动脉供血＜心肌需血，冠状动脉血流量不能满足心肌代谢需要，就可引起心肌缺血缺氧。短暂的缺血缺氧可引起心绞痛，持续严重的心肌缺血可引起心肌坏死，即心肌梗死。

2. 冠心病的临床分型

冠心病有两种临床分型。1979 年世界卫生组织将冠心病分为：隐匿性冠心病（又称为无症状性冠心病）、心肌梗死、缺血性心肌病、心绞痛、猝死。根据发病特点和治疗原则的不同，心血管疾病专家近年趋向于将其分为：①慢性冠脉疾病，又称为慢性心肌缺血综合征，包括稳定型心绞痛、缺血性心肌病、隐匿性冠心病；②急性冠状动脉综合征，包括不稳定型心绞痛、心肌梗死（非 ST 段抬高型心肌梗死和 ST 段抬高型心肌梗死）、冠心病猝死。

笔者多年来深入了解基层医疗模式，了解基层医疗机构的诊治水平，认为最新的理念不一定最适合应用于基层医疗机构。仔细分析两种冠心病的临床分型会发现：两者的内容一一对应，在本质上没有区别，都包括隐匿性冠心病、心肌梗死、缺血性心肌病、心绞痛、猝死。主要是看不同的医生适合用哪种分型，基层医生甚至大中型医院的通科医生没有非常专业的理论知识支撑，对于他们而言，1979 年世界卫生组织的临床分型最清晰易懂，是适合应用于乡镇与社区医疗机构和县级医院非心血管内科医务人员的临床分型。

笔者分析，冠心病患者中：心肌梗死患者应直接就诊于各大中型医院的胸痛中心，遇到心肌梗死患者时，乡镇与社区医疗机构的医生更强调做到紧急处理的同时联系急救中心转诊上级医院胸痛中心、急诊科或心血管内科。猝死患者强调预防猝死的发生和做好现场抢救。乡镇与社区医疗机构的医生接诊的大多是各种心绞痛、隐匿性冠心病或缺血性心肌病患者。而乡镇与社区医疗机构的医生对冠心病的处理原则是：急性冠心病需现场处理的同时联系急救中心转诊上级医院，慢性稳定型冠心病需按上级医院确定的规范处理，但是对接要清楚、准确。

乡镇与社区医疗机构医务人员有多种途径遇到各种类型冠心病（表 5-25-1），特别是进行常规临床诊疗工作、社区卫生服务和家庭医生随访时，需要进行各类型冠心病的现场救治、向上转诊和接续诊疗。

表 5-25-1　乡镇与社区医疗机构冠心病类型和患者来源

冠心病的类型	患者来源
稳定型心绞痛	上级医院转回，常规诊疗，社区卫生服务，家庭医生随访
不稳定型心绞痛 心肌梗死	下级转来，急诊、常规门诊，社区卫生服务，家庭医生随访，血压波动大者
隐匿性冠心病 缺血性心肌病	上级医院转回，常规诊疗，社区卫生服务，家庭医生随访
猝死	常规诊疗，社区卫生服务，家庭医生随访，院外各种场合

二、冠心病的诊断

冠心病的诊断复杂多样，有的靠病史与症状，有的靠辅助检查。笔者一直在实践中寻求合理、准确的冠心病诊断措施，以提高乡镇与社区医务人员为高血压患者诊断冠心病的能力，最后总结出适合乡镇与社区医疗机构的概率诊断法。

概率诊断法是指在诊断高血压患者时，必须要判断患者是否存在靶器官损害和（或）心血管疾病，特别是判断患者有无冠心病。这要求乡镇与社区医疗机构的医生先了解患者有无冠心病相关危险因素，如吸烟、血脂异常、高血压、糖尿病、肥胖、早发冠心病家族史等；再核查患者冠心病胸痛特征；接着找到心电图中心肌缺血的证据；综合分析判断患者有无冠心病及其类型与程度。如果危险因素多、冠心病胸痛特征明显，又有心电图心肌缺血证据，从临床上可诊断为冠心病。在危险因素多、冠心病胸痛特征明显和心肌缺血证据这 3 项中有 1～2 项者临床上高度怀疑冠心病。概率诊断法也适用于伴有严重肾功能不全，或有冠状动脉造影其他禁忌证者冠心病的诊断，各级各类大中型医院非心血管专科医生在冠心病协同诊疗时也可参考。

（一）临床表现

需要强调的是，冠心病的首发临床表现是猝死、心肌梗死、不稳定型心绞痛。乡镇与社区医疗机构医生对冠心病的诊断，首先要从患者的临床表现入手。

1. 病史

对心绞痛患者的评估，病史是最重要的一部分，乡镇与社区医疗机构的医生需详细了解心绞痛的特征及问诊技巧。

（1）心绞痛的特征包括如下几个。①部位：常见心绞痛部位是胸骨后或左前胸，可放射至左臂及左手指内侧，还可见于颈部、咽部、颌部、上腹部、肩背部等。②范围：不局限，常为拳头左右大小。③性质：常呈紧缩感、绞榨感、压迫感、烧灼感、胸闷或有窒息感、沉重感。主观感觉个体差异较大，但一般不会是针刺样疼痛。有的患者只述为胸部不适，有的表现为乏力、气短。④持续时间：呈阵发性发作，持续数分钟，一般不超过 10min，也不会转瞬即逝或持续数小时。⑤诱因及缓解方式：慢性稳定型心绞痛的发作与劳力或情绪激动有关，如走路快、爬坡时诱发。去除诱因即可缓解。舌下含服硝酸甘油可缓解。

心绞痛还有其他的表现形式，如活动量下降。大部分患者不知道活动量下降可能是冠心病所导致，在冠心病早期不会认为自己患病。所以乡镇与社区医疗机构的医生要先确认患者有哪些危险因素，如果危险因素多，则高度怀疑该患者患有冠心病，若情况紧急，需先按冠心病处理，再确认相关症状；若患者情况稳定，则仔细核查患者是否有冠心病相关临床表现及客观证据。

（2）问诊技巧。在询问患者病史时要注意，同一患者每次心绞痛发作部位往往固定；范围常为拳头左右大小，强调是一个范围，不是一个点，问诊时为了避免差错应让患者用一个手指指出疼痛范围；同一患者胸痛性质往往相同。稳定型心绞痛发作时间常为 3～5min，所以舌下含服硝酸甘油应在 1～2min 内缓解症状。

掌握了冠心病心绞痛患者的胸痛特征，就不难做好典型心绞痛、急性心肌梗死和心脏神经官能症胸痛的鉴别诊断，具体内容见表 5-25-2。

表 5-25-2　典型心绞痛、急性心肌梗死、心脏神经官能症胸痛鉴别

	典型心绞痛	急性心肌梗死	心脏神经官能症胸痛
部位	常见于胸骨下、心前区或其他部位，固定	同典型心绞痛	不固定
范围	常为一个拳头大小	同典型心绞痛	不一定，可为一个点，可为一片
性质	压榨性钝痛	剧烈疼痛	不一定
持续时间	多为 3～5min	>30min	不一定
诱因	常为活动时	活动、休息时皆可	常为活动后

2. 体格检查

稳定型心绞痛不发作时体检常无明显异常，心绞痛发作时可有心率增快，血压升高，出汗。有时可闻及第四心音、第三心音或奔马律，或出现心尖部收缩期杂音，第二心音分裂，偶闻及双肺底啰音。体检能发现其他相关情况，如心脏瓣膜病、心肌病等非冠状动脉粥样硬化性疾病，也可发现高血压、脂质代谢障碍所致的黄色瘤等危险因素，颈动脉杂音或周围血管病变有助于动脉粥样硬化的诊断，需注意患者是否肥胖（体重指数及腹围），以助于了解有无代谢综合征。

（二）辅助检查

对乡镇与社区医疗机构的医生来说，高血压患者的 13 项常规检查结果对辅助冠心病的诊断有重要作用。例如，生化检查和餐后 2h 血糖有助于确定动脉粥样硬化的危险因素；心电图检查能发现心肌缺血、心肌梗死的证据；超声心动图能发现室壁运动异常，推测是否存在心肌缺血以及是否发生心肌梗死；颈动脉、肾动脉 B 超可直接发现动脉粥样硬化的证据等。所以 13 项检查皆有助于乡镇与社区医疗机构的医生对冠心病患者进行诊断、鉴别诊断和规范用药。

冠心病患者的辅助检查可以分为无创检查和有创检查。无创检查中，对冠心病的诊断和鉴别诊断有重要意义的检查如下。

1. 心电图

心电图能够找到冠心病心肌缺血和是否发生心肌梗死的证据，且方便普及、易学，可反复检查，是高血压患者诊断冠心病常用且重要的检查。心电图检查包括常规心电图、动态心电图、运动负荷试验心电图。

（1）常规心电图。冠心病心绞痛发作患者查心电图可发现心肌缺血的特征性改变，即缺血性 ST 段（抬高或压低）和 T 波（低平或倒置）改变。ST 段改变是指 ST 段抬高或压低≥0.1mV。症状发作时的心电图检查尤其有意义，与之前心电图对比，可提高诊断价值。随着心绞痛的缓解，心电图动态改变即心肌缺血特征可完全或部分消失。若心电图缺血改变持续 12h 以上，则提示心肌梗死的可能。

对于冠心病心肌梗死患者而言，心电图对其心肌梗死的诊断、定位、定范围、估计病情演变和预后都有重要作用。

ST 段抬高型心肌梗死患者心电图表现：①病理性 Q 波，即宽而深的 Q 波；②ST 段抬高呈弓背向上型，或与直立的 T 波连接形成单向曲线。

非 ST 段抬高型心肌梗死者心电图表现：①无病理性 Q 波，有普遍性 ST 段压低≥0.1mV，但 avR 导联（有时还有 V$_1$ 导联）ST 段抬高；②无病理性 Q 波，也无 ST 段改变，仅有 T 波倒置改变。

（2）动态心电图。动态心电图可连续记录并自动分析 24h 或更长时间的（双极胸导联或同步 12 导联）心电图，可发现心电图缺血性 ST 段、T 波改变（ST-T）和各种心律失常。将出现异常心电图表现的时间与患者的活动和症状相对照，有助于确定心绞痛的诊断。

（3）运动负荷试验心电图。运动负荷试验主要是通过增加运动量诱发患者心绞痛发作，从而发现心电图异常表现。运动中出现典型心绞痛、心电图改变主要以 ST 段水平型或下斜型压低≥0.1mV（J 点后 60～80ms）持续 2min 或以上为运动试验阳性标准。本试验有一定比例的假阳性和假阴性，所以单纯运动心电图阳性或阴性结果不能作为诊断或排除冠心病的依据。

冠心病有多种类型，每一种类型冠心病的心电图表现不一，特别是当患者在基础状态下时，其心电图就有不同的改变，如固有左束支传导阻滞、右束支传导阻滞等。冠心病心绞痛或心肌梗死发生后会有疾病的演变过程，如 ST 段抬高型心肌梗死患者 ST-T 段有一系列演变。对于心血管疾病专科水平不高的基层医疗机构医生而言，阅读心电图有一定困难。所以乡镇与社区医疗机构的医生应该为就诊（家庭随诊）的高血压患者保留一份心电图，以便日后出现胸痛发作时进行心电图的对比，更快速准确地诊断冠心病。如果心电图上出现缺血性 ST-T 改变，冠心病心绞痛发作诊断成立。如果心电图上出现 QRS 波形变化，特别是出现 Q 波、QS 波或原有 Q 波加深，应考虑心肌梗死。

2. 超声心动图

多数稳定型心绞痛患者静息时超声心动图检查无异常。有陈旧性心肌梗死者或严重心肌缺血者，超声心动图可探测到坏死区或缺血区心室壁的运动异常。此外，超声心动图还有助于发现会导致心绞痛的其他疾病，如肥厚型梗阻性心肌病、主动脉瓣狭窄等。

3. 心肌坏死标志物检查

心肌坏死标志物，如肌红蛋白、肌钙蛋白、肌酸激酶同工酶的测定对于心肌梗死的诊断有重要价值。乡镇与社区医疗机构不能做心肌标志物检查，但需要知道患者心肌标志物升高代表着心肌细胞破坏，要怀疑心肌梗死的可能。

对乡镇与社区医疗机构的医生而言，掌握冠心病的分型，结合患者的病史，再根据上述检查，就能初步考虑患者是否有冠心病，以及该患者的冠心病属于哪种分型。

4. 冠状动脉的形态学检查

除了上述检查，冠心病诊断还有两种更为准确的检查方式——CT 冠状动脉成像（CTA）和冠状动脉造影。但由于乡镇与社区医疗机构不能行 CT 冠状动脉成像和冠状动脉造影，所以只需要掌握这两项有创检查的适应证、禁忌证及检查结果分析，评估患者是否需要做有创检查并对其提出建议，或者了解检查结果及判断标准以理解上级医疗机构对冠心病做出的处理。

（1）CT 冠状动脉成像。CT 冠状动脉成像主要用于冠状动脉疾病的形态学评价：①冠状动脉狭窄的诊断和定量评价（用于冠心病的初步诊断和介入治疗的筛选）；②冠状动脉斑块的检出和初步定位；③冠状动脉其他病变（如先天变异和畸形、动脉瘤和夹层等）的诊断；④冠状动脉介入（支架）术后的随访（用于支架再狭窄的评价）。

禁忌证：严重的心、肝或肾衰竭以及碘对比剂过敏者禁用。心肌梗死患者心律失常发作时不适合做 CT 冠状动脉成像，需纠正后再实施检查，或直接选用冠状动脉造影检查。

（2）冠状动脉造影。冠状动脉造影（简称冠脉造影）是冠心病诊断的金标准，强调冠脉造影主要的目的是为临床诊断明确的冠心病患者提供冠状动脉形态学变化，为患者选择合适的治疗方式提供依据。

造影剂可引起肾功能损害，如果患者有急性肾衰竭则不能做 CT 冠状动脉成像和冠脉造影，对于那些轻、中度肾功能损害患者，做 CT 冠状动脉成像和冠脉造影时要极其慎重。所以乡镇与社区医疗机构的医生要给冠心病患者治疗意见时，一定要评估患者的肾功能是否支持这些治疗。

（三）各型冠心病的诊断

下文具体介绍心绞痛与心肌梗死的诊断与鉴别诊断，其余类型冠心病的诊断见"各类冠心病的处理"部分。

1. 心绞痛

心绞痛的主要临床表现是心肌缺血或耗氧量增加所导致的发作性胸痛。心绞痛分型和命名有很多种。

劳力型心绞痛：包括初发劳力型心绞痛、稳定劳力型心绞痛、恶化劳力型心绞痛。

自发型心绞痛：包括卧位型心绞痛、变异型心绞痛、中间综合征、梗死后心绞痛。

混合型心绞痛：劳力型心绞痛和自发型心绞痛同时并存。

在上述各类心绞痛类型中，稳定劳力型心绞痛可称为稳定型心绞痛，其他均为不稳定型心绞痛。

（1）稳定型心绞痛的诊断。稳定型心绞痛是指疼痛发作的程度、频率、持续时间、性质及诱发因素等在数月内无明显变化。症状常发生于劳力负荷增加或情绪激动时，表现为阵发性的前胸压榨性疼痛或憋闷感觉，主要位于胸骨后部，可放射至心前区和左上肢尺侧，持续数分钟（多为 3～5min），休息或用硝酸盐制剂后疼痛消失。

（2）不稳定型心绞痛的诊断。不稳定型心绞痛患者胸部不适的性质与典型稳定型心绞痛相似，通常程度更重，持续时间更长，可达数十分钟。各种不稳定型心绞痛的特点如下所述。

在不稳定型心绞痛中，初发劳力型心绞痛是一个从无到有的过程，患者第一次出现心绞痛症状的 3 个月内可诊断。除此之外，若通过治疗患者心绞痛症状消失并维持稳定，一段时间后再次出现心绞痛也诊断为初发劳力型心绞痛。

恶化劳力型心绞痛的特点是，与稳定型心绞痛相比，短期内心绞痛发作的次数突然增加、持续时间延长和程度加重，发作时伴有新的相关症状，如出汗、恶心、呕吐、呼吸困难等。诱发心绞痛的体力活动阈值突然或持久降低，甚至休息时亦发作，含服硝酸甘油部分不易缓解或者部分缓解。

卧位型心绞痛是指在休息或熟睡时发生的不稳定型心绞痛，由冠状动脉粥样斑块形成或冠状动脉痉挛所致。卧位型心绞痛常见的临床症状特点有以下几个。①在卧位时发生。常在休息平卧时发作，以饱餐后平卧最易见。发作时患者被迫立即坐起，即可缓解。②发作多见于夜间。③疼痛程度比较严重，持续时间比稳定型心绞痛更长。④心率加快明显。白天轻度活动时心率常在 90～100 次/分，而夜间平均心率不低于 70 次/分。发作时心率增快更为明显。⑤血压升高。患者平时血压可正常，但在发作前或发作时有明显血压升高的迹象。卧位型心绞痛患者发作时心电图出现 ST 段明显压低，多表现在左心导联。

变异型心绞痛与稳定型心绞痛胸痛性质相似，特征为静息型心绞痛（发作于休息时，持续时间通常 20min），表现为短暂的 ST 段动态改变，其发病机制为冠状动脉痉挛。

对于心肌梗死后心绞痛，乡镇与社区医疗机构的医生需要形成这样的观念：若患者有心肌梗死的病史，规范治疗后再出现不稳定型心绞痛症状，即需考虑该患者是否诊断为心肌梗死后心绞痛。

（3）心绞痛鉴别诊断

1）胃食管反流病：胃食管反流病患者可有胸痛，常见症状是反酸、烧心感，胸痛与体位变化有关，卧位时加剧，所以常发生于夜间睡眠时。心绞痛患者无反酸、烧心感，且大部分胸痛与体位改变无关。卧位型心绞痛胸痛与体位有关，可通过有无冠心病危险因素、舌下含服硝酸甘油可否缓解、心电图是否发现心肌缺血证据等与胃食管反流病进行鉴别诊断。

2）消化性溃疡：某些心绞痛患者可表现为上腹部不适、疼痛。消化性溃疡与进食有关，患者进食前疼痛考虑十二指肠溃疡；患者进食后疼痛考虑胃溃疡或者心绞痛。心绞痛还常在活动时发作，胃溃疡与活动无关。

3）肋间神经痛和肋软骨炎：前者疼痛常累及1～2个肋间，但并不一定局限在胸前，为刺痛或灼痛，多为持续性而非发作性，咳嗽、用力呼吸和身体转动可使疼痛加剧，沿神经行经处有压痛，手臂上举活动时局部有牵拉痛；后者则在肋软骨处有压痛。

2. 心肌梗死

（1）心肌梗死的诊断。心肌梗死患者疼痛部位和性质与心绞痛相同，但诱因不明显，且常发生于安静时，程度较重，持续时间较长，可达数小时或更长，休息和含用硝酸甘油多不能缓解。患者常烦躁不安、出汗、恐惧，胸闷或有濒死感。同时可伴有发热、胃肠道症状（恶心、呕吐等）、严重心律失常、休克、心力衰竭等。血清心肌标志物升高对于诊断心肌梗死有重要意义。

（2）心肌梗死的鉴别诊断。

1）主动脉壁内血肿。主动脉壁内血肿胸痛一开始即达高峰，常放射到背、肋、腹、腰和下肢，两上肢的血压和脉搏可有明显差别，可有主动脉瓣关闭不全的表现，偶有意识模糊和偏瘫等神经系统受损症状，但无血清心肌坏死标志物升高。

2）急性肺动脉栓塞。急性肺动脉栓塞可发生胸痛、咯血、呼吸困难和休克。但有右心负荷急剧增加的表现，如发绀、肺动脉瓣区第二心音亢进、颈静脉充盈、肝大、下肢水肿等。

3）急性心包炎。急性心包炎尤其是急性非特异性心包炎可有较剧烈而持久的心前区疼痛。但心包炎的疼痛与发热同时出现，呼吸和咳嗽时加重，早期即有心包摩擦音，后者和疼痛在心包腔出现渗液时均消失；全身症状一般不如心肌梗死严重。

三、冠心病的治疗

乡镇与社区医疗机构对冠心病的治疗可分为三个方面，包括健康生活方式、药物治疗及其他特殊治疗。

（一）健康生活方式

要控制好冠心病，除了按规定用药以外，还要解决冠心病患者的各项危险因素。乡镇与社区医疗机构的医生需嘱咐患者戒烟戒酒，尽量做到清淡（低盐、低糖、低脂）饮食，保持适度活动。在血压方面，要控制血压<130/80mmHg。在血糖方面，要控制空腹血糖≤7.1mmol/L，非空腹血糖≤10mmol/L（糖尿病患者要坚持进行血糖监测）。在血脂方面，要控制低密度脂蛋白<1.8mmol/L。

（二）发作时及缓解期的药物治疗

稳定型心绞痛发作时需立刻休息，一般患者在停止活动后症状即逐渐消失。较重的心绞痛发作，可使用作用较快的硝酸酯制剂。常用药物为硝酸甘油或硝酸异山梨酯，舌下含服起效最快。硝酸甘油1～2min即开始起作用，约10min后作用消失。硝酸异山梨酯2～5min见效，作用维持2～3h。剧烈胸痛疑诊为急性心肌梗死者立即静滴硝酸甘油，进行镇静止痛、补液支持等治疗，同时联系急救中心转诊上级医院进行及时有效的救治。

冠心病药物治疗的目的包括两个方面：一是改善心肌缺血；二是改善预后，降低心肌梗死及死亡风险。所以乡镇与社区医疗机构对冠心病的治疗药物包括抗心肌缺血药物、抗血小板药物、他汀类调脂药物、血管紧张素转化酶抑制剂（ACEI）或血管紧张素Ⅱ受体拮抗剂（ARB）。

1. 抗心肌缺血药物

抗心肌缺血药物是通过增加冠状动脉供血和（或）减少心肌耗氧量来控制病情，主要包括硝酸酯类药物、β受体阻滞剂、钙拮抗剂。

（1）硝酸酯类药物。硝酸酯类药物为非内皮依赖性血管扩张剂，能减少心肌需氧和改善心肌灌注，从而缓解心绞痛症状。由于硝酸酯类药物会反射性增加交感神经张力，使心率增快，因此常联合负性心率药物，如β受体阻滞剂或非二氢吡啶类钙拮抗剂治疗。临床常用药物为硝酸异山梨酯、长效硝酸甘油制剂。硝酸酯类药物的不良反应包括头痛、面色潮红、心率反射性加快和低血压。故第一次服用硝酸甘油治疗时，应注意可能发生直立性低血压。肥厚型梗阻性心肌病引起的心绞痛，不宜使用硝酸酯类药物，因为其可降低心脏前负荷，减少左心室容量，进一步增加左心室流出道梗阻程度。有严重主动脉瓣狭窄患者也不宜使用，因为这类患者使用硝酸酯类药物使前负荷降低而进一步减少心搏出量，有发生晕厥的风险。需要注意的是，冠心病患者在应用硝酸甘油时不能症状一缓解就立即停药，不然会导致病情恶化。目前建议若静脉应用硝酸甘油，需在症状缓解12～24h后改用口服制剂。

（2）β受体阻滞剂。β受体阻滞剂通过抑制心脏肾上腺素能受体，减慢心率、减弱心肌收缩力、降低血压以减少心肌耗氧量，还可通过延长舒张期增加缺血心肌灌注，达到减少心绞痛发作和增加运动耐量的效果。根据作用特性的不同，β受体阻滞剂分为三类：①选择性$β_1$受体阻滞剂，主要作用于$β_1$受体，临床上常用药物为美托洛尔、比索洛尔、阿替洛尔等；②非选择性$β_1$受体阻滞剂，作用于$β_1$和$β_2$受体，常用药物为普萘洛尔，目前临床上应用较少；③非选择性β受体阻滞剂，可同时作用于β和$α_1$受体，具有扩张外周血管的作用，常用药物为阿罗洛尔和拉贝洛尔。β受体阻滞剂使用剂量应个体化，从较小剂量开始，逐渐增加剂量，以缓解症状，心率控制在55～60次/分。有严重心动过缓和高度房室传导阻滞、窦房结功能紊乱、明显支气管痉挛或支气管哮喘的患者，禁用β受体阻滞剂。外周血管疾病及严重抑郁是应用β受体阻滞剂的相对禁忌证。对于慢性肺心病患者可谨慎使用高度选择性$β_1$受体阻滞剂，如比索洛尔。对于没有绝对禁忌证的冠心病患者要强调使用β受体阻滞剂。β受体阻滞剂不能突然停药或者减药，必须根据病情判断是否需要缓慢减量，否则会有严重停药反应，导致血压升高、心绞痛恶化、心律失常等。

（3）钙拮抗剂。钙拮抗剂通过抑制钙离子进入细胞内及抑制心肌细胞兴奋-收缩偶联中钙离子的利用，从而抑制心肌收缩，减少心肌耗氧；扩张冠状动脉，解除冠脉痉挛，改善心肌供血；扩张外周血管，降低动脉压，减轻心脏负荷；还可降低血液黏稠度，抗血小板聚集，改善心肌微循环。钙拮抗剂分为两类：一类是二氢吡啶类，代表药物有硝苯地平、非洛地平、氨氯地平等；另一类是非二氢吡啶类，代表药物有维拉帕米、地尔硫䓬等。钙拮抗剂类常用制剂有维拉帕米、地尔硫䓬、硝苯地平缓释制剂、氨氯地平。当稳定型心绞痛合并心力衰竭必须应用长效钙拮抗剂时，可选择二氢吡啶类的氨氯地平或非洛地平。而非二氢吡啶类的地尔硫䓬或维拉帕米可作为对β受体阻滞剂有禁忌患者的替代治疗。钙拮抗剂类药物的常见不良反应为外周水肿、便秘、心悸、面色潮红，低血压有时也有发生。其他不良反应还包括头痛、头晕、虚弱无力等。有严重心动过缓、高度房室传导阻滞和病态窦房结综合征的患者不能用地尔硫䓬、维拉帕米，因其能减慢房室传导。

2. 抗血小板药物

乡镇与社区医疗机构的医生必须知道，不仅行经皮冠状动脉介入治疗后患者需要抗血小板治疗，只要没有相关禁忌证，其他冠心病患者也需要抗血小板治疗，以达到预防心肌梗死、改善冠心病患者预后的目的。抗血小板治疗的常规药物是阿司匹林或氯吡格雷。

（1）阿司匹林（乙酰水杨酸）类制剂。阿司匹林类制剂通过抑制环氧化酶（COX）和血栓烷A_2（TXA_2）的合成达到抗血小板聚集的作用。所有患者如无药物禁忌均应长期服用。阿司匹林的最佳剂量为75～150mg/d（常用剂量为

100mg/d），其主要不良反应为胃肠道出血或对阿司匹林过敏。对水杨酸制剂过敏者，急性胃肠道溃疡或出血、严重的肝肾衰竭者禁用阿司匹林，可根据情况改用氯吡格雷作为替代治疗。

（2）氯吡格雷。氯吡格雷通过选择不可逆地抑制血小板二磷酸腺苷（ADP）受体而阻断 ADP 依赖激活的血小板糖蛋白Ⅱb/Ⅲa 复合物，减少 ADP 介导的血小板激活和聚集。其主要用于有阿司匹林禁忌证的患者。氯吡格雷的常用维持剂量为 75mg。常见不良反应为皮肤淤斑、鼻出血，也可引起血小板减少、消化道出血等。对于有严重肝脏疾病、活动性病理性出血患者禁用氯吡格雷。

3. 他汀类调脂药物

他汀类调脂药物能有效降低总胆固醇和低密度脂蛋白，还有延缓斑块进展、稳定斑块和抗炎等调脂以外的作用。目前已有大量证据表明，心肌缺血的风险下降程度与低密度脂蛋白的降幅有关，故冠心病患者调脂的首要目的是降低低密度脂蛋白水平。所有慢性稳定型冠心病患者，如无禁忌证，均应接受降低低密度脂蛋白治疗。低密度脂蛋白的控制水平目前为＜1.8mmol/L，或至少较基础值降低 50%。有些患者因为长期服用他汀类调脂药，认为血脂越低越好，而过度控制饮食，最后导致机体能量不足，影响生活质量。所以乡镇与社区医疗机构的医生一定要向长期服用他汀类调脂药物的患者强调，应该正常食用瘦肉、鸡蛋等富含蛋白质的食物，以保障机体的正常功能。他汀类调脂药物主要的不良反应为转氨酶、横纹肌溶解引起血清肌酸激酶升高。所以在应用他汀类调脂药物前和应用后都要常规查血脂水平、肝功能和血清肌酸激酶等，对于伴有活动性肝脏疾病、妊娠、对他汀类调脂药物过敏者禁用。

4. ACEI/ARB

ACEI/ARB 可以使冠心病患者的心血管死亡、非致死性心肌梗死等主要终点事件的相对危险性显著降低。在稳定型心绞痛患者中，合并高血压、糖尿病、心力衰竭或左心室收缩功能不全的高危患者建议使用 ACEI/ARB。临床常用的 ACEI 类药物包括：卡托普利、依那普利、贝那普利等；常用的 ARB 类药物包括：氯沙坦、缬沙坦、替米沙坦。ACEI 的主要不良反应为刺激性干咳和血管性水肿。干咳的发生率为 10%～20%，与体内缓激肽增多有关，在停用药物后干咳消失。伴有高血钾、双侧肾动脉狭窄患者禁用 ACEI 类药物。ARB 不良反应较少，一般不引起刺激性干咳，故对于服用 ACEI 类药物引起干咳不能耐受者，可改用 ARB 类药物。ARB 类药物禁忌证与 ACEI 类药物禁忌证相同。使用 ACEI 或 ARB 类药物期间注意监测血钾、肌酐，当血肌酐超过 3mg/dl 时应禁用。

以上药物除了硝酸酯类药物主要用于缓解症状、急诊处理外，其他药物均可预防心肌梗死，改善冠心病长期预后。

（三）特殊治疗

冠心病的治疗除了生活管理、药物治疗，还有以下两种特殊治疗方式：①经皮冠状动脉介入治疗（PCI）；②溶栓疗法。这两种治疗方式都需要有资质的医疗机构和有资质的专家严格按照专科诊疗规范进行。乡镇与社区医疗机构的医生要能通过急救中心将需行此类治疗的冠心病患者转送到上级医疗机构，由上级医疗机构的医生决定诊断与治疗。

四、各类冠心病的处理

如上所述，冠心病类型多、治疗方法也多，乡镇与社区医疗机构的医生对各类型冠心病处理的工作侧重点、处理原则和方法见表 5-25-3。

表 5-25-3　乡镇与社区医疗机构的医生对各类冠心病的处理

冠心病的类型	工作侧重点	处理原则和方法
稳定型心绞痛	1. 上级转诊接接清楚	1. 健康教育
	2. 门诊、社区卫生服务、家庭随访要问清楚	2. 严格控制血压，选用可改善预后的药物
	3. 常规处理工作	3. 必须应用他汀类调脂药物
	4. 与高血压症状鉴别	4. 控制血糖，改善代谢综合征
	5. 预防急性冠脉综合征	5. 抗血小板治疗
不稳定型心绞痛或心肌梗死	1. 第一时间识别并现场抢救	1. 健康教育
	2. 迅速转送至最近的上级医院	2. 含服硝酸甘油
	3. 转送至本医疗机构急诊科	3. 快速合理地控制血压
		4. 转送至上级医院急诊科或心内科
隐匿性冠心病	1. 上级转回交接清楚	1. 健康教育
	2. 筛选和确定患者	2. 控制心血管疾病的多重危险因素
	3. 长期处理危险因素	3. 按冠心病程序诊断
		4. 规范系统治疗，强调"三"达标
缺血性心肌病	1. 及时诊断并管理	1. 健康教育
	2. 病因治疗	2. 严格饮食控制
	3. 调整用药，改善或抑制心肌重构	3. 选用逆转心肌重构药物
	4. 预防心力衰竭	4. 降压药物合理应用
		5. 按心力衰竭治疗
		6. 降低交感神经活性
猝死	1. 识别高危人群	1. 健康教育
	2. 改善患者心肌缺血	2. 对高危人群进行管理
	3. 去除诱因，如补钾	3. 掌握现场抢救措施

从表 5-25-3 可以看出，乡镇与社区医疗机构的医生对 5 种类型冠心病有处理责任，也应有相应的处理方法。

（一）稳定型心绞痛

稳定型心绞痛的治疗主要是药物治疗，目的是改善冠状动脉的供血和减轻心肌的耗氧，防止血栓形成和动脉粥样硬化进展等。药物治疗主要是根据患者的病情，合理应用 β 受体阻滞剂、钙拮抗剂、ACEI/ARB、硝酸酯类药、他汀类调脂药、抗血小板药物等。

其中，β 受体阻滞剂能减少心肌耗氧量，减少心绞痛发作，增加患者运动耐量，应作为稳定型心绞痛的初始治疗药物；长效二氢吡啶类钙拮抗剂，特别适用于高血压合并冠心病的患者，可作为初始治疗药物。ACEI/ARB、部分钙拮抗剂、他汀类调脂药、抗血小板药物均可改善冠心病长期预后、预防心肌梗死，对有冠心病的高血压患者都应强调上述药物的使用。

（二）不稳定型心绞痛和心肌梗死

不稳定型心绞痛和心肌梗死患者由于病情危重，多于大中型医院心内科或急诊科诊治，对于大部分乡镇与社区医疗机构的医生来说，重点是及时地发现和诊断——关注患者的胸痛症状，注意监测其心电图和心肌标志物的动态变化。若患者疑诊为急性心肌梗死，立即静滴硝酸甘油，进行镇静止痛、补液支持治疗，同时联系急救中心转诊上级医院进行及时、有效的救治。有条件的乡镇与社区医疗机构可转送本医疗机构急诊科。

（三）隐匿性冠心病

隐匿性冠心病是指没有心绞痛的临床症状，但有心肌缺血的客观证据（心电活动、心肌血流灌注及心肌代谢等异常）的冠心病，又称为无症状性冠心病。其心肌缺血的心电图表现可见于静息时，也可在负荷状态下才出现，常为动态心电图记录所发现。隐匿性冠心病并不意味着病情轻，其预后和有症状的冠心病一样严重，同样可以引起心肌梗死、严重心律失常、猝死等冠状动脉恶性事件。

乡镇与社区医疗机构的医生要意识到，发现、诊断与处理隐匿性冠心病患者是自己的责任。由于患者没有典型症状，所以往往不会意识到自己患有冠心病。这就要求乡镇与社区医疗机构的医生高度关注有冠心病/动脉粥样硬化危险因素的患者，如有高血压、糖尿病、血脂异常或有长期吸烟史的患者，以及肥胖、性格急躁、有冠心病早发/动脉粥样硬化家族史的患者，尤其是有以上危险因素的老年患者。乡镇与社区医疗机构的医生要根据患者病情选择不同的检查方式，但主要根据静息、动态或负荷试验心电图检查来判断患者是否存在心肌缺血。

对于这类患者，如在做动态心电图或运动实验时，提示有心肌缺血，应行冠状动脉造影检查，以明确诊断并确定血管病变部位及狭窄程度。治疗应严格控制冠心病危险因素，治疗药物同稳定型心绞痛。对于药物治疗后仍有频繁、持续性无症状心肌缺血发作者应建议其行血运重建治疗。

（四）缺血性心肌病

缺血性心肌病的病理基础是心肌纤维化，为心肌的血供长期不足，心肌组织发生营养障碍和萎缩，或大面积心肌梗死后，以致纤维组织增生所致。其临床特点是心脏逐渐增大，发生心律失常和心力衰竭，与扩张型心肌病相似，故称为缺血性心肌病。诊断主要依靠动脉粥样硬化的证据和排除可引起心脏扩大、心力衰竭和心律失常的其他器质性心肌病。治疗主要是改善冠状动脉供血和心肌的营养，控制心力衰竭和心律失常。由于这类患者多数为累积多支血管的弥漫性病变，并且左心室功能差，多不宜行经皮冠状动脉介入治疗。缺血性心肌病的预防在于积极防治动脉粥样硬化，所以能否做好早期冠心病防治工作是能否控制冠心病患者病情进展的关键。

（五）猝死

猝死是指自然发生、出乎意料的突然死亡。心脏性猝死是指患者由于心脏疾病急性发作，在1h内意识丧失、突然死亡。因为猝死多发生在院外乡镇与社区的居民家中、户外，离乡镇与社区医疗机构最近，所以乡镇与社区医疗机构的医生是预防患者猝死和现场抢救猝死人员的骨干力量。

1. 预防猝死的发生

冠心病患者死亡的时间和形式从某种角度来说是可以预料的，预防患者猝死最关键的因素是控制早期冠状动脉粥样硬化，这要求乡镇与社区医疗机构的医生要能识别出可能发生猝死的高危人群并加以干预，特别是冠心病患者、血钾低等电解质紊乱的患者和有"三高"（高血压、高血糖、高血脂）或不健康生活方式的患者。

2. 抢救心搏骤停者的流程

虽然猝死患者抢救的成功率不高，但对心搏骤停者的抢救是所有医务人员必须掌握的，尤其是乡镇与社区医疗机构的医生。抢救心搏骤停者，一定要注意对心搏骤停人员的识别，并掌握现场抢救的要点：①快速检查是否有呼吸或能否正常呼吸，同时判断有无脉搏（10s 内完成），确立心搏骤停诊断后，应立即开始初级心肺复苏；②心肺复苏的同时进行呼救，让周围的人拨打 120；③持续进行初级心肺复苏。

3. 初级心肺复苏的过程

初级心肺复苏包括胸外按压（和早期除颤）、开放气道、人工呼吸。

（1）胸外按压。胸外按压时，患者应仰卧平躺于硬质平面；按压的部位是胸骨下半部，双乳头连线中点；一只手掌根部放在双乳头之间的胸骨上，另一只手平行重叠压在手背上，保证手掌根部横轴与胸骨长轴方向一致，以手掌根部为着力点，保证手掌用力在胸骨上，不要按压剑突；施救者肩、肘、腕位于同轴线，与患者身体平面垂直，按压时肘关节伸直，依靠上身重力垂直向下按压；每次按压后让胸廓完全回弹，放松时双手不要离开胸壁，按压和放松的时间大致相等。按压频率为 100～120 次/分。成人按压胸骨的幅度至少为 5cm，但不超过 6cm。婴幼儿的按压幅度至少为胸部前后径的 1/3（儿童约 5cm，婴儿约 4cm）。施救者应尽可能减少中断胸外按压的次数和时间，若因急救需求不得不中断，则应把中断时间控制在 10s 以内。

（2）开放气道。患者无呼吸或出现异常呼吸，先使患者仰卧位，行 30 次心脏按压后，再开通气道——一只手置于患者前额用力加压，使头后仰，另一只手的食、中两指抬起下颌，使下颌尖、耳垂的连线与地面呈垂直状态，以通畅气道。应清除患者口中的异物和呕吐物，若有义齿松动应取下。

（3）人工呼吸。开放气道后，首先进行 2 次人工呼吸，每次持续吹气时间 1s以上，保证足够的潮气量使胸廓起伏。无论是否有胸廓起伏，两次人工通气后应该立即胸外按压。无论是单人还是双人进行心肺复苏，按压和通气的比例为 30：2（儿童为 15：2），交替进行。

总之，冠心病防治工作任重而道远，乡镇与社区医疗机构的医生要意识到肩上的责任。一方面要帮助冠心病患者牢牢守住早期冠心病到严重冠状动脉狭窄/心肌梗死之间的"关卡"，帮助已经患有严重冠脉疾病的患者控制病情，改善预后；另一方面要努力提高自己的诊疗水平。

（余振球　周　雪）

第二十六章 高血压肾脏病的分级诊疗建议

在推进和指导乡镇与社区医疗机构开展高血压防治工作的过程中，笔者发现有些乡镇与社区医疗机构的医生对高血压肾脏病（HKD）的诊疗水平不高，导致患者不能得到及时、有效和持续的诊疗，甚至病情恶化，致使患者需要长期透析，严重者危及生命。为此，笔者收集、整理了有关资料，撰写成适用于乡镇与社区医疗机构的高血压肾脏病的分级诊疗建议，以帮助乡镇与社区医生更好地为家乡高血压肾脏病患者服务。

慢性肾脏病（CKD）是各种原因引起的慢性肾脏结构和功能障碍（肾脏损伤病史＞3个月），表现为肾小球滤过率（eGFR）正常和不正常的病理损伤，血液或尿液成分异常及影像学检查异常，或不明原因的 eGFR 下降[eGFR＜60ml/（min·1.73m^2）]超过 3 个月。顾名思义，高血压肾脏病（HKD）即是指由高血压引起的慢性肾脏结构和功能障碍。

慢性肾脏病是全球主要的公众卫生问题之一，有 8%～16%的成人受其影响。而高血压是诱发慢性肾脏病的独立危险因素。在美国，高血压是导致终末期肾脏病的第二位常见病因（28.4%），因高血压介导的终末期肾脏病而进行肾移植的患者占全部肾移植患者的 25%。在我国，高血压是除糖尿病肾病和肾小球肾炎以外最常见的终末期肾脏病的病因（17%）。我国 35 岁以上的高血压患者中，慢性肾脏病的患病比率高达 7.46%，男、女患病比率分别为 6.41%和 8.67%，年龄越大，慢性肾脏病的患病比率越高，各年龄组（35～44 岁、45～54 岁、55～64 岁、65～74 岁、75 岁以上）患病比率分别为 1.60%、2.73%、5.50%、12.81%和 26.36%。

高血压肾脏病的病理特征为小动脉性肾硬化，大多数患者表现为肾小动脉硬化及肾脏缺血性改变，少数患者表现为坏死性小动脉炎和增生性小动脉内膜炎。肾脏大小因高血压病程长短及严重程度而异，一般早期大小正常，晚期缩小。肾脏表面多呈颗粒状，少数患者肾脏表面可见出血点。

高血压肾脏病的发病机制主要与长期高血压引起肾小球高灌注、肾血流自身调节功能紊乱相关。此外，肾素-血管紧张素系统（RAS）激活导致肾缺血在其发生发展过程中也发挥着重要作用。近年研究还发现，血管内皮细胞功能完整性、血压调节物质平衡失调和微血管内凝血等因素也参与其中。

一、高血压肾脏病的临床表现与诊断

（一）临床表现

高血压肾脏病早期一般无特殊表现，随着病程进展，大多数患者先出现肾小管功能障碍，主要表现为夜尿增多、多尿、尿微量白蛋白阳性等。随之患者出现肾小球损害，主要表现为轻-中度蛋白尿，严重者出现肾衰竭。此外，患者的血压多难以控制，部分患者还常伴有心脑眼等靶器官损害或心血管疾病。

（二）高血压肾脏病的检查

1. 常规检查

血常规，生化（肝功能、肾功能、电解质、血同型半胱氨酸、血脂、空腹血糖），餐后 2h 血糖，甲状腺功能，甲状旁腺素，尿常规，肾素-血管紧张素-醛固酮系统（RAAS），肾脏、肾血管超声，颈部血管超声，上腹部超声，心脏超声，心电图，24h 动态血压监测和四肢血压测量等均应作为高血压肾脏病的常规检查，这些常规检查的内容及临床意义见表 5-26-1。

表 5-26-1　高血压肾脏病患者的各项常规检查

检查项目	主要查看内容	临床意义
血常规	白细胞、中性粒细胞、淋巴细胞、红细胞、血红蛋白、血小板	筛查有无感染、贫血及血小板减少
生化（肝功能、肾功能、电解质、血同型半胱氨酸、血脂、空腹血糖）	转氨酶、胆红素、白蛋白、球蛋白、肌酐、尿素、尿酸、空腹血糖、血钾、血钠、血钙、血磷、低密度脂蛋白胆固醇、总胆固醇、甘油三酯、高密度脂蛋白胆固醇、血同型半胱氨酸	筛查有无肝功能异常、低蛋白血症，明确肾功能损害程度，筛查有无糖尿病、血脂异常、高尿酸血症、高同型半胱氨酸血症等危险因素，筛查有无低血钾、高血钠等继发性高血压依据，同时评估有无高血钾、高血磷、低血钙等肾脏病的并发症
餐后 2h 血糖	—	进一步筛查有无糖尿病或糖耐量异常
甲状腺功能	促甲状腺素（TSH）、游离三碘甲腺原氨酸（FT_3）和游离四碘甲腺原氨酸（FT_4）	筛查有无甲亢、甲减等继发性高血压病因
甲状旁腺素	—	评估有无肾脏病继发的甲状旁腺功能亢进
尿常规	尿蛋白、尿隐性、红细胞、白细胞	初步鉴别高血压肾脏病（蛋白多于潜血）和原发性肾脏病（潜血多于蛋白）。同时需排除泌尿系统感染或标本污染（如白细胞明显增多，女性月经期或男性精疮等导致的红细胞明显增多）等，其均可影响对尿蛋白和潜血的判断

续表

检查项目	主要查看内容	临床意义
RAAS	肾素、血管紧张素Ⅱ、醛固酮、肾素与醛固酮比值	筛查继发性高血压，协助评估高血压肾脏病的严重程度，分析高血压心脏、动脉及眼底等靶器官损害的预后，还可以指导降压方案的制定
肾脏、肾血管超声	双侧肾脏大小和双肾动脉血流速度及血流指数	鉴别急性、慢性肾脏病，评估有无肾动脉狭窄，有助于临床判断高血压病因及指导用药
颈部血管超声	颈动脉内膜中层厚度及有无斑块形成或动脉狭窄	判断有无动脉粥样硬化，有助于高血压靶器官损害的评估
上腹部超声	肝、胆、胰、脾	判断有无其他疾病
心脏超声	左右心腔大小和心室壁厚度、射血分数、心脏瓣膜闭合情况	可判断有无心脏肥厚、心力衰竭及心脏瓣膜病，有助于高血压靶器官损害的评估
心电图	心律、心率、QRS波及ST-T段	分析有无心律失常、心肌缺血、心室肥厚等
24h动态血压监测	全天平均血压、白昼平均血压、夜间平均血压、血压昼夜节律	评估患者血压控制情况，发现夜间高血压及隐性高血压，有助于临床调控降压方案及评估最佳用药时间，以达到稳定控制血压的目的
四肢血压	踝-肱比值、四肢血压数值	评估四肢动态硬化或狭窄甚至闭塞情况，筛查继发性高血压（如大动脉炎等风湿免疫性疾病，协助排除风湿免疫性疾病引起的肾脏病）

2. 特殊检查

如常规检查发现高血压肾脏病依据，则需进一步完善尿微量白蛋白/肌酐、24h尿微量总蛋白、24h尿微量白蛋白、尿红细胞位像、肾动态显像等肾脏病专科检查，必要时需行肾穿刺活检。

（三）高血压肾脏病的诊断及鉴别诊断

诊断：在有高血压病史，且长期血压未控制达标的基础上，出现肾小管功能障碍和（或）肾小球损害的临床表现，并除外原发性肾脏病和其他继发性肾脏病，即可初步诊断。肾脏病理活检出现肾小动脉硬化及肾脏缺血性改变，少数患者出现坏死性小动脉炎和增生性小动脉内膜炎等，即可明确诊断。

鉴别诊断：主要需与原发性肾小球肾病伴肾性高血压鉴别。原发性肾小球肾病伴肾性高血压患者一般无高血压家族史，有肾炎病史，且病程进展快。尿异常出现在高血压之前。镜检尿蛋白程度重，尿红细胞和管型多，肾小球损害较肾小管损害重。必要时可行肾脏病理活检明确诊断。

二、高血压肾脏病的治疗

（一）改善生活方式

1. 合理膳食

（1）减少钠盐摄入。日常生活中食盐主要来源于腌制、卤制食品以及烹饪用盐，还有快餐和罐头、饼干等加工食品，以及蛤贝类、虾米、皮蛋、茼蒿菜、空心菜等含钠较高蔬菜。建议在烹调时尽可能用量具（如盐勺）称量加用食盐，并减少味精、酱油等含钠调味品的用量，避免食用腌制、卤制食品，尽量不食用罐头、饼干等加工食品。因为高盐加工食品含热量高、营养低，长期食用会导致身体营养缺乏和发育异常。24h 尿钠排泄量能够反映个体每日饮食钠盐的摄入量，故建议患者应定期检测尿钠，评估限盐水平。

（2）膳食结构。合理的膳食结构有助于控制高危因素，减轻或避免其对肾脏的损害。对于原发性肾脏病合并高血压的患者而言，合理的膳食结构包括：①食用油可选用含维生素 E 和亚油酸的植物油，如豆油、菜籽油等，每人每日摄入应少于 25g；②少吃或不吃肥肉和动物内脏；③其他动物性食物每日也不应超过 100g；④多吃富含维生素和纤维素的新鲜蔬菜和水果，蔬菜每日应摄入 400～500g，水果每日应摄入至少 100g；⑤每周可吃蛋类 5 个；⑥适量豆制品或鱼类，奶类每日 250g；⑦其他，如主食宜多吃粗粮和杂粮，少吃精制的米和面。

2. 规律运动

规律适量的有氧运动可通过提高胰岛素敏感性、改善糖耐量，减轻体重，改善脂质代谢，改善内皮功能，控制血糖、血压，减缓糖尿病及糖尿病肾病的发生发展。但是高强度运动可形成"运动性肾缺血"，且当运动突然停止后，肾脏供血恢复，还会形成运动缺血的再灌注损伤，这可能会导致肾小球滤过膜通透性增大，产生运动性蛋白尿。因此，我们建议高血压肾脏病患者应以缓和、循序渐进的有氧运动作为健康的运动方式。运动的形式可以根据自己的爱好和身体状况灵活选择，运动的频率每周四五次，每次持续约 30min。运动时应注意保持精神放松，不能过度用力，应保持呼吸自然，不能闭气。如果运动过于强烈、时间过长、做过分低头弯腰动作等，很有可能导致头晕、头痛，甚至脑出血。如果出现弯腰动作，需要注意不能长时间使头低于心脏的位置，且运动应与休息交替进行，避免感到疲劳。

3. 戒烟、限酒

慢性肾脏病的发生与吸烟相关，因此戒烟对于慢性肾脏病患者至关重要。值得注意的是，戒烟时容易出现体重增加（体重增加 4～5kg），这可能与尼古丁戒断有关。因此，我们建议对所有准备戒烟的患者推荐运动计划和减少热量摄入。

乙醇可抑制糖异生，使血乳酸和酮体浓度升高，乳酸和酮体可抑制肾小管分泌尿酸，导致体内尿酸升高，且饮酒 80g/d 以上，超过 10 年者，可引起高血压、动脉硬化，最终导致肾脏损害。所以，应该限制饮酒，最好戒酒。如果确实不能戒酒者，建议应"少量慢饮"。同时，饮酒时间应根据人体的生物节律特点而定。因为大多数人体内的各种酶一般在下午活性较高，故建议选择在晚餐时饮酒，且在饮酒之前吃些食物或饮酒时摄入富含蛋白质的食物及新鲜蔬菜，可延缓乙醇的吸收，保护胃黏膜。

4. 心理平衡

精神紧张、情绪激动及外界环境的不良刺激均可造成大脑皮质的兴奋和抑制功能失调，导致中枢神经功能紊乱，引起持久的缩血管神经占优势，全身小动脉收缩，血压升高，故应采取各种措施预防和缓解患者的精神压力，同时纠正和治疗病态心理，指导患者加强自我修养，训练自我控制能力，保持乐观情绪及良好的心理状态，消除紧张刺激心理，注意劳逸结合，多参加社交活动，培养个人爱好，保持心理平衡。

5. 睡眠规律

睡眠时间异常可增加冠心病、高血压、2 型糖尿病、肥胖及慢性肾脏病的发病风险及全因死亡率。因此，避免熬夜，保持良好睡眠，规律作息至关重要，一般推荐夜间睡眠时间为 7～8h。若患者出现失眠，入睡困难，睡后易醒，醒后不易再入睡等睡眠障碍情况，建议先通过自我调节，若自我调节无效，可给予药物（如中成药，甚至安眠药等）调节睡眠，必要时至心理科专科调节。

（二）高血压药物选择

防治高血压肾脏病最重要的策略就是有效控制血压。常用的降压药物有 ACEI 和 ARB、钙拮抗剂、利尿剂、β 受体阻滞剂及 α 受体阻滞剂等，均可用于高血压肾脏病的治疗，其中，ACEI/ARB 是高血压肾脏病患者的重要降压药物。由第八届美国联合委员会指定的专家组成员发布的《2014 成人高血压管理循证指南》（JNC8）推荐 ACEI 和 ARB 为慢性肾脏病患者的"基石药物"，若无禁忌，慢性肾脏病合并高血压患者最初降压时应首选 ACEI 或 ARB。

1. ACEI 和 ARB

有研究对长期使用 ACEI/ARB 与慢性肾脏病患者肾脏和心脏结局的关系进行了荟萃分析，发现应用 ACEI 和 ARB 类药物的慢性肾脏病患者肾衰竭的发生比率分别减少了 39% 和 30%。与安慰剂组相比，ACEI 和 ARB 类药物均可降低慢性肾脏病患者心脏疾病的发生比率。且 ACEI 类药物较 ARB 类药物在降低患者全因死亡率上效果更明显，在减少肾衰竭及心脏疾病发生率上，ACEI 类药物也更为有效。

故临床医生在选择 ACEI/ARB 时，如无禁忌，应将 ACEI 类药物作为高血压肾脏病患者的首选用药。

相较于常规剂量，ACEI（如贝那普利 40mg/d）可降低晚期慢性肾脏病患者发展至终末期肾衰的危险，且其对肾脏的保护作用不依赖于其降压作用。同样，ARB 加倍剂量（如坎地沙坦 8mg/d、氯沙坦 100mg/d）应用于高血压合并慢性肾脏病 3 期患者时，可有效降低血压水平，促进受损肾功能恢复，且未对电解质平衡和肝脏功能产生不利影响。

值得注意的是，临床医师在使用 ACEI/ARB 时，需要密切监测肾功能和血钾水平。如果使用 1 个月内血肌酐升高超过 50%或者出现高钾血症，则需要停用 ACEI/ARB。如果血肌酐升高 30%～50%，则需减量，并动态监测。

2. 钙拮抗剂

钙拮抗剂在临床中应用最为广泛，不良反应相对较少、较轻，降压作用明显，尤其在老年人群中降压效果较好。钙拮抗剂单独使用或与其他心血管系统药物联合使用对于高血压肾脏病患者均有不同程度的效果，与 ACEI/ARB 联用疗效最佳，不良反应发生率最低。

同时，我们建议临床医师应优先选择长效二氢吡啶类钙拮抗剂（如分子结构长效制剂氨氯地平或人工长效的控释/缓释制剂），因为长效制剂较中效、短效制剂更能产生相对平稳和持久的降压效果，可有效降低因高血压引发的各种并发症的发生。

3. 利尿剂

容量负荷增加是高血压肾脏病患者血压难以控制的主要原因之一，因此利尿剂的使用在高血压肾脏病患者中十分重要。我们建议对于有残余肾功能的患者，当 eGFR＜30ml/（min·1.73m^2）时，不应再使用噻嗪类利尿药，而要改用袢利尿剂。因为袢利尿剂（常需逐渐增加剂量）单用或与其他降压药联合应用，均可使肾小管内袢利尿剂达到较高的浓度，可有效抑制钠离子的重吸收，发挥较好的降压作用。当然，在使用利尿剂过程中，应监测患者肾功能、电解质以及 24h 尿量等，预防不良反应的发生。

4. β 受体阻滞剂

β 受体阻滞剂主要适用于血浆肾素水平增高的患者。长期使用高选择性的 β$_1$ 受体阻滞剂（如美托洛尔、比索洛尔等）可通过阻断肾小球 β$_1$ 受体，减少肾素的分泌，抑制 RAS 活性，从而减少蛋白尿，保护肾功能。选择全面阻断肾脏 α$_1$、α$_2$ 及 β$_1$ 受体的 α、β 受体阻滞剂（如卡维地洛）用于治疗顽固性高血压的疗效显著，并具有减少蛋白尿、抗氧化、抗增殖等作用，可通过多种途径保护心、肾等靶器官，对高血压肾脏病患者肾功能的保护作用更好。

需要注意的是，选择脂溶性（如美托洛尔）或兼有脂溶性及水溶性（如比索洛尔）的 β 受体阻滞剂时，由于亲水性（β 受体阻滞主要经肾脏排泄）的原因，其剂量应根据内生肌酐清除率水平调整。此外，使用 β 受体阻滞剂时，还要注意其不良反应，强调应从小剂量开始，根据血压及心率缓慢调整剂量。同时，应避免突然停药，以免诱发停药反应。

5. 联合用药

高血压肾脏病患者常常表现为难治性高血压。研究发现对于 eGFR＞60ml/（min·1.73m^2）、45～60ml/（min·1.73m^2）和＜45ml/（min·1.73m^2），难治性高血压的发生比率分别为 15.8%、24.9% 和 33.4%。而对于尿微量白蛋白＜10mg/g、10～29mg/g、30～299mg/g 以及＞300mg/g 对应的难治性高血压发生比率分别为 12.1%、20.8%、27.7% 和 48.3%。

因此，单药应用很难将高血压肾脏病患者的血压控制达标，联合用药成为控制血压的关键。建议优先选择 ACEI/ARB+CCB 或 ACEI/ARB+利尿剂，若联用两种降压药不能将血压控制达标者，则需要 3 种或 3 种以上的降压药联合应用。

此外，联合用药（如氨氯地平与厄贝沙坦等 ARB 类药物联合）与单一用药治疗高血压肾脏病患者相比，除了能更好地控制血压以外，还可以更有效地降低患者的尿微量白蛋白，改善糖代谢，对患者的肾脏具有更好的保护作用，且不良反应发生率低。

（三）血压控制目标

控制血压的主要目的是避免发生与血压相关的心血管疾病，延迟慢性肾脏病的进展。近几年相继更新的高血压和肾脏病的相关防治指南和共识，对高血压合并慢性肾脏病患者的血压控制目标提出了参考，但各国推荐的血压控制目标却不尽相同，详见表 5-26-2。虽然目前对高血压合并肾脏病的血压控制目标尚未统一，但是国际上对这部分患者的血压控制越来越严格，将这部分患者的血压控制在＜140/90mmHg 是合理的，若能耐受，应控制在＜130/80mmHg，但也不建议将血压控制得过低。

表 5-26-2 相关指南/专家共识对高血压肾脏病患者血压控制目标参考

相关防治指南/专家共识	血压控制目标/mmHg		
	无蛋白尿	有蛋白尿	老年患者
2017 年美国成人高血压预防、检测、评估及管理指南	＜130/80	＜130/80	自己有活动能力者＜130/80，反之，则无具体标准（≥65 岁）
2018 ESC/ESH 动脉高血压管理指南	120～129/80	120～129/80	130～139/80（≥65 岁）
加拿大《2018 年成人和儿童高血压诊断、风险评估、预防和治疗指南》	＜140/90	＜140/90	＜140/90

续表

相关防治指南/专家共识	血压控制目标/mmHg		
	无蛋白尿	有蛋白尿	老年患者
中国高血压防治指南（2018 年修订版）	<140/90	<130/80	无具体标准
老年慢性肾脏病诊治的中国专家共识（2018）	<140/90	<130/80	无具体标准
2019 年日本高血压管理指南	<140/90	<130/80	<140/90（≥65 岁）
2019 年英国国家卫生与临床优化研究所成人高血压诊断和管理指南	<140/90	<140/90	无具体标准
2020 ISH 全球高血压实践指南	<130/90	<130/90	<140/90（≥65 岁）

注：ESH，欧洲高血压学会；ESC，欧洲心脏病学会；ISH，国际高血压学会。

由于慢性肾脏病患者中夜间高血压或隐性高血压者较多，因此动态血压监测对高血压肾脏病患者至关重要。因为动态血压可有效评估患者的假性血压达标情况及血压节律，还可根据患者血压节律酌情调整给药时间。但是，目前慢性肾脏病患者动态血压的血压控制标准尚缺乏相关研究，所以建议以统一的动态血压正常参考值为标准：24h 血压平均值<130/80mmHg，白昼平均值<135/85mmHg，夜间平均值<120/70mmHg，血压昼夜节律 10%～20%。

（四）各级医疗机构处理建议

加强高血压肾脏病患者的管理，是每一位医务人员的责任。已有研究发现，老年 CKD 的分级管理可提高 CKD 的筛查人数和转诊率，改善健康宣教的效果。且在家庭医生制下依托建立的一体化 CKD 健康管理模式，也已经取得了初步成效。因此，高血压肾脏病的分级诊疗至关重要。在不同医疗岗位的医务人员应该根据实际的医疗条件担当起这份责任和义务，以做到早发现、早诊断、早治疗。针对各级高血压专业机构与肾内科协同的高血压肾脏病处理建议见表 5-26-3。

表 5-26-3　针对各级医疗机构的高血压肾脏病处理建议

类型	医疗机构	工作重点	处理原则和方法
良性高血压	乡镇与社区医疗机构	1. 详细的病史询问 2. 完善部分常规检查 3. 向上级医疗机构转诊 4. 长期处理危险因素 5. 门诊、社区卫生服务、家庭随访	1. 健康教育，坚持健康的生活方式 2. 严格控制血压，选用可改善预后的降压药物 3. 督促患者严格控制其他危险因素（如血糖、血脂、高尿酸血症、高盐饮食等） 4. 避免应用肾毒性药物

续表

类型	医疗机构	工作重点	处理原则和方法
	县级医疗机构	1. 接受乡镇与社区医疗机构转诊 2. 详细的病史核实与补充 3. 完善常规检查和部分特殊检查，给予明确诊断 4. 评估病情严重程度 5. 决定最佳的降压方案和肾脏保护方案	1. 严格控制血压，规范用药，评估和监测药物不良反应 2. 评估肾脏病其他危险因素，制定控制方案 3. 评估并应用保护肾脏的药物，避免应用肾毒性药物 4. 规范管理长期透析患者
	省级医疗机构	1. 接受下级医疗机构转诊 2. 完成诊断与鉴别诊断，完善肾穿刺活检，明确病因诊断 3. 制定标准处理方案 4. 诊断明确，达到治疗标准后向下级医疗机构转诊	1. 严格控制血压，制定标准方案 2. 严格控制其他危险因素 3. 积极保护肾功能 4. 必要时完成透析工作，制定长期规范透析方案
恶性高血压	乡镇与社区医疗机构	1. 第一时间识别并抢救 2. 迅速向上级医疗机构转诊	1. 稳定控制血压（静脉用药），避免血压下降过急、过快、过猛 2. 避免应用肾毒性药物 3. 预防高钾血症、心衰等并发症
	县级医疗机构	1. 接受乡镇与社区医疗机构转诊 2. 完成常规检查和部分特殊检查 3. 评估病情 4. 稳定病情后向上级医疗机构转诊	1. 有效控制血压（调整口服用药），评估和监测药物不良反应 2. 及时处理并发症（高钾血症、酸中毒、心力衰竭等） 3. 控制其他危险因素 4. 避免应用肾毒性药物
	省级医疗机构	1. 接受下级医疗机构转诊 2. 完成诊断与鉴别诊断，完善肾穿刺活检，明确病因诊断 3. 再次评估病情 4. 制定长期处理方案 5. 诊断明确且病情稳定后向下级医疗机构转诊	1. 严格控制血压达标，评估和监测药物不良反应 2. 严格控制其他危险因素 3. 评估、处理并发症 4. 必要时完成透析工作，制定长期规范透析方案

　　总之，高血压肾脏病的防治工作任重而道远，各级医疗机构的医生都要意识到肩上的责任，尤其是乡镇与社区医疗机构的医生在高血压肾脏病的长期防治工作中要发挥出积极有效的作用。一方面要帮助高血压患者严格控制血压，同时管控好肾脏病的其他各种危险因素，预防肾脏病的发生；另一方面，要帮助已经患有高血压肾脏病的患者控制病情，规范管理，改善预后。

（段小容　余振球）

第二十七章　高血压患者脑血管病的协同诊疗

　　脑血管病是人类的常见病，按发病急缓分为急性脑血管病（即脑卒中）和慢性脑血管病，目前急性脑血管病已成为导致全球人口死亡的三大疾病之一。我国急性脑血管病现患人数约 1300 万，死亡率农村（298.2/10 万人年）高于城市（203.6/10 万人年）。急性脑血管病死亡率、致残率、复发率高，而慢性脑血管病又可加重老年人认知功能衰退，极大地危害患者身体健康、影响患者的生存质量，因此加强对脑血管病的防控尤其重要。高血压为脑血管病的首要危险因素，高血压患者则是脑血管病防控的主要人群。各级医疗机构及时诊断和处理高血压患者的脑血管病，不仅能使急性脑血管病患者转危为安，且通过各级医疗机构的协同诊疗，对高血压患者的脑血管病远期防控有重要意义。本章总结了贵州省高血压诊疗中心诊治脑血管病的经验和专家团队下沉到贵州省各级医疗机构查房的实例，为各高血压专科、县乡级医疗机构提出规范的诊疗方法，也为三级医院非神经专科快速发现和妥善处理脑血管病提供意见。

一、脑血管病的规范诊断

（一）流行病学

　　高血压专科中脑血管病患者十分常见，以贵州省高血压诊疗中心为例，在 2018 年 1 月至 2020 年 11 月收治住院的高血压患者中，确诊脑血管病者达 1150 例，占总出院患者比例约达 1/3。其中，急性脑血管病占 4.35%，慢性脑血管病占 95.65%，出血性脑血管病占 5.46%。完善头颅 MRI 卒中评估的患者中，确诊脑小血管病 451 人，占脑血管病患者的 51.08%，同时还确诊多例脑动脉盗血综合征、严重颅内动脉狭窄、海绵状血管瘤等。95%的上述高血压合并脑血管病患者不需要转神经专科等进一步诊疗，在高血压专科通过规范的诊疗，就能使患者在住院期间得到明确的诊断和及时的治疗、干预，避免脑血管病的进展和急性脑血管病的发作。

　　基层医疗机构和三级医院的非神经专科，同样面对庞大的高血压合并脑血管病患者群体，但由于普遍缺乏神经病学专业背景的医护人员，对高血压患者脑血管病的诊断和治疗往往存在困难。2017 年 7 月至 2020 年 9 月，余振球在贵州省各级医疗机构进行教学查房、现场指导，其中涉及脑血管病的典型病例 75 例。75 例患者中存在脑血管病诊断缺失和错误的多达 17 例，基层医疗机构和三级医院的非神经专科在诊治高血压脑血管病时主要存在以下问题。

第一，神经系统诊断缺乏神经系统查体作为支撑依据。在 75 例患者中，仅 29 例有神经系统查体，而查体完整、规范者更少，这一现象在乡镇卫生院更为突出。神经系统疾病诊断的前提是应具备基本的先定位后定性的诊断思路。而神经系统定位诊断不能仅依靠症状及影像结果，而是应结合规范详细的神经系统查体。

第二，脑影像检查不规范，覆盖不够。75 例患者中有 19 例无脑影像检查，说明有的医生对脑血管病的诊疗流程缺乏充分理解。脑影像检查是诊断脑血管病的必备条件。首先，缺血性脑血管病与出血性脑血管病在临床上不能仅以症状体征作为区分依据，缺血性脑血管病抗栓治疗的前提是头颅 CT 排除脑出血。其次，缺血性脑血管病中，短暂性脑缺血发作（TIA）与脑梗死的鉴别诊断需要脑 MRI 或 CT 确定有无责任梗死灶。最重要的是，脑血管病均应进行脑血管的影像学评估。针对脑出血应评估是否合并颅内动脉瘤或动静脉畸形，而脑梗死应进一步评估是否存在颅内动脉严重狭窄，只有明确脑血管的情况，才能进一步为病因治疗创造条件。

第三，对急性脑血管病与慢性脑血管病无明确区分，且急性缺血性脑血管病几乎均未进行病因分型。急性缺血性脑血管病包括 TIA 和急性脑梗死。急性脑梗死应根据梗死部位、责任血管、病因诊断进行 TOAST 分型。应根据头颅影像学筛查将慢性脑血管病具体诊断为慢性缺血性脑血管病、脑小血管病、脑动脉盗血综合征等。对于脑出血患者，应根据脑出血的发病时间、病程长短区分为脑出血急性期、亚急性期、恢复期等。

第四，脑血管病的病因筛查不够，危险因素评估不充分。对于脑血管病的治疗，除抗栓药物治疗外，其基础治疗必须包括脑血管病危险因素的干预和控制，特别是缺血性脑血管病，对危险因素的干预与抗栓药物的使用同等重要。目前，基层医疗机构普遍存在的问题在于对脑血管病的危险因素，仅认识到常见的高血压、糖尿病、血脂异常等，对高同型半胱氨酸血症、夜间睡眠呼吸暂停低通气综合征、缺乏体力活动、肥胖、吸烟、特殊脑血管病家族史等未进一步详细筛查。

第五，高血压患者的脑血管病治疗不充分，用药考虑不全面。上述教学查房的 75 例患者中仅 29 例规范使用阿司匹林或氯吡格雷并联合他汀类药物进行治疗，50% 以上的病例未使用任何抗血小板药物对缺血性脑血管病进行预防治疗，对诊断为心源性卒中的患者也未使用抗凝药物治疗并规范监测 INR。在已使用药物干预的病例中，多数乡镇医疗机构在使用阿司匹林治疗时对患者服药方式指导不规范。

　　针对上述存在的问题，本章就高血压专科、基层医疗机构和三级医院的非神经专科如何规范地协同诊疗高血压脑血管病患者进行阐述。

（二）脑血管病的诊断

　　根据《中国脑血管病分类（2015）》，目前脑血管病共分为十三类。首先，将脑血管病分为缺血性脑血管病和出血性脑血管病两大类。缺血性脑血管病包括短暂性脑缺血发作、脑梗死、脑动脉盗血综合征、慢性脑缺血。出血性脑血管病包括蛛网膜下腔出血、脑出血、其他颅内出血。其他十一类脑血管病包括头颈部动脉粥样硬化、高血压脑病、颅内动脉瘤、颅内血管畸形、脑血管炎、颅内静脉系统血栓形成、无急性局灶性神经功能缺损症状的脑血管病、脑卒中后遗症、血管性认知障碍、脑卒中后抑郁、其他脑血管病。另外，根据发病急缓不同，脑血管病可分为急性脑血管病和慢性脑血管病。急性脑血管病包括 TIA 和急性脑梗死。慢性脑血管病包括慢性脑缺血、脑小血管病、脑动脉盗血综合征等。对于脑出血患者，根据脑出血的发病时间、病程长短、是否遗留后遗症可区分为脑出血急性期、亚急性期、恢复期、后遗症期或陈旧性脑出血。根据脑出血病因，诊断应区分为高血压脑出血、脑动脉瘤继发脑出血、蛛网膜下腔出血、淀粉样脑血管病所致脑出血等。

1. 快速识别急性脑血管病

　　急性脑血管病是由于脑部血管突然破裂或因颅内动脉血管阻塞导致脑急性缺血缺氧而引起脑组织急性损伤的一组疾病，包括急性缺血性脑血管病和急性出血性脑血管病。脑血管病急性发作时由于患者症状、体征往往改变明显，及时发现和处理对抢救患者生命、改善患者生存质量意义重大。另外，怀疑脑血管病急性发作时及时完善针对性的脑影像检查，可快速进行鉴别诊断，使医务人员能尽早制定最适合患者的治疗方案。所以，各级医疗机构的医护人员应该掌握快速识别脑血管病急性发作的方法。

　　（1）通过临床表现识别。首先，无论哪种脑血管病急性发作，均为急性起病，并出现相应的神经系统症状体征变化，比如单侧肢体运动感觉障碍、单侧头面部运动感觉障碍、言语障碍等。另外，有的患者可表现为头痛、眩晕、平衡障碍、眼球运动异常和复视。特殊的脑血管病发作临床表现还包括跌倒发作、短暂性全面性遗忘、单眼或双眼视力障碍、人格情感障碍等。

　　其次，神经系统功能障碍往往不能单从临床症状或患者主观描述判断，应结合详细的神经系统查体，通过体征来进行神经功能障碍的定位。完整的神经系统查体内容应包括患者的意识状态评估、认知功能、言语功能、执行功能、头面部十二对脑神经功能、躯干和肢体的肌力肌张力、感觉功能、共济运动能力、姿势和步态评估、病理征和脑膜刺激征检查等。只有阳性的异常体征与患者的临床症状相互佐证，才能进行准确的神经系统疾病定位诊断，并明确患者的神经功能障碍程度。

另外，高血压患者在病程中往往反复出现头晕、头痛，当患者头晕、头痛等症状突然变化时，要怀疑是否有脑血管病急性发作。单纯血压波动引起的头晕、头痛一般程度较轻、有规律，症状出现的时间与每日血压的高峰时段吻合。单纯血压波动所导致的头晕往往不伴其他运动感觉功能障碍。若高血压患者出现与平日性质不一样的头晕、头痛，特别是合并急性起病的视力障碍、面部或肢体的感觉运动异常，或卧位加重的头痛并喷射性呕吐，且呕吐后头痛无缓解时，应高度警惕急性脑血管病的可能。

（2）通过异常波动的血压识别。血压波动异常容易导致脑血管病，而脑血管病发作时血压波动幅度也可增大。研究发现，血压波动范围收缩压大于40mmHg，舒张压大于20mmHg时，冠心病等心血管事件发生率明显增加。而当心血管病急性发作时，血管活性物质的改变又可导致血压的波动变化，且往往先于其他临床症状出现。另外，脑血管病急性发作时常出现应激性高血压，其原因可能与脑血管病发作过程中应激反应引起的交感神经-肾上腺系统激活相关。所以，高血压患者若有多种心血管病危险因素，且这些危险因素长期未得到有效控制，一旦患者突然停药、劳累或在其他诱因作用下出现血压大幅波动，并出现神经系统的症状体征变化时，应第一时间想到脑血管病急性发作的可能。

（3）通过脑影像检查识别。所有疑诊急性脑血管病患者均应尽快接受头颅CT或MRI检查，头颅CT检查可用于快速排除急性出血性脑血管病。CT排除脑出血后，对怀疑急性脑梗死的患者，有条件完成MRI检查的医院应优先选择MRI-DWI序列进一步检查，若此项检查发现脑实质有高信号病灶存在，且患者病灶所在脑功能区与其神经系统症状体征一致，则应诊断为急性脑梗死。要特别注意的是，CT对24h以内新发的脑梗死并不敏感，怀疑急性脑梗死的患者发病24h内若头颅CT检查未发现急性梗死灶，应在24h后再次复查明确。

2. 急性脑血管病诊断流程

在快速识别脑血管病急性发作后，各级医疗机构应明确职责，协同转诊、收治急性脑血管病患者。乡镇与社区医疗机构的医护人员应了解急性脑血管病的诊疗流程，在发现急性脑血管病患者后，能及时将其转往县级医疗机构进一步诊疗。县级及以上医院高血压专科、其他三级医院非神经专科则要熟悉并掌握急性脑血管病的诊疗流程，必要时及时联系院内、外卒中心、神经专科进行协同诊疗。

（1）区分是急性缺血性脑血管病还是急性出血性脑血管病：两者起病时间常有区别，缺血性脑血管病常在清晨、夜间安静时发病，而出血性脑血管病常在活动中、情绪激动时发病。疑诊急性脑血管病的患者应尽快接受头颅 CT 或 MRI 检查，头颅 CT 检查可用于快速鉴别，若头颅 CT 平扫无脑实质、脑室、蛛网膜下腔、硬膜下和硬膜外出血表现，则可排除急性出血性脑血管病，排除出血性脑血管病是缺血性脑血管病诊断治疗的前提。

（2）急性缺血性脑血管病应与 TIA 和脑梗死鉴别：过去对 TIA 和脑梗死的鉴别主要依赖于神经系统缺损症状、体征持续的时间，但近年来由于影像学技术的发展，促进了对两者诊断认识的更新，目前国际上已达成共识，只要神经影像学显示责任缺血病灶，无论症状体征持续时间长短均可诊断为脑梗死，若无法得到影像学责任缺血病灶证据时，仍以症状体征持续 24h 为时间界限鉴别 TIA 和脑梗死。

（3）诊断急性脑梗死需行进一步病因分型：由于抗栓治疗选择与其病因分型密切相关，故脑梗死的分型至关重要。脑梗死 TOAST 分型包括：大动脉粥样硬化型、心源性栓塞型、小动脉闭塞型、其他病因型、不明原因型。心源性栓塞型多由房颤引起，而大动脉粥样硬化型及小动脉闭塞型则与高血压关系密切。心源性脑卒中宜抗凝治疗，而大动脉粥样硬化及小动脉闭塞引起的卒中宜选用抗血小板聚集药物治疗。另外，以上两种类型的脑梗死可根据情况选择介入治疗。对于狭窄小于50%的颅外动脉，若作为责任血管未导致患者半年内发生 TIA 或脑梗死，仅口服阿司匹林和他汀类调脂药物治疗即可，若狭窄≥50%，可考虑在上述药物治疗基础上选择介入治疗。而对于颅内动脉严重狭窄，无论是否出现急性脑梗死，均首选抗血小板药物干预，若药物干预无效，可考虑介入治疗。

3. 提高慢性脑血管病的诊断准确性

慢性脑血管病包括无症状的颅内动脉狭窄、闭塞，无症状的颈动脉狭窄、闭塞，脑动脉盗血综合征，无症状脑梗死，脑小血管病和慢性脑缺血。慢性脑血管病主要依靠头颈部血管和脑影像检查诊断。

其中，脑小血管病（cerebral small-vessel disease，CSVD）是指由于各种病因影响脑内小动脉、微动脉、毛细血管、微静脉和小静脉所导致的一系列临床、影像、病理综合征。慢性起病隐匿进展的 CSVD 主要表现为认知功能下降、抑郁、步态障碍、吞咽和排尿功能异常等。CSVD 主要依靠头颅 MRI 检查确诊，其 MRI 主要表现包括新发小的皮质下梗死、脑白质高信号、可能为血管起源的腔隙灶、脑微出血、血管周围间隙扩大以及脑萎缩。而慢性脑缺血(chronic cerebral hypoperfusion，CCH)是指脑整体水平血液供应减少状态，而非局灶性的脑缺血。此类患者多为老年人，常感觉头重、头晕、头痛，除有动脉硬化或脑动脉狭窄外，无局灶性神经系统缺损的症状和体征，也无脑影像学异常（即无结构性改变）。这些患者以往曾诊断为"脑动脉硬化症"。为了正确诊治这类疾病，在《中国脑血管疾病分类（2015）》中增加 CCH 这一疾病单元。

研究发现，在无明显靶器官损害临床表现的高血压患者中，头颅 MRI 显示无症状脑损害的发生率（44%）较心脏（21%）及肾脏（26%）的亚临床损害发生率还要高。各级医疗机构均应掌握高血压患者慢性脑血管病的规范诊疗内容，特别是社区、乡镇等基层医疗机构尤其应重视对慢性脑血管病的筛查和评估。及时发现和尽早干预慢性脑血管病，不仅能更有效地预防急性脑血管病的发生，同时也能延缓其导致的认知功能障碍进展，提高患者的生存质量。

二、脑血管病的规范防治

脑血管病的防治分为一级预防和二级预防，基层医疗机构和三级医院的非神经专科目前普遍存在的问题在于一级预防中对脑血管病危险因素筛查不全面，对存在的危险因素的有效控制也不够重视，而二级预防中对脑血管病的处理流程又缺乏规范性，特别是对抗栓药物使用不合理、不充分。所以，明确高血压专科、基层医疗机构和三级医院的非神经专科在脑血管病一级、二级防治中的职责和工作重点，是有效防控高血压患者脑血管病的前提，也是各级医疗机构成功协同诊疗高血压患者脑血管病的必备条件。

（一）做好高血压患者脑血管病的一级预防

脑血管病的一级预防关键在于防控危险因素。如何全面筛查脑血管病的危险因素并进行防控是各级医疗机构，特别是乡镇与社区医疗机构应该掌握的重点内容。脑血管病的危险因素有 20 种，包括高血压、糖尿病、血脂异常、肥胖、代谢综合征、缺乏体力活动、吸烟、饮酒、高同型半胱氨酸血症、睡眠呼吸紊乱、无症状颈动脉狭窄、心房颤动、其他心脏病、口服避孕药、绝经后激素替代治疗、偏头痛、高凝状态、炎症、感染和遗传。脑血管病的危险因素防控分为以下 5 个方面。

1. 防治“四高”

传统观念中，“三高”一般指“高血压、高血脂、高血糖”，而脑血管病防治中，还包括“高同型半胱氨酸血症”。首先，高血压是脑血管病一级预防的最关键的防控因素，提高高血压的控制率尤其重要。在血压达标的前提下，降压目标因患者特点及合并症的不同可有所差异。青中年人群收缩压应严格控制在＜140mmHg，而老年人（大于 65 岁）收缩压可根据情况降至小于 150mmHg，如能耐受，应进一步降低。其次，治疗血脂异常亦是基石。血脂异常包括甘油三酯和胆固醇升高以及高密度脂蛋白胆固醇降低。血脂异常是动脉粥样硬化性心血管病的重要危险因素。40 岁以上男性和绝经期后女性应每年进行血脂检查，根据患者心血管病危险分层决定血脂目标值。心血管病有极高危发病风险的患者，不论其 LDL-C 的基线水平如何，均提倡在改变生活方式的同时进行他汀类药物治疗，将 LDL-C 降至 1.8mmol/L（70mg/ml）以下或 LDL-C 的水平较其基线水平下降 30%～40%。另外，推荐所有高血压患者定期检测空腹血糖和餐后 2h 血糖。对于明确糖尿病诊断的患者，在积极改善生活方式的同时严格控制血糖指标。对于合并糖尿病的高血压患者，更严格的降压治疗较一般降压治疗更能有效降低其脑卒中发生率。如可耐受，糖尿病患者血压应严格控制在 130/80mmHg 以下。最后，基层容易忽视的另一危险因素是高同型半胱氨酸血症。同高血压、糖尿病一样，高同型半胱氨酸血症与脑卒中的关系亦非常密切。研究提示血同型半胱氨酸水平升高可使包括脑卒中在内的动脉粥样硬化性心血管病的危险性增加 2～3 倍。高血压伴高同型半胱氨酸血症的患者，在降压的同时加用叶酸（叶酸片 0.8mg 口服，每日 1 次）治疗可降低首次脑卒中发生的风险。

2. 戒烟限酒、适当运动、控制体重

吸烟与高血压发病相关，但去除高血压的影响后，吸烟仍可使脑卒中病死风险增加 1 倍，使蛛网膜下腔出血风险增加 2～4 倍。主动吸烟与被动吸烟均增加脑卒中的风险，且对于增加缺血性脑卒中的风险呈剂量依赖性。所有吸烟者均应戒烟，不吸烟者应避免被动吸烟。除吸烟外，缺乏体力活动、肥胖、代谢综合征均被证实与脑血管病的发病相关，对于缺乏体力活动、肥胖、代谢综合征患者，若无其他有限制活动要求的疾病，推荐每周至少 3 次，每次至少 40min 的中等强度的有氧运动。对于腹围、BMI 超过正常范围的人群，建议通过健康的生活方式、控制摄入量、增加体力活动等措施减轻体重，将腹围、BMI 逐渐调整至正常范围。

3. 防治阻塞性睡眠呼吸暂停低通气综合征（OSAHS）

研究发现 OSAHS 与高血压关系密切，约 50% 的 OSAHS 患者伴有高血压，至少 30% 的高血压患者患有 OSAHS。OSAHS 不仅是继发性高血压的病因之一，也是原发性高血压发展的一个独立危险因素。另外，睡眠呼吸暂停也是卒中的独立危险因素。脑卒中的患病风险与睡眠呼吸暂停的严重性呈正相关。因此，对有 OSAHS 高风险的人群应进行筛查。对确诊的严重 OSAHS 患者，可进行夜间持续气道正压通气治疗，改善夜间缺氧状态，以降低卒中风险。

4. 正确处理房颤

卒中患者中有 1/4 的发病原因为房颤导致的心源性栓塞，房颤患者比非房颤患者卒中的发病风险高 5 倍。房颤作为心源性卒中的主要危险因素，在每位高血压患者就诊时均应作为卒中防控筛查的重点内容。对于合并房颤的高血压患者，正规抗凝治疗可致卒中风险降低 62%，总死亡率降低 26%。对于瓣膜性房颤患者，推荐使用 $CHA_2DS_2-VAS_C$ 评分进行卒中风险评估，$CHA_2DS_2-VAS_C$ 评分 ≥2 分且出血性并发症风险较低的人群，建议长期口服华法林抗凝治疗（INR 值的目标范围为 2.0～3.0）；非瓣膜性房颤患者，$CHA_2DS_2\text{-}VAS_C$ 评分≥2 分者除建议口服华法林外，亦可口服新型抗凝药物（利伐沙班或达比加群等）替代华法林。服用抗凝药物期间应监测凝血功能。对不适合长期抗凝的房颤患者，在有条件的医院可考虑行左心耳封堵术。

5. 其他危险因素防控和抗栓药物在一级预防中的使用指征

35 岁以上女性应尽量避免口服避孕药和绝经后激素替代治疗。有偏头痛的女性应推荐进行心脏彩超卵圆孔未闭的筛查。对于有心血管疾病或脑卒中家族史的患者，或既往有长期慢性炎症和感染的高血压患者，应详细评估其他心血管疾病危险因素，做好其他危险因素的防治工作。除了对卒中的危险因素进行有效干预外，口服阿司匹林等抗血小板药物也是卒中一级预防的有效措施，且对卒中危险因素的防控与口服抗血小板药物之间不可相互替代。但是，不推荐抗栓药物用于脑血管病低风险人群的一级预防。仅推荐在卒中风险足够高（10 年 ASCVD 风险大于 10%）的人群使用阿司匹林或氯吡格雷。

（二）规范进行高血压患者脑血管病的二级预防

脑血管病的二级预防首先在于如何处理好急性脑血管病。乡镇与社区医疗机构需要了解急诊脑血管病处理流程，而高血压专科、县级医院和三级医院非神经专科则应该熟练掌握规范的急性脑血管病诊疗内容。脑血管病急性期过后，恢复期、后遗症期的脑血管病长期随访、评估、治疗则是各级医疗机构，特别是社区、乡镇等基层医疗机构的工作重点。

1. 急性脑血管病处理流程

急性脑血管病的抢救前提是快速识别和诊断，明确诊断后，根据缺血性脑血管病和出血性脑血管病的不同选择相应的治疗方式。在患者生命体征稳定的前提下，处理急性脑血管病应注意以下几点。

（1）急性脑梗死患者在选择口服抗栓药物治疗前均应评估是否有溶栓适应证。急性脑梗死患者首先应明确其发病时间。发病 4.5～6h 内的患者有可能达到溶栓条件，应尽快在时间窗内将患者转往有卒中绿色通道的卒中中心进行评估和救治。在转诊过程中，避免盲目给予患者抗栓药物治疗。溶栓后 24h 内避免重复使用抗栓药物，待溶栓 24h 后再启动口服抗栓治疗。对于有溶栓禁忌的患者，应在患者明确不进行其他血管内治疗（动脉取栓等）后再启动口服抗栓治疗。高血压患者溶栓后应严密监测血压，对于血压过高患者，降压应较非溶栓患者更积极。对于溶栓后出现神经系统症状体征变化的患者，应及时复查头颅 CT 和血常规、凝血功能，警惕溶栓后出血。

（2）无溶栓指征的急性缺血性脑血管病患者，应在发病 24h 内尽快启动二级预防治疗。对于缺血性脑血管病，二级预防的重点在于规范、长期、安全地使用抗栓药物。抗栓药物包括抗血小板聚集药物和抗凝药物。非心源性脑栓塞患者应选择抗血小板聚集药物治疗，包括口服阿司匹林 150～300mg/d 或氯吡格雷 75mg/d，急性期后阿司匹林可改为预防剂量（50～300mg/d）。对房颤引起的心源性栓塞，无禁忌证情况下应选择华法林或新型抗凝药物进行抗凝治疗。

（3）在抗栓治疗的药物选择上应结合患者肾功能、进食状态、胃肠道功能等情况。对于高血压合并慢性肾脏病的患者，若卒中风险足够高，可以考虑在肾小球滤过率＜45ml/（min·1.73m²）患者中使用阿司匹林，但对于严重肾病患者[肾小球滤过率＜30ml/（min·1.73m²）]阿司匹林并不适用，氯吡格雷也应慎用。对于有明确消化道溃疡病史或消化道出血病史的患者，尽量避免使用阿司匹林治疗，可使用氯吡格雷替代。另外，在使用阿司匹林肠溶制剂时，服药时间需注意与进食间隔 1.5～2h。

（4）治疗出血性脑血管病：脑出血治疗的首要任务是防止再出血。脑出血后患者若再发出血，死亡率将大大增加，而脑出血再发的危险因素包括高血压、脑叶出血（提示淀粉样血管病可能性大）、高龄、饮酒、抗凝治疗、载脂蛋白基因携带及 MRI 多发出血灶等，其中控制高血压为降低脑出血复发率的最重要的手段。

2. 急性脑血管病患者的血压管理

对于急性缺血性卒中患者，若准备溶栓治疗，溶栓前血压应控制在 180/100mmHg 以下。非溶栓者血压＞200/110mmHg 或伴严重心功能不全、主动脉夹层、高血压脑病（血压急剧升高导致的急性脑循环障碍综合征，临床表现为脑水肿、颅内压升高、剧烈头痛伴脑皮质功能障碍），可使用静脉药物降压。降压过程中应避免血压急剧下降。既往有高血压病史且长期服用降压药物的患者在缺血性脑血管病急性发病的 24h 后，若病情平稳，可开始恢复原降压方案治疗。既往未进行长期规律降压治疗的患者，急性脑血管病发病后数天可启动口服药物降压，目标血压 140/90mmHg 以下。对于急性脑出血患者，若收缩压＞220mmHg 时，应积极使用静脉降压药物降压，当收缩压＞180mmHg 时，可使用静脉药物降压（静脉降压治疗期间推荐每 5～15min 测 1 次血压）。急性期血压降至 160/90mmHg 以下。非急性期的降压目标为 140/90mmHg 以下。在选择口服降压药控制血压时，为便于吞咽障碍、饮水呛咳或使用鼻饲管进食的患者服药，应尽量避免缓释控释剂型，可选用长效的降压药物。有消化道症状或消化道疾病病史的患者也应尽量避免缓释控释剂型。为避免血压波动大、保护脑血管，高血压合并脑血管病患者的降压药物应首选 CCB 类长效药物，对于怀疑脑血管痉挛者，可选择尼莫地平治疗。

（三）正确处理慢性脑血管病

1. 无症状的脑动脉、颈动脉、椎基底动脉狭窄

对于头颈动脉狭窄患者，无与狭窄的动脉相关的急性脑梗死或 TIA 发作即称为"无症状"，其主要治疗方式取决于血管狭窄程度。颈动脉狭窄<70%的患者推荐口服阿司匹林+他汀类调脂药+定期复查；颈动脉狭窄≥70%的患者推荐口服阿司匹林+他汀类调脂药+颈动脉内膜切除术；颅内动脉狭窄≥70%的患者推荐口服阿司匹林+他汀类调脂药治疗，若治疗无效，可考虑颅内血管介入手术。

2. 脑动脉盗血综合征

脑动脉盗血综合征是由各种原因引起的主动脉弓及其附近大动脉血管严重狭窄或闭塞，狭窄的远端脑动脉内压力明显下降，因虹吸作用使邻近的其他脑动脉血流逆流供应压力较低的动脉以代偿其供血，被盗血的脑动脉供血显著减少，相应脑组织缺血出现临床症状体征，故又称为脑动脉逆流综合征，包括锁骨下动脉盗血综合征、颈内动脉盗血综合征、椎-基底动脉盗血综合征。其诊断需符合以下5点：患侧上肢动脉搏动显著减弱或消失，收缩压低于健侧 20mmHg 以上；同侧颈部闻及收缩期血管杂音；超声检查发现血管狭窄或闭塞；活动患肢可诱发或加重脑动脉供血不足症状；DSA 检查发现造影剂逆流入患侧血管可确诊。对于无手术指征的脑动脉盗血综合征患者，推荐使用抗血小板聚集治疗。血管狭窄程度重、缺血症状严重者可以考虑手术治疗，如血管内膜剥离、血管内支架置入或血管重建术等。

3. 脑小血管病

在脑小血管病的防治方面，高血压是最重要、可控的危险因素。除了要求常规的降压达标以外，建议选用能减少血压变异性的药物，如长效钙拮抗剂或 RASS 阻断剂。有证据显示 CCB 类药物可以减少患者的血压变异性，RASS 阻断剂则可减少体位变化过程中患者的血压变化。在预防和治疗脑小血管病时，仍建议使用抗血小板药物。但需要注意的是，有多发微出血的脑小血管病具有易患脑梗死和脑出血的双向性，血压控制不好、血压变异性大、严重脑白质病变以及脑微出血数量多（大于 5 个）的患者应当慎用双联抗血小板聚集治疗。

4. 慢性脑缺血

慢性脑缺血目前无针对性治疗，其干预方式主要是做好脑血管病的二级预防，特别是危险因素的防控。高血压是脑动脉硬化的首要危险因素，故高血压患者合并慢性脑缺血在临床工作中尤为多见，慢性脑缺血作为高血压脑损害的常见表现应引起重视，有效控制血压尤其重要。另外，有效改善慢性脑缺血患者的头晕头痛等症状，可在帮助患者重拾降压信心的同时使患者的高血压得到更好的控制。

（四）高血压合并卒中患者随访和复查的内容

1. 常规检查

高血压合并卒中的患者，因长期服用抗栓药物（抗血小板聚集药物或抗凝药物），应定期复查血常规、凝血功能，根据血常规血小板数量、凝血功能情况评估是否调整治疗方案。另外，长期使用抗栓药物的患者应监测肾功能，高血压合并肾损害特别是肾小球滤过率<45ml/（min·1.73m²）者，使用阿司匹林应慎重。若肾小球滤过率<30ml/（min·1.73m²），抗栓药物均应酌情调整剂量或停用。

2. 头颅影像学及超声检查

卒中急性期，应根据患者神经系统症状体征的变化复查头颅CT，警惕脑出血再发及脑梗后发生出血转化。卒中急性期后，在危险因素控制良好、病情稳定的情况下，卒中后每3～6个月应复查头颅影像学检查，评估颅内梗死灶或出血灶的吸收情况。对合并颈动脉硬化特别是颈动脉狭窄或脑动脉盗血综合征的患者，应根据颅内外动脉血管情况每3～6个月复查颈部血管彩超。

3. 康复评估

卒中康复是经循证医学证实的对降低卒中致残率最有效的方法，对于高血压患者合并卒中，不仅要加强卒中后血压管理，也应重视患者语言功能、偏瘫肢体的功能锻炼，卒中后偏瘫患者应尽早进行针灸康复治疗和语言训练，卒中恢复期应定期对患者进行瘫痪肢体的功能评估，有条件的患者应在神经康复门诊进行定期复查。

4. 认知功能和心理评估

卒中后认知障碍（post-stroke cognitive impairment，PSCI）是指在卒中后6个月内出现达到认知障碍诊断标准的一系列综合征。PSCI患者不仅有认知障碍，部分患者甚至可能出现精神症状，其对降压药物的依从性差，血压的管理尤为困难。对怀疑有PSCI的患者，应推荐患者前往神经内科门诊进行认知功能评估，必要时在神经专科医生指导下使用改善认知的药物治疗。另外，对有卒中后情绪障碍或合并精神心理疾病者，应及时到精神科就诊，必要时在专科医生指导下使用相应的药物治疗，并长期在精神科或心理科门诊随访复查。

总之，脑血管病患者并非仅就诊于神经专科及高血压专科。乡镇与社区医疗机构、县级医院的内科、三级医院的非神经专科等都会接诊各种类型的脑血管病患者，所有这些医疗机构接诊的高血压患者中脑血管病患者十分常见。非神经专科的医生应该具备快速识别急性脑血管病的能力，熟悉脑血管病诊疗流程，掌握如何规范地诊治脑血管病，明确各级医疗机构的职责和分工，熟悉脑血管病防治工作流程和重点，才能更好地协同管理高血压患者，将高血压患者的卒中防控落到实处。

（钟婧婕）

第二十八章　各级医疗机构高血压患者病种分析

高血压防治网络和体系的形成，省级高血压专科联盟的建立，都大大推进了高血压分级诊疗。高血压防治网络和体系涉及全省每一个地区的各级医疗机构，在这些医疗机构中，有哪些类型的高血压患者，而这些高血压患者中又存在哪些疾病是必须要调查清楚的。针对不同的医疗机构存在的不同类型高血压患者及其包含的各种疾病，必须要有相应的技术条件和诊疗能力，才能使患者疾病得到合理、有效的诊疗。如果诊疗设备条件和诊疗水平不足，基层医生对重症复杂高血压患者的诊断有时会出现困难，影响患者的诊疗效果。此时，患者就要及时转往上级医院接受诊治，这就是分级诊疗推进的必要性，也是保证患者安全的有力措施。上级医院专家和骨干医生到下级医疗机构开展教学查房、指导工作，既是患者诊疗质量与效果的保证，又是人才培养的重要措施。贵州省高血压诊疗中心（简称省中心）自成立之日起，把到各级医疗机构，特别是到基层医疗机构教学查房列为工作重点之一。本章通过教学查房中的病例资料的整理、统计和分析，阐明各级医疗机构患者情况，以及各种疾病分布情况。通过对省中心住院患者所患疾病进行总结归纳，让医务人员认识到自身应具备的医学素养，不断提高诊疗水平，做好高血压分级诊疗工作。

一、教学查房中的病种分析

本章整理了 2017 年 9 月 4 日至 2020 年 9 月 5 日专家团队在贵州省各地、各级、各类型医疗机构教学查房时记录完整的病例资料，分析和总结病种类型和概率，旨在分析高血压分级诊疗推进工作中各级医院医生应具备的医学知识和技能、诊疗技术和水平。

本章按照医疗机构行使的功能及管辖范围将其分为三组：①省、地市（州）级三甲医院（简称三甲医院），包括省人民医院、医科大学附属医院、中医药大学附属医院，各地市（州）级人民医院、中医医院。②县（区、市、特区）级医院（简称县级医院），包括县人民医院、县中医院，县域内各民营医院、企业医院、专科医院等，对于某些行使县级医院职能的三甲医院，也归入其中。③乡镇与社区医疗机构，包括乡镇（街道）卫生院、社区卫生服务中心。

　　对病例数据进行统计和整理后，得到教学查房资料完整的病例总计 668 例，其中，三甲医院有 85 例，县级医院有 474 例，乡镇与社区医疗机构有 109 例。

　　本章根据疾病间的联系将所有查房所见的疾病分为三部分：①高血压，包括原发性高血压、继发性高血压和高血压原因待查三类；②高血压相关疾病，包括心血管疾病危险因素、高血压靶器官损害和各类心血管疾病；③非高血压相关疾病，包括高血压患者和非高血压患者所患与高血压无关的疾病。

（一）高血压分析

　　在整理的 668 例教学查房病例中，有 462 例高血压患者，下面将对这 462 例高血压患者进行高血压的病种分析。

1. 高血压原因分类

　　高血压从病因上可分为原发性高血压和继发性高血压。原发性高血压发生机制尚未明确，目前认为是各种危险因素单独或共同作用引起机体血压升高。原发性高血压患者需要通过健康的生活方式联合降压药物进行治疗，控制血压水平从而保护心脑肾等靶器官。继发性高血压是机体其他系统器官发生病变引起的症状或体征。继发性高血压的诊疗核心是明确病因，去除病因后血压水平可明显下降甚至能恢复正常。因为治疗模式不同，所以在高血压的诊疗过程中，病因诊断非常重要。

　　部分患者由于检查未完成，或者受到当地医疗条件的限制，未能明确高血压原因，于是将这部分患者归到高血压原因待查一类。各级医疗机构教学查房中有关高血压的情况见表 5-28-1。

表 5-28-1　各级医疗机构教学查房中高血压分类及其比例

疾病名称	三甲医院	县级医院	乡镇与社区医疗机构	χ^2	P
原发性高血压	33（38.8）	165（34.8）	35（32.11）	16.561	0.000
继发性高血压	8（9.4）	33（6.9）	0	14.191	0.001
高血压原因待查	6（7.0）	108（22.8）	60（55.0）	37.217	0.000
合计	47	306	95	/	/

　　注：①括号内百分率是各级医疗机构各类高血压病例数占本组查房总数的比例；②本章除特殊备注之外所有病种统计均为卡方检验。

　　通过表 5-28-1 的统计数据可以看出，高血压原因待查在三组医疗机构之间差异有统计学意义（$P < 0.05$）。三甲医院高血压原因待查患者的比例最低，这是因为三甲医院高血压规范化诊疗水平高，再加上各三甲医院良好的医疗条件提供了

有力的支撑。县级医院高血压待查患者的比例居中，需要完善相关检查才可以明确诊断，但查房时部分患者在等待相关检查结果，无法明确高血压原因。乡镇与社区医疗机构高血压待查患者比例达到55%的原因，一是医疗条件差，二是医生的高血压诊疗水平不高，没有进行病因诊断的条件。

查房中，继发性高血压在三组医疗机构之间差异有统计学意义（$P<0.05$）。继发性高血压患者比例在三甲医院和县级医院分别为9.4%、6.9%，在乡镇与社区医疗机构则无该类患者，这也是由医疗机构的医疗条件和医生的诊疗水平所决定的。在乡镇与社区医疗机构无法检出的继发性高血压患者由于高血压得不到有效控制，应转至上级医院就诊。这也说明乡镇与社区医疗机构的医生应了解继发性高血压的原发疾病基本特点，找到患者的一些线索，辅助上级医院做好继发性高血压筛查。

最初在乡镇与社区医疗机构查房时发现，当地医生没有对高血压进行病因诊断的概念，没有进行继发性高血压的诊断，高血压患者只单纯地服用一两种降压药物进行降压治疗，不会结合患者其他各系统的情况选择最适宜的降压药物。本章统计的三甲医院、县级医院和乡镇与社区医疗机构的原发性高血压患者比例依次降低，有统计学意义（$P<0.005$）。

乡镇与社区医疗机构的医生受到医疗条件和诊疗技术水平等条件的限制，进行高血压的病因诊断确有困难，无法诊断继发性高血压，做到规范的高血压诊疗条件和水平有限。建议：首次发现血压升高或者从未明确过高血压原因的高血压患者，应就诊于县级医院或三甲医院以明确高血压原因，制订合理、规范、有效的降压计划，再归入乡镇与社区医疗机构进行慢病分级诊疗与管理。上级医院要在保证帮扶质量的基础上，加大对乡镇与社区医疗机构的医生的帮扶力度，将合理、正确、高效的高血压诊疗规范带到贵州的各级医疗机构，从整体上改善和提高贵州省高血压的控制率。

表5-28-1高血压原因待查患者中，三甲医院和县级医院分别有4例和5例肾上腺占位待查患者，且未给患者进行高血压13项常规检查即行肾上腺CT检查，这提示各级医疗机构都应完善和加强相关的继发性高血压诊疗规范，避免出现不合理、没必要的辅助检查。由于这些患者缺少相关的实验室检查，无法判断这些患者的肾上腺占位有无功能，所以未将其算入继发性高血压病例中。

2. 继发性高血压的病因分析

继发性高血压的病因有很多，包括内分泌疾病如嗜铬细胞瘤、原醛症等，肾脏病如肾病综合征、肾炎等，先天性心血管畸形如主动脉缩窄等，妊娠期高血压，脑部疾病等。继发性高血压仅靠降压药物控制血压，治疗效果不佳。只有治疗原发疾病，才能有效地控制高血压。所以对于继发性高血压，要做到早发现、早治疗，尽量避免继发性血压升高导致各种靶器官损害和心血管疾病的发生。专家在各级医院教学查房时发现的继发性高血压原因详见表5-28-2。

表 5-28-2 教学查房中继发性高血压原因

疾病名称	三甲医院	县级医院	合计	χ^2	P
肾性高血压	4（8.5）	15（5.1）	19	0.054	0.817
原醛症	0	9（3.1）	9	—	0.164
肾动脉狭窄	2（4.3）	5（1.7）	7	0.441	0.507
甲状腺功能亢进	1（2.1）	1（0.3）	2	1.244	0.265
睡眠呼吸暂停综合征	0	1（0.3）	1	—	1.0
主动脉缩窄	1（2.1）	2（0.7）	3	0.394	0.530
合计	8	33	41		

注：括号内百分率是两组医院各种继发性高血压病例数占各组高血压总病例数的比例；原醛症和睡眠呼吸暂停综合征病种统计为利用 Fisher 的精确检验。

从表 5-28-2 可知，三甲医院和县级医院各种继发性高血压的比例无显著性差异。继发性高血压病因中肾性高血压的比例最高，肾动脉狭窄的比例也高。对这些患者，单纯地降压治疗治标不治本，血压控制不佳，长此以往会导致患者肾脏发生不可逆损害。

县级医院对原醛症的诊疗还存在困难，容易发生漏诊和误诊，表 5-28-2 中 9 名原醛症都是在查房时诊断出来的。甲状腺功能亢进症患者通常有其他明显的临床表现和特异的检查鉴别，病例一般较为简单，在教学查房中较为少见。

由于缺少辅助检查支撑，乡镇与社区医疗机构的医生难以诊断主动脉缩窄。最值得一提的是，在省中心进修后，乡镇与社区医疗机构的进修医生返回当地后开始为患者测量四肢血压，这使主动脉缩窄在乡镇与社区医疗机构筛查成为了可能。其意义是，能尽早提醒患者前往上级医院就诊，为上级医院的医生提供诊疗依据，减轻医患双方的负担和压力。

（二）高血压相关疾病的病种分析

高血压会引起人体的多个系统脏器功能或结构发生改变，导致心脑肾等靶器官损害和心血管疾病。下文对专家在三甲医院、县级医院和乡镇与社区医疗机构诊断出来的与高血压相关的疾病进行病种分析。

1. 心血管疾病危险因素

高血压的持续存在会影响全身血管，所以高血压患者发生靶器官损害和心血管疾病的可能性很大，尤其是合并其他心血管疾病危险因素较多的患者。心血管疾病危险因素包括高血压、糖尿病、吸烟、酗酒、血脂异常、不良情绪、肥胖、家族史、精神因素和不健康的饮食习惯等，本部分只对病历中有记录的心血管疾病危险因素进行了统计分析。在患者存在多种心血管疾病危险因素的情况下，各级医疗机构的医生一定要高度警惕患者已经出现的心脑肾等靶器官损害或心血管疾病，要及时明确诊断并给予相应处理。专家到各级医疗机构教学查房时诊断出来的心血管疾病危险因素详见表 5-28-3。

表 5-28-3　教学查房患者心血管疾病危险因素比例

疾病名称	三甲医院	县级医院	乡镇与社区医疗机构	合计	χ^2	P
空腹血糖受损或糖耐量异常	5（4.7）	10（2.1）	2（1.8）	17	1.705	0.426
糖尿病	7（8.2）	45（9.5）	16（14.7）	68	6.739	0.034
血脂异常	9（10.6）	48（10.1）	11（10.1）	68	2.212	0.331
高同型半胱氨酸血症	10（11.8）	7（1.5）	0	17	21.903	0.000
合计	31	110	29	170	/	/

注：括号内百分率是各级医疗机构各心血管疾病危险因素占本组查房总数的比例。

　　在三组医疗机构心血管疾病危险因素的数据中，血糖异常、血脂异常的比例都很高，这表明三组医疗机构在高血压和心血管疾病的诊疗中应该有针对性地关注患者的血糖、血脂和血同型半胱氨酸水平，嘱咐患者养成健康的生活习惯，严格控制心血管疾病的危险因素，避免心血管疾病的发生发展。

　　高同型半胱氨酸血症在乡镇与社区医疗机构的比例为 0，这是因为乡镇与社区医疗机构无法检测血同型半胱氨酸水平，只能依靠上级医院的检查结果进行诊断，所以乡镇与社区医疗机构的高血压患者应到县级医院检测血同型半胱氨酸水平。

　　值得重视的是，乡镇与社区医疗机构的糖尿病比例是三组医疗机构中最高的（$P<0.05$，有统计学意义），三组医疗机构的血脂水平比例相近，提示乡镇与社区医疗机构的医生在抓好高血压防治工作的同时，也应做好糖尿病和血脂异常的防治。

2. 冠状动脉粥样硬化性心脏病（冠心病）

　　冠心病类型复杂多样，若不采取有效的治疗措施，病情易恶化甚至威胁生命。高血压是冠心病最重要的危险因素，也就是说，高血压患者如果不合理有效地控制血压，就有很大的概率发生冠心病。在整理教学查房病例的过程中发现，很多高血压患者都合并了各种类型的冠心病，由此可见，各级医疗机构的医生都需牢牢掌握冠心病的诊疗方法，在诊疗高血压患者时，应对患者是否有合并冠心病作出正确的判断，并根据不同医疗机构的条件对患者给出相应的及时、合理、有效的处理或建议。各级医疗机构教学查房时的各类型冠心病比例详见表 5-28-4。

表 5-28-4　教学查房患者各型冠心病比例

疾病名称	三甲医院	县级医院	乡镇与社区医疗机构	合计	χ^2	P
稳定型心绞痛	2（2.4）	13（2.7）	7（6.4）	22	1.666	0.435
不稳定型心绞痛	13（15.3）	44（9.3）	16（14.7）	73	0.284	0.867
急性心肌梗死	3（3.5）	7（1.5）	1（0.9）	11	1.901	0.386
陈旧性心肌梗死	3（3.5）	2（0.4）	1（0.9）	6	5.159	0.076
无症状心肌缺血	0	1（0.2）	1（0.9）	2	0.990	0.610
缺血性心肌病	1（1.2）	2（0.4）	1（0.9）	4	0.261	0.878
可疑冠心病	2（2.4）	19（4.0）	7（6.4）	28	2.195	0.334
合计	24	88	34	146	/	/

注：括号内百分率是各级医疗机构各类型冠心病病例数占本组查房总数的比例。

专家团队到各级医疗机构进行教学查房、指导工作时，遇到的冠心病患者往往数量不多，类型分散，故三组医疗机构之间的冠心病类型误差较大，差异无统计学意义。冠心病患者的首发临床表现是猝死、心肌梗死和不稳定型心绞痛。急性心肌梗死不仅病情重，而且症状典型，要及时发现并送往胸痛中心、急诊科和（或）心内科抢救。各级医疗机构都能遇到陈旧性心肌梗死患者，故各级医疗机构的医生均需要掌握评估陈旧性心肌梗死的方法以及常规治疗方案。分析表 5-28-4 数据发现，在三组医疗机构中，心绞痛（包括稳定型心绞痛和不稳定型心绞痛）在各种类型冠心病中占比最高，这是因为心绞痛是冠心病患者中最常见的一种类型，即心绞痛是基层医疗机构的医生最常遇到也是最需警惕的冠心病类型。与稳定型心绞痛相比，不稳定型心绞痛类型多，病情复杂，临床表现更严重，病史有进展或者改变的过程，更容易引起患者的重视前来就诊。在三组医疗机构中，不稳定型心绞痛的比例远高于稳定型心绞痛。这提示乡镇与社区医疗机构的医生要对不稳定型心绞痛提高警惕，做好与上级医院的沟通与对接，保障转诊患者的生命安全。

其他各种类型冠心病患者会被收到心内科进行诊断和治疗。无症状心肌缺血在各地的出现率都不高，不是因为无症状心肌缺血患者少，而是这种类型的冠心病容易被漏诊。由于患者没有心肌缺血的典型症状，捕捉心肌缺血的证据又存在困难，很多无症状心肌缺血患者未被明确诊断冠心病。缺血性心肌病是冠心病中相对少见的一种类型，诊断主要依靠动脉粥样硬化的客观证据，排除可引起心脏扩大、心力衰竭和心律失常的其他器质性心肌病。诊断缺血性心肌病之前没有排除其他器质性心脏病，就可能发生误诊。所以，三组医疗机构的医生均需加强对无症状心肌缺血和缺血性心肌病的认识，了解这两种疾病的定义、相关临床表现、辅助检查，掌握诊断、鉴别诊断和治疗的方法，避免漏诊、误诊的出现。

在各地进行教学查房时，遇到了一些疑似冠心病但无法明确诊断的患者，如无胸痛表现，但头晕、乏力或胸闷等症状无法用高血压及其他疾病解释；存在多种冠心病危险因素，需进一步检查明确是否患有冠心病者。从表5-28-4可以看出，疑似冠心病的患者比例中，三甲医院比例最低，县级医院次之，乡镇与社区医疗机构的比例最高。这是因为三甲医院的医疗水平和医疗条件高，能够较为准确地评估患者是否要进行下一步检查。而乡镇与社区医疗机构的医生只能凭经验，诊断难度大，要求乡镇与社区医疗机构的医生更加牢固地掌握各种类型冠心病的临床表现和心电图特点，掌握诊断和鉴别诊断冠心病的方法，为患者提出正确的诊疗建议。

3. 心律失常

心律失常在高血压患者中很常见。高血压导致心律失常的机制很多，包括交感神经兴奋性增加或心排血量减少等引起心率加快所致快速性心律失常，长期的高血压引起心脏结构改变或冠心病等其他心脏疾病影响心脏节律异常和（或）传导阻滞等，出现各种类型的心律失常。专家在各级医疗机构教学查房时的各型心律失常比例详见表5-28-5。

表 5-28-5　教学查房患者中各型心律失常比例

疾病名称	三甲医院	县级医院	乡镇与社区医疗机构	合计	χ^2	P
窦性心动过速	2（2.4）	3（0.6）	0	5	1.640	0.440
窦性心动过缓	3（3.5）	4（0.8）	2（1.8）	9	0.752	0.687
高度房室传导阻滞	2（2.4）	0	0	2	6.610	0.037
一度房室传导阻滞	0	1（0.2）	0	1	0.762	0.683
二度Ⅱ型房室阻滞	1（1.2）	0	0	1	3.252	0.197
频发室早	1（1.2）	3（0.6）	4（3.7）	8	5.720	0.057
频发房早	0	2（0.4）	0	2	1.549	0.461
心房颤动	4（4.7）	17（3.6）	4（3.7）	25	2.119	0.347
心室颤动	0	1（0.2）	0	1	0.762	0.683
不完全右束支传导阻滞	0	1（0.2）	0	1	0.762	0.683
完全左束支传导阻滞	1（1.2）	3（0.6）	2（1.8）	6	0.912	0.634
完全右束支传导阻滞	1（1.2）	1（0.2）	0	2	1.007	0.604
合计	15	36	12	63	/	/

注：括号内百分率是各级医疗机构各类型心律失常病例数占本组查房总数的比例。

　　各地查房的对象主要是高血压患者，患者中存在在心律失常种类多，例数少而分散，所以在三组医疗机构之间差异基本无统计学意义，本部分就统计数据进行简要分析。三组医疗机构中比例最高的心律失常类型均为心房颤动。其中三甲医院的比例最高，县级医院和乡镇与社区医疗机构相近。在三甲医院进行教学查房时的高血压病例很复杂，大多合并了多种靶器官损害和（或）心血管疾病以及其他各系统疾病，易发生房颤。另外，三甲医院医生对患者的观察严格、检查及时，能发现更多的心律失常。三甲医院和乡镇与社区医疗机构出现的心律失常种类较县级医院少，分析原因是：在三甲医院，心律失常患者会首诊于心内科，部分患者病情得到有效控制；在乡镇与社区医疗机构，医生对心电图的利用率低，再加上心电图异常患者会被转至上级医院就诊，所以乡镇与社区医疗机构心律失常的病例数和种类都较少；在县级医院，无论是高血压患者还是心律失常患者，都会就诊于心内科，教学查房时的心律失常病例种类较多。

　　部分乡镇与社区医疗机构的医生在心电图方面存在"做得少，看得少"的现象，这些医生没有将心电图作为高血压患者的常规检查，并且由于诊疗水平有限，某些典型的心电图表现也不熟悉，这种情况也存在于个别县级医院。想要提高基层医疗机构医生对心电图的利用率，就要加强对基层医生的培养，强调基层医生要会读心电图，还要定期学习和推行特定的考核制，提升基层医生对心电图的重视度和利用率。

4. 各种原因所致心力衰竭

　　心力衰竭是各种原因引起的心脏结构和（或）功能发生改变导致心脏收缩和（或）舒张功能障碍，心脏功能失代偿时机体会出现体循环缺血、体循环淤血和肺循环淤血等相关临床表现。本部分对在各级医疗机构教学查房时遇到的心力衰竭病例病因诊断比例进行了分析，具体详见表 5-28-6。

表 5-28-6　教学查房患者中心力衰竭比例

心力衰竭病因	三甲医院	县级医院	乡镇与社区医疗机构	合计	χ^2	P
心肌梗死	5（5.9）	18（3.8）	2（1.8）	25	0.036	0.982
瓣膜性心脏病	4（4.7）	15（3.2）	2（1.8）	21	0.036	0.982
合计	9	33	4	46	/	/

注：括号中百分率是各级医疗机构各种原因心力衰竭病例数占本组查房总数的比例。

　　病例中心力衰竭的原因分为两类，即心肌梗死所致心力衰竭、瓣膜性心脏病所致心力衰竭。三组医疗机构的心力衰竭患者具有较大的随机性，所以心肌梗死所致心力衰竭和瓣膜性心脏病所致心力衰竭在三组医疗机构之间差异无统计学意义。在三甲医院和县级医院，心肌梗死和瓣膜性心脏病所致心力衰竭比例相近，而心力衰竭患者病因诊断主要依靠病史，需要医生有丰富的经验和敏锐的思维，并结合患者的详细病史去判断。

在乡镇与社区医疗机构，心力衰竭患者数量不多，这是因为乡镇与社区医疗机构的医生判断患者出现心力衰竭，会立即联系上级医院紧急转诊。表 5-28-6 中出现的 4 例患者是在乡镇与社区医疗机构进行教学查房时判断出现心力衰竭症状，随即要求当地医疗机构紧急处理，转诊至上级医院进行抢救。乡镇与社区医疗机构的医生需要提高自身的诊疗水平，加强心力衰竭相关临床表现、诊断知识和技能，有能力快速识别心力衰竭患者，及时转诊至上级医院，不能耽误患者的抢救与治疗。

5. 肾脏病

在整理三组医疗机构教学查房的高血压肾脏病的相关病例时，将肾损害 CKD 1～CKD 2 期归为肾功能损害，CKD 3～CKD 5 期归为慢性肾脏病，其中包括慢性肾衰竭患者。专家在各级医疗机构教学查房时患者中肾功能损害和肾脏病情况详见表 5-28-7。

表 5-28-7　教学查房患者中肾功能损害和肾脏病统计

疾病名称	三甲医院	县级医院	乡镇与社区医疗机构	合计	χ^2	P
肾功能损害	17（20）	37（7.8）	17（15.6）	71	8.362	0.015
慢性肾脏病	14（16.5）	90（19.0）	25（22.9）	129	6.630	0.036
肾病综合征	0	3（0.6）	0	3	1.710	0.425
合计	31	130	42	203	/	/

注：括号中百分率是各级医疗机构肾脏病占本组查房总数的比例。

从表 5-28-7 可见，肾功能损害和慢性肾脏病在三组医疗机构之间差异具有统计学意义（$P<0.05$）。在贵州由高血压导致肾功能损害和慢性肾脏病的情况较普遍，这是贵州省透析患者众多的原因之一。肾功能损害的比例在三甲医院和乡镇与社区医疗机构都高。在三甲医院，医生对于高血压的诊疗比较规范，三组医疗机构中本组肾功能损害的比例最高，慢性肾脏病的比例最低。在乡镇与社区医疗机构，由于医生和患者对高血压的重视程度都不够，再加上医生没有掌握高血压诊疗规范，患者的高血压无法得到合理、有效、持久的控制，导致高血压肾损害和慢性肾脏病普遍存在，所以三组医疗机构中本组肾功能损害的比例居中，慢性肾脏病的比例最高。在三组医疗机构中，县级医院的慢性肾衰竭患者最多，这是因为乡镇与社区医疗机构的慢性肾衰竭患者治疗相关疾病时大都前往县级医院就诊。

6. 血管疾病

高血压的持续存在会引起不同程度和不同部位的血管损伤，导致各种类型的血管疾病。本部分将动脉粥样硬化（动脉硬化）或斑块形成归入其中。专家在各组医疗机构教学查房时患者中各种类型血管疾病情况详见表 5-28-8。

表 5-28-8　教学查房患者中各种类型血管疾病统计

疾病名称	三甲医院	县级医院	乡镇与社区医疗机构	合计	χ^2	P
动脉硬化或斑块形成	12（14.1）	54（11.4）	4（3.7）	70	5.470	0.065
主动脉夹层	0	1（0.2）	1（0.9）	2	6.448	0.040
主动脉瘤	2（2.4）	1（0.2）	0	3	4.381	0.112
颈动脉瘤	1（1.2）	0	0	1	4.121	0.127
合计	15	56	5	76	/	/

注：括号中百分率是各级医疗机构各种类型血管疾病占本组查房总数的比例。

表 5-28-8 中，动脉硬化或斑块形成患者在三组医疗机构之间差异无统计学意义，这是因为这类患者在贵州省各地普遍存在，联系表 5-28-1 中高血压患者多和表 5-28-3 中血脂异常患者比例高可以发现其中的因果关系。如果医生没有做好动脉硬化的预防工作，没有及时发现患者的动脉硬化危险因素或发现后没有进行有效的干预，就会导致患者在后续就诊时病变已经形成。这提示各级医疗机构的医生要重视动脉硬化危险因素的干预，同时做好日常宣教，让人们自发养成健康的生活方式，积极配合医生进行疾病管理，做好冠心病等心血管疾病防控工作。

主动脉夹层是一种死亡率很高的急症，一经发现，就必须紧急转诊至可外科处理的医院进行治疗。在没有精细检查辅助的情况下，基层能够提示主动脉夹层的方法就是测量四肢血压，尤其是胸痛症状不典型的老年患者。在乡镇与社区医疗机构教学查房过程中，专家通过病史与测量血压的方法，高度怀疑 1 例患者是主动脉夹层，随即联系上级医院紧急转诊，后该患者确诊为主动脉夹层。由此可见，在乡镇，只要医生真正掌握了一些简单的辅助检查，也能及时发现急重症患者。

另外，脑血管病分析详见第二十七章高血压患者脑血管病的协同诊疗。

（三）非高血压相关疾病病种分析

在高血压患者诊疗的过程中，不仅要注意高血压患者的血压和高血压相关疾病，还要注意其存在的各种与高血压无关的其他疾病，尤其是在县级医院和乡镇与社区医疗机构，医生需要掌握多种系统相关疾病的诊断和治疗，增加医疗信服力，让患者放心就诊。

在对高血压患者进行诊疗的过程中，医生对高血压患者所患的非高血压相关疾病也需要进行相关处理，要求各级医疗机构的医生有足够的知识储备，及时为患者解决问题。专家在三组医疗机构教学查房时的高血压患者所患与高血压无关疾病情况详见表 5-28-9。

表 5-28-9　教学查房高血压患者所患非高血压相关疾病统计　　　　（单位：例）

疾病名称	三甲医院	县级医院	乡镇与社区医疗机构	合计
尿路感染	3	0	2	5
肾结石	15	6	0	21
肾囊肿	10	8	0	18
ANCA 血管炎	0	1	0	1
双下肢深静脉血栓	0	1	0	1
桥本甲状腺炎	7	9	0	16
其他原因所致甲减	0	0	2	2
慢性阻塞性肺疾病	2	6	2	10
肺源性心脏病	0	5	2	7
慢性支气管炎	8	12	2	22
支气管扩张	1	1	1	3
肺部感染	15	15	1	31
消化道出血	1	2	1	4
慢性胃炎	1	12	5	18
脂肪肝	15	6	0	21
肝囊肿	1	1	0	2
胆囊炎	6	4	0	10
胆结石	10	7	0	17
肾错构瘤	0	1	0	1
前列腺增生	1	2	0	3
垂体良性肿瘤	0	1	0	1
梅尼埃病	1	0	1	2
帕金森病	1	0	0	1
类风湿关节炎	0	1	2	3
下肢水肿原因待查	3	5	0	8
胸腔积液	0	0	2	2
腹腔积液	0	1	0	1
合计	101	107	23	231

对于上述各种疾病，各级医疗机构也应给予患者相应的诊断与处理，对于诊断和处理有困难者，应及时联系专科会诊或转诊至上级医院。表 5-28-9 表明乡镇与社区医疗机构一组中，有部分疾病人数为 0，这并不代表在乡镇与社区医疗机构不会遇到这些疾病，提示上级医院要加强对基层医疗机构医生的规范和指导，帮助其改进不当的诊疗习惯。

（周　雪　余振球）

二、省中心高血压住院患者病种分析

高血压看似简单，实则复杂且疑难。从病因分析，高血压分为原发性高血压和继发性高血压，继发性高血压各原发疾病的种类及原因多样。高血压患者常合并多种心血管疾病的危险因素，如糖尿病、血脂异常、高同型半胱氨酸血症等，还会发生诸多靶器官损害、心血管疾病，或伴随其他疾病。厘清高血压患者所包含的疾病种类及比例，可为临床工作确定诊疗内容与方法，也可为高血压专业医生要达到的诊疗技术水平提供依据。

（一）高血压病种

2017 年 7 月至 2020 年 6 月，省中心、贵医附院高血压科共收治住院患者 3553 例，其中原发性高血压 2925 例，占比 82.32%，继发性高血压 510 例，占比 14.35%，病因未明确患者 118 例，占比 3.32%，各年收治患者情况见表 5-28-10。

表 5-28-10　省中心、高血压科住院患者高血压病种统计

病种	时间				
	2017 年	2018 年	2019 年	2020 年	2017 年 7 月至 2020 年 6 月
原发性高血压	369（89.35）	1036（92.18）	1213（78.66）	307（64.77）	2925（82.33）
继发性高血压	12（2.90）	53（4.71）	294（19.07）	151（31.85）	510（14.35）
未确诊病因	32（7.75）	35（3.11）	35（2.27）	16（3.38）	118（3.32）
共计	413	1124	1542	474	3553

注：括号内数据为各病种占当年住院患者总数的百分比。

从整体来看，省中心成立后，由于继发性高血压的检查设备与条件不断完善，继发性高血压的检出率逐年升高，未确诊的患者逐步减少。

继发性高血压由各种原发疾病引起，高血压作为这些原发疾病的症状或体征，随着这些原发疾病的治疗，患者的血压可以得到降低，甚至恢复正常。省中心、

高血压科各种继发性高血压原发疾病见表 5-28-11。

表 5-28-11 省中心高血压科继发性高血压病种统计

病种	时间				
	2017 年 7 月 至 12 月	2018 年 1 月 至 12 月	2019 年 1 月 至 12 月	2020 年 1 月 至 6 月	2017 年 7 月至 2020 年 6 月
肾血管性	1（8.33）	9（16.98）	18（6.12）	10（6.62）	38（7.45）
肾实质性	2（16.67）	23（43.40）	20（6.80）	11（7.28）	56（10.98）
睡眠呼吸暂停低通气综合征	7（58.33）	14（26.42）	239（81.29）	123（81.46）	383（75.10）
原醛症	1（8.33）	2（3.77）	7（2.38）	4（2.65）	14（2.75）
嗜铬细胞瘤	1（8.33）	1（1.89）	0	2（1.32）	4（0.78）
库欣综合征	0	2（3.77）	3（1.02）	0	5（0.98）
主动脉缩窄	0	0	4（1.36）	1（0.66）	5（0.98）
大动脉炎	0	2（3.77）	3（1.02）	0	5（0.98）
总计	12	53	294	151	510

注：括号内数据为各种继发性高血压人数占当年继发性高血压总数的百分比。

从表 5-28-11 可以看出，在省中心高血压科高血压住院患者中，继发性高血压占比最高的是睡眠呼吸暂停低通气综合征（OSAHS），高达 75.1%，其次是肾实质性高血压，占 10.98%；在内分泌性高血压中，以原醛症为主。值得关注的是，随着省中心睡眠监测检查的完善，OSAHS 的检出率有很大的提高，提示临床医生注意 OSAHS 的排查。

（二）高血压患者心血管疾病危险因素

高血压患者合并心血管疾病的危险因素有：性别、吸烟、糖耐量异常/空腹血糖受损、血脂异常、早发心血管疾病家族史、腹型肥胖、高同型半胱氨酸血症。从省中心、高血压科住院患者疾病诊断方面，将心血管疾病危险因素归纳于表 5-28-12。

表 5-28-12 高血压患者心血管疾病危险因素

危险因素	人数	危险因素	人数
血脂异常	2236（62.93）	1 型糖尿病	2（0.06）
高同型半胱氨酸血症	1400（39.4）	糖尿病分型待定	35（0.99）
空腹血糖受损/糖耐量异常	363（10.22）	肥胖症	246（6.92）
2 型糖尿病	557（15.68）		

注：括号内数据为各种心血管疾病危险因素人数占总住院人数的百分比。

　　由于以上危险因素的存在,使得高血压患者发生心血管疾病的风险大大增加,严重威胁着患者的生命安全,提示临床医生在对高血压患者诊疗时,不仅要注意血压,还要进行血糖、血脂、血同型半胱氨酸等的检查。糖尿病是心血管疾病等危症,空腹血糖受损和糖耐量异常是心血管疾病危险因素。及时发现心血管疾病危险因素,积极处理,将心血管疾病尽可能扼杀在摇篮中。高血糖、血脂异常、高同型半胱氨酸血症、肥胖与人们的饮食、运动密切相关。由此可见,对于高血压患者,健康的生活方式和生活管理也极为重要,健康宣教也是医生的重要职责。

(三)靶器官损害和心血管疾病

　　高血压患者常伴随有诸多靶器官损害和心血管疾病。多样、复杂的疾病会增加患者的生活负担,降低患者的生活质量。

1. 靶器官损害

　　在高血压患者诊疗中,评估是否存在靶器官损害是高血压诊断、评估的重要内容。由于很多亚临床靶器官损害是无症状的,早期发现并诊疗可以逆转靶器官损害,开展亚临床靶器官损害的筛查及防治很重要。省中心、高血压科统计的住院患者靶器官损害情况见表 5-28-13。

表 5-28-13　高血压患者靶器官损害统计

靶器官损害	人数
颈动脉粥样硬化	1828（51.45）
颈动脉硬化	118（3.32）
高血压视网膜病变	541（15.23）
左心室壁厚	370（10.41）
室间隔增厚	342（9.63）
高血压肾损害	715（20.12）
冠状动脉粥样硬化	40（1.13）
冠状动脉硬化	24（0.68）

注:括号内数据为各种靶器官损害人数占总住院人数的百分比。

　　从表 5-28-13 可以看出,高血压患者伴随有靶器官损害的人数占比依次为颈动脉粥样硬化、高血压肾损害、高血压视网膜病变,这些都与血管硬化有关。在临床诊疗中,颈部血管超声、心脏超声、眼底检查、尿蛋白的检查很关键。

2. 心脏疾病

　　高血压患者伴随的心脏疾病较多,有些与高血压有一定关系,有些与高血压无关,如先天性心脏病等。省中心统计的病种见表 5-28-14。

表 5-28-14 高血压患者伴随心脏疾病统计

疾病	人数	疾病	人数
与高血压相关		**与高血压无关**	
冠状动脉粥样硬化性心脏病	123（3.46）	卵圆孔未闭	17（0.48）
		房间隔膨胀瘤	12（0.34）
左心房大	437（12.3）	心肌桥	10（0.28）
左心室大	43（1.21）	房间隔缺损	7（0.2）
右心房大	12（0.34）	左心室假腱索	5（0.14）
右心室大	6（0.17）	风湿性心瓣膜病	4（0.11）
全心大	5（0.14）	心脏神经官能症	3（0.08）
心力衰竭	5（0.14）	扩张型心肌病	3（0.08）
心脏瓣膜病	230（6.47）	动脉导管未闭	2（0.06）

注：括号内数据为各种伴随的心脏疾病人数占总住院人数的百分比。

由表 5-28-14 可以看出，高血压患者伴随心脏疾病的情况并不少见，主要是心脏结构改变，其中左心房大最为常见，其次是心脏瓣膜病；冠状动脉病变也较常见，还可发现各种先天性心脏病；心力衰竭患者较少，可能与患者发生心力衰竭时血压已不高而未到高血压科诊疗有关。临床上有很多暂时无明显胸闷、胸痛症状的高血压患者，通过心脏超声可发现心脏结构改变，可见常规检查心脏超声十分必要。

3. 脑血管病

高血压患者发生脑血管意外的概率远高于正常人群，故高血压患者要注重脑血管病的筛查，在这里主要统计了省中心、高血压科住院患者中出血性和缺血性脑血管病的病例，见表 5-28-15。

表 5-28-15 高血压患者脑血管病病种统计

疾病	人数	疾病	人数
出血性疾病	66（1.86）	脑小血管病	292（8.22）
亚急性脑出血	7（0.2）	慢性脑缺血/缺血性脑血管病	269（7.57）
脑出血恢复期	59（1.66）		
缺血性疾病	917（25.81）	后循环缺血	39（1.1）
急性脑梗死	55（1.55）	短暂性脑缺血发作	20（0.56）
亚急性脑梗死	9（0.25）	脑供血不足	15（0.42）
腔隙性脑梗死	102（2.87）	脑梗死恢复期	116（3.26）
脑梗死恢复期	116（3.26）		

注：括号内数据为各种脑血管病人数占总住院人数的百分比。

如表 5-28-15 所示，高血压患者发生的脑血管病以缺血性疾病为主。出血性疾病中，急性脑出血患者因转至神经外科手术治疗，故未统计。及时发现和诊治急性脑血管病，能够挽救患者的生命，提高其生活质量。

4. 血管疾病

高血压患者可合并各种血管疾病，这些疾病可能是由长时间血压负荷对血管的影响，出现血管硬化，进而血管狭窄、闭塞、动脉瘤等，也可能由其他原因所致，如糖尿病、血管炎等。省中心、高血压科住院患者血管疾病见表 5-28-16。

表 5-28-16　高血压患者合并其他血管疾病统计

疾病	人数	疾病	人数
颅脑血管	254（7.15）	腹主动脉硬化	24（0.68）
颅内动脉狭窄	162（4.56）	腹主动脉瘤	1（0.03）
颅脑动脉硬化	79（2.22）	**其他血管**	170（4.78）
颅内动脉瘤	13（0.37）	颈动脉狭窄	108（0.04）
大动脉	140（3.94）	颈内动脉瘤	17（0.48）
主动脉硬化	109（3.07）	肾动脉硬化	9（0.25）
主动脉夹层	3（0.08）	外周动脉硬化	36（1.01）
主动脉夹层术后	3（0.08）		

注：括号内数据为高血压患者合并其他各血管疾病人数占总住院人数的百分比。

由表 5-28-16 可见，全身各个部位血管均可出现病变，以颅脑血管、躯干大血管、颈部血管病变为主，外周血管、肾动脉病变较少；血管病变以硬化为主，狭窄次之，然后是动脉瘤，动脉夹层占比最小，但由于它的危害性极大，需要警惕。及早发现和处理这些病变，延缓病变的进展，可减少急性心血管疾病发生。

5. 心律失常

尽管正常人也会出现房早、室早等情况，但长期持续的血压增高，可导致心脏损害，心脏结构发生改变的同时会引起心电生理特性的变化。省中心、高血压科心律失常病种见表 5-28-17。

表 5-28-17　高血压患者合并各种心律失常统计

疾病	人数	疾病	人数
房室传导阻滞	24（0.68）	房速	6（0.17）
房颤	23（0.65）	窦速	4（0.11）
室早	21（0.59）	室速	1（0.03）
房早	10（0.28）	病态窦房结综合征	1（0.03）
窦缓	9（0.25）		

注：括号内数据为各种心律失常人数占总住院人数的百分比。

从表 5-28-17 可以看出，高血压患者中心律失常以房室传导阻滞、房颤、室早为主。严重的心律失常如室速、病态窦房结综合征占比低，可能与这些患者心律失常发作时出现警示症状，在进入高血压科之前已在心内科诊疗有关。

（四）其他疾病

高血压患者诊疗之所以复杂，是由于其往往不只是血压高，还常常合并一种甚至多种其他疾病，省中心、高血压科的住院患者合并的其他疾病统计见表 5-28-18。

表 5-28-18　高血压患者合并其他疾病统计

疾病	人数	疾病	人数
慢性肾脏病	342（9.63）	胆囊炎	48（1.35）
甲状腺	551（15.51）	胆管结石	45（1.27）
亚临床甲减	234（6.59）	结石性胆囊炎	41（1.15）
甲状腺结节	157（4.42）	精神系统	245（6.9）
甲减	49（1.38）	抑郁	16（0.45）
桥本甲状腺炎	47（1.32）	焦虑	68（1.91）
自身免疫性甲状腺炎	30（0.84）	睡眠障碍	161（4.53）
甲亢	17（0.48）	风湿免疫系统	58（1.63）
亚临床甲亢	14（0.39）	骨性关节炎	32（0.9）
结节性甲状腺肿	3（0.08）	类风湿关节炎	16（0.45）
代谢性疾病	1059（29.81）	风湿性关节炎	3（0.08）
高尿酸血症	707（19.9）	强直性脊柱炎	3（0.08）
痛风	216（6.08）	小血管炎	1（0.03）
低钾血症	74（2.08）	干燥综合征	1（0.03）
骨质疏松	62（1.75）	结缔组织病	1（0.03）
泌尿系统	1338（37.66）	SLE	1（0.03）
肾结石	607（17.08）	头痛相关疾病	159（4.48）
肾囊肿	605（17.03）	继发性头痛	125（3.52）
肾积水	72（2.03）	原发性头痛	28（0.79）
肾萎缩	30（0.84）	偏头痛	4（0.11）
输尿管结石	24（0.68）	神经性头痛	1（0.03）
消化系统	1778（50.04）	血管性头痛	1（0.03）
脂肪肝	1048（29.5）	其他	135（3.8）
肝囊肿	308（8.67）	鼻出血	34（0.96）
胆囊结石	288（8.11）	耳鸣	25（0.7）

续表

疾病	人数	疾病	人数
良性阵发性位置性眩晕	16（4.5）	哮喘	2（0.06）
晕厥原因	12（3.38）	心包积液	1（0.03）
垂体瘤	7（0.2）	布加综合征	1（0.03）
锁骨下盗血综合征	7（0.2）	Hunt 综合征后遗症	1（0.03）
横纹肌溶解	5（0.14）	脑动脉盗血	1（0.03）
垂体 Rathke 囊肿	5（0.14）	肺栓塞	1（0.03）
胡桃夹综合征	4（0.11）	起搏器术后	1（0.03）
自主神经功能紊乱	4（0.11）	内脏反位	1（0.03）
癫痫	3（0.08）	SAPHO 综合征	1（0.03）
直立性低血压	2（0.06）	贝赫切特病?	1（0.03）

注：括号内数据为高血压患者合并其他疾病人数占总住院人数的百分比。

　　从表 5-28-18 可以看出，许多高血压患者存在尿酸增高、脂肪肝，两者均与饮食、生活习惯有关。高尿酸和脂肪肝通过改善生活方式能够得到改善。一方面要敦促患者养成良好的生活习惯，另一方面也间接提示高血压患者本身可能有不良生活习惯。高血压患者常有头痛，剔除了血压升高引起的头痛患者，发现绝大多数头痛患者是继发性头痛，存在抑郁、焦虑、睡眠障碍者也较多，提示临床工作中要关注高血压患者的情绪、精神状况。另外甲状腺疾病与慢性肾脏病也较多，提示要重视甲状腺功能的检查，以及通过估算肾小球滤过率来帮助准确判断患者的肾功能。高血压患者合并的疾病种类多且复杂，为高血压患者的诊治增加了一定难度，要求高血压科医生不仅专业知识水平过硬，对其他系统疾病也要有基本的认识及诊治能力。

（韩　肖　余振球）

第二十九章　高血压患者诊疗质量要求

高血压分级诊疗实施后，目标任务是使我国高血压患者知晓率、治疗率和控制率逐步提高，特别是使接受治疗的高血压患者血压控制率在 70% 以上；遏制我国心血管疾病发生率和死亡率的继续上升。为了达到这一目标，必须重视高血压患者的诊疗质量。

对省中心住院患者病种及贵州各级医疗机构教学查房中的高血压患者病种统计分析得知，各级医疗机构高血压患者涉及的疾病种类很多（详见第二十八章），提示各级医疗机构医生在诊治工作中，对高血压患者存在的各种疾病，特别是与高血压密切相关的疾病必须要给予系统、全面、有效的诊治。在对患者进行诊治的过程中，要避免不必要的检查对患者健康的损害，这就要求各级医疗机构必须要提高诊疗水平，加强高血压患者诊疗质量管理。

广大医务人员需要加强高血压学学科理念，各级医疗机构要重视高血压患者的诊疗质量，认识到高血压患者诊断与治疗的效果与诊疗质量密切相关，在医院管理制度方面，明确提出高血压患者诊疗质量的要求，并在实践中落实。

一、病史采集与病历书写质量要求

由于高血压涉及的疾病种类很广，概括起来，一份完整的高血压患者病史采集与高血压病历体现在高血压的鉴别诊断、心血管疾病危险因素和各种心血管疾病三大方面。这些方面虽然广泛但又互相联系，通过采集、整理病历资料，归纳总结并提炼出分析思路，对于诊治高血压患者有极其重大的意义。本章强调高血压病史采集内容、分析与意义，以及高血压患者病历书写内容的特殊性及其规定。高血压患者的体格检查无特殊性，但强调一定要有四肢血压测量记录。

（一）病史采集的质量管理

病史采集要严格按照高血压诊疗的一致性的内容与要求进行。按诊疗内容标准化、科学化，诊疗流程系统化、精准化的原则，要求各级医疗机构对高血压患者所涉及的各种疾病的诊疗工作内容一致。诊断内容包括确定血压水平，为高血压患者查明病因，查清患者的心血管疾病危险因素，明确已存在的靶器官损害和各种心血管疾病。治疗内容包括对患者进行健康教育，通过合理应用降压药物、中医中药和保护靶器官的药物，甚至通过外科手术和介入治疗等方法，对患者进行合理有效的治疗。

1. 病史采集的内容

高血压所包含的各种疾病的诊断都离不开诊断线索与依据。诊断线索主要来自临床资料的收集与判断，诊疗依据、实验室检查结果的分析与特殊检查结果运用等。高血压患者往往涉及或合并多种疾病，因此详尽地收集患者资料是确定诊断方向的重要条件。

高血压患者的症状包括血压升高导致的身体不适、继发性高血压各原发疾病的症状、靶器官损害和心血管疾病的症状、心血管疾病危险因素簇的症状与合并其他疾病的症状5个方面。

（1）血压升高的症状。血压升高可产生各种症状，如头晕、头痛、耳鸣、记忆力下降、失眠、多梦、易醒、胸闷、心悸、气短、恶心、呕吐、腰酸腿软、乏力、活动能力下降、工作效率不高等。不同患者的症状表现不一，大致分为3种情况：①绝大多数患者以身体的某一组症状为主；②少数患者上述症状几乎全有；③极少数患者尽管血压很高但却没有任何不适，直到出现靶器官损害或发生急性脑血管病、心力衰竭、冠心病等相关疾病，就诊时才发现有高血压。

（2）继发性高血压各原发疾病的症状。继发性高血压包括很多原发疾病，这些疾病各有独特的症状。例如，原发性醛固酮增多症患者有头痛、夜尿增多及低血钾的症状等。急性肾小球肾炎有发热、水肿、尿少等症状。大动脉炎在发现高血压前可有发热、咽痛或腹痛腹泻等症状的病史。在为高血压患者问诊时，要将高血压患者某些特殊症状询问清楚，以帮助筛选继发性高血压的各原发疾病。

（3）靶器官损害和心血管疾病的症状。高血压患者发生靶器官损害或心血管疾病时，就会表现出相应的症状，如发生高血压左心衰竭时，会发生呼吸困难（早期劳累性呼吸困难，逐渐发展到休息时也有呼吸困难，甚至夜间阵发性呼吸困难）、气短胸闷、口唇发绀等。发生脑血管疾病时会出现头晕、头痛、恶心、呕吐、四肢活动障碍等。发生肾功能不全时早期夜尿增多、颜面水肿等。

（4）心血管疾病危险因素簇的症状。糖尿病、高血压、血脂异常、吸烟等已被确定为心血管疾病危险因素，而且这些心血管疾病危险因素越多，心血管疾病发生的可能性越大，所患疾病越严重。近年来的研究发现，糖尿病是使其他危险因素加倍的因素，如伴有糖尿病的同一水平的高血压患者，心血管疾病发生的概率比单纯高血压患者要增加1倍。因此，对高血压患者进行合理的降压治疗的同时，一定要明确其心血管疾病危险因素，只有这样才能真正保护患者的心脑肾。

（5）合并其他疾病的症状。高血压患者也可能患有其他疾病，如伴青光眼时有眼胀、头痛、胸闷、恶心、呕吐等症状。伴前列腺肥大者可有尿流变细、尿频或充盈性尿失禁等。

2. 分析病史是准确诊断的基础

通过采集高血压患者血压升高的症状、继发性高血压各原发疾病的症状、靶器官损害和心血管疾病的症状可以直接影响诊断的结果和方向。由于某些症状无特异性，如头晕、头痛，既可以是高血压本身的症状，又可以是继发性高血压有关原发疾病的症状，还可以是心血管疾病的症状，因此要结合患者的具体情况具体分析，以达到准确诊断的目的。

医生可以从症状出现的时间、症状群和症状诱因及治疗反应等几个方面来诊断，具体做法如下。

（1）从症状出现的时间不同来诊断所患疾病。例如，高血压发生早期伴随出现的症状，通过这些症状，要以继发性高血压的症状为主，少考虑靶器官损害和心血管疾病的症状。长期存在高血压的患者仅近期出现的新症状，要多考虑心血管疾病发生的可能。如患者早期夜尿增多，要考虑原发性醛固酮增多症，患者近期夜尿增多则应考虑为肾功能受损。

（2）针对不同的症状群来诊断所患疾病。例如，原发性醛固酮增多症患者多有头痛、夜尿多、四肢乏力等症状，其中头痛多被考虑为继发性高血压引起；而头痛、恶心、偏瘫中的头痛则是急性脑血管疾病发作的结果。另外，还可从症状的性质、程度、特点来分析、考虑病因诊断和心血管疾病等。

（3）从症状的诱因及对治疗的反应进行诊断。饱餐和运动均可引起乏力。冠心病、心绞痛、心力衰竭患者都可在这两种诱因下出现症状。然而，高血压患者在饱餐后出现四肢发软的症状尤为明显，而活动中没有明显不适，这时要考虑到低血钾的可能。这是由于患者平时血钾正常偏低，进食后，随着葡萄糖进入细胞内使细胞外血钾降低而出现症状。需要注意的是，这部分患者平时活动时不一定有乏力的症状。高血压伴胸闷、气短、乏力时有可能是发生了心功能衰竭或冠心病。随着血压的控制，心力衰竭患者症状消失，活动量就可以增加，而冠心病患者症状改善不明显。因此，在治疗高血压患者时，应根据治疗结果、患者的反应等随时分析患者的病情，调整治疗方案。

3. 病史采集分析的意义

通过询问病史能了解患者患病的经过，明确高血压发生发展趋势，有利于诊断与治疗高血压涉及的各种疾病。

（1）基层医生。基层医生能发现某些继发性高血压原发疾病的线索，提醒和建议患者到上级医院进行继发性高血压的筛查与诊断。在了解患者高血压病史长、血压水平高，且没有很好治疗的条件下，或者伴随各种心血管疾病危险因素多的患者，基层医生也应考虑到靶器官损害或心血管疾病的存在，应及时提醒和建议患者向上级医院转诊。如果有明确心血管疾病典型症状或出现血压波动大，血压难以控制时，应想到患者已存在心血管疾病，在给予现场处理后及时转诊到上级医院。

（2）县级医院医生。县级医院高血压专科医生或高血压诊疗单元的医生甚至内科医生在诊疗高血压患者时，当了解到患者的上述情况后，应为患者开展及时正确的诊疗。如发现某些继发性高血压原发疾病的线索，应主动做好继发性高血压各原发性高血压的筛查、定性、定位。高血压病史长、血压水平高，且没有接受规范治疗，或者伴随各种心血管疾病危险因素多的患者，也应考虑到心血管疾病的存在，应主动把患者留到本院相应的专科诊治。

（3）高血压专业诊疗机构医生。这里指省高血压诊疗中心、高血压研究所及大、中城市三甲医院高血压专科等机构的医生，在这些医生所接诊的高血压患者中会有很多重症、复杂者。这就意味着对这些重症、复杂的高血压患者要做一些特殊检查。我们要求给患者的每一项特殊检查除严格的把握适应证、禁忌证外，还应讲究准确性（即阳性率高）与对患者伤害少，这就要求高血压专业诊疗机构的医生详细询问了解高血压患者的病史，分析患者的症状。如高血压专科看冠心病是先看患者高血压特点与其他心血管疾病危险因素的多少与处理情况，判断出有无得冠心病的可能；再仔细了解患者有无典型心绞痛的症状及其严重程度；在抓住患者心肌缺血的证据后，才考虑给患者进行冠状动脉造影等检查。

不主张把冠状动脉 CTA 检查作为冠心病的常规筛查项目，避免听到患者心慌胸闷就立即给患者做一个冠状动脉 CTA 检查。严格遵循心血管内科冠状动脉造影的适应证，要求对每位高血压患者进行严格的心脏疾病问诊。

（二）病历书写的质量要求

目前高血压病历千篇一律均写在既往史中，描述为发现高血压 XX 年，血压最高达 XX mmHg，服用 XX 降压药物后血压控制在 XX mmHg。所以高血压患者诊疗的质量要求，首先是对病历书写质量的要求。

高血压科病历可参考内科病历模式，因此总体上按当今教科书《诊断学》病历书写的内容实行，特别是病历书写的基本规则和要求必须遵守。现将高血压患者门诊和住院病历中病史的一般项目、主诉、现病史、既往史、个人史、家族史中的特殊性进行规定与要求，供各级医疗机构医生临床工作中参考。没有说明的部分参考教科书规定，在此不再赘述。

1. 一般项目

包括姓名，性别，年龄，婚姻，籍贯（写明省、市、县），民族，职业，工作单位，住址，病史叙述者（应注明与患者的关系），可靠程度，入院日期（急重症患者应注明时、分），记录日期，需逐项填写，不可空缺。

门诊患者记录已在各医院门诊病历封面相应写出，就诊中强调写清楚日期，一定写上年份。

2. 主诉

众所周知，主诉是患者的主要症状加时间。高血压病历中的主诉同样是主要症状加时间，具体内容包括以下几个方面。

（1）高血压发生情况及症状体征。主诉的定义是主要症状加时间，因此单纯高血压患者主诉尽量写明症状（如头昏、头胀、心慌、胸闷、乏力、失眠等）加时间，仅有少数体检或无意间发现血压升高才可写成发现高血压多久，以避免忽略症状。以高血压发现多久为主诉的患者出现症状后，也应写上出现的症状与时间。例如，发现高血压5年，伴头昏乏力半年。

（2）鉴别诊断的症状或体征。继发性高血压各原发疾病的典型症状可列为主诉，以便明确患者的鉴别诊断。例如，持续头胀痛、乏力、夜尿多5年，可怀疑原发性醛固酮增多症；又如，发热、尿少伴头晕1个月，可怀疑患急性肾脏病合并高血压。

（3）靶器官损害和心血管疾病相应症状或体征。有的高血压患者由于长期无症状未进行检查，直到心血管疾病发作时以具体心血管疾病症状或体征就诊，因此这些患者以心血管疾病症状或体征为主诉。

（4）糖尿病作为高血压原因时，应列入主诉。例如，发现糖尿病20年，伴头昏乏力5年，从主诉中可以分析患者可能发生周围血管疾病和（或）肾损害，外周血管病变致小动脉阻力增加，肾损害致水钠潴留而导致高血压，严格来讲属于继发性高血压，所以糖尿病作为原因疾病而写入主诉。一般来讲，和高血压同时发生并作为代谢综合征的组分糖尿病、血脂异常不列入主诉，可在现病史中描述。

（5）特殊类型高血压。例如，顽固性高血压或血压波动大属于特殊类型的高血压，也可以在主诉上表现出来，以便分析高血压特点。

3. 现病史

现病史包含的内容：①高血压特点与诊治经过；②高血糖、血脂异常、高尿酸血症等代谢疾病情况；③靶器官损害或各种心血管疾病；④一般情况、目前的食欲、大小便、精神、体力、睡眠、体重改变等情况。

（1）高血压的记录。高血压的病史首先要阐明起病原因及诱因，如发现高血压之前是否有发热、感冒史，病前长期饮食、吸烟、饮酒、口味等。发现高血压当时有无鉴别诊断症状，特别是夜尿次数及尿量与白昼尿量对比，此时，症状与继发性高血压的鉴别诊断有关，需要仔细询问。虽然发病前发热与炎症性疾病密切相关，但一定要符合发病机制与病理生理改变，如发现高血压前一周有明确发热、咽痛或肠炎病史时，炎症性疾病相关高血压（大动脉炎、肾小球肾炎、风湿疾病等）可能性大；但患者因感冒发热当天就诊时测血压升高，而这次感冒只是发现高血压的理由。

高血压本身症状也应写明白，如头晕头痛出现部位、性质、持续时间、程度以及加重或缓解因素，特别是一天内出现的时间对诊断有帮助，清晨起床和（或）傍晚时头晕头痛与高血压有关，而在情绪激动或过度用力后头痛应想到心血管疾病发作。长期持续头痛且难以忍受者考虑为原发性醛固酮增多症。

对各种降压药物的降压效果一定要问清楚并记录明白，无论单一用药还是联合用药时降压效果都要分别记录清楚，一定要用数字，不要用"正常"或"有效"。血压波动及其数值，收缩压高还是收缩压、舒张压都高均应记录清楚。围绕高血压所做的各种检查均应记录清楚，并用数字描述，不能简单写成"好"或"不好"的结论。

了解患者治疗情况的意义有两点，一是诊断问题，对什么降压药物敏感可以判断哪种类型的高血压。患者是否在长期吃药，使血压控制，涉及靶器官损害和心血管疾病的问题。

（2）代谢综合征的记录。教科书规定患者存在两个以上不相关的未愈疾病时现病史可分段叙述或综合记录。而且代谢综合征一般是难以治愈而且与高血压密切相关，又和高血压一起加重心血管疾病的发生发展，所以应写在现病史中。无论是糖尿病还是血脂异常均应按独立疾病的格式系统描述，放在心血管疾病之前让人们看清楚它们的因果逻辑关系。高血压、血脂异常、高血糖等，可以分段描写，也可以按照先后顺序描写。

（3）心血管疾病。高血压对人类最大的危害是导致患者心脑肾损害和心血管疾病，反之后者是高血压发生发展的过程与结果，因此必须写在现病史。注意一般将靶器官损害与心血管疾病放在高血压的描述之后；心脑肾的疾病分别写出，可分段或综合编写，以便让读者看出诊治脉络。心脏损害的症状是劳累性呼吸困难和夜间阵发呼吸困难等。神经系统损害是突发或加重的头痛、恶心、呕吐伴肢体活动障碍等。肾功能损害的症状是夜尿增多和颜面水肿等。当患者有上述症状时必须记入，若无上述症状也应在现病史中加以描述。

（4）采集现病史要求。有些症状既是高血压鉴别诊断症状又是靶器官损害的症状，如早期夜尿增多反映原发性醛固酮增多症，近期夜尿增多反映发生肾功能损害。因此在一个病历中要写两次以上的小便情况，甚至血压波动或出现血压难以控制时也要写明夜尿的情况。

尽量追溯各病首发症状的时间以便确定因果关系。例如，10 年糖尿病患者近 2 年诊断的高血压，容易想到糖尿病并发症引起的高血压，但追溯到患者 10 年前血压出现升高变化时就会想到是代谢综合征。在病史描述中一定要层次分明重点突出。

现病史无结论性语言或状态，相应症状有无或轻重、加重的变化一定写上。高血压科患者治疗中一定要注明服药具体时间、剂量，如他汀类调脂药是否睡前服用，降糖药与进食的关系等。

4. 既往史

既往健康状况中应包括出生后到就诊时所有的血压记录。这样易追溯到高血压开始出现的时间。若合并血脂异常、糖尿病、心血管疾病的应在现病史中描述，不在既往史中记录。若无上述情况的应在既往史中注明"无糖尿病、无血脂异常等"。

5. 个人史与家族史

吸烟情况应注明吸烟年限、吸烟量，若已戒烟，应注明时间。饮酒时应注明饮酒年限、频率、每次饮酒量，若已戒酒，应注明时间。患者的口味、熬夜、工作（职业）、应酬等情况也应写明。这些是心血管疾病或者高血压的危险因素，不仅是分析评价病情的依据，更是指导治疗的要点。

家族史中，家属发生高血压或心血管疾病的具体年龄要写上，这对考虑心血管疾病家族史才有意义。

6. 病程记录的要求

高血压病历书写应严格按照临床病历运行质量相关规定执行。高血压患者病历书写有四个层次。

第一，理清楚高血压发现与治疗经过的来龙去脉。让各级医生阅读后能想到患者高血压原因与心血管疾病诊断。这是各级医疗机构医生必须要达到的。

第二，分析病理生理。高血压患者出现高血压波动变化与难以控制，或发生各种心血管疾病时，要阐明这些情况的病理生理变化，利用降压药物作用机制针对心血管疾病病理生理变化，达到治疗高血压，同时治疗心血管疾病的双重功效。

第三，体现最新进展。高血压与心血管疾病研究成果不断涌现，临床诊断治疗水平不断提高，高血压病历书写要体现这些进展，诊疗实际工作要采用这些新的技术，改善患者的预后。

第四，体现预见与创新。这是三甲医院专业高血压诊疗机构对医生的要求，这些医生要研究发现高血压诊断与治疗的新问题，解决新问题。所以在实际工作中要反映出专科水平。

二、临床诊疗工作质量要求

高血压诊疗工作应按大高血压学的理论指导，与高血压相关的疾病种类很多，医学各学科应从协同和关联的角度发现与诊疗高血压患者已存在的各种疾病。一方面由于高血压涉及病种多又相互影响，所以要求诊断思路和知识面要全面；有的患者甚至是处于心血管疾病发作阶段，所以要求诊治结论要正确才能及时处理并有效，诊治高血压医生的水平能有特殊要求的。高血压诊疗工作的管理实际上是发现与合理使用人才，各项制度能保证人才在各个岗位发挥作用，最终控制好广大高血压患者的血压及其存在的各种心血管疾病危险因素，预防心血管疾病的发生与发展。

（一）诊疗工作要求

1. 门诊管理制度

（1）出诊医生要求。为保证高血压患者诊疗质量，各级医疗机构必须要有相应高水平的临床医生出诊专科门诊。

省、地市（州）高血压诊疗机构的高血压专科门诊由主治医生或副主任医生出诊。

县级医院高血压专科门诊由主治医生或高年资住院医生出诊，这些医生是高血压科的或高血压诊疗单元的医生；最好参加了省级高血压诊疗中心短期进修学习班，起码也参加过高血压分级诊疗学习班；认真学习了《县医院高血压诊疗规范》和《中国高血压分级诊疗指南》等著作。

乡镇卫生院与社区卫生服务中心高血压门诊由医生或高年资医生出诊，要求参加过省级或地市（州）高血压诊疗中心短期培训学习班，起码也参加过高血压分级诊疗学习班；认真学习了《乡村与社区高血压防治规范》和《中国高血压分级诊疗指南》等著作。对于正在培养的定向分配到乡镇卫生院或社区卫生服务中心的本科生、住院医生培养期间，要安排到三甲医院专业高血压诊疗机构学习2～3个月，就可以出高血压门诊。

尽量避免下夜班的医生出当日下午的门诊，以保证医生诊治水平和自己的健康。

（2）就诊内容要求。对每一个门诊高血压患者，要本着查清高血压的病因（包括原发性高血压危险因素的确定与继发性高血压筛查）、发现心血管疾病危险因素和确定心脑肾损害与心血管疾病的理念，认真合理的询问病史，合理进行检查。

高血压科医生要针对难治性高血压、波动大的高血压、妇女儿童高血压和老年人高血压、伴有心血管疾病的高血压患者诊治形成特点。

（3）门诊安全要求。每个初诊患者要有心电图，有病情变化时要及时复查心电图。

落实首诊负责制，重症患者一定要送急诊科并有记录，危重患者用轮椅并由医务人员护送到急诊科，重症患者应先看并给后边患者做解释工作。

（4）管理要求。门诊设立分诊护士制度，分诊护士要完成登记、排队工作，严格按顺序看病，医生按时到门诊，直到最后一位患者处理完后 10min 才能离开门诊，绝对避免患者找不到医生的现象。

根据上级要求和患者的情况，对病房收治患者要先查血常规、拍胸部 X 线片。

高血压科医生一定要树立对高龄老人、重症复杂的患者、外地患者、学生尽力给予照顾的观念。

2. 住院管理制度

对于二级、三级医院高血压专科或县级医院内科系统中住院的高血压患者，应当遵循以下住院管理制度。

（1）患者入院时管理制度

1）入院后主班护士立即通知医生，医生立即看患者并处理，进修、轮转医生处理时要有主治医生或本院高年资住院医生在场，治疗要落实到位，不能开空头医嘱，血压下降在 20%～30%。

2）入院后认真听取患者主诉，予以对症处理并详细了解患者的一般情况（如饮食、睡眠、大小便情况等）。每位患者要问清大便是否干燥、睡眠是否好，并做有关处理。

3）所有患者入院当时均做心电图，重症患者或门诊检查明显异常者要立即查血肌酐、尿素氮、钾、钠、氯、血糖等并做处理。

4）交待这次病情及介绍这次诊治方案及如何配合，重症患者病情向家属交待，特殊患者向医务部汇报。

5）强调严格管理，在住院期间一律不能外出，重症患者严格限制在病房。

6）帮助患者树立战胜疾病的信心，认识高血压及其危害，树立防治高血压，保护心脑肾的信心。

7）交待病房纪律，不能私自用电，未经允许家属不能在病房过夜或上床休息；患者有病情变化随时报告；看好自己的财物，如有丢失，病房概不负责。

8）当天填写病历首页，问清电话号码，外地患者问清当地亲友联系方式。

（2）患者住院中医疗管理制度

1）患者入院后立即诊治，首次病程 2h 内完成，24h 内完成大病例。

2）头 3 天内每天均有 1 次病程记录，急诊患者随时记录，一般患者每周 2 次病程记录，24h 内有 1 次上级医生查房。

3）坚持遵守医院的各项规章制度，特殊患者随时逐级上报。

4）高血压科患者的检查因有特殊性，一定要按照高血压科病房的各项具体规定进行。

5）病程记录一定要有分析，反映学科的最新进展，诊断要有依据，治疗要有水平和预见性。

6）主治医生一定要审查修改病历，如果出现病历质量问题，本科住院医生对自己的病历负责，主治医生对进修、轮转医生负责。

（3）患者出院时管理制度

1）主动介绍这次住院诊断结果和实际意义，今后注意事项，必须写清楚。

2）主动给患者填写公费医疗、医疗保险等表格；如果有外院检查发票需转账者一定要主动问患者及办完后再办出院手续。

3）按规定开药，并核实领取药物的情况，告诉患者如何用药及其替换品种。

4）建议患者定期复诊，特别是必须定期要检查的内容，一定要交待清楚。

5）给患者介绍医生的电话、出诊时间和诊治方式，如患者稳定期间可在专科门诊定期复查处理，间隔一定时间或有病情变化时看专家门诊等。

6）宣传卫生科普知识，帮助患者坚持健康的生活方式，强调高血压、心血管疾病长期治疗的重要性，帮助患者长期坚持治疗，达到最佳的预后。

3. 查房制度

（1）住院医生查房

1）每日保证两次查房，危重患者随时查房，每次查房要测血压，随时看检查结果，特别是血钾、肌酐、血糖和尿酸等，并做相应的处理。

2）深入详细的采集临床资料，为上级医生提供翔实可靠的诊治依据，如每位新入院的患者强调大内科查体和神经系统查体，特别强调对脑血管病患者每天或有病情变化时要查神经系统的体征。

3）耐心解答患者的问题。

4）将从上级医生学来的新知识与经验在临床工作中实践。

（2）主治医生查房

1）每周 2 次，周一必须查房，新患者 24h 内查房，重症患者随时查房。

2）落实科内讨论工作计划安排。

3）发现和处理双休日新发现的问题。

4）检查指导住院医生工作，3 日内不能解决的问题要进行讨论。

（3）主任查房

1）每周 1 次，特殊患者不定期诊治讨论。

2）介绍高血压学学科的新进展，解决疑难重症患者诊断处理问题。

3）帮助各级医生提高对高血压鉴别诊断能力和综合处理能力。

4）检查每位患者的医疗情况。

（4）高血压科教授教学查房

1）根据患者情况及时安排。

2）介绍高血压学学科诊断、治疗进展，传授专家自己的经验。

3）针对疑难重症患者进行剖析查房，以提高各级医生的诊断处理能力。

4）指导解决高血压科医生的难题。

（二）医疗安全制度

为了消除医疗差错和事故，保证患者绝对安全，避免医疗纠纷，维护医护人员的形象和科室荣誉，特制定以下安全制度。

1. 住院安全制度

在患者住院期间，主班护士和病房医生应尽以下职责：新入院患者和重症患者，医生一定要详细交班，住院医生汇报自己患者的情况，主任要做点评，病房主治医生要进行及时处理。

（1）主班护士职责。接到新患者后立即通知病房主治医生或值班医生，并明确告诉患者和家属不能外出，对重症患者要主动给予吸氧等处理。

（2）一线医生职责

1）详细询问病史及全面体格检查后，结合既往的临床资料，给出最合理的诊治方案；如果是重症患者要快速检查，提出即刻处理意见，然后再按上述方法进行；如果是抢救患者立即转抢救室或把抢救设备推到病房。

2）凡是心血管疾病患者，要有动态心电图监测。

3）凡是肾上腺腺瘤或其他部位有肿瘤的患者要查防癌五项；凡是有心脏病症状的患者，要按心脏科的常规进行诊治。

4）严格会诊制度，他科的疾病一定要请相应专科处理，并有严格的记录。

5）要有严格的登记和谈话记录，特别是患者和家属不能够按高血压科诊治方案进行者，要记录清楚。

6）一定要有连续诊治方案，对那些诊断不清需要随访者要将随访的内容和具体时间、步骤、计划写在出院总结的记录纸上，口头向患者和家属交待并记录在病程记录上。

（3）病房主治医生职责

1）对每一个新患者要进行详细查体，有病情变化者要及时查体，重点核实症状和既往的检查资料并指导下级医生进行总结。

2）重症复杂患者要有抢救和诊疗计划，特别是处理好检查准确性和患者安全性的关系，在有矛盾的情况下，绝对保证安全优先。

3）进修、轮转医生如果出现医疗纠纷和事故，主治医生应负全部责任。

2. 值班制度

（1）医生实行24h值班制，中午、晚上按时接班，值班时保证带上手机并开机，值班医生坚守岗位，不得擅自离开病房。

（2）避免连续值班，如果有特殊事情需调班者，应先自己调好班后报住院总医生或护士长批准，替班医生或护士发生问题，正班医生或护士同样负有责任。

（3）有重症患者或新入院患者多时，8h外护士双班制。

（4）护士各班按照护理常规完成各项任务。

（5）白天、中午的患者由病房医生接诊，下班以后入科的患者由值班医生接诊。

（6）早、晚、睡前必须查房，节假日每天也要有两次系统查房，重症患者随时查房，病情不稳定的患者查房时必须测血压，发现病情变化随时处理，病情复杂或重症者随时向上级医生报告。

（余振球）

第三十章 高血压新理论、新进展评价

高血压相关领域的进展是研究者在某种特定的情况下，观察特定的人群，通过特定的治疗来研究解决某些特定疾病效果的总结。这些进展是制定指南的依据和参考，能不能推广、普及和参照使用，不仅需要进行深入的探讨和评价，还要经过临床实践的检验。在开展高血压、心血管疾病等慢病防治工作中，离不开这些最新的指南、共识和进展，但我们也不能将其生搬硬套，不加评估地使用。因此强调需要对一些最新的指南和共识进行合理的评价，对一些新的进展进行理性的分析，方能接受、推广。

一、正确认识和评价新指南

2017 年以来，世界上相继颁布了多部高血压防治指南，但这些不断更新的指南中，很多理论知识的标准尚未统一，观察和预期的效果也各有不同。因此，要正确地认识和评价这些指南。本章将从高血压患者的诊断、血压水平的分级、患者危险度分层及治疗等方面比较和分析近年高血压防治指南的更新内容，以便为临床医师开展高血压、心血管疾病等慢病诊疗工作提供处理思路和选择。

（一）高血压的诊断

高血压的诊断在高血压、心血管疾病等慢病防治工作中起着至关重要的作用，其中高血压的界定标准更是关键，因为高血压界定标准的细微变化，可直接影响到高血压的患病率、患者危险度分层、患者血压控制目标及启动降压药物治疗的时机等。

1. 血压测量

目前，世界各国一致推荐使用电子血压计测量血压，水银血压计正逐步被淘汰，但是对于心律不齐患者，仍建议手动测量血压。各个高血压防治指南均强调准确测量血压的重要性，推荐测量血压时至少测量 2 次以上，然后取其平均值作为血压测量的水平，并且首次测量血压者应测量双上臂血压，以较高的一侧作为血压的测量值。同时强调诊室外血压监测（24h 动态血压和家庭自测血压）在高血压患者的诊断和降压疗效的评估及临床预后的判断中的重要性。另外，还推荐老年人、糖尿病或直立性低血压患者测量站立位血压，以评估和制定更合适的降压方案。

　　其中，2017 年美国颁发的《2017 美国成人高血压预防、检测、评估及管理指南》（以下简称《2017 美国高血压防治指南》）首次给出了诊室血压、家庭自测血压与 24h 动态血压监测中全天平均血压、白昼平均血压和夜间平均血压的对应值（表 5-30-1）。

表 5-30-1　《2017 美国高血压防治指南》关于诊室血压、
家庭自测血压与 24h 动态血压的对应值　　　　　　（单位：mmHg）

诊室血压	家庭自测血压	24h 动态血压		
		全天平均血压	白昼平均血压	夜间平均血压
120/80	120/80	115/75	120/80	100/65
130/80	130/80	125/75	130/80	110/65
140/90	135/85	130/80	135/85	120/70
160/100	145/90	145/90	145/90	145/85

　　此外，《2018 加拿大高血压指南：成人和儿童高血压的诊断、风险评估、预防和治疗》（以下简称《2018 加拿大高血压防治指南》）则推荐对于上臂尺寸较大的患者，标准的上臂测量方法无法使用时，可以使用经过验证的腕式设备（使用时手臂和腕部与心脏水平保持一致）评估血压。《中国高血压防治指南》（2018 年修订版）强调诊室血压测量是评估高血压诊断、分级和治疗的常用方法，建议有条件的患者应进行诊室外血压测量，但不建议精神高度焦虑的患者频繁自测血压。《2019 日本高血压管理指南》建议当诊室血压和家庭自测血压诊断不一致时，优先考虑家庭自测血压，并首次提出根据家庭自测血压对高血压进行分级，其中1 级高血压家庭自测血压范围在 135～144/85～89mmHg，2 级高血压家庭自测血压范围在 145～159/90～99mmHg，3 级高血压家庭自测血压≥160/100mmHg，单纯收缩期高血压家庭自测血压收缩压≥135mmHg，且舒张压＜85mmHg。2019 年英国国家卫生与临床优化研究所颁发的《成人高血压诊断和管理指南》（以下简称《2019 英国高血压防治指南》）推荐测量血压之前先触摸桡动脉或肱动脉，发现心律不齐的情况（如心房颤动）时，建议以手动的方式（如水银血压计）在肱动脉处测量血压。《2020 ISH 全球高血压实践指南》则针对血压的测量，给出了两种不同的标准，其中基本标准强调以非同日多次诊室血压的测量即可诊断高血压，而理想标准则要求针对诊室血压测量结果为正常高值或 1 级高血压的患者，需通过家庭自测血压或 24h 动态血压监测才能确认血压水平。

　　可见，各国高血压防治指南都强调准确测量血压的重要性，并各自提出了一些测量血压的注意事项。在临床工作中，强调测量患者的血压时，可以综合采纳上述高血压防治指南中提出的这些注意事项，取长补短，以达到方便、易普及、准确测量患者血压的目的。

2. 高血压的诊断标准

自 1999 年《WHO/ISH 高血压防治指南》将高血压标准由≥160/95mmHg 修改为≥140/90mmHg 以来，医学界便一直沿用此标准。直到《2017 美国高血压防治指南》将高血压的诊断标准重新定义为≥130/80mmHg，当时便在医疗界掀起了一番争议。但似乎《2017 美国高血压防治指南》更新的这一诊断标准并未得到各国专家学者的认同。《2018 加拿大高血压防治指南》将诊室血压≥135/85mmHg 作为诊断高血压的标准，而《2018 ESC/ESH 动脉高血压管理指南》、《中国高血压防治指南》（2018 年修订版）、《2019 英国高血压防治指南》、《2019 日本高血压管理指南》以及《2020 ISH 全球高血压实践指南》均沿用诊室收缩压≥140/90mmHg 为诊断高血压的标准。可见，世界上对高血压的诊断标准尚未完全统一，但大多数国家倾向于沿用以前的标准。

然而，不论是以 130/80mmHg、135/85mmHg 或者 140/90mmHg 作为诊断高血压的标准，都不能很好地兼顾血压在 120～139/80～90mmHg 这部分人的有效管理。高血压并不是人类与生俱来的疾病，大多数原发性高血压患者的血压升高是一个动态演变的过程，血压开始变化的年龄要比确定高血压的年龄早，且升高变化中的血压，要比无升高变化的血压对机体的影响大。所以，一定要以动态观点来看血压。

所谓以动态观点看血压，就是指人体血压升高变化的过程，强调关注每个人自身血压变化的趋势。相反，静态观点看血压是指收缩压和（或）舒张压达到某一指定的数值就机械地诊断为高血压。不论是动态观点，还是静态观点，共同目标都是强调早期防治心脑肾靶器官损害和心血管疾病。可是，机械地降低高血压的诊断标准和治疗阈值，只会普遍增加高血压患者的数量，增加需要诊疗的人群数量，这样不仅会增加这部分人的精神压力，而且还会增加他们自身和国家的经济负担，同时也容易遗漏和忽略基础血压偏低人的血压开始升高变化时对机体的影响和损害。所以，为了既不遗漏和忽略基础血压偏低人的血压开始升高变化时对机体的影响和损害，也不增加基础血压偏高而没有动态升高变化的这部分人的精神压力和经济负担，对早期血压轻度偏高的人，强调关注个体血压的动态变化，通过动态的观点分析和预测血压的发生发展过程及趋势，强调以动态观点分析和判断血压对机体的影响和损害，评估和判断早期干预的时机。

3. 高血压的分级

自 1999 年《WHO/ISH 高血压防治指南》将高血压分为 1 级高血压（140～159/90～99mmHg）、2 级高血压（160～179/100～109mmHg）、3 级高血压（≥180/110mmHg）和单纯收缩期高血压（收缩压≥140mmHg 且舒张压＜90mmHg）

后，医学界便沿用此分类。直到《2017 美国高血压防治指南》提出新的标准，将高血压分为 2 个等级，即 1 级高血压（130～139/80～89mmHg）和 2 级高血压（≥140/90mmHg），取消了 3 级高血压和单纯收缩期高血压的概念，将高血压分级简单化。但此分级标准也未得到世界各国专家学者的认同，因为此后相继颁发的《2018 ESC/ESH 动脉高血压管理指南》、《中国高血压防治指南》（2018 年修订版）、《2019 日本高血压管理指南》等均仍沿用 1999 年《WHO/ISH 高血压防治指南》的高血压分级标准。《2019 英国高血压防治指南》虽然也将高血压分为 3 个等级，但却将 2 级高血压和 3 级高血压的舒张压水平放宽了，即 1 级高血压（140～159/90～99mmHg）、2 级高血压（160～179/100～119mmHg）和 3 级高血压（≥180/120mmHg）。而《2020 ISH 全球高血压实践指南》同《2017 美国高血压防治指南》一样，将高血压分级简单化，将其分为 2 个等级，只是血压水平不同，即高血压 1 级（140～159/90～99mmHg）和高血压 2 级（≥160/100mmHg）。

由此可见，目前世界各国对于高血压的分级尚未统一。一方面，少部分学者将高血压分级简单划分为 2 个等级，虽然看似方便记忆，但是却不能体现出血压水平对机体危害的本质和内涵。众所周知，血压从 115/75mmHg 到 185/115mmHg，收缩压每升高 20mmHg 和（或）舒张压每升高 10mmHg，心血管疾病发生的风险将倍增。可见，2 级高血压和 3 级高血压对心血管疾病风险的预测是有区别的，若将其笼统分为 2 级高血压，则不能够体现出血压越高对人类危害越大的本质和内涵。所以，强调血压分级越详细越有意义。另一方面，高血压对人类的危害越来越严重，世界各国对高血压的管理也越来越严格，诊断高血压的标准更是越来越低，所以《2019 英国高血压防治指南》将诊断高血压的舒张压标准放宽，意味着部分原本属于 3 级高血压的患者将降为 2 级高血压，这直接影响到这部分患者的危险度分层和干预时机，可能会导致对这部分患者的处理不及时，而造成这部分患者出现不可逆的心脑肾靶器官损害和心血管疾病的风险增加。所以，绝不能盲目地跟从这样的分级，而忽略了对这部分患者利益的保护。

4. 高血压患者的危险度分层

目前，各国关于高血压患者的危险度分层不尽相同，大多数国家都已将血压 130～139/85～89mmHg 纳入高血压患者心血管疾病的危险度分层，对血压的管理更加积极。其中《2019 日本高血压管理指南》和《2020 ISH 全球高血压实践指南》取消了很高危的分层概念，将高血压患者的危险度分层简单化，且《2019 日本高血压管理指南》将非瓣膜性心房颤动单独列出，作为高血压患者危险度分层的独立危险因素。而《2018 ESC/ESH 动脉高血压管理指南》和《中国高血压防治指南》（2018 年修订版）将糖尿病有无临床并发症与慢性肾脏病 CKD 3 期和 CKD 4 期及以上区别开来作为高血压患者危险度分层的依据，对于高血压患者的危险度分层管理更加详细。

必须强调，以后大家对高血压患者的管理只能越来越严格，而高血压患者的危险度分层越详细，就越能体现出不同血压水平和其他心血管疾病危险因素及靶器官损害和心血管疾病对分析和判断患者临床预后的细微差别。所以不建议将高血压患者的危险度分层简单化而将很高危的分层概念取消。相反，把血压130～139/85～89mmHg 纳入高血压患者的危险度分层，可以体现这个血压范围对机体的危险，让大家更加重视对这部分人群的管理。所以，在临床工作中应该积极采纳这一推荐。总之，关于高血压患者的危险度分层，一定要综合考虑，除了考虑血压水平之外，还要考虑其他心血管疾病危险因素和心血管疾病风险，进行同步管理，才能够达到改善患者远期预后的目的。

（二）高血压的治疗

高血压的诊断必然重要，但是诊断高血压的目的还是为了治疗。可见，高血压的治疗更加关键。要正确地把握高血压的治疗，就必须先正确地认识和评估高血压患者启动降压药物治疗的时机和血压控制的目标。

1. 高血压患者启动降压药物治疗的时机

关于高血压启动降压药物治疗的血压阈值，近年颁发的高血压防治指南的观点各有千秋，详见表 5-30-2。其中，针对合并心血管疾病或 10 年动脉粥样硬化性心血管疾病风险≥10% 的患者，有的专家学者认为当血压≥130/80mmHg 时即应启动降压药物治疗，但有的专家学者却认为当血压≥140/90mmHg 时才启动降压药物治疗。而针对无心血管疾病且 10 年动脉粥样硬化性心血管疾病风险<10% 的患者，一部分专家学者以年龄 80 岁为界点，制定了 80 岁或以上和 80 岁以下患者启动降压药物治疗的不同血压阈值。而另一部分学者则不考虑年龄因素，不论年龄大小，都统一以 140/90mmHg 或 160/100mmHg 作为启动降压药物治疗的血压阈值。

表 5-30-2　高血压患者启动降压药物治疗的血压阈值　（单位：mm/Hg）

高血压防治指南	合并心血管疾病或 10 年动脉粥样硬化性心血管疾病风险≥10%	无心血管疾病且 10 年动脉粥样硬化性心血管疾病风险<10%	
		80 岁以上	80 岁以下
《2017 美国高血压防治指南》	≥130/80	≥140/90	≥140/90
《2018 ESC/ESH 动脉高血压管理指南》	130～139/85～89	≥160/90	≥140/90
《2018 加拿大高血压防治指南》	收缩压≥130	≥160/100	≥160/100
《中国高血压防治指南》（2018 年修订版）	≥140/90	≥140/90	≥140/90
《2019 英国高血压防治指南》	≥140/90	≥160/100	≥140/90
《2020 ISH 全球高血压实践指南》	≥140/90	≥160/100	≥160/100

此外，《中国高血压防治指南》（2018 年修订版）还强调高血压患者危险度分层为高危和很高危者，应及时启动降压药物治疗。中危者，可观察数周，改善生活方式，如血压仍≥140/90mmHg，开始药物治疗。低危者，则可观察 1～3 个月，改善生活方式，如血压仍≥140/90mmHg 启动降压药物治疗。而《2020 ISH 全球高血压实践指南》推荐血压≥140/90mmHg 的患者，若不合并心血管疾病或高血压靶器官损害等，则建议生活方式干预 3～6 个月后，血压仍未得到良好控制的患者才启动药物治疗。

综合上述各个高血压防治指南关于高血压患者何时启动药物治疗的问题，主要取决于患者心血管疾病的危险度分层。对于高危和很高危的高血压患者，应及时启动药物治疗的观点大多一致。但是，对于低危和中危的高血压患者启动降压治疗的血压阈值和干预的时机却尚未统一。强调对于合并心血管疾病的高血压患者，降压药物治疗可以预防心血管疾病的发作；对于合并高血压靶器官损害的患者，降压药物治疗可以预防心血管疾病的发生，还预防心血管疾病的发作；对于无高血压靶器官损害，也未合并心血管疾病的高血压患者，早期降压药物治疗可以改变人的一生。因此，建议所有高血压患者都要尽早启动降压药物治疗，才能获益终身。

2. 高血压患者血压控制目标

目前，对于高血压患者的血压控制目标，各国高血压防治指南也是众说纷纭，尚未统一。例如，《2017 美国高血压防治指南》强调无论是否存在高血压靶器官损害和心血管疾病，高血压患者将血压控制在 130/80mmHg 以下是合理的。而《2018 ESC/ESH 动脉高血压管理指南》推荐所有患者的首要降压目标为＜140/90mmHg，如果可耐受降压治疗，大部分患者可降至更低水平。同时，还对降压目标范围的下限进行了规定。推荐＜65 岁的患者，收缩压目标范围是 120～130mmHg；≥65 岁的患者，收缩压目标范围是 130～140mmHg，而对所有患者推荐的舒张压目标范围都是 70～80mmHg，特别强调了不可将血压降至过低水平。《2018 加拿大高血压防治指南》也推荐对低危者降压目标值＜140/90mmHg，但高危患者的目标值为收缩压＜120mmHg。此外，《中国高血压防治指南》（2018 年修订版）也推荐一般高血压患者应降至＜140/90mmHg，能耐受者和部分高危及以上的患者可进一步降至＜130/80mmHg。《2019 日本高血压管理指南》则建议年龄＜75 岁、患有心血管疾病的患者，诊室血压控制目标应＜130/80mmHg，家庭自测血压应＜125/75mmHg。对于年龄≥75 岁、患有心血管疾病的患者诊室血压控制目标应＜140/90mmHg，家庭自测血压应＜135/85mmHg。而《2019 英国高血压防治指南》则建议年龄＜80 岁的高血压患者应将诊室血压降至＜140/90mmHg，≥80 岁的高龄患者则应将诊室血压维持在＜150/90mmHg。《2020 ISH 全球高血压实践指南》提出了降压的基本标准和理想标准的概率，并建议所有患者应尽可能在 3 个月内达到降压目标。其中，基本标准为血压下降≥20/10mmHg，最好应＜140/90mmHg。理想标准为年龄＜65 岁者，应将血压降至120～130/70～80mmHg，而年龄≥65 岁的患者，则推荐降压目标为＜140/90mmHg，并应根据患者个体情况设定个体化血压目标值。

高血压治疗的最终目标是降低心血管疾病的发生发展，并改善患者的临床预后，且所有高血压患者都会从高血压的治疗中获益。而上述指南中给出的血压控制目标的具体数值虽有不同，但其最终目标却是一致的。在临床工作中，针对指南给出的控制目标的具体数值，可以参考，但不能盲从，一定要根据每个患者的个体特征和耐受程度，采用具体问题具体分析的方法，给出适合每一个高血压患者自己的最佳目标血压值，以达到降低心血管事件发生风险的目的。

二、正确认识和评价新进展

如何有效防治高血压、预防心血管疾病是一个备受关注的问题，尤其是在高血压降压药物选择及难治性高血压的治疗方面。目前，世界上关于高血压患者降压药物的选择，尤其是 β 受体阻滞剂在高血压治疗用药中的地位存在争议。同时，关于难治性高血压的替代治疗及基于设备等治疗措施的效益方面也未统一。而这些尚未解决和统一的重要问题，正在潜移默化地影响我们的临床实践。所以，强调在临床工作中，务必要正确地认识这些高血压防治新进展，才能理性地评价和把控这些疑难问题，合理地指导临床实践。

（一）原发性高血压的防治措施

研究表明，原发性高血压就是与遗传、年龄、生活环境以及不健康的生活方式等诸多方面都息息相关，目前尚无确切病因的高血压。因此，针对原发性高血压患者的治疗，就主要集中在生活方式的干预和降压药物的选择方面。所以，正确地认识和评价生活方式的干预措施以及降压药物的选择方案在高血压的治疗中至关重要。

1. 生活方式的干预

近年，能够得到世界各国学者公认的一个观点，就是积极严格的生活方式干预在高血压防治中具有非常重要的作用和地位。大家一致强调积极健康的生活方式主要包括低盐饮食，戒烟，限酒，规律运动，控制体重，增加蔬菜、水果、坚果、鱼类摄入，以及减轻精神压力等诸多方面。其中，《2018 ESC/ESH 动脉高血压管理指南》建议高血压患者每天盐的摄入量应＜5g；成年男性饮酒应＜14 单位标准饮品/d，成年女性饮酒应＜8 单位标准饮品/d。而《中国高血压防治指南》

（2018 年修订版）则建议每人每日食盐摄入量应逐步降至＜6g；控制体重指数＜24kg/m²；男性腰围＜90cm，女性腰围＜85cm；每周 4～7 次，每次持续 30～60min 的中等强度体育运动。同样，《2019 日本高血压管理指南》也推荐盐摄入量＜6g/d，但建议体重指数＜25kg/m²，乙醇摄入量限制在 20～30ml/d（男性）或 10～20ml/d（女性），并强调应避免接触寒冷环境。《2020 ISH 全球高血压实践指南》则强调了应减少在低温和空气污染环境中的暴露。对于缺少循证医学证据的保健品、替代疗法或中草药需慎用。此外，《2018 加拿大高血压防治指南》还强调了健康宣教的重要性，认为改善健康行为的健康咨询可有效降低血压。

　　健康生活方式在高血压、心血管疾病等慢病防治工作中的重要地位是毋庸置疑的。但对于低盐、限酒等具体量上的细微差别，建议大家在临床工作中应采用最严格的标准进行管理，以免放宽标准后导致广大民众在生活方式的改善过程中，不加管控，终使健康生活方式的实施落空。

2. 降压药物的选择

　　在高血压的药物选择方面，大多数指南依然推荐噻嗪类利尿剂、血管紧张素转换酶抑制剂、血管紧张素 II 受体拮抗剂或钙拮抗剂和 β 受体阻滞剂均可作为高血压患者的初始治疗用药，在高血压合并慢性肾脏病、糖尿病、心室肥厚或心脏增大等疾病时，排除禁忌后应将 ACEI/ARB 作为首选用药。当存在心绞痛，有心肌梗死病史，慢性心力衰竭或交感神经功能亢进，心房颤动、高血压伴高心输出量，如甲状腺功能亢进、高肾素型高血压和主动脉夹层等，则应将 β 受体阻滞剂作为首选用药。然而，近几年来 β 受体阻滞剂在高血压治疗中的地位却受到了挑战，是否继续将其作为高血压的一线降压药物也众说纷纭，而且已经在临床工作中影响到医师制定降压方案的药物选择。

　　其中，《2017 美国高血压防治指南》和《2019 日本高血压管理指南》已不再推荐 β 受体阻滞剂作为高血压患者的首选降压药。此外，《2016 澳大利亚成人高血压的诊断和管理指南》也不推荐 β 受体阻滞剂作为没有其他合并症的高血压患者的一线药物治疗。且《2018 加拿大高血压防治指南》也不推荐 β 受体阻滞剂作为年龄≥60 岁无临床合并症高血压患者的一线用药。主要是因为有研究显示，与其他类降压药相比，β 受体阻滞剂（阿替洛尔）增加卒中风险和全因死亡率。

　　然而，《中国高血压防治指南》（2018 年修订版）却推荐 β 受体阻滞剂可作为高血压患者的初始和维持用药，尤其适用于伴快速性心律失常、冠心病、慢性心力衰竭、交感神经活性增高以及高动力状态的高血压患者。此外，《2018 ESC/ESH 动脉高血压管理指南》将心率增快（静息心率＞80 次/分）新增为高血压患者的心血管危险因素，并推荐 β 受体阻滞剂作为高血压治疗的基本用药，尤其是高血压合并心绞痛、心肌梗死后、心力衰竭、心率增快或心房颤动的患者，建议妊娠女性或计划怀孕的高血压女性优选拉贝洛尔。

　　这是因为更大样本的荟萃分析显示五大类降压药物有相似的预防冠心病和卒中的效果，且与安慰剂相比，β受体阻滞剂能降低高血压患者卒中、心力衰竭及主要心血管疾病的发生率，与 ACEI 或 CCB 治疗相比，β受体阻滞剂治疗的主要心血管疾病发生率无差异。此外，β受体阻滞剂降低血压的疗效与其他类别降压药物相似，且对中青年患者而言，β受体阻滞剂的降压幅度大于 CCB 和利尿剂，尤其对控制患者 24h 平均舒张压和晨峰血压的效果更好，但阿替洛尔例外。因为 β 受体阻滞剂对心血管疾病的预后影响存在异质性，其中美托洛尔、比索洛尔、卡维地洛及阿罗洛尔在高血压、冠心病及心力衰竭患者中的临床疗效已在多项研究中证实，而关于阿替洛尔的研究却显示其缺乏心血管保护作用，但阿替洛尔并非 β 受体阻滞剂的代表性药物，其循证医学结果不能外延至所有 β 受体阻滞剂。

　　所以，β 受体阻滞剂作为治疗高血压患者的一线用药地位是毋庸置疑的。然而，目前我国高血压患者中 β 受体阻滞剂的整体使用率仍然较低。研究显示，在接受降压药物治疗的高血压患者中，β 受体阻滞剂的使用率最低，其中城市居民为 3.9%，乡村居民为 1.6%。

　　虽然，对高血压患者 β 受体阻滞剂的使用现状表示担忧，但却对未来 β 受体阻滞剂的应用充满信心。当发现最新的指南和进展在同一个问题上存在争议时，要做到知其然，还要知其所以然，才能走出谜团，正确地认识和评价最新的指南和进展，更好地指导临床实践。

（二）难治性高血压的治疗进展

　　难治性高血压是指在应用了最佳剂量或最大耐受剂量的 3 种或 3 种以上降压药物（包括利尿剂），并排除假性难治性高血压、药物导致的高血压和继发性高血压以及白大衣效应后，诊室血压仍＞140/90mmHg 者，或使用 4 种及以上降压药才能达到目标血压者。可见，难治性高血压就是指需要服用多种降压药物才能控制血压以及尚未得到控制的高血压。在临床工作中，大家都非常关注对难治性高血压患者的治疗进展，并迫切希望能够早日解决这一世界难题。近年来，针对难治性高血压的治疗措施，除了强调改善生活方式、规范合理用药外，替代治疗和基于设备的治疗方法逐渐兴起。

　　研究表明，采用替代治疗能够起到降压作用。虽然许多方法还没有充分的科学依据支持（如针灸、瑜伽、超觉冥想、导入性慢呼吸、等距手柄运动等），但都有望成为治疗难治性高血压的新契机。此外，其他生活因素（如改善睡眠质量和减少环境诱因等）对难治性高血压患者的效果也尚未明确，还有待临床实践的验证。

　　难治性高血压的发生发展与交感神经系统功能紊乱息息相关。因此，人们开发了基于设备的治疗方法。其中，肾脏神经消融术是大家熟知的一种基于设备的治疗方案，在早期研究中有望成为一种有效的治疗方法。但是，在近几年的研究中却发现，对难治性高血压患者而言，肾脏神经消融术的疗效欠佳。所以，目前部分国家和地区已不再将肾脏去神经术用于难治性高血压患者的治疗。

　　颈动脉压力感受器激活治疗，可通过电子方式激活压力感受器向大脑发出信号，抑制交感神经兴奋，发挥减慢心率、扩张血管、降低血压的作用。目前，颈动脉压力感受器激活治疗已进入临床研究阶段，有望成为治疗难治性高血压患者的新方法。此外，其他的创新实验装置（如中央动静脉吻合术、ROX 耦合器装置、正中神经电刺激等）也正在探索中。

　　可见，目前大部分关于创新实验装置的研究仍是一些未受控制的小样本研究。这些干预方法能否在难治性高血压患者的治疗中取得理想的效果，还有待于进一步的观察和追踪。因此，在临床工作中绝不能盲从，务必要以保护患者的利益为己任，在创新治疗技术方面把好关。

（段小容　余振球）

第三十一章 急重症患者救治与分级诊疗安全

基层首诊的患者包括普通患者、急重症患者。急重症患者就近就地进行紧急处理后，要及时转至大中型医院进一步规范诊疗。快速识别急重症患者并给予及时、合理、有效的处理，要求各级医疗机构的医务人员不断提高诊疗水平。在教学查房的病例中，乡镇与社区医疗机构的急重症患者比例与二级、三级医院相当，一些偏远山区的患者至二级、三级医院耗时长、风险高，这就要求乡镇与社区医疗机构的医务人员要有较高的诊疗水平。

本章统计了贵州各级医疗机构教学查房时的急重症患者病例，对诊断与治疗情况进行分析，总结、归纳了适用于乡镇与社区医疗机构和二级、三级医院的急重症患者协同救治原则与方法，为各级医疗机构救治急重症患者，保证分级诊疗安全提供可以借鉴的方法和经验。

一、急重症患者的诊断分析

各级医疗机构对急重症患者的诊断存在一些不足，如诊断不规范、漏诊等，分析出现这些不足的原因，以快速识别和确定急重症患者，使患者得到及时救治，可保证分级诊疗安全。

（一）患病情况分析

对各级医疗机构急重症患者病例及占本机构教学查房病例的比例进行统计与分析。

1. 各组医疗机构的急重症患者统计

进行教学查房的医疗机构分组为：①乡镇与社区医疗机构，包括乡镇卫生院与社区卫生服务中心；②县级医院，包括县（市、区、特区）人民医院、中医医院、民营医院、企业医院、专科医院；③省、地市（州）级医院，包括省人民医院、中医医院、医科大学附属医院、中医药大学附属医院，各地市（州）人民医院、中医医院。基层医疗机构包括乡镇与社区医疗机构和县级医院。

2017年9月4日至2020年9月5日，贵州省各级医疗机构教学查房病例数共 668 例，其中急重症患者 240 例，占教学查房比例为 35.93%。三组医疗机构急重症患者占本组教学查房病例数的比例，乡镇与社区医疗机构为 36.70%，县级医院为 36.71%，省、地市（州）级医院为 30.59%。因此要加强基层医疗机构医务人员对急重症患者救治能力与诊疗技术的培训。

对急重症病种分类如下：①高血压相关急重症，包括高血压亚急症和高血压急症，高血压急症统计包括急性心肌梗死、不稳定型心绞痛、急性心力衰竭（含慢性心力衰竭急性发作，不包括②中非高血压相关急诊重症所致的心力衰竭）、主动脉夹层、急性脑出血、急性脑梗死、高血压脑病、慢性肾脏病（CKD）4～5期；②非高血压相关急重症，包括先天性心血管畸形、心脏瓣膜病、肺源性心脏病、心肌疾病、风湿性心脏病；③多器官急重症，指高血压患者涉及急性心力衰竭、急性肺功能衰竭、肾衰竭、急性脑血管病、急性上消化道出血等 2 个或 2 个以上系统或器官急重症甚至器官衰竭的病例。

2. 诊断不规范情况分析

高血压相关急重症病例中的高血压亚急症、急性冠脉综合征（急性心肌梗死、不稳定型心绞痛）、急性心力衰竭（高血压和非高血压患者急性心力衰竭或慢性心力衰竭急性发作）、主动脉夹层 4 个病种，诊断规范、诊断不规范、漏诊病例数占该病种病例总数的比例：高血压亚急症分别是 5.80%、7.25%、86.95%；急性冠脉综合征分别是 31.25%、20.83%、47.92%；急性心力衰竭分别是 54.05%、40.54%、5.41%；主动脉夹层分别是 50%、0、50%。

另外，对各病种在各组医疗机构的诊断情况分析后发现，与省、地市（州）级医院相比，基层医疗机构的诊断不规范比例、漏诊比例均高。

（二）诊断不规范原因分析

高血压亚急症、急性冠脉综合征、急性心力衰竭在各组医疗机构中均存在诊断不规范、漏诊情况；主动脉夹层漏诊 1 例，来自乡镇与社区医疗机构。对出现上述情况的原因进行如下分析。

1. 各病种概念与临床结合不紧密

（1）高血压急症与亚急症。高血压急症是指高血压患者在某种诱因作用下，血压突然升高（一般超过 180/120mmHg），并伴有进行性心脑肾等重要靶器官功能不全。未找到新近发生的进行性靶器官损害依据的，应该考虑高血压亚急症。患者可以有血压明显升高引起的症状，如头痛、胸闷、鼻出血和烦躁不安等。两者都是过渡阶段，并非最终结论。

例如，一位患者入院血压 240/150mmHg，伴有头昏，行头颅 CT 提示有缺血灶，诊断高血压急症、急性脑梗死。教学查房发现，患者血压下降后头昏好转，头颅磁共振检查提示陈旧性脑梗死。未找到急性进行性靶器官损害的证据，应该诊断为高血压亚急症。

例如，一位患者入院血压 190/110mmHg，伴有头昏，诊断为高血压亚急症。教学查房分析，患者血压下降后头昏未好转，应该考虑脑血管疾病，头颅磁共振提示急性缺血灶。诊断为高血压急症、急性脑梗死。

清楚疾病概念，还要和临床紧密结合，不断修正诊断。

（2）急性冠脉综合征。包括急性心肌梗死（ST 段抬高型心肌梗死、非 ST 段抬高型心肌梗死）和不稳定型心绞痛。不稳定型心绞痛是冠状动脉缺血严重但还未导致心肌坏死。其特征是新出现的或近期心绞痛症状加重，或休息、夜间性心绞痛。如果不能予以及时恰当的治疗，患者可能发展为急性心肌梗死。

如一位高血压患者 2 周前出现上 5 楼时胸闷、气促，心电图提示有 ST-T 改变，要考虑初发劳力型心绞痛，属于不稳定型心绞痛，而不是稳定型心绞痛。

2. 病史询问模糊、不准确

（1）靶器官损害和心血管疾病相关症状未询问。高血压患者发生靶器官损害和心血管疾病时会出现相应的症状。而医生诊疗时多未主动询问劳力性呼吸困难、夜间阵发性呼吸困难、体力耐力下降等心脏疾病症状；头昏、头痛、恶心、呕吐、四肢活动障碍等脑血管病症状；夜尿增多、脸面水肿等肾功能损害症状。

有的患者有胸闷、心悸、乏力等症状，但未询问症状发作诱因、缓解与加重因素、持续时间等特点；有的了解到胸痛由活动诱发，但未询问胸痛的部位、范围、性质等；有的头昏未询问与体位、时间、血压等的关系，症状缓解的因素等；有的未询问白昼尿、夜尿的次数和量，未询问脸面水肿出现的时间与程度等。

（2）未注意血压波动大的原因。①治疗不合理，要同时考虑两个方面，没按波动规律服药，使用短效降压药；②老年人、肾结石患者等特殊人群；③继发性高血压患者；④心血管疾病发作时。血压突然和明显升高的患者，要考虑高血压急症与高血压亚急症。

例如，一位中年高血压患者，自行停药 1 个月，突发腹痛 1 天，收缩压波动在 130～180mmHg，舒张压波动在 80～110mmHg。根据上述血压波动大的原因，不符合前 3 种情况，就要考虑心血管疾病急性发作。这位患者教学查房后进一步检查，证实为腹主动脉夹层。

（3）高血压病程未确定。同一血压水平，高血压患者病程越长，患心血管疾病的可能越大；相同病程，高血压患者血压水平越高，患心血管疾病的可能越大。因此高血压病程的确定、血压水平的确定对判断靶器官损害和心血管疾病很重要。

在上述这些高血压相关急诊重症原病例中多记录"高血压 1 年"、"高血压数年"，甚至"否认高血压病史"。但在教学查房核实病史时，都能问出较长时间的高血压病程。

例如，一位 89 岁男性患者，原病历中记录高血压病程 30 余年，详细询问后发现，患者 60 年前外伤住院时测血压超过 130/90mmHg，出院后监测血压超过 140/90mmHg。因此，高血压病程至少 60 年。

（4）心血管疾病危险因素未评估。同一血压水平，心血管疾病危险因素越多，患心血管疾病风险越高。因此，评估心血管疾病危险因素对判断心血管疾病风险程度及治疗很关键。

吸烟史未记录吸烟多少年、戒烟多少年、平均每天吸烟量，患者血脂、血糖及肥胖病史未询问，早发心血管疾病家族史等未询问。

例如，一位高血压患者长期大量吸烟，伴有糖尿病、高脂血症，且未规范治疗，患者无明显心血管疾病相关症状，但其心血管疾病危险因素多，心血管疾病风险大。这位患者查心电图提示心肌梗死。

例如，一位有 3 年高血压、腔隙性脑梗死病史的患者，1 年前被诊断患糖尿病，1 个月前出现上 5 楼感胸闷。患者心血管疾病危险因素多，心电图提示 ST-T 改变，诊断冠心病不稳定型心绞痛。按冠心病规范治疗后，心电图提示 ST-T 改变好转，更加支持诊断。

3. 辅助检查不完善或未复查

（1）高血压常规 13 项检查未完善。有些辅助检查可以直接发现心血管疾病。

（2）未复查。病情演变时应及时复查。冠心病患者症状未发作时心电图完全正常，心绞痛发作时可出现心电图 ST 段、T 波改变，及时复查心电图避免漏诊。

予以治疗后应复查。β 受体阻滞剂具有减慢心率、延缓房室传导的作用，部分超敏感患者使用后可出现严重心动过缓，及时复查避免不良反应。ACEI/ARB 可引起血肌酐升高，及时复查肾功能，如出现严重不良反应要及时停用。

（三）帮助解决困难

1. 明确各疾病易混淆的概念

（1）高血压急症与亚急症的鉴别。当高血压患者在某种诱因下血压明显升高（一般超过 180/120mmHg），甚至＞220/140mmHg 时，要按高血压急症处理，同时查找有无进行性靶器官损害。若有则为高血压急症，按高血压急症处理；若未找到，则诊断为高血压亚急症。

（2）急性非 ST 段抬高型心肌梗死与不稳定型心绞痛患者的症状、心电图相似，难以鉴别，心肌坏死标记物可帮助诊断。

以下几类都属于不稳定型心绞痛。①初发劳力型心绞痛：患者第一次出现心绞痛的症状在 3 个月内。②恶化劳力型心绞痛：短期内心绞痛发作的次数突然增加、持续时间延长和（或）程度加重等。③静息型心绞痛：休息或熟睡时发生的不稳定型心绞痛，常为冠状动脉粥样斑块不稳定或冠状动脉痉挛所致。④变异型心绞痛：特征是静息心绞痛，表现为一过性 ST 段动态改变（抬高），是不稳定型心绞痛的特殊类型。发病机制与冠状动脉痉挛有关。

乡镇与社区医疗机构的医生对心肌梗死后心绞痛，需要形成这样的观念：若患者有心肌梗死的病史，规范治疗后再出现不稳定型心绞痛症状，即需考虑为心肌梗死后心绞痛可能，并进一步寻找新发心肌缺血的证据。

（3）心力衰竭患者可能因为左心衰竭、肺水肿出现咳嗽、喘息等症状，而被收治到呼吸内科；要注意与慢性支气管炎、慢性阻塞性肺疾病等进行鉴别；也可能因为右心衰竭出现腹胀、食欲不振等症状，而被收治到消化内科。

（4）血压波动大的患者，最危险的就是心血管疾病急性发作。所以，对于心血管疾病危险因素多、突然血压波动大的患者，要特别注意靶器官进行性损害和心血管疾病发作。

2. 病史询问技巧

以时间为轴询问患者血压波动情况，找到血压升高尤其是开始变化的拐点，进行高血压原因鉴别诊断相关症状的询问；明确高血压的治疗经过，使用降压药物后的降压幅度，心血管疾病危险因素及治疗情况；明确靶器官损害和心血管疾病的症状等。

3. 分析

如患者有睡眠障碍、耳鸣、乏力等症状，但一直未测血压，诊断高血压后予以降压治疗，如上述症状明显好转，则要考虑为高血压本身症状，高血压病程也应该前移。

一些患者冠心病临床症状不典型，但心电图有心肌缺血的证据，经过冠心病规范治疗后症状缓解，心电图心肌缺血也有好转，诊断冠心病依据更加充分。

二、急重症患者的治疗分析

（一）治疗情况调查

对 4 种高血压相关急重症患者诊疗情况进行调查、统计。

1. 高血压亚急症

69 例高血压亚急症病例中，14 例原病历记录收缩压≥220mmHg 或舒张压≥140mmHg，其中 3 例未予降压药物治疗，4 例使用单种降压药物治疗，7 例联合降压药物治疗。

诊断出来的 4 例病例均使用了起效快的降压药物，其中 2 例使用单种降压药物治疗，2 例使用联合降压药物治疗（1 例静脉+口服，1 例口服）。

诊断不规范的 5 例病例均使用了联合静脉+口服降压药物治疗。

漏诊的 60 例病例中，12 例未使用降压药物治疗（血压均≥180/120mmHg，最高血压 250/150mmHg）。10 例予以单种降压药物治疗（7 例起效快速的降压药物，3 例起效缓慢的降压药物）。38 例予以联合降压药物治疗（7 例静脉+口服，31 例口服）。

2. 急性冠脉综合征

各级医疗机构中，急性冠脉综合征诊断规范的 15 例病例中，4 例按"冠心病二级预防"方案治疗后，心率达标，但血压未达标。其中 2 例仅用 1 种降压药物治疗。

冠心病二级预防"ABCDE"治疗方案。A：血管紧张素转换酶抑制剂（ACEI）与阿司匹林（aspirin）。B：β受体阻滞剂（β-blocker）与控制血压（blood pressure control）。C：戒烟（cigarette quitting）与降胆固醇（cholesterol-lowering）。D：合理饮食（diet）与控制糖尿病（diabetes control）。E：运动（exercise）与教育（education）。

3. 急性心力衰竭

各级医疗机构中，20 例诊断规范的病例中，7 例给予规范病因治疗，13 例未予以病因治疗。

4. 主动脉夹层

各级医疗机构中，有 2 例主动脉夹层，1 例漏诊，1 例诊断规范。诊断规范的病例予以了相应治疗，但心率、血压未达标。

（二）分析治疗不规范的原因

从上述治疗情况来看，规范治疗比例低，甚至存在诊断后却未予以相应治疗的情况。分析原因如下。

1. 逻辑错误

高血压患者的治疗依据是血压水平，而不是症状的轻重或症状的多少。心血管疾病风险高危、很高危的高血压患者，一经发现就应予以降压药物治疗；低危、中危的高血压患者，予以非药物治疗后血压未达标者，也必须尽快予以降压药物治疗。高血压相关急重症患者的基础疾病是高血压，降压必须在治疗中有所体现。

诊断为高血压亚急症者应根据血压水平，按规范尽快予以降压治疗，首选起效快的降压药物。对于血压≥220/140mmHg 的患者，不论最后诊断为高血压急症或高血压亚急症，均应先按高血压急症进行处理，同时查找进行性靶器官损害的依据，以便鉴别诊断。

诊断为冠心病者应按冠心病相关类型进行二级预防治疗，急性冠脉综合征患者还应该予以急救处理。

诊断为急性心力衰竭者应及时去除诱因，予以病因治疗，尽快缓解患者症状并改善预后。

主动脉夹层患者，无论是否行手术治疗，都应予以优化的内科治疗，严格控制血压、心率。

2. 降压药物使用不规范

（1）高血压患者出现心力衰竭后血压降低，遂停用所有降压药物，忽略了降压药物的靶器官保护作用。

（2）心血管疾病风险高危、很高危的患者，予以单药控制血压，忽略了联合使用降压药物增强靶器官保护作用。

（3）2级及以上高血压患者仅予以一种降压药物。

（4）血压未控制达标，便更换降压药物，而未予以联合药物降压治疗。

（5）血压未控制达标，便增加降压药物剂量，出现药物不良反应便认为该类降压药物不适合该患者。

（6）冠心病的患者，使用β受体阻滞剂，但心率未达标，不予调整用量。

（三）教学查房时对急重症患者的处理

急重症患者治疗的不足，教学查房时要帮助及时改进。

1. 现场处理

教学查房时，遇到急诊抢救在所难免，予以及时、合理的处理，帮助当地医务人员为患者把住安全关。下面两例患者，均在急性心肌梗死后出现了心力衰竭，当地医院积极抢救过程见表 5-31-1。教学查房指出了抢救过程中存在的一些问题，使患者最后病情好转，顺利出院。

表 5-31-1　2 位急性心肌梗死后心力衰竭患者的抢救过程

	79 岁患者	44 岁患者
主诉	胸痛 3 天，加重 2h	胸闷、憋气 20 余天，伴剑突下疼痛 20h 以上
血压	132/80mmHg	170/120mmHg
eGFR	30.39ml/（min·1.73m²）	未计算
心电图	窦性心律，心率 58 次/分，$ST_{V_1\sim V_6}$ 段抬高	窦性心律，HR 70 次/分，ST-T 改变，T 波倒置（Ⅰ、Ⅱ、aVL、V_1、V_3、V_5、V_6）
冠状动脉造影	前降支近段起闭塞（立即植入支架），回旋支中远段 40%～50%狭窄，远段约 95%，右冠散在斑块无狭窄	医院无冠脉造影条件
入院诊断	急性前壁 ST 段抬高型心肌梗死，心功能 Ⅰ 级（Killip）	非 ST 段抬高型心肌梗死，心功能 Ⅱ 级（Killip）
治疗	阿司匹林、氯吡格雷、阿托伐他汀、呋塞米、螺内酯去甲肾上腺素维持血压	硝酸甘油、阿司匹林、阿托伐他汀、美托洛尔、呋塞米、螺内酯、依那普利
查房前情况	PCI 术后第三天突发急性左心衰竭，经治疗后，肺水肿有所好转，但血压需要去甲肾上腺素维持。患者恶心、呕吐较为明显	患者入院后使用了利尿剂、硝酸甘油，4～5h 过去了，仍端坐呼吸

　　上述 79 岁患者，经历了心肌梗死、心肌梗死后急性肺水肿。现场查体，去甲肾上腺素维持下血压 110/70mmHg，未闻及肺部啰音，属于心力衰竭Ⅲ类（Forrester 分类）。这种情况除外右心室梗死，血压低就要想到血容量不足。老年人循环储备能力较差，急性肺水肿时在利尿的同时要注意补充血容量。故治疗调整为：小剂量静脉泵入硝酸甘油，予以静脉、口服补液扩容，注意速度快慢、容量，避免再次发生肺水肿。患者静脉泵入硝酸甘油 45min 后，恶心、呕吐症状好转，进食后未感不适。调整治疗 3 天后，停用去甲肾上腺素，13 天后，患者病情好转出院。

　　上述 44 岁患者，现场查体，双肺呼吸音减弱、闻及湿性啰音，属于心力衰竭Ⅱ类（Forrester 分类）。这种情况为肺淤血，患者循环储备能力较好，在急性左心衰发生时，利尿、降血压、控制心率等治疗可适当加强，为保护靶器官需尽快将心肌耗氧增加的因素控制下来，尽快改善端坐呼吸等症状，安抚患者情绪等在抢救时非常重要。予以足剂量使用扩冠、利尿、控制心室率药物后，次日上午，患者可于床旁自由活动，1 周后好转出院。

2. 按心脏病原则指导抢救

　　发现心脏疾病的诊疗能力欠缺等情况，教学查房时要及时结合理论知识详细讲解，举例如下。

　　（1）心肌梗死后心力衰竭的判断。心肌梗死后 Forrester 血流动力学分类（图 5-31-1）与 Killip 心功能分级中，第Ⅳ类（级）情况都是最为严重的，死亡率高。

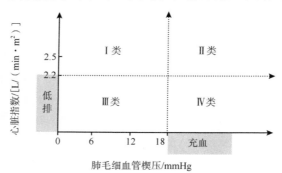

图 5-31-1　心肌梗死后 Forrester 血流动力学分类图

　　在实际临床工作中，心肌梗死后心力衰竭患者的抢救过程中，监测肺毛细血管楔压（PCWP）和心脏指数（CI）两个指标存在困难，特别是在基层医疗机构不容易做到。使用血压降低代表 CI 降低、用肺部啰音代表 PCWP 增高，在基层医疗机构对心肌梗死后心力衰竭患者抢救时，可迅速判断病情、指导治疗。

　　（2）二尖瓣关闭不全的病理生理改变。二尖瓣关闭不全，左心室收缩时部分血液反流至左心房，左心室舒张时，左心房原来的血液和反流的血液一起进入左心室。

二尖瓣关闭不全的患者病情分急性和慢性，急性期患者的临床症状很急、很重，因左心室前负荷骤增，左心室来不及扩张，反流到左心房的血液增加左心房的压力导致肺动脉高压与急性肺水肿发生，患者会有"要死要活"的感觉。但左心室扩大后症状缓解，变成慢性二尖瓣关闭不全，患者甚至可以很长一段时间内无症状。而到了病程晚期，患者会再次出现心功能衰竭，这时病情就很危重了。

例如，一位透析患者，血压波动大，教学查房时发现该患者左心室不大，二尖瓣反流加重时间短，考虑急性二尖瓣关闭不全。常见原因有感染性心内膜炎、心肌梗死并发乳头肌功能不全或断裂等，结合患者的肌酶、心电图表现，考虑急性心肌梗死后乳头肌功能不全，导致二尖瓣关闭不全短时间之内由轻度到中、重度。

（3）心绞痛主要症状是"痛"。左心室下壁、后壁心内膜下神经末梢分布比较少，即使缺血甚至梗死，疼痛程度常不严重。广泛前壁心内膜下神经末梢分布多，疼痛灵敏。

心梗后心律失常和休克。右冠状动脉常供应房室结、窦房结，出现病变时可出现窦性心动过缓和（或）房室传导阻滞。左冠状动脉病变则以室性心律失常-室颤为主，易引起心源性休克。

结合患者临床症状及辅助检查结果，判断罪犯血管，进一步介入治疗；或介入手术时结合血管内超声、数字断层扫描（OCT）判断不稳定的斑块，进行处理。

3. 强调规范诊疗

（1）联合用药。联合用药不仅是降压需要，还能增强靶器官保护，治疗心血管疾病。

冠心病患者心率应控制在55～60次/分，血压应该控制在130/80mmHg以下，因此在患者耐受范围内，降压药物应足剂量使用。单种降压药物剂量加倍使用，降压效果只增加降压幅度的20%，但药物不良反应增加；多种小剂量降压药物联合使用，降压效果是多种药物降压效果之和，但药物不良反应小或无。

高血压亚急症患者，应联合2种或以上降压药物治疗，推荐起效快的降压药物治疗。联合多种降压药物治疗时要注意各药物起效时间，严重者及时予以静脉降压药物治疗，然后逐渐过渡到口服降压药物，既保证安全又能观察药物效果。

急性冠脉综合征患者，除了心肌再灌注治疗外，药物上重视控制增加心肌耗氧量因素：心率、左心室收缩末期压力、前负荷、后负荷、心肌收缩力。必须按冠心病二级预防"ABCDE"方案，控制心率、血压是药物治疗的重点。

高血压是主动脉夹层术后死亡的最主要危险因素。药物治疗强调血压、心率控制，控制目标为血压120/80mmHg以下、心率60～80次/分。β受体阻滞剂是主动脉夹层患者最常用的基础降压药物，其可能延缓残余夹层扩张、降低主动脉相关事件和改善患者预后远期生存率。另外，β 受体阻滞剂降压效果不佳时，可联合 ACEI、ARB、CCB 类（钙拮抗剂）等降压药物。

对冠心病、心力衰竭、主动脉夹层等心血管疾病患者，降压药物联合使用保护靶器官、治疗心血管疾病，积极把心肌耗氧量增加因素、主动脉夹层加重因素控制在目标范围内。

（2）利尿剂的使用要兼顾循环储备能力。患者发生急性肺水肿时，抢救过程中最关键的药物是利尿剂，除了要监测肾功能以外，还应该注意循环储备能力。老年人循环储备能力较差，在急性肺水肿治疗期间应特别注意有无血容量不足。

（3）血压"不高"还能不能使用降压药物。降压药物有双重作用，即降血压和保护靶器官。当高血压患者的血压水平较高时，降压药物的降压作用较为突出；而血压水平不高时，降压药物的靶器官保护作用较为突出。

1）缓解症状。扩血管既能尽快降低心脏后负荷，又可减少心脏前负荷，可以给心功能恢复的时间。

2）不降低基础血压水平。降压幅度与降压前血压水平密切相关，因此小剂量开始使用扩血管药物，不仅不会降低患者原有血压，反而会因为患者心功能恢复，血压向心衰前的血压水平回升。

3）靶器官保护。对于高血压患者，小剂量两药联用比大剂量单药对靶器官的保护作用还要强，此时降压药物的作用为保护靶器官。

4）右心室心肌梗死引起右心衰竭伴低血压，而无左心衰竭的表现时，宜扩张血容量，不宜用利尿药，且中心静脉压的升高未必是补充血容量的禁忌。

（4）预防心衰反复发作。有心脏基础病的患者、慢性心衰的患者要规律服药，规范诊疗。急性心力衰竭的患者住院期间，医务人员一定要给患者做好健康教育，静脉药物过渡到口服药物吸收较好的情况下，才能予以出院。

不断对患者及家属进行健康教育，告知他们体重管理、饮食管理、休息与活动等健康知识。积极进行病因筛查及治疗，让患者尽可能避免感染、心动过速、过量过快输液、高钠饮食、高血压控制不良、酗酒等诱因。

（5）利尿剂选择要注意肾功能。急性心力衰竭患者利尿剂首选静脉用药，除了可以迅速降低心脏容量负荷外，还有扩血管的作用，有利于肺水肿的缓解，但需要注意的是肾功能、电解质的监测。利尿剂中的螺内酯，CKD 3 期患者慎用，CKD 4 期及以上患者禁用。如果肾功能很差，利尿效果不好的情况下，或肾功能迅速下降时，可考虑适时透析。

（吴冬菊　缪思斯　余振球）

第三十二章　高血压患者远程会诊建议

以地区为单位的医联体的建立，省、地市（州）、县、乡镇远程医疗设备的全覆盖，使基层医疗机构能很方便地通过远程医疗系统与上级医院联系，使得远程会诊工作成为常态。在疫情期间，远程会诊也发挥了重要作用。例如，新冠疫情防控期间，为了避免患者来往医院途中增加不必要的风险，减少或避免去远途医院看病，可以申请远程会诊。另外，平时诊疗工作中，医疗机构的条件不同，特别是基层医疗机构的医疗设备条件和诊疗技术水平的限制，对重症复杂高血压患者诊疗有时存在困难，请高血压各领域专家远程会诊就必不可少。为做好远程会诊工作，真正解决患者的实际问题，达到会诊效果，本章介绍了高血压患者远程会诊的要求和实施方案，以供读者参考。

一、远程会诊的目的与要求

（一）远程会诊的目的

远程会诊的目的是诊断明确患者所患疾病，并给出合理、有效的处理方案。远程会诊要按大高血压学理念，依据患者症状突发和加重、血压难以控制、波动大，发现隐藏疾病，并给予有效的控制。

诊断内容应包括：查明患者的高血压原因，患者存在的心血管疾病危险因素，患者的靶器官损害与心血管疾病情况等。

治疗内容应包括：对患者进行健康生活方式指导，合理应用降压药物与保护心脑肾的药物及中医中药，是否接受介入或外科手术等。使患者的血压得到控制，心脑肾得到保护。

请求会诊的单位要根据上述远程会诊的目的，结合被会诊患者的具体情况，提出被会诊患者的病历的特点、难点与重点，做好有针对性的会诊。

（二）远程会诊的要求

1. 对请求会诊单位的要求

（1）准备好完整的病历资料。请求会诊单位向会诊者申请会诊，被会诊患者的资料一定要突出高血压的发病和诊疗经过，请求会诊的单位一定要准备好完整的病历资料。

（2）请求会诊单位的骨干陪同会诊。请求会诊单位的骨干在远程会诊时有不同的态度和做法，会产生不同的会诊结果，直接影响到被会诊患者的诊断和治疗效果。

有的请求会诊单位的骨干会先做准备，问清患者的病史，整理好病历资料，尽量完成被会诊患者的相关检查，对被会诊患者病情和目前诊疗的难点做到心中有数。会诊时提出自己的意见和想法，参与讨论。这种做法能给会诊者减轻负担，使诊疗更准确，治疗效果也就更好。

要求请求会诊单位的骨干陪同会诊，汇报自己准备好的有关资料，参与会诊讨论，分析会诊的难点和可能的结果。

整个会诊过程，请求会诊单位要做好记录，为进一步的诊断与治疗提供参考。

（3）积极落实会诊后得出的诊疗方案。会诊双方研究制定出的诊疗方案确定后，要及时、准确地把诊疗方案落实到被会诊患者的高血压诊疗实际工作中，尽快使患者的血压得到控制，心脑肾得到保护。

1）理解和认可会诊结果。负责被会诊患者诊疗工作的骨干医生，应有一定的临床工作经验，在会诊工作中亲自或指导做好会诊前的准备工作后，应组织并参加会诊讨论。一般来说，他们大多数都能够理解并认可会诊专家给予的意见。如果其预想与会诊专家的诊疗结论不同，或不能理解时，应表明自己的想法、分析的理由，供会诊专家参考、分析，直到对会诊结论理解并认可。

2）积极观察患者病情与治疗效果。被会诊患者的大多数病情复杂和（或）危重，只有部分被会诊患者接受会诊方案、直接应用后，能很快明确诊断，或病情能明显减轻。另外一部分被会诊患者，会诊专家只能提出诊疗思路、之后的参考诊疗方案，这时就需要请求会诊单位的医生认真做好患者病情观察，根据患者具体情况将会诊专家的意见落到诊疗实际中。

3）认真学习。会诊时，会诊专家会对被会诊患者提出新的诊断与治疗方案。新的诊断涉及诊断标准、检查方法、检查结果正常值、检查结果异常的临床意义等；新的治疗方案涉及药物的药理、作用机制、临床应用、适应证与禁忌证、不良反应及其处理等。请求会诊单位的医生必须及时学习和补充这些知识。

4）积极与会诊专家沟通患者情况。按会诊意见调整治疗方案后，大多数患者病情会好转，甚至康复。也有少数病情危重者，病情难以稳定和恢复，或出现治疗的不良反应等，请求会诊单位的骨干医生应及时与会诊专家取得联系，汇报患者的病情变化与治疗效果，以便及时调整治疗方案。

（4）重视与保证患者的安全。请求会诊的单位要高度重视并保证会诊患者的安全。尤其要注意以下情况：患者急性心血管疾病发作时，不能离开抢救室或重症病房；患者病情重，需要静脉用药时，不能离开病房；老年行动不便的患者，到远程会诊室时，要乘电梯或轮椅；远程会诊室要配备必要的抢救设备和药品；传染病流行期间，要做好相应的预防措施；等等。

2. 对会诊专家的要求

（1）诊断明确，治疗有效。在对高血压患者的远程会诊中，会诊专家要有强烈的责任心，工作认真负责，技术水平高，知识面广。对高血压的诊断处理，尽量给出具体意见；一时诊断不清楚时，也要给出诊断思路和具体方法。特别是对诊断治疗的具体措施落实方面要给予细致指导、督促与把关，才能真正在临床实践中，发挥应有的作用。请求会诊单位的医生对患者有一定的直接观察和了解，能够发现患者的很多细节，这对诊断治疗都有帮助，会诊专家要尊重他们的意见。

按照会诊意见调整诊疗方案后，患者病情有变化，请求会诊单位医生及时把患者病情变化情况向会诊专家报告后，会诊专家应根据新出现的情况给予分析和指导，调整治疗方案。

（2）注意其他细节。①检查一定要准确。如高血压患者的常规检查之一——餐后2h血糖，一定是从进食（应进食米饭或馒头等，避免油炸、烧烤食物或稀饭等）第一口算，2h时抽血送检。②用药前后要观察。例如，使用ACEI/ARB之前一定要查肾动脉超声、肾功能、电解质、尿常规；使用β受体阻滞剂之前一定要查心电图；使用他汀类调脂药物之前，一定要查血脂、肝功能等。这些细节就是为了排除药物使用禁忌证，并在用药后进行对比观察。③重症患者用药有讲究。例如，在给高血压心力衰竭患者静脉使用扩血管药物时，一定要从小剂量开始，并根据血压水平和心肺体征来逐渐调整剂量。一定要注意，达到效果后，不能突然减量或停药，还要再进行巩固治疗，以免出现其他风险。

（3）做好教学工作。一次会诊，相当于进行一次教学查房，把对患者的诊疗思路过程详细讲解，把自己诊疗的丰富经验与大家分享，把当前学科的进展介绍给请求会诊单位的医务人员。

还应从会诊中发现请求会诊单位医务人员的优点和不足。对发现的优点应给予鼓励。对存在的问题，要分析原因，并给出指导。

二、完整病历资料

对于远程会诊来说，被会诊患者相应的实验室和影像学等检查资料不足，会诊又不是面对面，要分析判断出被会诊患者高血压原因、心血管疾病危险因素和靶器官损害及是否合并心血管疾病，主要依靠被会诊患者的病历资料。因此，将被会诊患者的病历资料进行全面收集与归纳分析尤为重要。

（一）主诉与起病资料

主诉是指患者的主要症状与时间。因很多高血压患者没有症状，这就不能要求每一位高血压患者的主诉都有症状加时间，而可以用"发现高血压+时间"作为主诉。因此确定主诉时间就是让患者回忆以往各个年龄段所测血压值，来判断发生高血压的时间。这是请求会诊的单位在申请远程会诊前必须要了解清楚的。

要了解清楚出现高血压之前的一段时间里，被会诊患者是否曾发生生活方式改变；外部因素是否改变，如工作环境的改变及工作任务的增减；是否得过其他疾病；身体感觉是否出现异常等。这些都对分析高血压的起因及病因有很大的帮助。

不健康生活方式，如吸烟、大量饮酒、精神紧张、工作任务重压力大、睡眠减少等引起的高血压要考虑为原发性高血压。

发热、感冒后出现的高血压一定要想到炎症性疾病导致的继发性高血压。

患者首次测血压的年龄及血压值对判断高血压原因也很重要。如果人生第一次测血压高，病程确定是困难的，可以做出很多假设，在之前的各个年龄段都可能发生高血压，甚至是先天性心血管畸形导致的高血压。但如果被会诊患者一直测血压都在正常范围，可以找到具体血压变化的时间拐点，先天性心血管畸形基本可以排除。

（二）临床资料

高血压患者临床资料包括病史与体格检查，高血压患者的症状应在病史中体现出来。

高血压患者的症状包括：血压升高导致的身体不适，继发性高血压各原发疾病的症状，靶器官损害和心血管疾病的症状，心血管疾病危险因素的症状，合并其他疾病的症状等。具体内容与描述见本书第二十九章。

接受远程会诊的患者，都是重症、复杂且常常合并其他专科的疾病。当问完被会诊患者高血压的主要症状后，还要询问有无其他疾病。因为在选用降压药物时，要兼顾到其他疾病的治疗。如伴有青光眼的高血压患者适合选用利尿降压药，在用利尿药和眼部局部用药的情况下根据血压可适当加用小剂量钙拮抗剂，而要避免使用血管扩张剂。对前列腺肥大的高血压患者，宜食用 α 受体阻滞剂，而要避免中强效利尿剂的应用，以此避免加重排尿困难。对有慢性阻塞性肺疾病的患者，最好选用钙拮抗剂和 ACEI，避免非选择性的 β 受体阻滞剂。全面了解高血压患者特别是老年患者所患的疾病，不仅有利于高血压的治疗，而且也会影响其他各科疾病的预后。

　　从高血压患者的病史中能收集了解到很多症状，由于这些症状均无特异性，在会诊前要把患者的症状、特点、出现时间与相应的症候群了解清楚，便于会诊专家结合患者的具体情况进行具体分析，达到准确诊断的目的。

　　关于高血压患者体格检查同一般内科检查要求，强调两点：每位患者要测量同一体位的四肢血压，同一肢体测量卧位、坐位和立位的血压。高血压涉及病种多，特别是心脑肾都可以影响，因而体格检查要全面。

（三）诊疗情况

1. 对药物的敏感性

　　常用的几类降压药物降压效果大致相当，都能使收缩压降 10～20mmHg，舒张压降 5～10mmHg。

　　如果患者对 ACEI/ARB 类药物敏感，使用后降压幅度超过上述范围，则要考虑肾动脉狭窄的可能。这是因为肾动脉狭窄的患者，肾脏血流量减少，肾素-血管紧张素-醛固酮（RAA）系统激活，血压就会升高。ACEI 类药物减少血管紧张素 II 的生成，ARB 类药物拮抗血管紧张素 II 与受体的结合，可使肾动脉狭窄患者血压明显下降。

　　青年人多对 β 受体阻滞剂敏感，如果青年高血压患者对 β 受体阻滞剂不敏感，则要考虑肾动脉狭窄等继发性高血压可能。如果使用 β 受体阻滞剂后，血压不仅不降，反而升高，则要怀疑嗜铬细胞瘤可能。嗜铬细胞瘤分泌儿茶酚胺，作用于血管 $β_2$ 受体，血管舒张；作用于血管 α 受体，血管收缩。β 受体阻滞剂阻断 β 受体后，α 受体占优势，儿茶酚胺大量结合，血管强烈收缩。故嗜铬细胞瘤患者使用 β 受体阻滞剂后血压反而会升高。如果一位患者怀疑有嗜铬细胞瘤，使用 β 受体阻滞剂后血压下降了，就可排除嗜铬细胞瘤。

　　顽固性高血压也可以帮助分析高血压原因。顽固性高血压包括单纯顽固性高血压、白大衣高血压和有明确原因的高血压（继发性高血压或肾脏损害）。单纯顽固性高血压是由于吸烟、饮酒、熬夜、口味重等不健康生活方式导致，改善生活方式就可控制血压。白大衣高血压患者在家自测血压或动态血压监测时血压不高，就可以明确或排除。肾脏损害通过查肾功能就可明确。排除了这些原因，就要考虑继发性高血压的可能。

2. 血压下降后症状变化

　　高血压患者出现胸闷，主要考虑以下三个原因。①高血压导致：血压升高、胸闷，血压控制后，症状消失则支持。②心力衰竭：心力衰竭是由于心脏结构和（或）功能损害出现射血和（或）泵血功能障碍，出现缺血和（或）淤血的一系列临床表现。血压控制后胸闷症状不消失，结合心脏超声可帮助诊断。③冠状动脉粥样硬化性心脏病（冠心病）：血压控制后胸闷症状不消失，结合心血管疾病危险因素，心电图等辅助检查，可帮助诊断。

3. 是否坚持服药

是否坚持服药主要用于判断心血管疾病的发生风险。如果患者对降压药物敏感但没有坚持服药，血压没有得到控制，发生心血管疾病的风险就大；如果患者坚持服药，血压平稳控制，即使高血压病程长，发生靶器官损害和心血管疾病的可能也会减少。

对降压药物是否敏感，可以帮助我们判断高血压的原因；是否坚持服药、血压是否控制，可以帮助我们判断发生心血管疾病的风险。

（余振球）

主要参考文献

班韶. 2018. 血管紧张素Ⅱ受体阻滞剂剂量对高龄高血压合并慢性肾脏病 3 期患者的疗效及安全性的影响[J]. 系统医学，3（2）：38-39.

本刊. 2016. 慢性肾脏病合并高血压患者首选血管紧张素转换酶抑制剂[J]. 中国循证心血管医学杂志，8(12)：1462.

陈伟鑫. 2015. 贝那普利联合氯沙坦对高血压合并糖尿病患者动态血压的影响及肾脏的保护作用[J]. 当代医学，21（10）：134-135.

陈羽，丘少鹏，陈炜，等. 2007. 后腹腔镜肾上腺手术后复发原因分析[J]. 中国内镜杂志，13（4）：382-384.

陈祚，王增武，王馨，等. 2018. 35 岁以上高血压患者慢性肾脏病患病率及其危险因素的流行病学调查[J]. 中国循环杂志，（33）：6.

程庆砾，杨继红，赵卫红，等. 2018. 老年慢性肾脏病诊治的中国专家共识（2018）[J]. 中华老年病研究电子杂志，5（3）：1-5.

高润霖. 2017. 冠心病疾病负担：中国出路[J]. 中国循环杂志，32（1）：1-4.

葛均波，徐永健，王辰，等. 2018. 内科学（第九版）[M]. 北京：人民卫生出版社：218，703-706.

国家卫生健康委员会脑卒中防治工程委员会神经影像专业委员会，中华医学会放射学分会神经学组. 2019. 脑血管病影像规范化应用中国指南[J]. 中华放射学杂志，53（11）：916-940.

国家卫生健康委员会脑卒中防治专家委员会房颤卒中防治专业委员会，中华医学会心电生理和起搏分会，中国医师协会心律学专业委员会. 2019. 中国心源性卒中防治指南（2019）[J]. 中华心律失常学杂志，23（6）：463-484.

李明喜，高碧霞，郑法雷，等. 2010. 终末期肾衰竭伴高血压患者降压药联合应用的原则与方法[J]. 中国血液净化，9（2）：69-71.

梁辉，孔敏. 2017. 慢性脑缺血的认识现状与展望[J]. 中华老年心脑血管病杂志，19（7）：673-675.

林艾雯，陈竹君. 2015. 动脉粥样硬化与内皮细胞损伤机制的研究进展[J]. 岭南心血管病杂志，（4）：580-582.

刘丽萍，陈玮琪，段婉莹，等. 2019. 中国脑血管病临床管理指南（节选版）——缺血性脑血管病临床管理[J].中国卒中杂志，7：709-726.

刘鸣，刘峻峰，吴波. 2017. 脑血管病分类分型进展与解读[J].中华神经科杂志，50（3）：163-167.

刘星，马文，陆瑶，等. 2014. 动态血压评价慢性肾脏病合并高血压患者的血压节律及降压的时间治疗学研究[J]. 中国动脉硬化杂志，1（22）：32-36.

刘忠强. 2014. 原发性高血压患者应用药物治疗对肾脏保护效果分析[J]. 中国农村卫生事业管理，34（8）：1039-1041.

吕留强，赵立，李晓波，等. 2012. 坎地沙坦/氢氯噻嗪对原发性高血压伴早期肾损害尿微量白蛋白和 N-乙酰-β-D-氨基葡萄糖苷酶的影响[J]. 实用心脑肺血管病杂志，20（1）：34-36.

吕永铭，房志仲. 2016. 厄贝沙坦联合氨氯地平治疗轻中度高血压的临床疗效及对肾脏保护作用[J]. 天津医科大学学报，22（6）：513-515.

毛永辉. 2017. 慢性肾脏病患者的健康生活方式[J].中华肾病研究电子杂志，3（6）：109-113.

齐郑，刘帅，宦红梅，等. 2018. 家庭医生制下依托分级诊疗开展慢性肾脏病健康管理的实践[J]. 中华全科医师杂志，（2）：94-98.

钱阳明，朱智明. 2018. 远程医疗与慢病管理[M]. 北京：人民卫生出版社.

陶军. 2010. β受体阻滞剂治疗肾性高血压[J]. 临床肾脏病杂志，10（3）：106-107.

滕振杰，冯静. 2017. 脑小血管病与卒中后认知障碍研究进展[J]. 国际神经病学神经外科学杂志，44（1）：102-105.

王金英. 2009. 倍他乐克的临床应用及不良反应[J]. 中国实用医药，4（10）：133-134.

吴江，贾建平. 2015. 神经病学（第3版）[M]. 北京：人民卫生出版社.

夏雷，肖阳. 2017. 钙离子通道阻滞药治疗慢性肾脏病合并高血压的有效性和安全性研究进展[J]. 中国药房，28
　　（3）：428-431.

徐丹，周大燕，屈宗杰，等. 2017. 血管紧张素Ⅱ受体阻滞剂量对高龄高血压合并慢性肾脏病3期患者的疗效及
　　安全性的影响[J]. 中国医院药学杂志，37（1）：62-64.

许涵，梁维. 2013. 联合用药治疗糖尿病肾病伴高血压的临床观察[J]. 医学综述，19（18）：3419-3421.

杨红，马飞. 2018. 浅谈如何提高教师远程培训实效[J]. 儿童大世界：教学研究，（11）：202.

杨淑敏，李启富. 2016. 2016年美国原发性醛固酮增多症指南解读[J]. 重庆医科大学学报，41（11）：1177-1179.

余振球，惠汝太，李南方，等. 2013. 高血压科疾病诊疗规范（第3版）[M]. 北京：科学出版社：102-103.

袁端华. 2007. 锁骨下动脉盗血综合征的临床特征与经颅多普勒超声分析[J]. 中风与神经疾病杂志，24（4）：501-502.

臧丽，张敏，鞠梅，等. 2020. 老年慢性肾脏病分级管理中服务关键要素研究[J]. 成都医学院学报，15（4）：474-477.

张晓英. 2004. 原发性高血压的肾脏损害[J]. 解放军保健医学杂志，6（2）：78-81.

章月蟾，刘足云，邓晚，等. 2016. 泰州地区中年人群睡眠时间与慢性肾脏疾病的相关性分析[J]. 复旦学报（医学
　　版），43（4）：435-452.

中国成人血脂异常防治指南修订联合委员会. 2016. 中国成人血脂异常防治指南（2016年修订版）[J]. 中华心血管
　　病杂志，44（10）：833-853.

中国卒中学会，卒中后认知障碍管理专家委员会. 2017. 卒中后认知障碍管理专家共识[J]. 中国卒中杂志，12（6）：
　　519-531.

中国高血压防治指南修订委员会，高血压联盟（中国），中华医学会心血管病学分会，等. 2019. 中国高血压防治
　　指南（2018年修订版）[J]. 中国心血管杂志，24（1）：24-56.

中国老年医学学会高血压分会. 2017. 老年人异常血压波动临床诊疗中国专家共识[J]. 中国心血管杂志，22（1）：
　　1-11.

中华医学会神经病学分会. 2016. 中国脑血管病诊治指南与共识[M]. 北京：人民卫生出版社.

中华医学会神经病学分会，中华医学会神经病学分会脑血管病学组. 2015. 中国脑小血管病诊治共识[J]. 中华神经
　　科杂志，48（10）：838-844.

中华医学会神经病学分会，中华医学会神经病学分会脑血管病学组. 2016. 中国脑血管病影像应用指南[J]. 中华神
　　经科杂志，49（3）：164-181.

中华医学会神经病学分会，中华医学会神经病学分会脑血管病学组. 2018. 中国急性缺血性脑卒中诊治指南2018[J].
　　中华神经科杂志，51（9）：666-682.

中华医学会神经病学分会，中华医学会神经病学分会脑血管病学组. 2019. 中国脑出血诊治指南（2019）[J]. 中华
　　神经科杂志，52（12）：994-1005.

中华医学会神经病学分会，中华医学会神经病学分会脑血管病学组. 2019. 中国脑血管病一级预防指南2019[J]. 中
　　华神经科杂志，52（9）：684-709.

中华医学会神经病学分会，中华医学会神经病学分会神经康复学组，中华医学会神经病学分会脑血管病学组. 2017.
　　中国脑卒中早期康复治疗指南[J]. 中华神经科杂志，50（6）：405-412.

中华医学会外科学分会血管外科学组. 2017. 颈动脉狭窄诊治指南[J]. 中国血管外科杂志（电子版），9（3）：169-175.

朱建强，王亮，汤坤龙. 2015. 后腹腔镜治疗肾上腺腺瘤型皮质醇增多症90例[J]. 天津医科大学学报，21（6）：494-497.

Arima H, Kiyobara Y, Kato I, et al. 2002. Alcohol reduces insulin hypertension relationship in a general population: the Hisayama study[J]. J Clin Epiderniol, 55（9）: 863-869.

Blood Pressure Lowering Treatment Trialists' Collaboration. 2008. Effects of different regimens to lower blood pressure on major cardi o vascular events in older and younger adults: meta-analysis of randomised trials[J]. BMJ, 336（7653）: 1121-1123.

Brauckhoff M, Gimm O, Thanh P N, et al. 2003. Critical size of residual adrenal tissue and recovery from impaired early postoperative adrenocortical function after subtotal bilateral adrenalectomy[J]. Surgery, 134（6）: 1020-1027.

Dargie H J. 2001. Effect of carvedilol on outcome after myocardial infarction in patients with left-ventricular dysfunction: the CAPRICORN randomised trial[J]. Lancet, 357（9266）: 1385-1390.

De Nicola L, Gabbai F B, Agarwal R, et al. 2013. Prevalence and prognostic role of resistant hypertension in chronic kidney disease patients[J]. J Am Coll Cardiol, 61（24）: 2461-2467.

Dickerson J E, Hingorani A D, Ashby M J, et al. 1999. Optimisation of antihypertensive treatment by crossover rotation of four major classes[J]. Lancet, 353（9169）: 2008-2013.

Fendrich V, Ramaswamy A, Nies C. 2003. Hyperaldosteronism persisting after subtotal adrenalectomy[J]. Der Chirurg, 74（5）: 473-477.

Fihn S D, Gardin J M, Abrams J, et al. 2012. 2012 ACCF/AHA/ACP/AATS/PCNA/SCAI/STS guideline for the diagnosis and management of patients with stable ischemic heart disease: executive summary[J]. Journal- American College of Cardiology, 60（40）: 2564-2603.

Fox C S, Larson M G, Leip E P, et al. 2004. Predictors of new-onset kidney disease in a community-based population[J]. JAMA, 291（7）: 844-850.

Frishman W H. 2016. Beta-adrenergic receptor blockers in hyperte nsion: alive and well[J]. Prog Cardiovasc Dis, 59（3）: 247-252.

Fu B, Zhang X, Wang G X, et al. 2011. Long-term results of a prospective, randomized trial comparing retroperitoneoscopic partial versus total adrenalectomy for aldosterone producing adenoma[J]. The Journal of Urology, 185（5）: 1578.

Funder J W, Carey R M, Mantero F, et al. 2016. The management of pri-mary aldosteronism: case detection, diagnosis, and treatment: an en-docrine society clinical practice guideline[J]. J Clin Endocrinol Metab, 101（5）: 1889-1916.

Gabb G M, Mangoni A A, Anderson C S, et al. 2016. Guideline for the diagnosis and management of hypertension in adults-2016[J]. Guideline Summary, 205（2）: 85-89.

Gangwisch J E, Heymsfield S B, Boden-Albala B, et al. 2006. Short sleep duration as a risk factor for hypertension: analyses of the first National Health and Nutrition Examination Survey[J]. Hypertension, 47（5）: 833-839.

Gibbons R J. 2018. Comparison of ESC and ACC/AHA guidelines for the diagnosis and management of patients with stable coronary heart disease: Are the differences clinically relevant? An American perspective[J]. Journal Nucl Cardiol, 25（2）: 516-520.

Gottlieb D J, Punjabi N M, Newman A B, et al. 2005. Association of sleep time with diabetes mellitus and impaired glucose tolerance[J]. Arch Intern Med, 165（8）: 863-867.

Guidelies Sub-Committee. 1999. 1999 World Health Organization international society of hypertension guidelines for the management of hypertension guidelines for manangement of hypertension[J]. Hypertension, 17: 151-183.

Honda K, Sone M, Tamura N. 2013. Adrenal reserve function after unilateral adrenalectomy in patients with primary aldosteronism.[J]. Journal of Hypertension, 31（10）: 2010.

Hou F F, Xie D, Zhang X, et al. 2007. Renoprotection of optimal antiproteinuric doses（ROAD）study: a randomized controlled study of benazepril and losartan in chronic renal insufficiency[J]. J Am Soc Nephrol, 18（6）: 1889-1898.

Jacob J J, Isaac R. 2012. Behavioral therapy for management ofobesity[J]. Indian J Endocrinol Metab, 16（1）: 28-32.

James P A, Oparil S, Carter B L, et al. 2014. 2014 evidence-based guideline for the mangement of high blood pressure in adult: report from the panel members appointed to the Eighth Joint National Committee（JNC8）[J]. JAMA, 311（5）: 507-520.

Jeschke K, Janetschek G, Peschel R, et al. 2003. Laparoscopic partial adrenalectomy in patients with aldosterone-producing adenomas: indications, technique, and results[J]. Urology, 61（1）: 69.

Kawano Y, Tsuchihashi T, Matsuura H, et al. 2007. Report of the working group for dietary salt reduction of the Japanese Society of Hypertension: assessment of salt intake in the management of hypertension[J]. Hypertens Res, 30（10）: 887-893.

Jones N R, et al. 2019. Diagnosis and management of hypertension in adults: Updated NICE guidance 2019[J]. Diabetes & Primary Care, 21（4）: 121-122.

Law M R, Morris J K, Wald N J. 2009. Use of blood pressure lowering drugs in the prevention of cardiovascular disease: meta-analysis of 147 randomised trials in the context of expectations from prospective epidemiological studies[J]. BMJ, 338（7705）: b1665.

Law M R, Wald N J, Morris J K, et al. 2003. Value of low dose combination treatment with blood pressure lowering drugs: analysis of 354 randomised trials[J]. BMJ, 326（7404）: 1427.

Lazaro V L. 2016. 2014 PHA clinical practice guidelines for the diagnosis and management of patients with coronary heart disease[J]. ASEAN Heart Journal, 24（1）: 3.

Leslie W S, Koshy P R, Mackenzie M, et al. 2012. Changes in body weight and food choice in those attempting smoking cessation: a cluster randomised controlled trial[J]. BMC Public Health, （12）: 389.

Levine G N, Bates E R, Bittl J A, et al. 2016. 2016 ACC/AHA guideline focused update on duration of dual antiplatelet therapy in patients with coronary artery disease: A report of the American College of Cardiology/American Heart Association Task Force on clinical practice guidelines[J]. J Am Coll Cardiol, 68（10）: 1082-1115.

Lewington S, Clarke R, Qizilbash N, et al. 2002. Age_specific relevance of usual blood pressure to vascular mortality: a meta_analysis of individual data for one millionadults in 61 prospective studies[J]. Lancet, 360（9349）: 1903-1913.

Lindholm L H, Carlberg B, Samuelsson O. 2005. Should beta blockersremain first choice in the treatment of primary hypertension? A meta-analysis[J]. Lancet, 366（9496）: 1545-1553.

Lu J, Lu Y, Wang X, et al. 2017. Prevalence, awareness, treatment, and control of hypertension in China: data from 1.7 million adults in a population-based screening study（China PEACE Million Persons Project）[J]. Lancet, 390（10112）: 2549-2558.

Mancia G, Fagard R, Narkiewicz K, et al. 2013. 2013 ESH/ESC Guidelines for the management of arterial hypertension: the Task Force for the management of arterial hypertension of the European Society of Hypertension（ESH）and of the European Society of Cardiology（ESC）[J]. J Hypertens, 31（7）: 1281-1357.

Mc Cullough P A, Bakris G L, Owen W F J, et al. 2004. Slowing the progression of diabetic nephropathy and its cardiovascular consequences[J]. Am Heart J, 148（2）: 243-251.

MERIT-HF Study Group. 1999. Effect of metoprolol CR/XL in chronic heart failure: Metoprolol CR/XL Randomized Interv ention Trial in Congestive Heart Failure（MERIT-HF）[J]. Lancet, 353（9169）: 2001-2007.

Nerenberg K A, Zarnke K B, Leung A A, et al. 2018. Hypertension Canada's 2018 guidelinesfor diagnosis, risk assessment, prevention, and treatment of hypertension in adults and children[J]. Can J Cardiol, 34（5）: 506-525.

O'Gara P T, Kushner F G, Ascheim D D, et al. 2013. 2013 ACCF/AHA guideline for the management of ST-elevation myocardial infarction: a report of the American College of Cardiology Foundation/American Heart Association Task Force on Practice Guidelines[J]. J Am Coll Cardiol, 61（4）: e78-e140.

Packer M, Coats A J, Fowler M B, et al. 2001. Effect of carvedilol on survival in severe chronic heart failure[J]. N Engl J Med, 344 (22): 1651-1658.

Parsons A C, Shraim M, Inglis J, et al. 2009. Interventions for preventing weight gain after smoking cessation[J]. Cochrane Database Syst Rev, 21 (1): CD006219.

Peralta C A, Norris K C, Li S, et al. 2012. Blood pressure components and end-stage renal disease in persons with chronic kidney disease: the Kidney Early Evaluation Program (KEEP). Archives of Internal Medicine, 172 (1): 41-47.

Plantinga L, Lee K, Inker L A, et al. 2011. Association of sleep-related problems with CKD in the United States, 2005-2008[J]. Am J Kidney Dis, 58 (4): 554-564.

Prejean S P, Din M, Reyes E, et.al. 2018. Guidelines in review: Comparison of the 2014 AHA/ACC guideline for the management of patients with non-ST-elevation acute coronary syndromes and the 2015 ESC guidelines for the management of acute coronary syndromes in patients presenting without persistent ST-segment elevation[J]. J Nucl Cardiol, 25 (3): 769-776.

Robert M, David A, George L, et al. 2018. Resistant hypertension: detection, evaluation, and management ascientific statement from the American Heart Association[J]. Hypertension, 5 (72): e53-e90.

Sabanayagam C, Shankar A. 2010. Sleep duration and cardiovascular disease: results from the National Health Interview Survey[J]. Sleep, 33 (8): 1037-1042.

Stranges S, Cappuccio F P, Kandala N B, et al. 2008. Cross-sectional versus prospective associations of sleep duration with changes in relative weight and body fat distribution: the white hall II Study[J]. Am J Epidemiol, 167 (3): 321-329.

Thomas U, Claudio B, Fadi C, et al. 2020. 2020 International Society of Hypertension global hypertension practice guidelines[J]. J Hypertens, 75 (6): 1334-1357.

Thomopoulos C, Parati G, Zanchetti A. 2015. Effects of blood pressure lowering on outcome incidence in hypertension: 4. Effects of various classes of antihypertensive drugs: overview and metaanalyses[J]. J Hypertens, 33 (2): 195-211.

Umemura S, Arima H, Arima S, et al. 2019. The Japanese society of hypertension guidelines for the management of hypertension (JSH 2019) [J]. Hypertens Res, 42 (9): 1235-1481.

Wang Z, Chen Z, Zhang L, et al. 2018. Status of hypertension in China: results from the China Hypertension Survey, 2012-2015[J]. Circulation, 137 (22): 2344-2356.

Whelton P K, Carey R M, Aronow W S, et al. 2018. 2017 ACC/AHA/AAPA/ABC/ACPM/AGS/APhA/ASH/ASPC/NMA/PCNA guideline for the prevention, detection, evaluation, and management of high blood pressure in adults: executive summary: a report of the American college of cardiology/American heart association task force on clinical practice guidelines[J]. Hypertension, 71 (6): 1269-1324.

White W B, Krishnan S, Giacco S, et al. 2008. Effects of metoprolol succinate extended release vs. amlodipine besylate on the blood pressure, heart rate, and the rate-pressure product in patients with hypertension[J]. J Am Soc Hypertens, 2 (5): 378-384.

Williams B, Lacy P S, Thom S M, et al. 2006. Differential impact of blood pressure-lowering drugs on central aortic pressure and clinical outcomes: principal results of the Conduit Artery Function Evaluation (CAFE) study[J]. Circulation, 113 (9): 1213-1225.

Williams B, Mancia G, Spiering W, et al. 2018. 2018 ESC/ESH Guidelines for the management of arterial hypertension: The task force for the management of arterial hypertension of the European Society of Cardiology (ESC) and the European Society of Hypertension (ESH) [J]. J Hypertens, 36 (10): 1953-2041.

Wojtaszek E, Gtogowski T. 2016. Managing hypertension in patients with chronic kidney disease- implications of the SP R INT study[J]. Wiadomosci Lekarskie, 69 (5): 742.

Wu H, Zhang Y, Huang J, et al. 2001. Clinical trial of arotinolol in the treatment of hypertensionL dippers vs.

Nondippers[J]. Hypertens Res，24（5）：605-610.

Zhang F，Liu H，Liu D，et al. 2017. Effects of RAAS inhibitors in patients with kidney disease[J]. Curr Hypertens Rep，19（9）：72.

Zhang Y，Sun N，Jiang L，et al. 2017. Comparative efficacy of β-blockers on mortality and cardiovascular outcomes in patients with hypertension：a systematic review and network metaanalysis[J]. J Am Soc Hypertens，11（7）：394-401.

Zhou Q G，Jiang J P，Wu S J，et al. 2012. Current pattern of Chinese dialysisunits：a cohort study in a representative sample of units. 中华医学杂志（英文版），125（19）：3434-3439.

附录1 《中国乡村医药》"余振球谈高血压"专栏篇目

为提高基层医生的高血压诊治能力，满足广大基层医生对高血压规范诊治的迫切需求，《中国乡村医药》特开辟"余振球谈高血压"专栏。该专栏以查房记录形式为主，剖析具体案例，将完整的诊断思路呈现给基层医生，将高血压分级诊疗工作落到实处，本部分展示了2018～2020年该专栏相关文章。

1. 余振球. 2018. 诊断高血压，要重视症状分析. 25（5）：38-39
2. 吴俊. 2018. 看懂高血压，理清思路最重要. 25（5）：40
3. 余振球. 2018. 教你发现继发性高血压原发疾病的有效途径. 25（7）：32-34
4. 徐鹏. 2018. 抓好理论知识与临床实际的融合，提高高血压诊疗水平. 25（7）：34-35
5. 余振球. 2018. 知晓血压是防治高血压的关键. 25（9）：22
6. 柳丽. 2018. 看高血压，要重视病史询问. 25（9）：23-24
7. 余振球. 2018. 明确高血压病程的意义. 25（11）：31
8. 潘竟. 2018. 高血压病程是这样确定的. 25（11）：31-32
9. 余振球. 2018. 合理应用抗高血压药物（一）. 25（13）：25-26
10. 邱树霞. 2018. 如何让高血压患者接受常规检查. 25（13）：27
11. 余振球. 2018. 合理应用抗高血压药物（二）. 25（15）：25-27，31
12. 余振球. 2018. 原发性醛固酮增多症的分级诊疗（一）. 25（15）：28
13. 余振球. 2018. 原发性醛固酮增多症的分级诊疗（二）. 25（17）：30-31
14. 欧建敏. 2018. 高血压防治人才培养要在实践中进行. 25（17）：32，37
15. 余振球. 2018. 原发性醛固酮增多症的分级诊疗（三）. 25（19）：25-27
16. 付均六. 2018. 认真分析病情，合理控制"三高". 25（19）：28-29
17. 余振球. 2018. 关于慢性主动脉瓣关闭不全，应了解这些问题. 25（21）：23
18. 欧建敏. 2018. 重视临床基本功，掌握询问病史关键点. 25（21）：24-25
19. 余振球. 2018. 高血压患者病历书写的质量管理. 25（23）：29-30
20. 龙青青. 2018. 概念要熟悉，思路要清晰. 25（23）：31-32
21. 余振球. 2019. 高血压危象的处理. 26（1）：31，37
22. 龙青青. 2019. 查找胸部症状真因. 26（1）：32-33
23. 余振球. 2019. 知晓血压是防治高血压的关键（1）. 26（3）：29-30
24. 尹春娥. 2019. 一声呛咳，发现了"三高"伴胸痛患者的隐患. 26（3）：31-32
25. 余振球. 2019. 知晓血压是防治高血压的关键（2）. 26（5）：32-33
26. 余佳俊. 2019. 剖析高血压患者看病中的矛盾心理. 26（5）：34-35

27. 余振球. 2019. 继发性高血压诊断思路（1）. 26（7）：34

28. 李治菁.2019. 冠状动脉造影术指征. 26（7）：25-36

29. 余振球. 2019. 继发性高血压诊断思路（2）. 26（9）：35-37

30. 余振球. 2019. 继发性高血压诊断思路（3）. 26（11）：45-46

31. 缪思斯. 2019. 转变理念，促进人才培养. 26（11）：46-47

32. 余振球. 2019. 在高血压患者中发现心血管疾病（上）. 26（13）：28-29

33. 李治菁. 2019. 按规范诊疗主动脉缩窄，确诊并不难. 26（13）：29-30

34. 余振球. 2019. 在高血压患者中发现心血管疾病（下）. 26（15）：26-27

35. 缪思斯. 2019. 诊治复杂严重冠心病，抓住临床资料是关键. 26（15）：28，30

36. 余振球. 2019. 顽固性高血压的诊断与处理. 26（17）：23-24

37. 冯慧珍，卢文. 2019. 高血压性心脏病1例误诊分析.26（17）：25-26，28

38. 余振球. 2019. 高血压患者诊疗质量管理（上）. 26（19）：35-37

39. 缪思斯. 2019. 慢病防治，打通最后环节. 26（19）：37-38

40. 余振球. 2019. 县级高血压诊疗中心工作实施规范建议. 26（21）：23-26

41. 余振球. 2019. 高血压患者诊疗质量管理（下）. 26（23）：17-18

42. 蒙倩. 2019. 从教学查房到各级专家联合讨论重症患者1例. 26（23）：19-20

43. 余振球. 2020. 乡镇（社区）高血压防治中心工作实施建议. 27（1）：28-31

44. 沈芳芳. 2020. 自行停用降压药致高血压肾损害1例. 27（1）：31-32

45. 余振球. 2020. 正确认识波动异常的高血压. 27（3）：25-26

46. 白雪. 2020. 复杂患者简单化，简单患者系统化. 27（3）：27-28

47. 余振球. 2020. 高血压医生：重视疫情防控，做好慢病诊疗. 27（5）：29-30

48. 余振球. 2020. 疫情防控期间，做好高血压患者远程会诊的建议. 27（5）：31-33

49. 缪思斯，余振球. 2020. 双向转诊是高血压分级诊疗的重要环节. 27（7）：34-36

50. 吴冬菊. 2020. 不迷信专家，按规范诊疗高血压. 27（7）：37

51. 余振球，缪思斯. 2020. 抓好乡镇与社区医疗机构高血压等慢病诊疗工作的建议（上）. 27（9）：27-30

52. 余振球，缪思斯. 2020. 抓好乡镇与社区医疗机构高血压等慢病诊疗工作的建议（下）. 27（11）：28-31

53. 余振球. 2020. 乡镇与社区医疗机构冠心病诊疗建议（上）. 27（13）：22-23

54. 莫军，吴冬菊. 2020. 重症复杂高血压伴甲状腺功能减退症1例诊疗体会. 27（13）：24-25

55. 余振球. 2020. 乡镇与社区医疗机构冠心病诊疗建议（中）. 27（15）：21-22

56. 何洪爱. 2020. 到思南县人民医院：提升能力，规范诊疗. 27（15）：23-24

57. 余振球. 2020. 乡镇与社区医疗机构冠心病诊疗建议（下）. 27（17）：26-29

58. 万志敏，余振球，何洪爱. 2020. 走访基层，打通慢病防治的最后环节（上）. 27（19）：17-18

59. 陈云. 2020. 高血压伴糖尿病1例. 27（19）：19-20

60. 万志敏，余振球，何洪爱. 2020. 走访基层，打通慢病防治的最后环节（下）. 27（21）：20-21

61. 陈高妃. 2020. 现场查房结合远程教学，基层人才培养新模式. 27（21）：22-23

62. 余振球，陈云. 2020.《ISH 2020 国际高血压实践指南》解读. 27（23）：24-25

63. 王晓鲜. 2020. 听音辨病——心脏杂音 2 例查房分析. 27（23）：25-27

全民健康助力全面小康栏目

1. 缪思斯，吴冬菊. 2020. 打造慢病防控网　创新工作全覆盖（上）——记高血压专家余振球教授在贵州健康扶贫事迹. 27（13）：79-80

2. 缪思斯，吴冬菊. 2020. 打造慢病防控网　创新工作全覆盖（下）——记高血压专家余振球教授在贵州健康扶贫事迹. 27（13）：79-80

附录2　高血压分级诊疗推进媒体新闻报道篇目

医疗援黔过程中，在贵州各地进行人才培养、高血压防治网络和体系建设、慢病诊疗等方面取得一些经验，一些医院或科室诊疗水平明显提高，很多骨干踏实肯干，既抓医疗管理，又注重自身学习，这既为高质量服务患者提供了保证，也是贵州各地各级医疗机构学习的榜样。及时对这些充满正能量的人和事进行宣传报道，让当地群众知道在家乡也能看好高血压等慢病的同时，对健康生活方式的落实也起到了积极的作用。此外，系统性、连续性、深入一线、客观公正、时效性强的新闻报道，不仅让更多的人看到贵州医疗事业的进步，也提高了贵州医疗机构及其医务人员"只有发展才能不断前进、才能双赢"的意识，带动了他们的行动力。

以下为媒体采写报道的有关贵州高血压防治事业的新闻，部分新闻被"学习强国"等媒体转载。

一、贵州日报集团

1. 贵州日报

2017年7月9日，贵州新设立了一个诊疗中心，要用三至五年提高我省高血压诊治水平（记者：刘丹）

2017年7月13日，贵州省高血压诊疗中心成立（记者：曾帅）

2017年12月27日，开创高血压诊疗工作新局面——贵州医科大学附属医院引领辐射全省高血压诊疗工作观察（记者：杨国军，陈玉祥）

2017年12月27日，努力构建高血压诊疗高地——访贵州省高血压诊疗中心主任、贵医附院高血压科主任余振球（记者：杨国军）

2018年7月4日，大爱仁心献给贵州健康事业——首都医科大教授余振球创建"高血压诊疗高地"记事（记者：张凌）

2018年11月30日，援黔医疗卫生对口帮扶成为东西部扶贫协作亮丽品牌（记者：张凌）

2019年1月3日，只争朝夕　坚韧不拔——习近平主席新年贺词在我省持续引发热烈反响（记者：冯倩，宋洁，张凌，梁晓琳，杨小友，王淑宜）

2019年8月28日，好风凭借力——医疗卫生援黔专家团对口帮扶贵州医科大学附属医院记事（记者：杨国军）

2019年9月11日，我省将实现高血压诊疗中心县级全覆盖（记者：杨国军）

2019年12月4日，高血压防治的"六枝样本"（记者：张凌）

2019年12月24日，六盘水安顺在全省率先实现乡镇（社区）高血压防治中心全覆盖——积极推进基层高血压规范诊疗（记者：邱胜）

2019 年 12 月 31 日，首都医科大学援黔医疗专家走访深度贫困地区——助力贵州基层医院慢病诊疗水平提升（记者：张凌）

2020 年 2 月 16 日，大方县 阻击疫情快准狠 慢病防治有保障（记者：邱胜）

2020 年 6 月 3 日，织密公共卫生防护网｜习近平总书记在专家学者座谈会上的重要讲话在贵州引发强烈反响（记者：邱胜，韦倩，王光莉）

2. 贵州日报报刊社官方新闻客户端"天眼新闻"

2017 年 7 月 9 日，贵州新设立了一个诊疗中心 要用三到五年提高我省高血压诊治水平（记者：刘丹）

2018 年 3 月 30 日，全省多家医院签署合作协议 贵州成立高血压专科联盟（记者：刘丹）

2018 年 4 月 20 日，高血压重在预防! 专家给贵州医疗机构开了份"良方"（记者：刘丹）

2018 年 7 月 3 日，"我不是来挂名的!" 余振球用行动为贵州创建高血压诊疗"高地"（记者：张凌）

2019 年 1 月 28 日，17 家医疗机构、42 名医务人员获这项全省表彰（记者：张凌）

2019 年 8 月 14 日，力争年内实现! 贵州：推动县级高血压防治中心全省覆盖（记者：张凌）2019 年 8 月 28 日，好风凭借力! "医疗卫生援黔专家团"对口帮扶贵医附院更上一层楼（记者：杨国军）

2019 年 9 月 9 日，高血压专家余振球：贵州高血压防治工作走在全国前列，年内实现高血压诊疗中心县级全覆盖（记者：杨国军）

2019 年 9 月 11 日，我省今年将实现高血压诊疗中心县级全覆盖（记者：杨国军）

2019 年 10 月 26 日，访谈 医疗专家余振球：助黔高血压诊疗全覆盖，高质量防治心血管疾病（记者：邱胜）

2019 年 11 月 6 日，马不停蹄的 24 小时——援黔医疗专家余振球一日巡诊速记（记者：刘丹）

2019 年 11 月 19 日，打造高血压防治的前沿阵地! 六枝授牌 18 家基层"高血压防治中心"（记者：张凌）

2019 年 12 月 3 日，远程高血压防治培训，为榕江基层医生"充电"! （记者：张凌）

2019 年 12 月 4 日，高血压防治的"六枝样本"（记者：张凌）

2019 年 12 月 11 日，医疗扶贫 贵州：健康扶贫解民忧 医疗惠民暖民心（记者：邱胜）

2019 年 12 月 14 日，健康贵州 权威专家提醒：常头晕头痛或是高血压! 不能盲目服用头痛粉（记者：邱胜）

2019 年 12 月 16 日，健康贵州 建乡镇（社区）高血压防治中心，大方真大方! （记者：邱胜）

2019 年 12 月 18 日，贵州积极推进慢病分级诊疗，两市率先覆盖乡镇（社区）高血压防治中心（记者：邱胜）

2019 年 12 月 23 日，主战场上，打赢健康扶贫仗! 贵州多个深度贫困县主动开展慢病防治、助力脱贫攻坚（记者：张凌）

2019 年 12 月 25 日，健康贵州 高血压诊疗贵州探索：人才培养抓到底 慢病防治抓落地——记贵州省高血压诊疗中心乡镇与社区高血压防治骨干人才培训（记者：邱胜）

2019 年 12 月 30 日，健康科普 权威专家：高血压病人过节还是在家好（记者：曾帅）

2020 年 1 月 2 日，健康贵州 误解! 高血压治疗不仅仅只是为了清爽! （记者：曾帅）

2020 年 1 月 8 日，健康贵州 乡镇高血压防治：为基层培养人才 为健康防控慢病——贵州五县（市、区）乡镇（社区）高血压防治中心授牌见闻（记者：曾帅）

2020 年 1 月 13 日，贵阳市"一市三县六区" 实现高血压防治中心全覆盖（记者：邱胜）

2020 年 1 月 14 日，贵阳 83 岁老人血压突升，罪魁祸首竟是肾动脉狭窄！专家有话要说（记者：邱胜）

2020 年 1 月 16 日，贵州省卫生健康委领导探望余振球教授及其团队，对各级高血压诊疗中心提出了明确要求（记者：邱胜）

2020 年 1 月 18 日，健康贵州 权威专家提示：先看病后过年，春节快乐又安全！（记者：邱胜）

2020 年 1 月 19 日，健康贵州 高血压如何防控？诊疗中心如何建？专家献"妙招"（记者：邱胜）

2020 年 1 月 23 日，黔西县人民医院：为患者建学科 为百姓办医院（记者：邱胜）

2020 年 1 月 31 日，如何做好疫情防控？医疗援黔专家余振球给出了三条建议！（记者：邱胜）

2020 年 2 月 14 日，【战疫】大方：疫情阻击快准狠 慢病防治有保障（记者：邱胜）

2020 年 3 月 3 日，疫情防控期间，远程会诊让脑出血患者渡过难关（记者：邱胜）

2020 年 3 月 13 日，疫情期间，重症复杂高血压患者如何治？贵州远程会诊保平安（记者：邱胜）

2020 年 3 月 17 日，贵州全省乡镇（社区）高血压诊疗远程培训班开班（记者：邱胜）

2020 年 3 月 19 日，【天眼聚焦】远程医疗为 9 个未摘帽深度贫困县高血压患者问诊把脉（记者：邱胜）

2020 年 3 月 26 日，"健康礼包"送上门 解决百姓看病难 ——余振球教授到黔东南基层医院教学查房见闻（记者：邱胜）

2020 年 3 月 28 日，望谟县举行乡镇（社区）高血压防治中心授牌仪式（记者：邱胜）

2020 年 4 月 2 日，贵州举办新一轮乡镇（社区）高血压诊疗远程培训班（记者：邱胜）

2020 年 4 月 3 日，【跟着援黔专家去调研·望谟篇】专家服务到基层 千里送医暖人心（记者：邱胜）

2020 年 4 月 5 日，听了高血压诊疗远程培训，这位院长连忙把父亲送到医院……（记者：邱胜）

2020 年 4 月 14 日，【跟着援黔专家去调研·紫云篇】余振球：规范诊疗抓落实 人才培养抓到底（记者：邱胜）

2020 年 4 月 21 日，培训遇家乡患者要透析 基层医生深感责任重大（记者：邱胜）

2020 年 4 月 22 日，喜讯！铜仁市乡镇（社区）高血压防治中心实现全覆盖（记者：邱胜）

2020 年 4 月 24 日，纳雍县：开展业务培训 提升基层医生诊疗水平（记者：邱胜）

2020 年 4 月 25 日，大方：乡镇卫生院强基提质，为慢病诊疗与疫情防控保驾护航（记者：邱胜）

2020 年 4 月 27 日，荔波：不遗余力织牢高血压等慢病防治网底（记者：邱胜）

2020 年 4 月 27 日，年轻人出现心肌梗死，成健康扶贫"拦路石"（记者：邱胜）

2020 年 4 月 29 日，王之识：主动求变做业务型院长，担当百姓健康"守门人"（记者：邱胜）

2020 年 4 月 30 日，赤水市："县域医共体"解决高血压等慢病患者看病难题（记者：邱胜）

2020 年 4 月 30 日，黔南州实现乡镇（社区）高血压防治中心全覆盖，以提升基层诊疗能

力（记者：邱胜）

2020 年 5 月 8 日，【天眼人物】潘竟：高血压患者的健康"守护神"（记者：邱胜）

2020 年 5 月 19 日，援黔专家赴开阳给基层医务人员上了生动一课（记者：向颖羿）

2020 年 5 月 20 日，云端学习高血压科学诊疗！贵州全省 88 个县的乡镇社区相关医疗人员都参加了（记者：向颖羿）

2020 年 5 月 22 日，权威专家提醒：要重视高血压患者的肾功能（记者：向颖羿）

2020 年 5 月 24 日，"我来学诊疗，带回赫章去"（记者：向颖羿）

2020 年 5 月 24 日，一所乡镇卫生院的"二级梦"（记者：向颖羿）

2020 年 5 月 26 日，现场查房推进问题解决　黔东南高血压分级诊疗建设正酣（记者：向颖羿）

2020 年 5 月 27 日，余振球：重点培养本地人才　推动基层医生素质提升（记者：向颖羿）

2020 年 5 月 28 日，筑牢全民健康的基石　贵州推动基层医疗建设见闻（记者：向颖羿）

2020 年 5 月 29 日，满足百姓"在家乡看病"需求，贵州乡镇（社区）高血压防治中心实现全覆盖！（记者：向颖羿）

2020 年 5 月 30 日，"这样培训理清诊疗思路　这样诊疗保护百姓健康！"一位基层医生参加完培训的感叹（记者：向颖羿）

2020 年 6 月 1 日，"全民健康"有了法律保障！我国卫生健康领域第一部基础性、综合性法律正式施行（记者：向颖羿）

2020 年 6 月 2 日，贯彻落实《促进法》　学习培训强本事　贵州基层医疗人员信心足（记者：向颖羿）

2020 年 6 月 3 日，织密公共卫生防护网｜习近平总书记在专家学者座谈会上的重要讲话在贵州引发强烈反响（记者：邱胜，韦倩，王光莉）

2020 年 6 月 14 日，【跟着援黔专家去调研】播州区：健全高血压防治体系　分区管理细化提升（记者：向颖羿）

2020 年 6 月 17 日，统一战线参与脱贫攻坚——民盟贵州省委、贵州医科大学医疗专家组赴黔西南州、县、乡帮扶指导（记者：向颖羿）

2020 年 6 月 18 日，【跟着援黔专家去调研】脱贫路上，警惕高血压引起致贫、返贫（记者：向颖羿）

2020 年 6 月 21 日，【跟着援黔专家去调研】黔东南：基层人才培养新形式　远程视频教学查房（记者：向颖羿）

2020 年 6 月 24 日，【跟着援黔专家去调研】黔东南：推进医疗人才培育　助力健康扶贫（记者：向颖羿）

2020 年 6 月 30 日，2019 年度贵州省高血压分级诊疗工作典型集体和个人评审结果出炉（记者：向颖羿）

2020 年 7 月 1 日，【跟着援黔专家去调研】榕江：提升高血压诊疗水平　助深度贫困县"健康扶贫"（记者：向颖羿）

2020 年 7 月 2 日，提升防治能力　助力健康扶贫"2020 年贵州省高血压分级诊疗远程培训班"举办（记者：向颖羿）

2020 年 7 月 4 日，【跟着援黔专家去调研】专家提醒：加强基层慢病管理　警惕不良生活习惯引发高血压（记者：向颖羿）

2020 年 7 月 10 日，小检查解决大问题！肾动脉 B 超检查培训使高血压规范诊疗更完善（记者：向颖羿）

2020 年 7 月 17 日，黔东南在贵州首个实现高血压"游学班"全覆盖（记者：向颖羿）

2020 年 7 月 29 日，【跟着援黔专家去调研】分组讨论 共同点评 新形式培训提升深度贫困县高血压诊疗水平（记者：向颖羿）

2020 年 8 月 5 日，药不可乱用！权威专家提醒：高血压诊疗用药不规范会威胁病人健康（记者：向颖羿）

2020 年 8 月 6 日，【跟着援黔专家去调研】紫云：积极学带动积极做 大专生解决大问题（记者：向颖羿）

2020 年 8 月 6 日，推动高血压诊疗技术全面提升！六盘水市基层医疗卫生机构高血压防治骨干培训会召开（记者：向颖羿）

2020 年 8 月 23 日，帮扶医院牵头长顺县 2020 基层医疗机构高血压规范诊疗培训班举行（记者：向颖羿）

2020 年 8 月 25 日，【跟着援黔专家去调研】盘州市：课程培养提升诊疗水平 完善队伍培养高血压诊疗人才（记者：向颖羿）

2020 年 8 月 28 日，【跟着援黔专家去调研】如何更多元化地提升看病能力？这家医院这样做（记者：向颖羿）

2020 年 8 月 30 日，基层医疗成绩出彩 独山县创卫工作全面推进（记者：向颖羿）

2020 年 9 月 12 日，九个深度贫困县全部完成 "游学班"精准帮扶推进基层人才培养（记者：向颖羿）

2020 年 9 月 27 日，让水平自下而上提升 "游学班"打牢长顺基层高血压防治根基（记者：向颖羿）

2020 年 10 月 19 日，远程教学常态化 临床水平稳提升 | 2020 年贵州省第五期乡镇与社区高血压诊疗远程培训班开班（记者：向颖羿）

2020 年 10 月 22 日，汇聚人才强培训 完善队伍助脱贫 | 毕节市举办高血压分级诊疗培训班（记者：向颖羿）

2020 年 10 月 27 日，【跟着援黔专家去调研】从"极贫县"向"健康县" "威纳赫"基层医疗提升向目标迈进（记者：向颖羿）

2020 年 11 月 1 日，加强重视强诊疗 带动基层惠民生！毕节市高血压临床诊治骨干医师培训班实现全覆盖（记者：向颖羿）

2020 年 11 月 16 日，【跟着援黔专家去调研】规范病历询问 为精准诊疗绘制"地形图"（记者：向颖羿）

2020 年 12 月 5 日，【跟着援黔专家去调研】全面检查 细致分析 谨防漏诊高血压引起的心血管疾病（记者：向颖羿）

2020 年 12 月 9 日，发挥联盟效应 多措并举推动高血压防治新突破 | 贵州省高血压专科联盟远程培训班在贵阳举行（记者：向颖羿）

2020 年 12 月 30 日，提升水平意识 做百姓健康的"守门人"！黔西南多县集成医疗机构参与高血压诊疗培训（记者：向颖羿）

2020 年 12 月 31 日，【跟着援黔专家去调研】镇宁县：强化诊疗准确性 病人也需精准"扶贫"（记者：向颖羿）

二、贵州广播电视台

1. 贵州卫视

2017 年 7 月 9 日，贵州新设立了一个诊疗中心　要用三到五年提高我省高血压诊疗水平（贵州新闻联播）

2020 年 1 月 6 日，贵州推进高血压防治网络向乡镇延伸（贵州新闻联播）

2020 年 4 月 11 日，医疗卫生援黔专家余振球：不做"挂名"主任（贵州新闻联播）

2020 年 5 月 24 日，余振球：用脚步助力健康贵州（贵州人口健康）

2020 年 5 月 31 日，贵州完成省市县乡四级高血压防治网络全覆盖（贵州新闻联播）

2. 贵州广播电视台官方新闻客户端"动静新闻"

2020 年 1 月 3 日，贵州：高血压防治网络打通最后一公里

2020 年 1 月 6 日，贵州推进高血压防治网络向乡镇延伸

2020 年 1 月 13 日，贵阳市完成乡镇（社区）一级高血压防治中心全覆盖（记者：田园驰航，邢宇清）

2020 年 3 月 18 日，让群众安心看病　省高血压诊疗中心开展视频问诊和远程培训（记者：田园驰航，韩杨，李印）

2020 年 4 月 8 日，省高血压诊疗中心：远程会诊让疫情防控期间患者就医更便利

2020 年 4 月 11 日，医疗卫生援黔专家余振球：不做"挂名"主任

2020 年 4 月 12 日，他是全国知名医生　却整天往贵州乡下跑（记者：田园驰航，邢宇清）

2020 年 5 月 24 日，余振球：用脚步助力健康贵州

2020 年 5 月 31 日，贵州完成省市县乡四级高血压防治网络全覆盖

2020 年 10 月 8 日，动静医生｜贵州人患高血压，可能是因为爱吃这个（记者：周倩，邵小芮）

2020 年 10 月 8 日，动静医生｜降压药副作用大？你可能误解了高血压（记者：周倩，邵小芮）

2020 年 10 月 21 日，惠及基层！贵州开展高血压诊疗培训班，提升诊疗能力（记者：田园驰航）

三、学　习　强　国

2019 年 8 月 14 日，力争年内实现！贵州：推动县级高血压防治中心全省覆盖（健康报　来源：天眼新闻客户端　文：贵州日报当代融媒体记者　张凌）

2019 年 9 月 12 日，6 旬援黔专家走访贵州 61 家医院　只为百姓在家门口就能看得好病（贵州学习平台　多彩贵州网记者：李曜）

2019 年 10 月 9 日，贵州省县级高血压诊疗中心实现全覆盖（健康报　来源：中国日报　编辑：严玉洁）

2019 年 11 月 20 日，打造高血压防治的前沿阵地！六枝授牌 18 家基层"高血压防治中心"（健康报　文：贵州日报当代融媒体记者　张凌）

2019 年 12 月 6 日，高血压防治的"六枝样本"（健康报　来源：贵州日报）

2019 年 12 月 18 日，贵州积极推进慢病分级诊疗，两市率先覆盖乡镇（社区）高血压防治中心（健康报 来源：贵州日报 文：贵州日报当代融媒体记者 邱胜）

2019 年 12 月 23 日，主战场上，打赢健康扶贫仗！贵州多个深度贫困县主动开展慢病防治、助力脱贫攻坚（健康报 来源：贵州日报 文：贵州日报当代融媒体记者 张凌）

2020 年 5 月 29 日，筑牢全民健康的基石 贵州推动基层医疗建设见闻（健康报 来源：贵州日报）

2020 年 7 月 17 日，黔东南在贵州首个实现高血压"游学班"全覆盖（健康报 来源：贵州日报）

四、中 国 日 报

2017 年 8 月 29 日，Doctors train to treat hypertension（China Daily，by Shan Juan）

2018 年 4 月 11 日，"贵州省高血压专科联盟"成立：为健康贵州助力（中国日报网·中文版）

2019 年 10 月 8 日，贵州省县级高血压诊疗中心实现全覆盖（中国日报网·中文版）

2020 年 6 月 23 日，Guizhou makes major effort to fight hypertension（中国日报网·英文版）

五、各 种 媒 体

2017 年 7 月 8 日，关注 |贵州首家高血压诊疗中心落户贵医附院！（搜狐网 供稿：吴婷婷）

2017 年 7 月 9 日，贵州首个高血压诊疗中心在医科大学附属医院正式挂牌（贵阳晚报 记者：张梅）

2017 年 7 月 9 日，贵州首家高血压诊疗中心落户贵医附院（新华网 记者：卢志佳）

2017 年 9 月 2 日，贵州信息化提速诊疗培训（健康报 记者：管仲瑶）

2017 年 10 月 17 日，余振球教授讲高血压（健康时报）

2018 年 6 月 29 日，援黔京医——高血压学科创立者余振球的 96 小时（中国人口报 记者：潘松刚，孙韧）

2018 年 9 月 19 日，北京专家每十天往返贵州 为黔乡县城培养高血压医生（中国人的一天，第 3187 期）

2018 年 12 月 30 日，"医疗卫生援黔专家"余振球：不做"挂名"的主任（多彩贵州网 记者：王济林）

2019 年 3 月 8 日，余振球：落实全民健康 慢病防治是关键（人民网-人民健康网）

2019 年 4 月 28 日，民盟贵州省委、贵州医科大学赴毕节七星关区开展远程医疗帮扶调研（民盟贵州省委，崔大权）

2019 年 9 月 13 日，"泰斗"余振球教授 2 年援黔工作显成效 我省高血压诊疗水平跃上新台阶（贵州都市网）

2019 年 10 月 11 日，贵州省实现县级高血压诊疗中心全覆盖（中国新闻网 记者：张梅）

2019 年 10 月 17 日，我省实现县市区级 高血压诊疗中心全覆盖（贵阳日报 记者：常青）

2019 年 10 月 22 日，王贺胜副主任率队到贵州省高血压诊疗中心调研：为百姓建中心 为

健康降血压（健康界转自"余振球与大高血压学"公众号）

　　2019 年 11 月 5 日，医术高超 精准帮扶（上）（健康周报 记者：露田）

　　2019 年 11 月 12 日，医术高超 精准帮扶（下）（健康周报 记者：露田）

　　2019 年 11 月 15 日，余振球：高质量防治心血管疾病（当代贵州 2019 年第 46 期总第 560 期 作者：邱胜）

　　2020 年 1 月 13 日，乡镇社区高血压防治中心工作实施建议（贵州人口与健康报 转自《中国乡村医药》 作者：余振球）